高等医学教育改革创新教材

供中医、中药、康复、护理、眼视光学及相关专业用

医学心理学

主　审　闫立安

主　编　钱佳利　闫　岩

副主编　陈新新　张贺亮　孔明月　陈树森

编　者（以姓氏笔画为序）

王丽菲	长春科技学院	王晓晶	长春科技学院
孔明月	长春科技学院	刘宏群	长春科技学院
闫　岩	吉林大学白求恩第三医院	闫志锋	长春科技学院
纪　爽	长春科技学院	张贺亮	长春科技学院
张益蓊	长春科技学院	陈树森	长春科技学院
陈新新	长春科技学院	赵蒙蒙	长春科技学院
钱佳利	长春科技学院	徐凌志	长春科技学院
滕亚然	长春科技学院	潘　雨	长春五十二中赫行实验学校

·北　京·

图书在版编目（CIP）数据

医学心理学 / 钱佳利,闫岩主编 . -- 北京 ： 人民
卫生出版社,2024.7. -- ISBN 978-7-117-36603-8

Ⅰ. R395.1

中国国家版本馆 CIP 数据核字第 2024LM0293 号

人卫智网	www.ipmph.com	医学教育、学术、考试、健康，购书智慧智能综合服务平台
人卫官网	www.pmph.com	人卫官方资讯发布平台

医学心理学
Yixue Xinlixue

主　　编：钱佳利　闫　岩

出版发行：人民卫生出版社（中继线 010-59780011）

地　　址：北京市朝阳区潘家园南里 19 号

邮　　编：100021

E - mail：pmph @ pmph.com

购书热线：010-59787592　010-59787584　010-65264830

印　　刷：北京瑞禾彩色印刷有限公司

经　　销：新华书店

开　　本：850×1168　1/16　**印张：**20

字　　数：550 千字

版　　次：2024 年 7 月第 1 版

印　　次：2024 年 8 月第 1 次印刷

标准书号：ISBN 978-7-117-36603-8

定　　价：59.00 元

打击盗版举报电话：010-59787491　**E-mail：**WQ @ pmph.com

质量问题联系电话：010-59787234　**E-mail：**zhiliang @ pmph.com

数字融合服务电话：4001118166　　**E-mail：**zengzhi @ pmph.com

前　言

　　医学心理学是医学院校各专业的专业课程,目前有多种不同出版社的《医学心理学》教材在教学中使用,每部教材虽然都有其先进性和专业性,但是在心身疾病的发病机制及防治原则、患者心理和心理干预与心理治疗、医患关系与医患沟通等方面受到专业限制,内容体现传统单一。医学心理学是研究医学专业领域内心理活动及其规律的应用性学科,同时也是医学与心理学的交叉学科。为适应新形势下我国高等医学教育教学改革和医学应用型人才培养的需要,在总结"十三五"以来行业规划教材建设工作经验与意见反馈的基础上,结合民办医药院校医学各专业的特色,注重学生综合能力的培养,并将医学心理学的知识进行拓展,我们编写了本教材。该教材着重为医学院校各专业学生传授与健康和疾病相关的心理学基础知识,旨在提升医学生临床思维能力,培养其良好的医疗职业行为和临床服务所必需的心理学技能。

　　本教材编写的创新之处是科学合理地设定医学应用型人才培养目标,优化课程设置,更新教学内容,并能够使教材不受各学科专业特点的限制,突出以学生为中心,注重激发学生的学习兴趣和潜能,体现思想性、科学性、先进性、启发性、适用性的原则。涵盖了前沿研究成果,将新理论、新技术融入教材;大胆融入护理心理学、康复心理学的专业内容,让学生更好地掌握各类患者的心理特征、心理干预与心理治疗方法、心理护理的基本程序、康复患者的心理反应等,助力学生在今后的工作中建立良好的医患关系,将心理学的知识应用于实践中。

　　本教材继承和吸收了各版本《医学心理学》的核心内容和基本框架,强调基本理论和基本能力的培养,编写力求突出医学心理学学科交叉和临床应用的优势,秉承知识覆盖与国家执业医师资格考试要求相结合的原则,主要内容包括绪论、心理学主要理论流派、心理学基础与研究方法、心理发展与心理健康、心理应激、心理评估、心身疾病、健康行为、异常心理、患者心理、医患关系与医患沟通、心理干预与心理治疗、心理护理、心理康复。旨在通过本课程学习,使学生掌握心身疾病的发病机制及防治原则,在今后的临床工作中能更好地在患者心理干预与心理治疗方面提供辅助,做好医患沟通、患者心理护理及心理康复等,从而成长为应用型医学人才。

《医学心理学》编委会
2024 年 3 月

目 录

第一章 绪 论

第一节 医学心理学概述

医学心理学将心理学的理论和技术应用于医学领域,主要研究心理因素在人类健康和疾病及其相互转化过程中的作用及规律,涉及医学和心理学两大学科。它既关注心理社会因素在健康和疾病中的作用,也重视解决医学领域中的有关健康和疾病的心理或行为问题。

一、医学心理学相关概念

(一)心理学概念

心理学是一门研究心理现象发生、发展和活动规律的科学。心理现象又分为心理过程和人格两部分。心理过程是指心理活动发生、发展的过程,包括认知过程、情绪情感过程、意志过程,这三个过程既互相区别又互相联系。人格是构成一个人的思想、情感及行为的特有统合模式,这个独特模式包含了一个人区别于他人的、稳定而统一的心理品质。人格包括两部分,一个是性格,另一个是气质。人格也称个性,主要是指人所具有的与他人相区别的独特而稳定的思维方式和行为风格。气质是指人的心理活动和行为方式上的特点。

拓展阅读

心理学研究涉及知觉、认知、情绪、人格、行为和人际关系等许多领域,也与日常生活的许多领域——家庭、教育、健康等发生关联。心理学一方面尝试用大脑运作来解释个人基本的行为与心理机能,另一方面也尝试解释个人心理机能在社会行为与社会动力中的角色;同时它也与神经科学、医学、生物学等科学有关,因为这些科学所探讨的生理作用会影响个人的心智。心理学以正常成人的心理活动为对象,阐述心理活动的基本规律,学好基础心理学对于掌握心理学各分支学科的知识至关重要。

（二）医学心理学概念

医学心理学是医学和心理学相结合而产生的一门交叉学科。医学心理学致力于研究和解决整个医学领域中的心理学问题,主要研究心理现象与健康或疾病之间的相互关系,心理社会因素在疾病的发生、发展和转归过程中的作用机制和规律,以及医学领域中有关健康和疾病的心理行为问题。

拓展阅读

医学心理学一词于1852年由德国哲学家洛采（Rudolf Hermann Lotze）提出,后因众多学者纷纷提出了不同观点,故在很长一段时期内未形成一致的定义。它的兴起源于人们对健康和疾病认识的转变。洛采提出医学心理学后的一百多年里,医学心理学有关大事件的不断出现及各种心理评估和心理治疗方法的诞生,奠定了医学心理学的基础。1948年,世界卫生组织（WHO）把健康定义为"健康是指身体、心理和社会的完美状态,而不仅是没有疾病和虚弱的现象"时,人们已经认识到心理上的健康与社会适应的完美状态是健康的重要组成部分。20世纪70年代,美国医学家恩格尔（G. L. Engel）提出的"生物-心理-社会医学模式"观点被广泛接受。此后,国外一些医学院校成立了医学心理学系（研究室）或医学心理学科。但欧美国家的心理学科和医学学科内均未设立独立的医学心理学科,只有相关的分支学科,如健康心理学、临床心理学、心身医学等。

20世纪70年代末,我国一些学者为使医学教育适应这种医学模式的转变,总结了国内外与健康和疾病有关的心理和行为科学理论、方法和技术,开创了一门独具我国医学教育特色的新兴学科——医学心理学。医学心理学为医学生们运用相关的理论知识解决医学理论研究和临床实践中的各类问题提供了理论基础和技术支持。

（三）医学心理学的学科性质

医学心理学的学科性质与其他学科不同,它几乎包含了学科性质的所有方面。从学术分类的角度来看,医学心理学既有自然科学的属性,又有社会科学的属性,所以它是自然科学和社会科学相结合的边缘学科,同时还是涉及多学科知识的一门交叉学科;从功能定位的角度来看,它既是一门基础学科,又是一门临床应用学科。

1. 基础学科　医学心理学是一门基础学科。医学心理学揭示了行为的生物学和社会学基础,心理活动和生物活动的相互作用,以及它们对健康和疾病的发生、发展、转归、预防的作用规律,寻求人类战胜疾病、保持健康的基本心理途径,为整个医学事业提供心身相关的辩证观点和科学方法。从整个医学体系而言,医学心理学属于医学的基础理论学科,是医学生的一门基础理论课程,如同解剖学、生理学、药理学等基础医学课程一样,医学生也需要掌握医学心理学知识,从心理学和生物学两个角度全面地认识健康和疾病,认识患者,在今后各项医学工作中自觉地遵循心理行为科学规律,更好地为患者服务或取得更好的工作成果。因此,国内医学院校都将医学心理学列为了各专业医学生的公共基础课程,国家执业医师资格考试也将其列入了公共基础类范畴。

2. 应用学科 医学心理学的理论和技术可应用于临床医学各个领域,同时也可应用于解决健康和疾病中的心理学问题。就像我们所掌握的生物医学课程中的放射学、病理学、临床药理学、急救医学等临床应用课程的知识和技能一样,掌握医学心理学的知识和各种技能,不论将来从事何种医学专业工作,这些知识和技能都将会在实际工作中得到应用,成为生物医学防治手段的补充。目前,医学心理学知识与技术已经在医院、养老院、康复中心、卫生防疫机构、健康服务中心等组织中得到了广泛应用。我国各大中医院已逐步开展的医学心理学咨询门诊,就是医学心理学的重要应用场所之一。国内正在逐步探索和推进的心理咨询、心理治疗职业工作,为临床各科提供了现代医疗模式的诊疗思路和有效的辅助治疗方法,如生物反馈疗法被广泛应用于紧张性头痛、支气管哮喘、高血压等病的治疗当中。

3. 交叉学科 医学心理学是医学与心理行为科学的交叉学科。从医学的角度来讲,医学心理学涉及基础医学、临床医学、预防医学和康复医学等学科知识。从心理学或行为科学的角度来讲,医学心理学涉及几乎所有心理学科、各分支学科及人类学、社会学等众多学科领域的相关知识。

4. 边缘学科 前面已经提到医学心理学不仅有自然科学还有社会科学的基础,所以它是自然科学与社会科学相结合的边缘学科。

二、医学心理学的相关学科

医学心理学作为具有我国医学教育特色的一门新兴学科,与基础类的神经心理学、生理心理学、心理生理学、病理心理学,临床类的临床心理学、咨询心理学、护理心理学、精神病学,预防与康复类的健康心理学、康复心理学,以及综合类的心身医学和行为医学等许多学科都存在着关系。从医学的分支学科来看,医学心理学研究医学中的心理或行为问题;从心理学分支学科来看,医学心理学研究如何把心理学的系统知识和技术应用于医学各个方面。下面重点介绍临床中最常见的几门与医学心理学相关的学科。

1. 咨询心理学 咨询心理学与医学心理学有很大的重叠和交叉,也可将咨询心理学看作是医学心理学的应用分支学科或者交叉学科。咨询心理学是研究心理咨询的理论观点、咨询过程及技术方法的学科,可为正常人处理婚姻、家庭、教育、职业及生活习惯等方面所遇到的问题提供心理学帮助,也可为心身疾病、神经症和恢复期精神病患者及其亲属在疾病的诊断、护理、康复问题上进行指导。

2. 健康心理学 是美国新建立的一门心理学分支学科,它侧重应用心理学知识与技术来增进心身健康和预防各种疾病。健康心理学与医学心理学属于相似学科。

3. 行为医学 是将行为科学技术与生物医学技术相结合的一门新兴的边缘学科。行为医学的研究内容,从某种角度上说,近似或甚至超过了医学心理学的范围,可将两者视为相似学科。但将行为医学的内容重点置于相对狭义的范围内时,行为医学则是医学心理学的一个分支学科。

4. 心理生理学与生理心理学 是研究心理活动与各种行为引起某些生理变化的机制的学科。心理生理学和生理心理学研究成果为医学心理学的心身中介机制提供了许多基本理论依据,是医学心理学重要的、基础的分支学科。

5. 神经心理学 脑的神经过程与心理活动的关系是神经心理学研究的基本问题。神经心理学的研究成果为医学心理学提供了神经科学的理论基础。

6. 精神病学心理学 属于临床医学的一门分支学科,是研究各种精神疾病的病因、发病机制、临床表现、发生发展规律、治疗、康复及预防的科学。精神病学与医学心理学虽然学科性质不同,前者属于临床医学,而后者属于心理学,但研究的都是临床医学中的精神、心理现象。虽然两者部分内容存在交叉和重叠,但工作重点不同——精神病学重点研究的是临床医学中异常的精神现象,而医学心理学研究的则是临床医学中的心理现象和问题。因此,后者更偏重于正常心理现象,当然也涉及异常心理现象的部分内容。另外,从学科的角度来看,精神病学更像精神卫生专业的主干课程,而医学心理学则是各医学类专业及医学类相关专业的公共基础课程。因此,也可以理解为精神病学研究的范围要小但更专业,而医学心理学研究的范围更宽但更基础。

7. 心身医学　从狭义上讲,心身医学是研究心身疾病的病因、病理、诊断、治疗和预防的学科,因而可被认为是医学心理学的一个重要分支。从广义上讲,心身医学主要是研究生物学、心理学和社会学等因素在人类健康和疾病中的相互关系,其内容几乎涉及目前整个医学心理学所包括的领域。在这种情况下,心身医学与医学心理学可被视为相似的学科。

8. 临床心理学　临床心理学是根据心理学的原理、知识和技术解决人们心理问题的应用心理学科。最早提出"临床心理学"的是美国心理学家韦特默(Lightner Witmer),当时临床心理学的研究内容和范围还比较单一,主要是通过观察或实验了解个体学习的基本原理,目的是促进个体的发展,解决的是儿童的学习困难问题。随着学科的不断发展,临床心理学的研究内容和范围也更加广泛,美国心理学会对临床心理学的定义也在不断演变。2000 年,美国心理学会临床心理学协会将临床心理学定义为:"临床心理学是综合运用科学,通过理论和实践,来理解、预测和改善人们的适应不良、能力缺乏、情绪不适,并促进人们的适应、应对和个人发展的学科。"

发展到今天,临床心理学的研究重点在于借助心理测验对患者的心理和行为进行评估,并通过心理咨询和心理治疗等途径调整和解决个体的心理问题、改变和改善个人的行为方式,促使个体最大限度地发挥潜能。

9. 护理心理学　护理心理学属于心理学的分支学科,主要是根据心理学的原理、方法和技术解决医学临床中现代护理领域的患者心理问题及护患关系困境的应用心理学科。护理心理学与医学心理学研究的都是临床医学中患者的心理问题,但护理心理学在医学心理学的理论框架下侧重研究护理工作中的心理学问题。

10. 康复心理学和缺陷心理学　康复心理学主要研究和解决伤残、慢性病患者和老年人存在的心理与行为问题,尽可能降低其功能缺失程度,从而促使他们适应工作、生活和社会。缺陷心理学研究心理或生理缺陷者的心理学问题,例如通过指导和训练,伤残者在心理和生理功能方面可得到部分补偿,因而其与康复心理学关系密切。由此可见,上述这两门近似的学科可看作是医学心理学在康复医学中的分支。

第二节　医学模式的转变

一、西方医学与生物医学模式

医学模式是指医学的主导思想(包括疾病观、健康观等),影响医学工作的思维及行为方式,使之带有一定倾向性,也影响医学工作结果的模式范例。

生物医学模式的主要观点是每一种疾病都有确定的生物学或理化方面的特定原因,都能在器官、细胞或生物大分子上找到某些形态学或病理性的变化,同时也能找到相应的治疗手段。这种立足于生物科学对健康和疾病的总看法,即生物医学模式。生物医学模式将医学的重点仅集中于研究生物学的改变,也就是从解剖、生理、病理、生化等方面去探究疾病的病因和治疗方法,并用这种思路来解释、诊断、治疗和预防疾病,以及制订健康保健制度。

随着西方近代自然科学的飞速发展,现代医学家们不断采用物理和化学的研究手段探索人体的奥秘,从个体到系统、器官,直至现今的分子水平,并将研究成果应用于医学临床和疾病的预防。现代西方医学的医疗活动也往往反映出明显的生物科学属性。人类史上,生物医学模式为医学发展作出了不可磨灭的贡献。传统的生物医学观点认为生物学指标是决定疾病的最终标准,这会导致目前的矛盾——某些人实验室检查结果是阳性,提示他们需要治疗,而事实上他们感觉很好,而感到有病的人的实验室检查结果却显阴性。生物 - 心理 - 社会医学模式包括患者和病,也包括环境。对于一个焦虑不安和功能障碍的患者来说,医生必须考虑社会、心理因素及生物学因素所起的相对作用,这些因素既包含在患者的焦虑不安和功能障碍中,也包含在患者是否承认自己是患者和是否在治疗中承担合作的责任之中。

拓展阅读

19 世纪以来,随着哈维(William Harvey)创立的血液循环学说和魏尔啸(Rudolf Virchow)揭示的细胞病理学,以及解剖学、生理学、微生物学和免疫学等生物学科体系的形成,外科消毒和麻醉技术的出现,各种抗生素和激素的研究成功,直到近代兴起的在细胞和分子基因水平的研究等进步的发生,现代医学在认识、治疗、预防疾病方面取得了突破性进展,而且这些成就对今后还将有重要的影响。

生物医学的发展给人类健康带来了许多历史性的改变。例如,当生物病原体的本质被认识之后,控制长期危害人类健康的传染病就成为可能。在较早的历史时期,人类疾病主要是由生物因素所导致的,而且给人类留下了难以磨灭的影响,如历史上的鼠疫、黄热病等。20 世纪初,世界上大多数国家的主要死亡原因还是传染病,死亡率高达 5.8‰,而在此后的几十年里,生物医学得到快速发展,人们逐渐认识到传染病是由生物病原体导致的,同时随着抗菌药物的发明和广泛使用,大多数国家传染病死亡率逐渐下降,直至 0.3‰以下,长期危害人类健康的传染病得到控制。未来,器官移植、基因工程等生物医学技术还将进一步为提高人类健康水平作出贡献。但是,生物医学模式也存在某些缺陷,主要是心身二元论和自然科学的分析还原论所带来的负面影响。生物医学在认识论上往往倾向于将人看成是生物的人,而忽视人的社会属性。在实际工作中,只重视局部器官而忽略人体的整体功能系统,只重视机体因素而不重视心理和社会因素,在医学科学研究中较多地着眼于躯体生物活动过程,较少注意行为和心理过程,忽视心理社会因素对健康的重要作用。正如美国的恩格尔形象地指出,经典的西方医学将人体看成一架机器,疾病被看成是机器的故障,医生的工作则是对机器的维修。

二、生物 - 心理 - 社会医学模式

20 世纪 70 年代末,恩格尔(G. L. Engel)在《科学》上发表了《需要一种新的医学模式——对生物医学的挑战》一文,其中指出,应该把人类目前已经取得的生物学成就和心理学、社会学的成果结合起来,创建一种新的医学模式,即生物 - 心理 - 社会医学模式。这是一种系统论和整体观的医学模式,即不是从个体的局部,而是将人的整体及群体、生态系统综合起来研究健康与疾病的模式。它要求医学把人看成是一个多层次的、完整的连续体,也就是在健康和疾病的问题上,要同时考虑生物的、心理和行为的,以及社会的各种因素的综合作用。

生物 - 心理 - 社会医学模式的提出,是因为生物医学模式存在显而易见的不足。到了

20 世纪 70—80 年代,医学界对生物医学模式进行了深刻反思,并经过广泛讨论,凝聚了新的共识,提出了"生物 - 心理 - 社会医学模式"。该模式的提出对医学和精神病学都是一个挑战,医疗机构被认为是冷酷和不近人情的,作为生物医学中心的这些机构威望越高,收到的这种抱怨越多。部分医生的生物医学基础知识很好,但医治患者必不可少的品质却不尽如人意。生物 - 心理 - 社会医学模式的提出,主要基于以下几个方面的考虑。

（一）人类疾病谱和死因谱的变化

20 世纪中期以后,随着社会生产力的快速发展,人们的生活水平不断提高,生活方式也发生了显著变化。心脏病、高血压、肿瘤等疾病的发病率增高,而传染病、寄生虫病、营养不良等疾病明显减少,人类的疾病谱发生了显著变化。同时,死亡谱结构也已发生显著改变,心脏病、恶性肿瘤、脑血管病、意外死亡等已取代传染病,成为当时人类死亡的主要原因。据报道,2000年全球总死亡人数 560 万,其中因慢性病死亡者占 60%。2023 年,中国死亡总人口 1 110 万,目前我国慢性病患者已超过 3 亿人,慢性病致死人数已占到我国因病死亡人数的 80%,慢性病导致的疾病负担已占到总疾病负担的 70%。

（二）心理社会因素对健康和疾病的作用

20 世纪中期以前,大量的研究报告显示,心脏病、脑血管病、恶性肿瘤等各类疾病间接或直接地与吸烟、酗酒、滥用药物、过量饮食与肥胖、运动不足等不良生活方式有关。长期面临高风险、高压力、环境恶劣及社会关系复杂多变的工作环境,或因为人际矛盾和家庭矛盾冲突长期得不到缓解,且社会支持系统明显不足的个体,其身体健康水平往往更低,故在同等生物学致病因素的条件下,患各种疾病的风险也更高。

近年来,通常将医学分为基础医学、临床医学、预防医学和康复医学四部分。不论哪一部分,它所研究的问题都与"人"的健康和疾病有关。既然研究的对象是人,我们就应该了解到,其不但是一个有完整生理活动的生物体,而且是一个有思想、有意识、有感情和各种心理社会属性的实体。因而,人的心理活动和社会生活方式也同其生理活动一样,必然会反映在他的健康和疾病上。

医学科学的任务不仅包括诊断和治疗一个人的疾病、修复组织器官的病损、恢复机体的功能,使其达到原来的健康水平,而且还包括对健康的人采取一些防病措施,如提高机体本身的抗病能力、减少周围环境致病因素对机体的侵袭等,以达到健康生活和延年益寿的目的。以往,在医疗过程中,面对即将患病、正在患病及病后康复的人,或尚健康而来咨询的人,医务工作者常常只看到所服务对象的生理活动或生物性的一面,而忽视了其心理活动或社会性的一面,以致出现"见病不见人"的现象。他们很少研究个体心理因素与疾病发生、转归和预防的关系（例如某些心理因素如何引起某些疾病的发生或使某些疾病恶化;在疾病所呈现的症状上有多少是受心理影响或者本身就是心理上的病态;在治疗过程中,心理因素是否也同药物、理疗或外科手术那样可作为有用的治疗工具;在预防疾病发生方面,除改善环境及生活条件外,需不需要心理方面的措施等）。

（三）社会转型变化的作用

随着全球社会经济的快速发展,人们的生活节奏加快,知识更新迅速,社会竞争加剧,应激与压力更大,这些都对人的应对与适应能力提出了挑战。如何保持健全的心理状态,如何调节不良情绪,成为现代人面临的主要问题。社会转型变化导致对人的内部适应能力要求提高。

通过多年的深入研究,人们对社会心理因素与健康和疾病的关系已有比较深入的了解。许多实验研究和临床证据也证明,心理活动的自我调节对维持健康具有不可忽视的作用。近年来心理治疗领域产生了一系列新的认知行为疗法、正念疗法、积极心理疗法等,这些方法通过对患者进行各种心理行为训练,能够帮助他们缓解自我压力,消除不良情绪,从而达到治疗疾病的目的。

三、医学心理学与我国医学模式的转变

我国传统医学——中医对保持国人的健康水平起着至关重要的作用,中医坚持的就是整体论,强调"阴阳平衡""天人合一""辨证施治"的系统论。

19 世纪末,西医作为一门现代科学传入我国。在相当长的时期内,对人们威胁最大的疾病谱序列决定了生物医学模式在我国医学界的统治地位。

20 世纪初期,排在我国疾病谱前列的基本上是传染病、营养不良性疾病、寄生虫病等。随着经济条件的改善和科技的发展,我国疾病谱发生了根本性变化,已逐渐由以传染病为主向以慢性非传染性疾病为主转变,如心脑血管病、肿瘤、糖尿病等占主导地位,传染病只排到第四位,已接近发达国家情况。传统的传染病如结核、麻疹已得到有效控制,不再是威胁我国民众生命的主要因素,而人们生活方式的改变使慢性非传染性疾病,如心脑血管疾病、癌症等成为现代人健康的主要威胁。同时,由于处于急剧变化的社会转型期,各种社会矛盾凸显,从而导致人们生活和工作压力明显增大,各种应激和心理行为障碍快速增加。因此,为适应形势发展的需要,我国医学模式也必须尽快地向生物 - 心理 - 社会医学模式转变。

20 世纪 80 年代初开始,国内医学院校陆续设置了医学心理学课程,医学生和医学工作者通过各种途径系统地学习医学心理学有关知识,这在一定程度上推动了我国医学模式的转变。

2018 年 4 月 27 日修正的《中华人民共和国精神卫生法》第六十五条规定:"综合性医疗机构应当按照国务院卫生行政部门的规定开设精神科门诊或者心理治疗门诊,提高精神障碍预防、诊断、治疗能力。"第六十六条规定:"医疗机构应当组织医务人员学习精神卫生知识和相关法律、法规、政策。"综合性医院开设"精神科""心理卫生科""心身医学科",此为"三级甲等"医院评审的必备条件。国内越来越多的临床医生在诊治疾病过程中会考虑心理、社会因素的影响,这提高了许多疾病的治疗康复效果。医学模式的转变也促进了更多的临床医生寻求精神医学联合会诊,同时也推动了临床医学管理模式发生转变。

总之,现代医学模式的转变,是医学发展与社会经济发展的内在要求与现实原因共同作用的结果,主要涉及以下几个方面:

（1）生物因素,即相关的疾病、人类死亡谱的结构已发生根本变化。

（2）心理社会因素已经成为各种疾病的直接或间接原因。

（3）社会因素,生活节奏加快,知识更新迅速,社会竞争加剧,应激与压力更大。

（4）人们对心理社会因素与健康和疾病的关系已有较深入的了解,知晓心理活动的自我调节对维持健康具有不可忽视的作用。

（5）人们对心身舒适的要求不断提高,迫切需要医务工作者转变观念。

四、医学心理学对疾病与健康的思考

作为一门新兴的交叉学科,医学心理学始终坚持用生物 - 心理 - 社会医学模式来看待健康和疾病的关系,坚持整体观和系统论的观点,把人看成是一个与社会环境、自然环境相互作用的多层次的、完整的连续体（图 1-1）。

医学心理学对疾病与健康的认识主要有如下四个方面:

1. 人是一个完整的系统,大脑通过神经系统将全身各系统、器官、组织、细胞、蛋白、分子、基因等统一起来。

2. 人同时有生理活动和心理活动,心、身之间相互联系、相互作用。因此,在对待健康和疾病的问题上,应同时注意心身之间的相互影响。

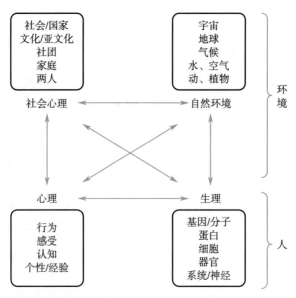

图 1-1 人与自然相互作用整体观示意图

3. 人与环境是密切联系的，人不仅是自然的人，也是社会的人。社会环境和自然环境的细微变化都会对人的心身健康产生剧烈影响。

4. 心理因素在人类调节和适应内外环境活动中具有一定的能动作用。人可随时做出一些主动的适应性调整，以保持自身的健康水平。

生物医学模式向生物-心理-社会医学模式的转变，改变了人们的健康观、疾病观，引起了人们对医学目的和卫生服务的重新思考。

（1）对医学目的的影响：医学模式的转变引起人们对医学目的的重新审视。医学目的是随着医学的发展逐步拓宽的。在历史上，人类对医学目的性的追求大致上可以概括为以下几个方面：①对疾病的早期正确诊断和治疗；②去除或减轻病痛和治疗疾病；③加强群体公共卫生和预防疾病；④促进身心健康；⑤提高生命质量。新的医学目的不仅包括预防疾病和损伤、促进和维护健康、解除疾病带来的痛苦，也包括促进心理健康和提高生命质量。

（2）对卫生服务的影响：主要表现为四个扩大：一是从治疗服务扩大到预防服务，强调三级预防；二是从技术服务扩大到社会服务；三是从身体健康服务扩大到心理健康服务；四是从院内服务（医院治疗）扩大到院外（社区）医疗保健服务。

（3）对预防医学的影响：预防医学是以群体为研究对象，应用微观与宏观的技术手段，研究健康影响因素及其作用规律，阐明外界环境因素与人群健康的相互关系，制订公共卫生策略与措施，以预防疾病、增进健康、延长寿命和提高生命质量为目标的医学科学。生物医学模式下的预防医学，强调的是自然环境因素对人群身体健康的影响；而生物-心理-社会医学模式下的预防医学，强调的是自然环境因素与社会环境因素共同对群体身心健康的影响。因此，政府卫生主管部门、医疗保健机构、医院和社区应共同参与群体健康与慢性病防治的管理，从而促进卫生事业的发展。

（4）对医学教育的影响：国内医学院校医学类专业及医学相关专业的人才培养方案中均要求纳入医学人文社科的知识结构。各专业在修订人才培养方案时，在原有课程体系里普遍增设了心理学、文化学、艺术学等课程，以适应生物-心理-社会医学模式的需要。

（5）对健康理念的影响：生物医学模式下，大多数人认为"健康就是没有疾病"；而在生物-心理-社会医学模式下，健康的内涵则更为丰富。世界卫生组织于1948年提出"健康是指身体、心理和社会的完美状态，而不仅是没有疾病和虚弱的现象"的健康定义，到了1990年又进一步阐述了健康的内涵包含躯体健康、心理健康、社会适应良好和道德健康四个维度。

第三节 医学心理学的研究对象、任务与方法

一、研究对象

随着现代科学的发展和心理学向医学的渗透,医学心理学已经成为一门具有明确研究对象的学科。作为医学生学习的一门基础理论课程,医学心理学把心理学中关于人的心理过程和人格特征的知识及基本规律应用于医学,阐明心理社会因素对健康和疾病的作用和机理,寻求人类战胜疾病和保持健康的心理途径。在医学临床实践中,医学心理学不但研究精神疾病的心理障碍,并且要对人体的各种疾病(包括内、外、妇、儿、皮肤、五官等各科疾病)的心理问题和转化机制进行探讨,包括应对疾病的心理素质、心身反应、性格倾向等,在疾病的发生、发展与转归过程中的心理影响,医患关系的心理问题等,从而使医学能更全面地探索人类的心理变化和群体疾病的奥秘,更加深刻地揭示人类为战胜疾病与维护健康而斗争的科学本质,并探索出预防和治疗疾病的更全面、更有效的方法。同时,医学心理学在应用方面与教育心理学和工业心理学一样,将心理学的系统知识,包括理论、技术、方法和研究成果结合医疗实践应用到医学的各个部门,如综合性医院、专科医院、疗养院、诊所、精神病院、康复医院,学校、工厂的医务室,各级卫生防疫机构、保健机构、基层卫生院,也应用到海底、高空、沙漠、矿山等作业的特殊职业群体及特殊儿童学校、工读学校等群体。总之,医学心理学要解决各种影响人们心身健康的心理学问题。

二、研究任务

(一)研究心理因素在各种疾病发生、发展和变化过程中的作用规律

医学心理学认为,在人的健康和疾病问题上必须坚持心身统一的观点。根据这一观点,可以把疾病分为三类:

1. 心理因素是主要的致病因素或诱发因素,如神经症、反应性精神障碍、精神分裂症及某些脑器质性精神病。

2. 致病因素是物理、化学及生物因素,但是心理因素在发病机理中起着程度不等的作用,如消化性溃疡、高血压等心身疾病。

3. 发病及病理改变与理化因素直接相关,如突发性的骨折、中毒、外伤、烧伤等。因患者个性特征和对疾病的主观评价造成的心理紧张状态,可以影响疾病的进程,有的还产生明显的心理障碍。

(二)研究心理因素及情绪因素对机体的影响

心理因素特别是情绪因素会对机体的各个器官生理和生化功能产生影响。外界的各种刺激作用于机体后,可通过神经传导路径、神经内分泌和免疫系统,引起机体各系统、器官广泛的生理变化。信号到达大脑皮层后,被个体意识到后会出现喜悦、愤怒、悲伤、恐惧等复杂的心理反应,这些心理反应也可通过神经内分泌作用引起机体的生理变化。机体因外界的伤害刺激常会出现应激反应,表现出来的焦虑、恐惧等负性情绪对各系统器官的生理、生化功能均有不良影响,如长期或反复处于消极情绪,则会出现器官或系统的功能紊乱。

(三)研究人的个性心理特征在疾病发生和康复中的作用

生活中的某些应激事件造成过强、过久的心理应激,会导致有些人患支气管哮喘,而有些人患冠心病。研究表明,这是由于不同气质和性格的个体对不同应激源可产生各异的相对固定的生理、心理反应形式。例如,1970 年美国心脏病专家弗里德曼(Friedman M)和罗森曼

（Rosenman RH）提出了 A 型行为模式（type A behavior pattern, TABP），也称为冠心病倾向行为（coronary prone behavior），其是一复杂的人格和行为特征。该行为类型患者表现出雄心勃勃、争强好胜、做事认真、缺乏耐心、易激动、有时间紧迫感、醉心于工作、力争尽善尽美、行动匆忙等特征。实验室研究发现，这些患者的三酰甘油、血胆固醇、去甲肾上腺素、促肾上腺皮质激素等水平较高，临床上冠心病的发病率和心肌梗死的危险率高。同样，患者不同的人格心理特征也影响着疾病的康复，如脑卒中患者若有信心克服消极情绪、遵循医嘱、积极配合锻炼，其瘫痪的康复会更好。

所以如何使患者的个性心理特征在各类疾病的康复中起促进作用，是医学心理学所要研究的重要课题之一。可通过研究人的高级心理机能，做到认知、支配或调节自身的生理机能，以达到治病、防病和养生保健的目的。人体的心理活动不仅伴有生理机能的变化，还能在调节后受控于自己的意识。当人在愤怒时，交感神经高度兴奋，出现心率增快、血压升高、呼吸加快、面部发白等表现。患者本人如果能控制自己的愤怒情绪，就会使自主神经系统处于相对平衡的状态，所支配的脏器的功能就不至于受到损害。研究发现，人类经过有计划的训练，可以有意识地控制自己的生理机能。通过调节呼吸（使呼吸由原来的 10~12 次 /min 减慢至 4~6 次 /min），同时将注意力集中于机体某些器官，想象机体处于轻松状态的学习和训练，能够使某些机能活动受控于自己的意识，紧张等消极情绪会逐渐消失。

三、研究方法

任何一门学科都需要进行科学研究，不研究就不能发展。医学心理学是一门年轻的学科，所以更需要进行研究。由于医学心理学是医学和心理学的交叉学科，所以它的研究方法也就兼有两学科的特点；同时，医学心理学还是一门边缘学科，所以它的科学研究方法还兼有自然科学和社会科学的属性。在此之上，医学心理学的研究还具有自己的特点。

医学心理学的研究方法多种多样。由于研究对象的特殊性，医学心理学的研究方法与其他学科有所不同：根据所使用的手段，可分为观察法、调查法、心理测量法和实验法；根据所研究的对象多少，可分为个案法和抽样法；根据所研究问题的事件性质，可分为纵向研究和横向研究。本书将重点介绍临床常用的五种方法。

（一）观察法

观察法是通过对受试者的外显行为进行有目的、有计划的观察以分析其心理活动的方法。通过了解事实发现问题。人的外貌、衣着、举止、言语、表情、人际交往的兴趣、爱好、风格、对人对事的态度、面临困难时的应对方式等，都可以作为观察的内容。观察法的优点是可以取得被观察者不愿意或者没有能够报告的行为数据，缺点是观察的质量很大程度上依赖于观察者的能力。而且，观察活动本身也可能影响被观察者的行为表现，使观察结果失真。观察法在心理评估、心理治疗、心理咨询中使用广泛。常用的观察法有如下几种：

1. 自然观察法　是在自然情景中对人或动物的行为进行直接观察、记录和分析，从而解释某种行为变化的规律。优点是方法简便，不使被观察者产生紧张等反应，材料来源贴近生活实际。缺点是费时、费力，得到的结果具有偶然性。无论是在自然情境下还是控制情境下的观察都应注意，在观察时不宜使被观察者发现自己被别人观察而影响观察效果。观察者的观察能力对观察资料的质量影响较大。

2. 控制观察法　是在预先设置的情景中进行观察。其优点是快速，所得资料易作横向比较分析，缺点是易对受试者产生影响，有时不易获得真实情况。

此外，尚有主观观察和客观观察、日常观察和临床观察、直接观察和间接观察等方法。为了避免观察活动对被观察者行为产生影响，原则上不宜让被观察者发现自己被人观察。为此，可在实验室设监控电视或在隔墙上装单向玻璃，也可用照相、录音、录像等方法。应防止观察者主观因素带来的偏差。对同一方式的重复观察进行时间抽样比较、综合分析得到的资料具有较大的代表性和客观性。

（二）调查法

调查法是通过晤谈、访问、座谈或问卷等方式获得资料,并加以分析研究的方法。根据调查方式不同,可将其分为晤谈法和问卷法。

1. 晤谈法 晤谈法是一种有目的的会晤,是晤谈临床工作者从事评估和心理治疗时采用的一种基本技术。其是测验者和被测验者进行"面对面"的谈话,测验者按照事先准备好的测验项目,提纲式地同测验者在轻松、自然的状态下按测验的要求进行谈话,听取被测验者对测验问题的回答,对测验结果进行分析,以了解被测验者的心理现象和个性特征。晤谈法可被应用于临床患者和健康人群,在心理评估、心理治疗、心理咨询和病因学研究中均被广泛采用。其优点是简单、方便,可较快获得结果。缺点是若某些被调查者不习惯"面对面",会导致调查资料失真。

2. 问卷法 问卷法是事先设计调查表或问卷,当面或通过邮寄供被调查者填写,然后收集问卷对其内容逐条进行分析研究的方法,例如调查住院患者对医务工作是否满意的问卷调查。问卷调查的质量决定于设计者事先对问题的性质、内容、目的和要求的明确程度,也决定于问卷内容设计的技巧性及受试者的合作程度。问卷法的优点是简便易行、信息量大,缺点是易受多种因素影响、资料真实性较差。

（三）心理测量法

心理测量作为一种有效的定量手段在医学心理学工作中使用得很普遍,如人格测验、智力测验、症状量表测验等。

（四）实验法

实验法在医学心理学研究中占有重要位置。根据实施方式,可将其分为自然实验法和实验室实验法。自然实验法是在实际生活和临床工作等情景中进行实验的方法。优点是自然、方便,结果比较符合实际;缺点是实验条件较难控制,无关因素较多,结果分析难度大。实验室实验法是在实验室借助仪器并控制实验条件所进行的实验方法。优点是省时、省力,结果准确;缺点是容易受实验情景影响,人为的实验情境脱离实际情境,其结果难以在日常生活中推广。有些实验研究先在实验室内进行,取得足够经验后再到实验室外进行。也有的先在动物中进行,然后在人中进行。例如,对人际关系发展的研究,先从小猴和母猴开始,如若在同胞或同族关系发展中发现规律,继而将此规律在婴幼儿的人际关系中进行观察,找出他们之间的相似性和相异性。实验法是有目的、有计划地严格控制或创设条件,主动引起或改变受试者心理活动,从而进行分析的方法。实验法运用刺激变量和反应变量来说明被操作的因素和所观察记录到的结果之间的关系,同时还应严密注意控制变量的影响。实验法的刺激变量可以是物理的（如声、光刺激）、心理和行为的（如心理紧张刺激）、社会的（如情景刺激）,反应变量可以是生物的（如血压、脑电）、心理行为的（如记忆、情感、操作指标）、社会的（如功能活动变化）。实验法在科学上是相对严谨的方法,但实验研究的质量很大程度上取决于实验设计,例如由于实验组与对照组的不匹配,或是受到许多中间变量（特别是心理变量）的干扰,实验结果的可靠性可能会受到影响。

（五）个案法

个案研究法是对单一案例的研究,使用观察、交谈、测量和实验等手段,目的在于发现影响某种心理和行为的原因。个案法必须建立在丰富翔实的个案资料的基础上,需要搜集的基本资料包括:身体健康状况史、家庭生活背景史、教育背景史、职业婚姻史、社会生活背景史,以及通过晤谈获得的人格发展历程和目前的心理特征等。这些基本资料构成一个系统的传记,是一个发展变化的历史记录,因而对研究极为有用。个案法对于如狼孩儿、猪孩儿及无痛儿童等少见案例的全面、深入和详尽的考察和研究有重要意义。

这种方法强调的是个体之间的差异。但要注意,对于个案法中对一个人进行研究所得的结果能否扩展应用,应慎重分析。

第四节 医学心理学的现状与发展

一、西方心理学产生的历史背景

医学心理学是在 20 世纪 50 年代以后逐渐形成的一门新兴学科。1852 年,德国哥廷根大学哲学教授洛采出版了第一部以"医学心理学"概念命名的专著,标志着医学心理学开始成为一门独立的现代科学。其后,心理学科在百余年间以飞快的速度发展,形成许多心理学学派,同时也派生出许多分支学科。与医学心理学有关的历史事件有:1890 年,美国心理学家卡特尔(James McKeen Cattell)发表文章《心理测验与测量》,首先提出"心理测验"的概念。美国心理学家赖特纳·韦特默(Lightner Witmer, 1867—1956 年)是第一位临床心理学家,其于 1896 年创建了第一个心理诊所,这是世界上第一个儿童指导诊所,并成为临床心理学产生的标志。1908 年,在心理学家詹姆斯(William James)和精神病学家阿道夫·迈耶(Adolf Meyer)的推动下,美国出现了世界上第一个心理卫生协会。20 世纪 40 年代,心身医学相关研究开始进行,美国创办了《心身医学》杂志,并成立了心身医学会。之后,与医学心理学相关的重大事件不断出现,其中诞生的各种心理诊断和心理治疗方法,奠定了医学心理学工作的基础。1977 年,美国的恩格尔在《科学》杂志上发表了关于"呼吁建立一种新的医学模式"的研究论文,直接促进了传统的生物医学模式向新的生物 - 心理 - 社会医学模式的转变,这提供了医学心理学相关工作普遍开展的国际大环境。此后,在医学院校工作的少数心理学家成立了相关的医学心理学系(教研室)或创设了医学心理学科。但是在一些欧美国家,无论是在心理学科还是在医学学科,均没有设立独立的医学心理学分支学科,而只有相关类似的分支学科,如临床心理学、健康心理学和心身医学等。

二、我国医学心理学产生的历史背景

心理学较医学晚出现,传入我国的时间也比较晚。1917 年,北京大学哲学系开设了心理学课程,并建立了简单的心理学实验室。1920 年,北京高等师范学校筹建了心理学实验室,南京高等师范学校筹建了心理学系。1921 年,中华心理学会成立。20 世纪 30 年代,全国已有十几所大学设立了心理学系或心理学组。1936 年,在南京成立了中国心理卫生协会,次年因抗日战争爆发,工作停顿。抗日战争胜利后,有少数医学心理学工作者在医学院、精神病院和儿童福利机构从事心理卫生、心理诊断和心理治疗的工作,出版了有关著作。20 世纪 70 年代末,我国众多老一代医学心理学专家根据我国医学教育的实际情况,应对我国医学模式发展的需要,将心理科学与医学相结合,从而开创了医学心理学这一门新生的医学和心理学分支学科。虽然该学科历史较短,但发展迅速,逐渐完善,具有我国特色。我国的医学心理学吸取了心理学科中所有与健康相关的分支学科内容,特别是生理心理学、异常心理学、健康心理学、临床心理学等学科,将心理学知识与技能应用于对人类健康的促进,以及疾病的病因探索、诊断、治疗及预防之中。医学心理学不仅丰富了心理学理论体系,而且在维护人类健康、防治疾病方面发挥了重要的作用。

三、我国医学心理学科的现状

20世纪70年代末,全国各重点医学院校开始通过培训班形式培养医学心理学师资,并逐步为医科生开设医学心理学选修课程,同时尝试编写医学心理学讲义和教材。

20世纪80年代中期,卫生部将医学心理学纳入医科生的必修课程,使医学心理学科建设步入快速规范发展的轨道。至今,各医学院校均成立了医学心理学教研室(所、中心或系),各单位师资编制5~10人,从事医学心理学教学、科研及临床实践工作。同时,在原卫生部教材办公室及全国高等医药教材建设研究会的组织下,针对我国不同层次医科生的特点,编写了系列的《医学心理学》卫生部规划教材。20世纪80年代,我国医学心理学在其研究领域也有不错的进展。最先得到重视的是医学心理学临床心理评估方面的研究。早期,主要是引进和修订一大批国际上著名的心理测验,如韦氏智力量表、明尼苏达多相人格调查表等,并将其进行推广;中期,开始探索研究具有我国自主知识产权的心理评估方法,如临床记忆量表;目前,重视现代测量学理论的指导作用,注意吸收实验心理学和认知神经科学最新研究成果,研制具有自主知识产权的、应用前景广泛的心理评估方法成为首要任务。在进行心理评估研究的同时,心理治疗与咨询方法研究也得到了广泛的重视,国际上主要流派的心理治疗方法相继在我国得到广泛应用,具有我国特色的心理治疗方法,如道家认知疗法,也开始应用于临床。此外,在病理、神经、心理、健康等领域,我国医学心理学工作者也取得了丰硕的研究成果。

中国心理学会在1979年成立了医学心理专业委员会。1985年,中国心理卫生协会成立。20世纪80年代中期以前,医学心理学科研论文大都在国内几家心理学杂志和医学杂志上发表。1987年,《中国心理卫生杂志》创刊;1992年,《中华行为医学与脑科学杂志》创刊;1993年,《中国临床心理学杂志》创刊。目前,全国相应的心理学专业刊物有数十种,展现出我国医学心理学科研工作的良好局面。同时,我国医学心理学科研工作者越来越多地在国际权威学术期刊上发表重要科研成果,国际影响日益增强。

随着医学心理学科的专业化及职业化水平的提高与发展,我国的医学心理学工作逐渐扩大到了基础医学、临床医学及预防医学的各个领域。全国医疗、健康保健及相关机构建立了更多的医学心理咨询门诊,以解决临床各科及健康领域中遇到的心理问题,体现了我国医学心理学科应用的广阔前景。

四、我国医学心理学科发展趋势

今后,我国医学心理学科发展将继续以生物-心理-社会医学模式作为指导思想,并将其贯穿于理论与实践之中。加强医学心理课程建设和学科自我生存能力,提高医学心理工作者专业素养及专业水平,力争更多高水平的科研成果,扩大应用领域及提高临床服务能力,均是我国医学心理学面临的主要挑战,并呈现出如下的发展趋势:

1. 医学心理学科队伍人数将快速增长,学历层次将进一步提高,国家教育结构会有相当的变化。围绕着医学心理学国家精品课程建设,教材将进一步优化,课程建设将进一步规范化,教学质量将进一步提高。

2. 具有我国自主知识产权的适用临床的心理测验和计算机辅助的心理测验数量将大幅增加,具有某种法律效应的测验管理法规有可能产生,从而为我国心理测验的研究和开发提供基本保证。

3. 充分利用我国病理心理研究对象(包括脑损伤患者)资源的巨大优势,在心理障碍和脑损伤的病因和发病机制方面做出国际领先的成果。目前,医学心理学家通过基因、大脑行为及环境多层面研究,极有可能阐明常见心理障碍的病因及发病机制,也有可能明晰心理应激与生活方式相关的躯体疾病之间的相互作用关系。

4. 通过对危险人群进行有针对性的、多方位的早期干预,非传染性慢性病和与人类生活方式关系密切的艾滋病、成瘾行为等发生率将大幅度降低。

5. 健康领域工作的医学心理学家将广泛参与旨在促进人们心身健康、减少心理社会危险因素健康损害、提高人们(包括患者)生活质量的各项研究和实际工作,其工作范围已经扩大到基础医学、预防医学和内、外、妇、儿各临床学科,以及老年医学和康复医学的各个领域,在社会上产生越来越大的影响。

五、我国医学心理学工作者的培养

医学心理学是医学与心理学相结合的交叉学科,不仅涉及几乎所有的心理学分支学科,如基础心理学、异常心理学、神经心理学、生理心理学、临床心理学及健康心理学等,也涉及基础医学(如神经生物学、病理生理学)、临床医学(含内、外、妇、儿、耳鼻喉、皮肤等)、预防医学和康复医学有关知识和技能,还涉及人类学、社会学、生态学等人文社科领域的广泛知识,例如语言、交际习俗、家庭社区、婚姻、居住、工业化等方面社会文化背景及相关的心理学问题。因此,想要成为一名专业的医学心理学工作者,需要在医学心理学及相关的人文社科领域进行正规的、长期的学习和训练。目前,在我国,职业医学心理学工作者的工作场所很多,大多数人在高等综合院校尤其是医学专科院校从事教学、临床和科研等方面工作,少数人在医院、卫生保健机构从事临床和科研工作。目前也出现越来越多的从业者走向社区,开设心理诊所并开展心理疾病的诊治和预防工作。不管在何种场所从事何种工作,职业的医学心理工作者都需要接受正规训练,取得一定的资质,才能从事专业性工作。医学心理学工作者的培养途径和方式甚多,其中短期培训与进修班、本科及研究生培养方式最为常见。

20世纪80年代,我国开展的短期培训和进修班在医学心理学科尚处于初期发展阶段、专业人员极其缺乏的情况下,帮助一大批来自相关学科(如基础医学、心理学、公共卫生学、精神病学、神经科学及社会科学等)的人员进入了医学心理学的学科领域。为了能在短时间内提高这些人员的业务水平和专业素养,在原卫生部的支持下,国内几所医学院开展了医学心理学业务骨干和师资的培训,参加人员接受了半年至一年的进修生学习。至20世纪末,中南大学湘雅医学院(原湖南医科大学)、北京大学医学部(原北京医科大学)及中国科学院心理研究所等为我国培训了近万名医学心理学工作者,从而建立了一支有相当规模的专业队伍。特别是以原北京医科大学为主要发起单位,连续10余次召开的全国医学心理学教学研讨会,每次都有几十所院校的教师参加,他们交流医学心理学工作,尤其是教学工作的经验,这一活动对于我国的医学心理学科建设,特别是教学工作,产生了积极的作用。

(钱佳利 陈新新)

复习思考题

1. 什么是医学心理学?
2. 试述医学心理学的研究方法。
3. 进行调查研究时,有哪些资料收集方法?
4. 医学心理学的研究任务有哪些?
5. 简述医学心理学的概念与学科性质。
6. 如何理解医学模式的转化?
7. 简述医学心理学的基本观点。
8. 如何理解医学心理学的发展趋势?

第二章　心理学主要理论流派

自心理学成为独立的学科后，人们对心理学研究对象和理论体系的探讨长达数十年之久，后形成了各种不同的理论学派，尤其在 19 世纪末到 20 世纪 30 年代间，更是学派林立，该阶段被称为分歧尖锐的时期。直到 20 世纪 50 年代心理学家们才达成了基本的共识，促使心理学不断走向繁荣。

本章将对心理生物学理论、精神分析与心理动力学理论、行为学习理论、认知理论、人本主义心理学理论进行系统介绍。为了加深医学生对这些理论在健康和疾病中作用的理解，我们在介绍每种理论的同时，都提供了该理论在医学中应用的案例。

第一节　心理生物学理论

一、主要理论内容

长期以来，许多生理学家和心理学家利用生物学理论和方法探索心身相互关系的规律和生理机制，逐渐形成了医学心理学的心理生物学方向。心理生物学方向和精神分析学派的心理动力学方向是促进心身医学形成和发展的两个主要方向。其中，心理生物学的研究是当前心身相关研究中的前沿部分，也是今后医学心理学研究的一个重要方向。

虽然在不同历史时期对心身关系采用了多种不同的研究手段，但是心理生物学的研究，就本质而言，研究的都是心理行为变量与生物学变量之间的关系。一方面，以心理和行为因素为自变量，以生理指标为因变量，观察各种不同个性和行为状态下的各种生理变化（如脑电、心电、皮肤电、血液中激素及其代谢物的含量等）；另一方面，以生物干预为自变量（如损毁、电刺激、药物干预等），以心理变量为因变量，研究脑和躯体的生理状况改变所引起的心理行为改变。

（一）情绪的丘脑假说

20世纪20年代，美国生理学家坎农（Walter Bradford Cannon，1871—1945年）结合当时生理学的实验研究成果，提出了情绪的丘脑假说。该假说认为情绪的控制中枢在丘脑，丘脑在传送情绪冲动至大脑皮层产生情绪体验的同时，还可通过自主神经系统影响外周心血管活动和内脏功能，故长期的不良情绪反应可导致躯体疾病的发生。另外，坎农还提出了应急反应（emergency reaction）的概念和机体内稳态理论（homeostasis），即当个体处于恐慌、饥饿等紧急状态时，会引起肾上腺皮质激素的分泌，同时通过交感-副交感神经的调节使机体保持内环境的平衡。同一时期，苏联著名神经生理学家巴甫洛夫（Ivan Petrovich Pavlov，1849—1936年）提出了情绪的动力定型和高级神经活动学说，认为大脑高级神经活动控制情绪并调节内脏功能，进一步推论出高级神经活动的异常可导致内脏功能失调，使机体产生各种各样的疾病。

（二）大脑功能定位

很久以前，许多心理学研究者们就对心理活动的脑定位感兴趣。1861年，法国外科医师、神经病理学家布罗卡（Pierre Paul Broca）发现，患者言语表达障碍与左额叶后部病变有关，提出了"我们用左大脑半球说话"这一观点。1874年，德国神经医学家韦尼克（Carl Wernicke）又描述了一起左颞上回病变引起语言理解困难的病例。这些发现提示心理活动可以像感觉、运动等初级功能一样定位于大脑皮层的特定区域。美国神经心理学家斯佩里（Roger Wolcott Sperry）对经过割裂脑手术的患者进行了数年精细的实验研究，结果表明胼胝体被切断以后，大脑左、右半球便独立地进行活动，大脑左、右的功能分立就是通过这些行为实验被证实的。1973年，苏联神经心理学家鲁利亚（A. R. Luria）提出了大脑三个基本功能联合区学说。他把大脑区分为三大块基本功能单元：第一个功能单元位于大脑中心的部分，维持适当紧张度和调节大脑觉醒水平；第二个功能单元在中央沟和外侧裂之后，包括顶、颞、枕叶，接受、加工和分析来自外部和内部环境的感觉信息；第三个功能单元位于中央沟和外侧裂，计划、调节和执行不同的复杂活动。所有的行为都需要这三个基本功能单元的相互作用。

（三）心身相关

现代医学心理学中，生物学研究方向的代表人物沃尔夫（Harold G. Wolff）在1943年出版的 *Human Gastric Function* 这本书中详细描述了一位胃瘘患者日常生活中的各种精神因素对胃液分泌的影响，阐述了人类心理变量和生物学变量之间的关系，探讨了心理社会因素与生理因素的相互作用及其对人类健康的影响。沃尔夫在现代医学心理学中最大的贡献是对心理变量进行了定量化的研究，并能够客观地测量所观察的生理和病理学变化。他所倡导的一系列研究方法奠定了医学心理学和生物学的研究方向和标准模式。此后，许多研究者采用类似的方法对心身疾病的发生、发展、诊断、治疗和康复进行了大量心理生物学研究，并把研究成果用于临床实践。

（四）情绪中枢假说

瑞士生理学家赫斯（Walter Rudolf Hess，1881—1973年）利用电刺激或破坏动物（猫和狗）大脑的某些特定部位，发现自主功能的中心在脑底部，即延髓、间脑，特别是下丘脑。他在研究中发现，用微弱的电流刺激猫的下丘脑特定部位可引发发怒、恐惧等情绪反应和攻击行为。赫斯的研究证明，下丘脑存在"性中枢""摄食中枢""饱食中枢""兴奋中枢"等，这些"情绪中枢"的发现为中枢控制情绪的假设提供了丰富的证据，为此，他获得了1949年的诺贝尔生理学或医学奖。

（五）应激学说

加拿大生理学家塞里（Hans Selye）在20世纪30年代提出了著名的应激（stress）适应假

说,他认为应激是机体对恐惧等各种有害因素进行抵御的一种非特异性反应,表现为一般适应综合征。根据这一假说,机体对外界紧张性刺激首先表现警戒反应,随后是适应或抵抗期,在此阶段,机体将成功地动员有关反应系统,并且做好应付外界紧张刺激的准备,使机体内部防御力量与紧张刺激建立新的平衡。如果应激源持续存在或反复出现,机体则出现衰竭期,此期间机体的抗衡能力逐渐衰竭,出现焦虑、头痛和血压升高等一系列症状,并可导致各种心身疾病的产生。塞里在应激方面的开创性工作对后来医学心理学的发展产生了巨大的影响。时至今日,应激仍是医学心理学的重要研究内容。

二、心理生物学理论的进展

随着现代科学技术及医学基础学科如神经解剖、病理、神经生化、内分泌学和免疫学等的发展,人们对大脑的结构与功能及人类的心理与行为活动的认识越来越深刻。与其他心理学理论所不同的是,发展迅速的分子生物学和各种成像技术使人们对心理的生物学基础有了更为精细和直观的认识。

(一)遗传学的研究

研究表明,很多精神疾病属于多基因遗传病,例如抑郁症和精神分裂症。如果某种疾病是由于一系列遗传易感基因的累积而发病,那么与患者的血缘关系越近,携带相同易感基因的概率就越大,发病率也就越高。疾病遗传学研究的最终目的是对疾病进行预防和治疗。虽说基因治疗在精神疾病中的应用还处于非常初期的探索阶段,但随着科学技术的不断发展,它将有可能成为防治精神疾病的重要手段。

(二)中枢神经递质的研究

目前,生物学研究已证明乙酰胆碱(ACh)、去甲肾上腺素(NE)、多巴胺(DA)、γ-氨基丁酸(GABA)、5-羟色胺(5-HT)、谷氨酸(Glu)等经典的神经递质在正常和异常的心理活动中发挥了作用。中枢乙酰胆碱参与大脑的学习和记忆功能,阿尔茨海默病患者中枢乙酰胆碱神经元发生退行性改变而导致其功能不足。中枢多巴胺功能与人类的心理活动关系十分密切,中枢特别是前额叶多巴胺功能不足可能与精神分裂症的阴性症状有关,而中脑边缘系统多巴胺功能过高则可能与精神分裂症的阳性症状相关。5-羟色胺的正常功能对维持人类精神活动正常起着重要作用,药理学研究提示重性抑郁障碍、焦虑症、强迫性神经症、惊恐障碍及进食障碍都与中枢某些通路5-羟色胺功能不足有关,而中脑边缘系统和前额叶5-羟色胺功能过高则可能与精神分裂症有关。

(三)神经内分泌的研究

心理行为与神经内分泌调节之间的关系十分密切,其中由下丘脑、垂体和靶器官构成的几个轴,有着关键的调节作用:下丘脑-垂体-甲状腺(HPT)轴、下丘脑-垂体-肾上腺(HPA)轴、下丘脑-垂体-性腺(HPG)轴。

1. 下丘脑-垂体-甲状腺轴　下丘脑释放的促甲状腺激素释放激素(TRH)对神经元的兴奋性和神经递质的调节,特别是对黑质纹状体多巴胺系统、隔区和海马胆碱能系统的调节有着直接作用。

2. 下丘脑-垂体-肾上腺轴　下丘脑释放的促肾上腺皮质激素释放激素(CRH)及垂体释放的促肾上腺皮质激素(ACTH)和肾上腺皮质释放的皮质醇都与应激调节有关。相关研究已表明,处于紧急状态时,机体血液中促肾上腺皮质激素的升高主要与下丘脑的室旁核释放促肾上腺皮质激素释放激素有关。大脑对应激的调节主要通过以下两条途径实现:①兴奋下丘脑-垂体-肾上腺皮质轴以增加糖皮质激素的合成和分泌;②激活脑干蓝斑核交感神经肾上腺髓质轴而释放儿茶酚胺。大脑边缘系统如海马、内嗅皮质等也参与应激的调节。

3. 下丘脑-垂体-性腺轴　下丘脑-垂体-性腺轴释放的性激素在个体出生后与心理和

社会因素共同作用于个体性的发育。雄性功能不足会使攻击性和性动力不足,而补充雄性激素后可提高攻击性和性动力。雌性在月经前及产后雌激素水平改变时可出现情感改变。此外,生理水平的雌激素还具有神经保护作用,可增强胆碱能神经元对皮层和海马的投射,减少由胆碱能神经元损害所伴随的认知障碍。例如,Sherwin 等(2008 年)的观察及实验性研究提示绝经妇女的雌激素治疗对改善大脑认知是有益的。另外,生长激素(GH)、缩胆囊素(CCK)、催乳素(PRL)和血管紧张素等也具有重要的神经内分泌功能,可影响正常与异常心理的发生发展过程。

(四)神经免疫学的研究

心理因素和神经 - 内分泌 - 免疫系统有很密切的关系。研究表明,几乎所有的免疫细胞上都具有神经递质和激素的受体,同样,神经递质和激素的受体也大多数都出现在免疫细胞上。神经内分泌系统对免疫功能起调节作用,尤其是在机体应激过程中;早期关于应激反应的研究已经发现,长久的应激可严重影响免疫功能,引起肾上腺增大,并伴随胸腺和淋巴结的退化。应激过程中下丘脑 - 垂体 - 肾上腺轴通过改变外周糖皮质激素(GC)水平,进而改变各种主要免疫细胞的反应性。心理因素对免疫系统的影响很大,例如,丧失亲人的负性生活事件能使自然杀伤细胞和淋巴细胞的活性受到抑制,也会使恶性肿瘤发病率升高。很多重性精神疾病也常伴有免疫功能的改变,如抑郁障碍、精神分裂症、孤独症等。使用精神药物也可使免疫细胞数量和功能发生改变,很多精神药物对免疫功能都起着不同程度的抑制作用。可以说神经激素和神经调节在应激的作用下,对免疫功能的不同方面都有影响。

(五)脑成像技术

目前用于脑定位、脑功能及脑代谢研究的脑成像技术,包括磁共振成像(MRI)、功能性磁共振成像(fMRI)、正电子发射断层扫描(PET)、磁共振弥散张量成像(DTI)、单光子发射计算机断层成像术(SPECT)等,在认知神经科学、临床心理学和临床医学等领域得到了广泛应用。

拓展阅读

案 例

王某,男性,30 岁,已婚,个体经营户。因为紧张、坐立不安、担忧、头晕、心悸、胸闷不适、失眠三年,血压增高一年余,来就医。

患者诉三年前一个深夜,一小偷进入卧室行窃,当时非常紧张,清楚感觉到自己心跳呼吸加快、全身发紧,一番搏斗后小偷逃离,虽财物损失不大,但情绪无法平息。此后,到了晚上就紧张害怕,不敢独自在家,晚上入睡有困难,做噩梦,症状逐渐加重,整日惶恐不安、担忧、头晕、心悸、胸闷不适、失眠,经常腹痛腹泻,体重持续下降,怀疑自己得了重病,曾去医院检查,发现除血压偏高外,其他未见异常,被医师诊断为"焦虑障碍",因担心药物副作用拒绝服用抗焦虑药,又因在家血压正常故未服用降血压药。近一年来血压持续偏高,服用降血压药,疗效不好,现在两种降压药联合使用,血压仍有波动。实验室检查未见引起高血压的原因,诊断为高血压。医师建议精神卫生科诊治。

既往体健,无明显躯体疾病和精神疾病史。儿时因父母外出做生意,跟爷爷奶奶生活,上学后主要寄宿在学校,性格易紧张,胆小,做事谨慎,对自己身体比较关注,人际交往能力不强。家族中无精神病史,父亲有高血压史。

体检:神经系统正常,神志清醒,仪表整洁,接触合作,无幻觉妄想,自制力完整,求医心切。表情紧张,两眉紧锁,主诉多,反复提及"我的病有没有关系,会不会严重,会不会好"，对药物治疗十分顾虑，恐药物依赖、损害记忆。

诊断：高血压，焦虑障碍。

治疗：认知行为治疗和药物治疗，两周后症状明显改善（尤其是紧张情绪），对治疗有信心，不再过于担心药物副作用，血压开始平稳。一个月后，症状继续好转，降血压药改为一种。三个月后症状全部消失，降血压药改为隔日服用，血压保持在正常范围。

分析：高血压是一种心身疾病，其病因涉及遗传与环境因素等多个方面。该患者童年期的应激——与父母分离，可导致其性格有焦虑、不安全倾向，面对应急事件时（半夜小偷进入房间）更易处于焦虑状态，加上患者的焦虑性格担心药物副作用曾拒绝服药，焦虑症状一直无法缓解。长期的焦虑紧张情绪导致下丘脑和下丘脑 - 垂体 - 肾上腺髓质轴被激活，交感神经功能亢进，儿茶酚胺分泌增加，心率加快，血压增高。由于患者有高血压家族史（父亲有高血压），具有高血压易感素质，遗传素质、焦虑性人格和生活事件最终导致了高血压。通过认知行为治疗和药物治疗，阻断焦虑紧张情绪，下丘脑 - 垂体 - 肾上腺轴张力降低，达到降低血压的目的。

第二节　精神分析与心理动力学理论

19 世纪末，奥地利的精神病学家弗洛伊德（Sigmund Freud）创立了精神分析理论。弗洛伊德在长期治疗癔症与神经症患者的过程中，形成了一系列对心理功能、心理发展及异常心理的概念与设想，这被称为经典精神分析理论。现在我们将弗洛伊德与其后的现代精神分析理论的各种流派，统称为心理动力学理论（psychodynamic theory）。

一、经典精神分析理论内容

（一）人格结构理论

弗洛伊德将人格分为三结构：本我（id）、自我（ego）和超我（superego）。三者关系协调，人格则表现为健康状况；三者关系冲突，就会产生心理问题或心理疾病。

1. 本我　是指与生俱来的动物式的活动，相当于潜意识内容，它服务于快乐原则，它不问时机、不看条件、不计后果地寻求本能欲望的即时满足和紧张的立即释放。本我中的需求产生时，个体要求立即满足，从而支配人的行为。弗洛伊德称本我中的基本需求为"生之本能"，它的成分是人类的基本需求。例如，婴儿感到饥饿时立即要求吮奶，绝不考虑母亲有无困难。再如，机体摄食、饮水、性等这些基本生理需要。生之本能是促进个体求生活动的内在力量，这种内在力量被称为"力比多"（libido）。本我除了由基本需要形成的生之本能之外，也包括攻击与破坏两种原始性的冲动，这种冲动称为"死之本能"。

2. 自我　是指现实化的本能，是个体出生后在现实环境中由本我分化发展而产生的，代表着理性和审慎。由本我而来的各种需求，如果不能在现实中立即获得满足，就必须迁就现实的限制，并学习如何在现实中获得需求满足。自我服从于现实的原则，配合现实和超我的要求，延迟转移或缓慢释放本我的能量，对本我的欲望给予适当的满足。

3. 超我　是指道德化了的自我，是在长期社会生活过程中，将社会规范、道德观念等内化的结果，类似于人们通常讲的良心、理性等，是人格中最高形式和最文明的部分，多属于意识。超我有两个重要的组成部分：第一个是良心，是规定自己不犯错误的标准，如果自己的所作所为违反了自己的良心，就会感到愧疚；第二个是自我理想，是要求自己的行为符合自己理想的标准，当个体的所作所为符合自己的理想标准时，就会感到骄傲。超我服从于至善原则，它一方面在确定道德行为标准,另一方面负责对违反道德标准的行为施行惩罚。

如果一个人的本我、自我、超我三者彼此交互调节、和谐运作,就会形成一个发展正常、适应良好的人;如果三者调节失衡,或者彼此长期冲突,就会导致个体社会适应困难,甚至演变成心理异常(图2-1)。

本我在于体现自我的生存,追求本能欲望的满足,是必要的原动力。超我在于监督、控制和约束自己的行为,不至于违反社会道德标准,以维持正常的人际关系和社会秩序。自我对上要符合超我的要求,对下要吸取本我的力量,对内要保持心理平衡,对外要适应现实环境。

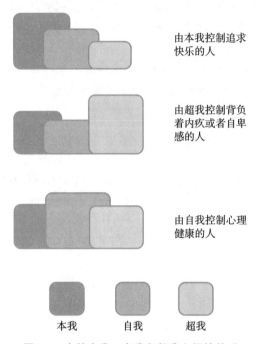

图 2-1　人的本我、自我和超我之间的关系

（二）潜意识理论

弗洛伊德在治疗癔症患者和神经症患者时发现,通过催眠暗示和宣泄法让患者重新回忆起过去的经历、体验,宣泄被压抑的情绪,或将产生症状的原因谈出来后,症状就消失了。因此,他认识到被压抑在潜意识中未满足的冲动和情感、遭受过的创伤及未解决的冲突才是导致心理障碍的原因。于是,弗洛伊德用一种"心理地形学"(topography of mind)的观点,将人的心理活动分成意识、前意识和潜意识三个层次,并指出各种症状产生的原因主要在潜意识层面。精神分析理论认为,潜意识心理主要包括童年时期未被满足的冲动或愿望、缺乏爱等形成的情结,遭受威胁、虐待或某种创伤所诱发的恐惧等。在某种程度上,当潜意识里未满足的冲动、未解决的创伤或冲突通过自我防御机制达成妥协时,在意识和行为上就会表现出痛苦或异常的各种症状。

1. 意识(consciousness)　是指任何时刻都被知觉到的心理要素,包括感觉系统所提供的对外部世界的感受、知觉及各种情绪体验。它可以直接与外部世界接触,通过对外部现实的知觉来指导与分配资源、调节能量、控制本能冲动。它是我们唯一可以直接到达的心理活动的层次。但意识在精神分析理论中扮演着比较次要的角色。

2. 前意识(preconsciousness)　介于意识与潜意识之间,包括所有当时意识不到,但在某些情况下可以意识到的心理要素。其主要功能是警戒作用,不允许潜意识的本能冲动直接进入意识层面。

3. 潜意识(subconsciousness)　是指人的心理结构的深层,是我们意识不到,但却激发我们大多数的言语、情感和行为的原始冲动或本能欲望。潜意识包括本能的能量和被压抑的欲望，而这些带"性"色彩的本能力量和欲望由于不为道德、现实和社会文明所接受，所以被压抑到潜意识领域中而得不到满足。但它们试图进入意识之中去寻求满足，总是在不断寻找出路。因而，这种潜意识的矛盾冲突正是各种症状的根源。

（三）性心理发展阶段理论

弗洛伊德认定"性"为潜意识的核心问题，他认为潜意识中被压抑的欲望可归结为人的性欲冲动，人的性本能是一切本能中最基本的东西，是人的行为的唯一重要动机。他把这种本能的能量称为"力比多"。力比多是驱使人追求快感的潜力。人成长的不同时期，力比多附着的部位是不一样的。按照这个理论，可将人的心理发展分为以下五个时期：

1. 口唇期（0~1岁）　这个时期婴儿原始欲力的满足，主要是靠口腔部位的吸吮、咀嚼、吞咽等活动来完成的。婴儿的快乐也多来自口腔的活动。如果这一时期口腔的活动受到限制，将会给之后的生活带来不良影响。有些成年人被称为"口腔性格者"，这可能就是口唇期发展不顺利导致的，他们在行为上主要表现为贪吃、吸烟、酗酒、咬指甲等，甚至有些性格的表现，如自卑、依赖及洁癖等也被认为是口腔性格的特征。

2. 肛门期（1~3岁）　这个时期原始欲力的满足主要靠排泄和控制大小便时所产生的刺激快感而获得。这是对婴幼儿进行卫生习惯训练的关键时期。但管制得过严，也会给将来的生活带来不良影响。有些成年人表现出顽固、冷酷、刚愎自用、吝啬等特点，被弗洛伊德称为"肛门性格"，这种性格的形成可能就是这一时期发展不顺利的结果。

3. 性器期（3~6岁）　这个时期原始欲力的满足主要集中于性器官的部位。此时，幼儿喜欢触摸自己的性器官，幼儿在这个时期已经可以辨别男女性别，并且以父母中的异性作为自己的"性爱"对象，于是可能出现男孩以自己父亲为竞争对手而恋爱自己的母亲的情况，这种现象被称为恋母情结。同理，女孩以自己的母亲为竞争对手而恋爱自己的父亲的现象被称为恋父情结。按这种说法，一些男童发现女童的性器官与自己不同时，他可能假想甚至怀疑是被他父亲割掉了，因而产生恐惧，弗洛伊德称这种现象为阉割恐惧或阉割情结。这种既恋爱母亲又畏惧父亲的男童心理冲突，以后会自行逐渐消失，从原来的敌对转变为以父亲为楷模，向他学习、看齐，这种现象被称为认同。同样地，类似的心理历程也会出现在女童身上。由于她发现自己的性器官与男性不同，会怀疑自己原来的性器官被别人割掉了，于是既恋爱父亲也对男性心怀嫉妒，弗洛伊德称之为阴茎嫉妒，并认为女性这种情结直到成年结婚生子后才会真正得到化解。

4. 潜伏期（6岁至青春期）　6~7岁以后，儿童兴趣面扩大，注意力由对自己的身体和父母的感情转变到周围的事物，因此原始欲力呈现潜伏状态。这时期的男女儿童之间，会在情感上较以前疏远，团体活动多呈男女分离的趋势。

5. 两性期（青春期以后）　青春期的开始时间，男性为13岁左右，女性为12岁左右。此时，个体的性器官逐渐成熟，生理与心理上所显示的特征使两性差异开始显著。在这个时期以后，性的需求转向相似年龄的异性，并且有了两性生活的理想，性心理的发展已趋于成熟，有了婚姻家庭的意识。

（四）焦虑及自我防御机制理论

随着人格发展，本我、自我、超我之间产生冲突时，个体就可能产生焦虑。弗洛伊德描述了三种类型的焦虑：神经性焦虑、现实性焦虑和道德性焦虑。例如，当一个歹徒追赶我们时，首先引起的是现实性焦虑，因为恐惧来自外部世界。相反，神经性焦虑和道德性焦虑是出于个体内部的威胁，当个体担心不能控制自己的情感或本能而做出将会引来权威者惩罚的事情时，神经性焦虑就会随之出现；当个体担心会违反父母或社会的标准时，道德性焦虑就会随之出现。焦虑使自我感受到危险的逼近，这时自我就要采取行动。

　　为了能使自我应对焦虑,这时就需要防御机制。无论是健康人还是神经症或精神病患者,都在无意识地运用心理防御机制。当自我心理防御机制启用适当时,它们会帮助我们减少压力,增强适应能力。相反,如果自我心理防御机制被过多地使用,这种使用就成了病态,而个体也就发展出一种回避现实的风格。最初是由弗洛伊德本人提出的自我心理防御机制,后来由他的女儿安娜·弗洛伊德(Anna Freud)进行了系统的归纳和整理。在这以后,心理学家们又对心理防御机制进行了补充和修改,继而形成了十种常见的自我心理防御机制。

　　1. 压抑　是最基本的防御机制,也是其他防御机制的基础。压抑将那些危险的或令人痛苦的想法和感受排除在知觉范围之外。它通常是焦虑的来源,在人生前五年中发生的心理创伤性事件一般会被压抑到潜意识。而被压抑的冲动和欲望却并未消失,它仍在无意识中积极活动,寻求满足。

　　2. 投射　是把自己产生的无法接受的情感或意念归因于他人。当个体感受到强烈的性驱力、破坏驱力的驱动或道德律令的威胁时,他可能不会容忍相应的焦虑,而是把自己的情感投射到他人身上。我们其实经常这么做,因此我们常常困惑不已,为什么会和别人的行为如此相似。

　　3. 否认　否认现实也许是所有自我防御机制中最简单的一个,它让人们有意识或无意识地拒绝使人感到焦虑痛苦的事件。例如,拒绝承认亲人的离去。

　　4. 退行　是指倒退到一个早期的人格发展阶段。面对强大的压力焦虑时,个体可能会采取曾经适宜但是现在已经不成熟的行为。例如,成年人在内心焦虑时可能不自觉地咬手指等。

　　5. 反向形成　人们通过采取与令人不安的欲望相反的有意识的态度和行为,避免自己去面对无法接受的冲动,从而使自己无需去应对本应出现的焦虑。例如,会用虚假的爱来隐藏自己的恨。一个怨恨丈夫的妻子,可能在行动上会过分地爱和献身于丈夫,以此来避免因不喜欢丈夫而导致的婚姻威胁。

　　6. 合理化　当已经出现某个不被个体所接受的、失败的、糟糕的行为或观念时,人们会找出看似合理正当的理由来解释它,从而缓解自己的焦虑和失望感。例如,伊索寓言里吃不到葡萄的狐狸说葡萄是酸的。

　　7. 置换　当某个个体感到焦虑时,他可能不把自己的冲动和情感发泄到危险的物或人身上,而把它转移到更安全的物或人身上。例如,某人在公司受了老板的责骂,回家可能把愤怒转嫁到自己孩子身上。

　　8. 认同　通过呈现他人的特征,人们可以减少自己的焦虑和其他消极情感。例如,认同一位成功的学者、企业家等。人们可以通过认同成功的因素来提升自己在他人眼中的价值,从而提高个体的自尊感,并使个体摆脱失败感。认同是发展过程的一部分,也可能成为过度自卑者的防御反应。

　　9. 理智化　不直接应对情感的问题,而采用抽象思维间接地处理。例如,某人被公司降职了,但他却貌似超然地说事情本来可能会更糟。

　　10. 升华　是一种较为积极的防御机制。它把内驱力改造成社会可接受的行为。最常见的形式就是把攻击性的欲望转化为体育竞技。体育运动为身体攻击性的表达提供了一个更被接受的发泄渠道。"力比多"与攻击驱力经常在不被个体觉知或意识到的情况下表达出来,并且还可能得到额外的奖励和称赞。

　　(五)释梦理论

　　弗洛伊德在1900年出版的《梦的解析》一书中详细阐述了关于梦的学说,对梦境提出了划时代的独特解释。弗洛伊德认为,梦是对清醒时被压抑到潜意识中的欲望的表达,是通往潜意识的一条捷径。释梦则是去挖掘、寻求梦中隐匿的意义。梦是愿望的达成或满足。弗洛伊德把梦的实质理解为是一种"愿望的达成",它可以算是一种清醒状态精神活动的延续。借助对梦的分析和解释可以窥见潜意识中的欲望和冲突,并可以用来治疗心理疾病。就梦的功能而言,梦既可以使欲望得到满足,又可以充当睡眠守护者,保证充足的睡眠。平常被压抑在潜意识中的冲动和性欲,如果长时间得不到宣泄,难免会造成心理问题。在睡眠时,因意识层面的监控减少,潜意识中的部分欲望得以在梦中活动而获得满足,从而减少潜意识中的紧张与压力,有效疏解当事人的情绪。而之所以说梦是睡眠的守护者,是因为做梦通常是在浅睡眠阶段,浅睡眠随时可能被外界的刺激所惊醒。假如这时进入梦境,梦未做完,就可以继续睡眠。弗洛伊德认为人的精神活动是有规律的。无论是意识活动还是潜意识的心理活动,都遵循一定的因果发展变化。梦尽管表面上极其紊乱怪诞,也同样是有规律的活动,任何梦都有其意义和价值。因此,弗洛伊德的释梦严格遵守因果法则。

二、现代精神分析理论的发展

从弗洛伊德的精神分析理论创立开始到后期传承的过程中,一直存在着理论观点和治疗技术的不断分化和重组。精神分析理论在近现代的发展中形成了几个分支,弗洛伊德的经典理论和其后的发展一般被统称为"心理动力学理论"。其中,他的女儿安娜·弗洛伊德和埃里克森(Erik H. Erikson)、哈特曼(Heinz Hartmann)等人强调自我的功能,形成了精神分析的自我心理学(ego psychology)。霍妮(Karen Danielsen Horney)、弗洛姆(Erich Fromm)和沙利文(Harry Stack Sullivan)等,用文化因素、社会条件和人际关系等取代了性本能和攻击本能在精神分析理论中的地位,形成了新精神分析(neo-psychoanalysis)。新精神分析学派对精神分析的主要观点做了修整。

1. 弗洛伊德强调快乐原则是主宰人类行为的原则,新精神分析不强调本能行为的决定因素,而强调文化社会因素对人格发展及神经症症状的影响,如安全性和满足感的需要是主宰人类行为的指导原则。

2. 他们把自我看作是人格的更独立的部分,给予自我更重要的地位和自主权,他们认为自我不论在功能还是起源上都不依赖本我,它是负责智力发展和社会发展的一种理性的指导系统。

3. 强调童年经验和家庭环境对人格发展和精神病病因学的重大作用。

现代精神分析理论中比较有影响的是客体关系理论和自体心理学理论,主要代表人物有梅兰妮·克莱因(Melanie Klein)、玛格丽·马勒(Margaret S. Mahler)、奥托·科恩伯格(Otto F. Kernberg)和海因茨·科胡特(Heinz Kohut)等。他们用了许多传统的精神分析概念或术语,但对客体关系和自体特别重视,研究重心也从俄狄浦斯期(3~6岁)转到俄狄浦斯前期(3岁以前)的心理发展冲突上。

克莱因、科恩伯格提出的客体关系理论强调母亲与婴儿的亲密关系对心理健康的影响。所谓客体关系指的是人与人之间的关系。客体关系中的客体指的是有特别意义的人或事物,是一个人的感情或内驱力的投注对象或目标。在养育婴儿的过程中,对婴儿来讲,母亲是最重要的客体,母亲与婴儿形成了错综复杂的客体关系,儿童的人格结构是外部客体(如母亲)及客体关系内化的结果。科恩伯格认为理解人格结构(从极度紊乱到正常)的关键是认识母婴关系,早期健康的母婴关系会使个体获得一个整合的自我、有力的超我及满意的人际关系,早期不良的母婴关系会导致矛盾的自我状态和多种不同程度的成人心理障碍,如边缘型人格障碍。

弗洛伊德将心理疾病看作是本我、自我和超我之间的结构冲突的表现,而自体心理学理论认为,如果个体在童年期受到虐待、创伤及不良的养育方式的影响,其自体的发育就会受到阻碍,导致自体的断裂、扭曲和发育不良,发展的停止导致不完整的人格结构,从而罹患自体性疾病,如自恋型人格和表演型人格障碍等。

案　例

女,28岁,机关工作者。

诉说自己在公共场合总是控制不住的"脸红",并担心脸红时别人对自己有不好的看法。这种情况在一次参加县里招商活动时变得有些控制不住了。当时她负责检查各个房间的设备,她每进入一个房间,都要不由自主地照镜子看自己的脸是不是变红了。检查结束的时候,她觉得脸色变得像红苹果一样。后来这种情况对她的工作和生活影响特别大。通过会谈,来访者回忆起最早在多年前就曾出现过脸红事件,那时她去美容院做面膜,可能是由于面膜的原因,她的脸在开会时仍有些红,同事问她原因,自此以后她就开始注意这个现象。结果发展到一开会就容易担心脸红,并为此忧心、懊恼。

案例分析:这是恐惧症中常见的一种症状,多见于青年女性。按照精神分析的人格结构理论分析,这是来访者自我的功能尚不成熟,超我的监督比较严厉,现实感不太好所致。通过与治疗者会谈了解到,这位女士在家庭中从小受到父母的严厉管束,如不能与男生交往,说话做事要谨慎等。她也很听父母的话,从小到大十分正派、规矩,对自己严格要求。结果形成了一个严厉的超我,这个超我对自我的各种活动时刻进行着监督,使她变得过于谨慎、刻板。最初,脸红只不过是其内心的情绪或冲动有所唤醒的表现,结果由于严厉超我的检查作用,脸红引起了自我的不安与焦虑。这种焦虑的潜意识发挥了信号作用,时刻提醒她在公共场合别暴露内心的愿望或冲动,驱使她主动回避与异性接触,以免控制不住本我带给她的更大的焦虑和罪恶感。对脸红的烦恼、担忧和回避行为,严重地妨碍了她的工作和生活,成为一种社交焦虑的症状。

针对来访者的症状,治疗者向她解释:一个人性格中的本我和超我部分,无论哪一方过强或过弱都会产生不和谐与心理冲突,性格内部不稳就容易导致各种心理症状的发生。而解决的要点在于引导来访者缓解超我的严厉监督和评判作用,不去认同超我的各种要求,要倾听自己的心声,尊重和认同自己内心的愿望和要求,努力提高自我的功能,使其自我变得更合情合理、更符合现实,能合理地处理外部现实、本我与超我之间的关系。认清和辨别外部环境中所感觉到的"危险"不过是一种幻想,只有使本我的愿望得到适当宣泄,其与超我之间变得和谐、平衡,才能形成一种和谐健康的人格,并最终消除面红恐惧的症状。

第三节　行为学习理论

美国心理学家华生(John Broadus Watson)于1913年发表了《行为主义者眼中的心理学》,标志着行为主义的诞生,它的理论来源是经典条件反射理论、操作性条件反射理论和社会学习理论。这三种理论的共同点是学习,它们都是关于有机体学习的发生机制和条件的理论,其中每种理论说明一种学习形式。因此,"学习"是行为理论的核心内容。

一、主要理论内容

"行为"是指个体活动中可以直接观察的部分。行为主义者对人类行为的理解包括:行为就是人们所说和所做的;行为具有一种以上的测量尺度;行为可以被观察和记录;行为对外界环境产生影响;行为是受自然规律所支配的。行为主义者们对人类本性的理解是:人是被环境和遗传决定的,人既是环境的生产者,同时也是环境的产物,因为人的行为是有规律的,行为是学习来的。新行为主义心理学家斯金纳(B. F. Skinner)等人通过大量的研究,扩展了人们对行为含义的理解,将"行为"理解为个体内在的和外在的各种形式的运动,也包括了主观体验、意识等心理活动和内脏活动。行为学习的理论是不同的学者在不同的时期建立和发展起来的,其主要观点是把发展视为以奖励、惩罚和模仿为基础的学习。

二、经典的行为学习理论

(一)经典条件反射理论

20世纪初,俄国生理学家巴甫洛夫发现了经典条件反射(classical conditioning),又叫反应性条件反射,是在无条件反射的基础上形成的。一个中性刺激通过与非条件刺激配对,最后能引起原来只有非条件刺激才能引起的反应,这就是初级条件反射。在初级条件反射的基础上又可以引起一个新的中性刺激,从而建立次级发病条件反射(图2-2)。由于人具有概念和语词能力,可以用概念和语词替代任何具体的刺激物,所以人能够用语词建立极其复杂的条件反射系统。华生曾经认为,经典的条件反射是一切行为的基本单位,意思是一切行为都可以通过分析还原为一个个条件反射。此看法后来由于操作性条件反射和其他学习形成模式的发现而被质疑,但经典的条件学习的确是许多行为的获得途径,这一点是毋庸置疑的。

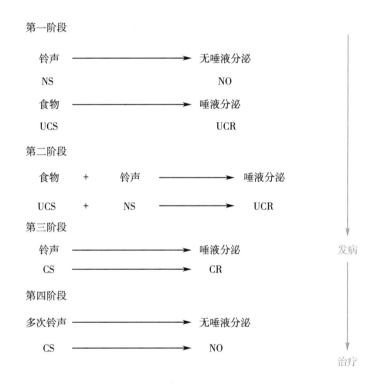

图2-2 经典条件反射的建立与消退过程

心理学家华生进一步说明人的行为,不管是正常还是病态的行为,适应性还是非适应性的行为,都是经过"学习"而获得的。华生认为:无论多么复杂的人类行为都是学习的结果。复杂的学习行为遵循两条规律:①近因律,即对某一刺激发生的某一行为反应,这一刺激在时间上越接近,那么这一行为反应越容易固定下来,并在以后遇到相同的刺激时越容易发生。②频因律,即对某一刺激的某一行为反应发生的次数越多,那么这一行为就越有可能固定保留下来,并在以后遇到相同的刺激时很可能再次发生。

（二）操作性条件反射理论

美国心理学家斯金纳通过一系列的实验,证明了操作性条件反射理论。在一个后人以他的名字命名的斯金纳箱中,安放有一个食物盘,把一只饥饿的老鼠放入箱中,它在寻找食物乱窜时,偶尔按压杠杆而获得食物,这种操作偶然重复若干次,老鼠就逐渐学会了获得食物的行为,食物是对老鼠按压杠杆的奖励,因此这一学习过程也称为"奖励性的学习"。操作性条件反射的实验有力地说明:行为的后果直接影响该行为的增多或减少。

虽然大多与情绪反应相联系的行为和习惯可能是应答性条件作用的结果,但是人们普遍认为,人类更大范围的行为类型是通过操作性条件反射过程获得的。操作性条件反射又称为工具性条件反射。它描述的是有机体(动物或人)做出了特定的行为反应后,所导致环境发生某种变化,即发生了一个事件。如果事件是积极的、具有正性价值的话,有机体会更倾向于做出同样的行为;如果事件是消极的、不具有正性价值的话,则会抑制该行为。显然,这是一种学习过程,通过这一过程,有机体了解到行为与后效的关系,并能根据行为后效来调节行为。

在操作性条件反射中,还有一个十分重要的理论——行为强化。行为强化是指:一个具体的行为的发生,有一个直接结果紧随其后,导致这个具体行为在将来被加强。行为强化可以分为正性强化与负性强化。所谓正性强化是行为结果使积极刺激增加,进而使该行为反应逐渐加强,如食物奖励后,老鼠按压杠杆的行为增加;相对的,负性强化是指行为结果使消极刺激减少,进而使该行为反应逐渐加强,若将食物换成电击,老鼠避开按压杠杆的行为增加。影响行为强化的因素有以下几点:①直接性,当刺激物在行为配合时直接发生,强化刺激效果更大;②一致性,刺激与行为发生的一致性越大,强化效果越大;③与在刺激发生之前环境与个体的实际状态具有直接的关系;④强化刺激结果的特征会因人而异。

（三）社会学习理论

美国心理学家班杜拉(Albert Bandura)是社会学习理论的创建者。社会学习理论提出了另一种学习形式,这种形式被称作是观察学习或模仿学习。社会学习理论家认为,人类的大量行为不是通过条件作用的途径获得的。例如,没有哪位成年人去为一位少年设计一套学会骑自行车的强化训练程序,而绝大多数孩子都是先观察别人是如何骑自行车,再由别人告知一些要领,然后自己开始进行模仿练习而学会骑自行车的。按社会学习理论的说法,人的模仿对象极其多样,不仅有别人的行为,而且像书籍、电影等也都是被模仿学习的对象来源。这就难怪他们宣称模仿学习是人类学习的主要途径了。

班杜拉认为,观察学习包括了四个具体过程:第一是注意过程,即集中注意观察所要模仿的行为示范,这是后面过程的基础;第二是保持过程,指把观察得到的信息进行编码并储存在记忆中的活动;第三是运用再现过程,即通过自己的运用再现被模仿的行为;第四是动机确立过程,是指观察者必须有理由重现榜样的行为,这一过程会影响前面三种过程。多数有目的的模仿行为都需要某种动机力量的支持,并需观察、记忆和重现。如果没有动机推动和支持,一切都有可能不发生。当然也有无意模仿的情况,但这种模仿往往是零散的、随机的,且往往对个体不具有明显的意义。

所谓社会学习是指社会引导社会成员用社会认可的方法去活动。在此方面,班杜拉做过许多的研究,比如攻击性的社会化,当儿童用合乎社会认可的方法表达攻击性时,如打球赛或打猎,父母和其他成年人就奖励儿童,当他们用社会不允许的方式来表现攻击性时,如打小孩,父母和成年人则惩罚他们,儿童就会根据被强化的模式来调整自己的行为。班杜拉认为,男女儿童的性别品质发展较多地也是通过社会化过程的学习,特别是通过模仿而获得的。

拓展阅读

案　例

患者的一般资料：李某，女，20岁，大学生。

求助过程及方式：由父母陪同来心理门诊求治。

求助的主要原因：患者半年前与男友分手之后，心情低落，产生难以抗拒的饮食欲望，在外暴饮暴食，一直吃到撑得难受才罢休，暴食后心情稍有缓解。之后每逢心情不好，或遇事不顺心即会产生强烈的饮食欲望，暴饮暴食。开始时每2~3周发作一次，每次暴食维持1~2天，饭量是常人的3~5倍。发作时，每1~2小时即会产生难以忍受的饥饿感，若不进食，则头晕、心慌、易怒，进食后缓解。3个月前发作变得频繁，发作持续时间变长。体重明显增加。因担心身材改变，在暴食后采用引吐、导泻、增加运动量等方法，以消除暴食引起身体发胖的恐惧心理。一再发誓不再乱吃，但饥饿感来袭时，又无法控制。患者近半年来学习效率下降，有时旷课，感觉难以应付考试。

重要的成长经历：患者9岁时父母离异，之后随父亲生活，在患者不开心的时候父亲就会给她买好吃的东西来哄她开心，她就会觉得心情好些，患者认为"吃东西让胃满满的能改善心情"。

此患者被诊断为神经性贪食症，患者存在暴食的问题行为，这种行为被情绪的短期改善所强化，当患者觉得暴食能改善情绪时，暴食的问题行为就逐渐固定下来。

结合行为学习理论对案例进行心理学解释：在患者的成长经历中，曾有遇到不开心的事情时就通过进食缓解情绪的经历，进食和缓解情绪之间建立了操作性条件反射，即不开心的时候吃东西能获得改善心情的奖励。所以当患者再次遭遇强烈的生活事件刺激时，会通过暴食的方式来缓解情绪。对此案例，医师决定使用行为疗法中的正强化法矫正其不良进食行为。

第四节　认 知 理 论

出于生活环境和文化知识水平等差异，人们对问题往往有不同的理解并做出不同的反应。面对失败，有人怨天怨地，有人责怪自己，甚至有人悲观绝望而产生或轻或重的心理问题，当然也有人寻找新方法应对困难。认知理论的重点正是在于帮助有心理问题的患者改变对人对物的看法及态度，从而解决其心理问题。

一、主要理论内容

1. 认知的内涵　①从社会心理学角度来说，认知是指个体对他人、自我、社会关系、社会规则等社会性客体和社会现象及其关系的感知、理解的心理活动，也可称为社会认知。根据认知的不同特性，可以把认知分为主观和客观、积极和消极、理性和非理性等。②从信息加工角度来说，认知是指信息为人接受之后经历的转换、合成、储存、重建、再现和使用等加工过程，包括了感觉、知觉、记忆、思维和注意、想象等过程。

2. 认知的基本过程　①接受和评价体内外刺激信息；②做出决策，产生应对行为以解决问题；③预测和评估行为后果。

认知对行为和心理的影响是巨大的，通常表现为：①个体赋予事物不同的意义与解释，即个体对事物的认知不同，使得人们对同样的事件出现了完全不同的描述和不同的情感体验与行为反应;②人们自幼形成的认知模式影响着人们的信息加工过程,决定着人们对事物的评价、推理和解决问题的过程;③改变个体惯常的认知模式,就能改变人们的态度和行为,解决人们的心理问题。

3. 认知疗法　认知疗法是20世纪60—70年代由一批心理学家在美国发展起来的一种心理治疗技术,是一组通过改变思维或信念和行为的方法来改变不良认知,达到消除不良情绪和行为的短程心理治疗方法。认知疗法实际上并非一个统一的学派和运动,其基本上属于人本主义心理学的范畴,但更注重应用认知心理学的研究成果、研究方法来解决具体问题。

认知学派认为外界的刺激不能直接引起个体的反应,它可以作为一种感觉信息,个体通过人格结构和过去经验的折射及思维过程,对信息评价后产生各种情绪。认知心理学家们认为任何行为与情绪都有认知因素参与,并由认知发动和维持。认知疗法的基本原理包括:①认知影响行为,认知为情感的中介,引起个体情绪和行为问题的原因不是事件本身,而是人们对事件的解释。认知和情感行为互相联系并且互相影响。负性认知和情感、行为障碍互相加强,形成恶性循环,这是情感、行为障碍迁延不愈的重要原因。打破恶性循环是治疗的关键。②治疗的关键问题在于重建认知。③重点放在患者非功能性的认知问题上,通过改变患者对己、对人或对事的态度与看法来改变并改善其心理问题。情绪障碍的患者往往存在重大的认知曲解,这些不良认知是患者痛苦的真正原因,一旦认知的曲解得到识别和矫正,患者的情绪障碍就会获得快速的改善。④治疗技术在于改变患者的现实评价。

认知疗法是根据认知过程影响行为和情感的理论假设,以通过认知和行为技术来改变或重建不良认知为目标的治疗方法,发现患者的不良认知成为认知疗法的重要环节。歪曲的、不合理的、消极的信念或想法,往往导致情绪障碍和自我挫败行为。认知疗法强调,常见的心理障碍的中心问题是某些歪曲的思维。认知治疗在于向患者提供有效的方法以克服盲目、错误的认知。从广义上说,认知疗法包括所有能改变错误认知的方法,如说明、教育、批评和促膝谈心等,这些方法作为一种特殊的治疗手段,相应地有其特殊的方法、技术和程序。

4. 认知行为理论　该理论中具有代表性的包括:埃利斯理性情绪治疗理论、班杜拉社会学习理论、格拉瑟现实治疗理论、托尔曼的认知行为主义理论、贝克的认知疗法理论。

(1)认知的"ABC情绪理论框架":20世纪50年代由美国临床心理学家埃里斯(Albert Ellis)提出,该框架认为"人不是为事情困扰着,而是被对这件事的看法困扰着。"所谓ABC,A指事件;B指信念,也称为非理性信念,是指个体在遇到诱发事件之后对该事件的想法、解释和评价;C是指这件事发生后,人的情绪和行为结果。埃里斯用这个框架解释人们有正确的认知,他的情绪和行为就是正常的;如果他的认知是错误的,则他的情绪和行为都可能是错误的。

(2)格拉瑟现实治疗理论:由美国心理治疗学家威廉·格拉瑟(William Glasser)提出。它建立在控制理论的基础上,假设人们可以对他们的行为、生活、感受和思想负责,依赖人的理智和逻辑能力,以问题为中心,以现实合理的途径求得问题的解决。理论提出,要注意思维和行为,减少直接针对情感和情绪,强调现在和将来,不纠结于过去,重视"怎么办",而不是"为什么"。格拉瑟现实治疗理论受到多种技术和心理治疗理论的影响,是一种具有一定程度整合的治疗模式。格拉瑟强调了许多学派所忽视的责任问题,对心理治疗作出了宝贵的贡献。他还强调人的力量、价值、潜能,强调人的自主性,主张人们应积极生活、更好地把握自己的人生,使生命更有意义。

(3)贝克的认知疗法理论:由美国心理学家贝克(Aaron T. Beck)提出。贝克通过深入研究大量的抑郁症临床案例,在1976年出版的《认知疗法与情绪障碍》一书中明确提出了认知治疗的理论观点:心理问题主要是在错误的前提下,对现实误解的结果,这种错误可以从平常的事件中产生,如错误的学习、依据片面的或不正确信息作出错误推论、不能适当地区分想象与现实之间的差别等。他还提出,个体的情感和行为在很大程度上是由其自身认识外部世界的方式或方法决定的,一个人的思想会决定他的内心体验和行为反应。认知治疗的基础理论为信息加工的理论模式,其认为人们的行为、感情是由对事物的认知所影响和决定的。贝克指出,心理障碍的产生并不是激发事件或不良刺激的直接后果,而是通过认知加工,由歪曲或错误的思维影响而促成的。同时他还指出,错误思想常以"自动思维"的形式出现,即这些错误思想常是不知不觉、习惯地进行,不容易被认识到,不同的心理障碍有不同内容的认知歪曲。

5. 认知理论在临床中的应用 在临床上,认知理论不仅被运用于心理障碍的治疗,还被引入对各科患者的健康教育,便于增加患者对疾病的认识,改变患者对疾病的错误认知,从而改变他们对疾病的诊疗行为,提高患者的依从性。医护人员将认知理论应用于糖尿病健康教育:①在病区、门诊的走廊及病房内张贴糖尿病专业知识,包括疾病发生、发展和转归的过程,使患者了解一些糖尿病方面的知识。②向患者介绍饮食原则和运动疗法,教会患者正确使用便携式血糖仪,使患者逐步学会胰岛素的注射方法、掌握降血糖药物的服用注意事项。③在医院开展糖尿病基础知识和控制治疗讲座,由糖尿病防治专业医护人员主讲,使患者及其家属认识到糖尿病是终身疾病,治疗需持之以恒。④在医院召开全体职工座谈会,会议主要内容是糖尿病患者发表自己对糖尿病知识的认识、说明自己执行医师医嘱的情况、讨论分析个人行为因素;在会上鼓励治疗效果好的病友介绍自己的经验,鼓励共同分享并制订奖励措施,唤起糖尿病患者的模仿意识,提高糖尿病患者的依从性。据统计,实验组(基于认知理论进行健康教育)的规则用药和健康教育计划执行情况显著优于对照组(常规健康教育),说明合理运用认知理论对提高糖尿病患者依从性有明显作用。糖尿病患者通过学习、模仿榜样和交流心得,改变了自己对糖尿病的错误认识,从而改变了自己的行为,积极配合治疗,提高了用药依从性,使血糖控制在正常范围,这对提高生活质量有重要意义。

拓展阅读

案　例

张某,男,36岁,汉族,已婚,未育,本科文化程度,工程师、职业经理人。于2022年5月38日入院。有糖尿病病史16年,考虑为"2型糖尿病",不规律使用口服降糖药物,2021年2月开始加用基础胰岛素,2021年3月因腹痛、腹泻在当地医院诊断为"酮症酸中毒",予小剂量胰岛素治疗后缓解。出院后患者治疗不规律,血糖控制差。1年前无明显诱因出现上腹剧痛,为阵发性绞痛,疼痛时需保持身体前屈才稍缓解,伴有恶心、呕吐,呕吐物为胆汁样胃内容物。查腹部平片、B超、CT均未见异常,胃镜示"反流性食管炎、胃炎",肠镜未见异常。予注射"安定"及"吗啡"后缓解。2个月后上诉症状再发,期间曾予止吐、促胃肠动力药物,症状不能缓解,后使用"吗啡"才能缓解。后上腹痛、呕吐症状发作愈发频繁,伴多次呕吐,性质基本同前。为求进一步诊治入院。

初步诊断:1. 糖尿病胃轻瘫;2. 反流性食管炎;3. 2型糖尿病、糖尿病性周围神经病变、糖尿病性肾病;4. 高血压(3级,极高危组);5. 高脂血症。

该患者对糖尿病的治疗存在错误的认知,认为糖尿病药物需要长期服用,不能轻易停药,最好迟些开始用药,而且自诉,平时不吃药,经常到饭店吃大餐,也没有什么不适,认为做运动太辛苦。

入院后进行健康教育,患者认识到控制饮食、适当运动和规律用药能让糖尿病控制良好,减少糖尿病并发症的出现。患者认知的改变让其治疗依从性提高,出院至今已经半年一直规则治疗。

二、现代认知理论的发展

认知理论在现代的发展更趋于多元化,其中的正念治疗目前发展最为迅猛。正念,是佛教的一种修行方式,它强调有意识、不带评判地觉察当下。自卡巴金(Jon Kabat-Zinn)在 1979 年于马萨诸塞州医学院开设减压诊所,设计了一系列"正念减压"课程后,西方的心理学家和医学家将正念的概念和方法从佛教中提炼出来,发展出了多种以正念为基础的心理疗法。正念疗法是目前欧美国家最流行的心理治疗方法,被广泛应用于治疗和缓解焦虑、抑郁、强迫、冲动等情绪心理问题,在成瘾、饮食障碍、人格障碍、人际沟通、冲动控制等方面的治疗中也有大量应用。目前,较为成熟的正念疗法包括正念减压疗法、正念认知疗法、辩证行为疗法和接纳与承诺疗法。正念与感知觉敏感性的变化,以及注意、情绪和记忆的改善有关。正念强调对此时此刻内外部刺激的持续注意和不评判接纳。在这个过程中,个体的感知觉敏感性和注意、情绪状态、情绪调节能力及记忆能力等也将发生显著变化。基本认知能力的变化改变了个体对内外部刺激的初级和高级加工方式,这种信息加工方式的变化对于维持个体(尤其是抑郁、焦虑和注意缺陷多动障碍患者)的身心健康极其重要,这也可能是正念达到各种临床功效的重要原因。

第五节　人本主义心理学理论

一、主要理论内容

20 世纪 50 年代,美国兴起了一种心理学流派——人本主义心理学(humanistic psychology),它强调研究人性,如人的成长、潜能与自我实现倾向,人的存在与意义等。人本主义心理学是西方心理学史上一次重大的变革,被认为是继行为主义和精神分析之后的心理学第三势力,以马斯洛(Abraham H. Maslow)、罗杰斯(Carl Randsom Rogers)为主要代表。人本主义心理学在心理咨询与心理治疗、组织管理、教育改革等方面均有重要的贡献。

（一）马斯洛的需要与自我实现理论

美国人本主义心理学的主要代表亚伯拉罕·马斯洛(Abraham Maslow)早期曾经研究行为主义,随着研究的不断深入,他认为传统的心理学,如精神分析和行为主义,关于人性的看法过于狭窄,两者对正常、健康的人都没有进行充分的研究。

1. 弗洛伊德的心理学思想主要来自对精神障碍患者的研究。

2. 马斯洛的研究对象主要是有自我实现倾向的人或者自我实现者,如爱因斯坦、贝多芬、林肯等。他认为人类行为的心理驱力不是性本能,而是人的需要。马斯洛把人的需要称为"似本能",需要有先天的遗传基础,但人的需要的满足与表现要取决于后天的环境,"似本能"不像动物的本能那么强烈,与理性不存在不可调和的对立。总结人的需要,可以将其分为两大类、七个层次。第一类需要包括生理需要、安全需要、爱与归属的需要和尊重的需要,这些属于基本需要,也可以称为缺失性需要;第二类需要包括认知需要、审美需要、自我实现需要,这些属于成长性需要或存在需要。后来,马斯洛把认知需要和审美需要归入自我实现需要,最终形成需要的五层次说(图 2-3)。人在满足高一层次的需要之前,至少必须先部分满足低一层次的需要。

缺失性需要同样具有似本能的性质,为人的基本生存需要,人与动物所共有,必须从外界获取,可激发缺失性动机并推动人的行为,促使人去获取他所缺乏的某种东西,如食物、安全的场所、爱或尊重,一旦得到满足,兴奋降低,消除紧张,便失去动机。马斯洛认为,长期处于基本需要缺失状态中的人容易产生心理疾病,而满足缺失性需要能够避免疾病。

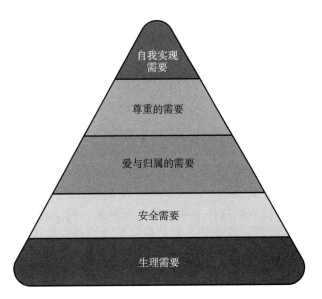

图 2-3 马斯洛需求层次理论

成长性需要为人类所特有,可激发成长性动机,是一种超越了生存满足之后,发自内心的渴求发展和实现自身潜能的需要。自我实现的需要是超越性的,追求真、善、美。他指出成长性需要得到满足可以促进人的心理健康和个人成长,需要受挫则会导致无意义感和空虚感。如果否认真理,易患妄想症;没有正义和秩序,人们会感到恐怖和焦虑;而缺乏幽默感,人们就会变得陈腐、僵化甚至忧郁。

（二）心理健康和心理治疗观

马斯洛在多年研究与临床实践的基础上,提出了与当时正统心理学家和精神病学家很不相同的疾病观和治疗观。他认为精神疾患可以看作是患者不但没有能力认识并满足自己的需要,也没有能力达到心理健康状态的情况,因此精神疾患可以被称为一种匮乏性疾病。马斯洛通过对接受过临床心理治疗的人的调查发现,各种类型的成功的心理治疗方法都能使患者进一步认识自己,增强、鼓励他们的基本需要,消除和降低他们的病态需要。所以,满足基本需要对成功的治疗或减轻神经症具有首要的作用。他认为要想取得心理治疗成效,应该符合以下几个条件:①满足患者的基本需要,这是通向自我实现之路的重要一步;②改善患者的自我认识,帮助个人朝向具有更丰满的人性和人格的完善方面发展;③建立良好的社会环境,由于社会的病态造成和影响了心理疾病患者的病态,因此,改善患者生存的社会条件、建立良好的社会是促进患者康复的基本要素。

（三）罗杰斯的主要理论

1. 人的主观性和人性观 卡尔·罗杰斯创立了"以人为中心疗法",他是人本主义心理治疗流派中最有影响的人。罗杰斯强调人的主观性是在心理咨询与治疗过程中要注意的一个基本特性,来访者作为一个人也有自己的主观的目的和选择,这也是导致"以人为中心"一词出现的原因。罗杰斯对人的理解持现象学的观点,认为每个人都有自己的主观世界,都存在于以他自己为中心的不断改变的体验世界中。人的主观意识状态或体验被称为现象场、经验域。人所感知的世界对个体来说就是"现实",因此每个人都有对"现实"的主观的、独特的认识。人基本上是诚实的、善良的、可以信赖的,这些特性与生俱来。而某些来源于社会的"恶"的特性,是由于防御的结果而并非出自本性,每个人都可以做出自己的决定,都有着自我实现的倾向。若在适宜的环境中,每个人都有能力指导自己,控制自己的行动,调整自己的行为,从而实现良好的主观选择与适应。

2. 自我与实现倾向

（1）实现倾向（actualization tendency）：罗杰斯建立了以人为中心的理论核心假设，即实现倾向。他指出："人类给予人的印象最为深刻的事实似乎就是其有方向性的那种倾向性，倾向于朝着完美、朝着实现各种潜能的方向发展。"实现倾向是存在于所有生命身上一种明显的生长、发展与活动的趋势，趋向完善或完美的潜能，具有控制、引导和调整自己的能力，同时可以作为区分一个有机体有无生命的鉴别标准。心理成熟和心理成长的根源来自个体内部而不是外部力量。并不是只有人才有实现倾向，只要具备某种条件，一些动物甚至于植物也具有先天的实现它们遗传潜能的生长倾向。但由于只有人类才具有自我的概念，因此人类才有自我实现的潜能。

（2）自我与自我实现：卡尔·罗杰斯认为，刚出生的婴儿并没有自我的概念，随着与他人、环境的相互作用，才开始慢慢地把自己与非自己区分开来。当婴儿的部分经验成为他私有的经验时，在婴儿的知觉域中，那些感觉起来能被自己控制的部分客体或体验，才被认为是自我的一部分并被结合进自我结构。自我是个体关于自己各方面的印象，又被称为自我概念（self-concept），包括个体意识中知觉到的所有关于他的存在和他的经验方面的东西，是一个人对他自己的知觉和认识。一个成熟健康个体的自我概念与他的真实情况应该是相符合的，也就是与他的真实自我（real self）相接近或符合。理想自我（ideal self）是个体对希望自己是一个什么样的人的自我看法。理想自我包括个体渴望拥有的，个体认为重要的、有价值的品质，它们通常是积极的。理想自我与自我概念之间悬殊的差距表明人格的不协调和不健康。心理健康的人知觉的自我概念与理想自我之间相接近或符合。

一旦婴儿建立起自我结构的雏形，就开始发展他们实现自我的倾向。自我实现是实现倾向的子系统。实现倾向指的是整体的人，包括意识与无意识、生理和认知，而自我实现则是指意识知觉到的自我实现倾向。当有机体和知觉的自我（即自我概念）一致时，这两种实现倾向几乎是相同的；但是当人们的机体经验与他们的自我概念不一致时，实现倾向与自我实现倾向便有了差异。

（3）有机体评价过程（organismic valuing process）及其作用：所谓有机体评价过程，指的是有机体对体验的估量及这种体验是否满足实现倾向的评价过程。例如，一个婴儿的行为表现出他更喜欢诸如安全感和好奇感等体验，他依靠这些经验来维持其有机体并使之得到发展；他对那些不利于维持有机体自身及发展的条件，或对于饥饿和疼痛的感觉体验，都会采取拒绝的态度。这种对自身的体验、经验评估的过程，是在无意识的有机体水平上自发进行的，而不是有意识借助于语言符号进行的。当人们长大之后，他们的有机体评价过程在帮助他们达到自我成长方面就会变得更为有效了，他们不但能及时地感觉到自己的亲身体验和经验，还可以有意识地评价这种体验和经验。但现在还并不清楚意识层面或者语言符号与有机体的评价过程究竟是如何联系起来的。

（4）价值条件（condition of worth）：婴儿在早期成长中有一种对来自他人的接纳、关爱与积极评价的需要——积极关注的需要。如当其行为得到重要他人（如父母）的好评时，儿童积极评价的需要就得到了某种满足。但是这种积极关注是有条件的，如"你要懂事，要乖"才能得到积极关注，否则得到的就是惩罚与排斥。因此随着孩子成长，接收到的条件越来越多就形成了孩子的另一种行为标准——价值条件。也就是孩子知道如果想得到重要他人的积极关注，感到自己是有价值的，就必须按照重要他人的期待行事，否则就无法得到这种关注。

价值条件在自我概念形成中有着重要作用，这意味着个体存在两种评价过程，首先是有机体的评价过程，他可以真实地反映实现的倾向，其次是价值条件的评价过程，这是建立在他人评价的内化基础之上的，这一过程并不能真实地反映个体的实现倾向，相反却在妨碍着这种倾向。

3. 自我概念与心理失调　罗杰斯不主张使用精神疾病诊断中的术语表示心理失调。他常用"不一致、脆弱、防御或解体"这类术语描述心理失调的现象。他认为人是一种处于实现其自我概念的过程中的人，心理失调与无效的自我概念密切相关。有效的自我概念允许人们真实地感知其体验或经验，而当经验遭到否认或歪曲时，自我概念与体验或经验就不一致了。罗杰斯采用"潜知觉"这一概念去解释与实现倾向相联系的自身感觉及本体体验被歪曲的机制。潜知觉是本体体验与自我概念之间的一个有机体的防御性中介过程，它对自我概念构成威胁的那些经验或体验作出反应。焦虑是一种常见的心理失调症状，这种特殊的紧张状态，就是有机体对潜知觉中自我概念和本体体验的矛盾的一种模糊反应。适应程度低的人，突然遭遇某种重大的经验不协调的情况，防御过程就可能失灵，这种感觉或体验就可能被意识到，其结果就出现了紊乱的状态，甚至于可能出现精神崩溃的情况。无效的自我概念不能使人正确地感知其经验、体验，应该尽快地被个体的自我结构调整过来，但事实上无效的自我概念却很难被改变。究其原因，是因为无效的自我概念中包含有许多价值条件的作用，它们深深地植根于自我概念之中，成为人们接受或拒绝他们的经验标准。

4. 罗杰斯的心理治疗观　自我概念与有机体自我的经验的不一致，主要来源于自我概念受到外部教化因素的影响，不同个体把他人的价值观内化为自己的价值标准。但以人为中心的治疗相信个体中蕴藏着实现倾向的强大动力、相信积极的成长力量及人有能力调整和控制自己，相信人是能够发现其自我概念中的问题的，他们会评价自我经验对自我实现的作用，不断地使自我概念适应于新的经验，朝着自我实现的方向前进。所以，罗杰斯提出了以人为中心的心理治疗。他强调心理治疗者如果能为来访者创造一个真诚一致、无条件积极关注和设身处地地理解的条件和氛围，能够使来访者自由地表达自己、了解自己和自身的体验，来访者的自我成长和实现倾向就会发生，最终会产生整体的改变。

二、现代人本主义理论的发展

20世纪60—70年代，人本主义理论迅速崛起，这是心理学研究领域第一次把人的潜能、人性、自我实现等作为研究对象，但由于该理论过分强调主观经验，过分强调先天潜能，缺乏科学的研究方法，忽视社会和环境对个体的影响，所以在其崛起之后开始逐渐衰落。

20世纪60年代末，人本主义心理学创始人马斯洛和萨蒂奇（Anthony J. Sutich）等人意识到人本主义心理学只关注个体的自我及其实现的不足。马斯洛明确指出："我认为人本主义的第三种力量的心理学是过渡性的，为更高级的第四种心理学，即超个人或超人本心理学做准备，这种心理学以宇宙为中心而不是以人的兴趣和需要为中心，它超出人性、同一性和自我实现等概念。"他倡导应该将自我与个人以外的世界和意义联系起来，这个领域属于超越的领域或超出自我关怀的精神生活领域，由此提出："心理学的第四势力，即超个人心理学，它不仅关注个人及其潜能的充分实现，而且关注超越个人的经验和精神生活。即将个人的生命与外部世界和意义联系起来的精神领域。"它代表人本心理学的充分发展，也是人本心理学的派生物，研究"超自我、超时空的心理现象的特殊规律"，是关于个人及其超越的心理学，是试图将世界精神、传统的智慧整合到现代心理学的知识系统的一个学派。超个人心理学认为不同的心理学理论体系应当相互整合，达到对人类本性的全面了解。它关切的是作为整体的心理学，吸收和借鉴了很多古代东方思想，为东西方心理学思想整合奠定了理论和实践基础，将这种新的世界观和方法论带进具体研究中，试图阐述一种具有更高定向的终极价值。但由于超个人心理学诸如宇宙觉知、超越感知、内在协同、精神通道、宇宙自我幽默与嬉戏等神秘的研究主题，及其缺乏系统实证研究等特点，至今仍未被美国心理学会正式承认，有待未来发展。

积极心理学自20世纪末兴起，倡导心理学的积极取向，研究人类的积极心理品质，充分挖掘更积极的人性和人类潜能,以促进个人和社会的发展,并最终促使人类走向幸福。人本主义心理学及由此产生的人类潜能研究,奠定了积极心理学发展的基础。积极心理学认为心理学的研究对象应该是正常的、健康的普通人,而不是少数"有问题的人",应该注重人性的优点,而不是他们的弱点。积极心理学的研究包含了主观幸福感、幸福科学、生活满意度、积极情感、乐观主义、生活和幸福的目标制定、工作中的积极心理等典型课题,在研究方法和手段上,吸取了传统主流心理学研究的绝大多数研究方法(如问卷法、量表法、访谈法和实验法等),将人本主义的现象学方法、经验分析法等有机结合起来,并进一步依赖严格的实验研究,同时,引入脑科学、神经生理学、基因生物学等学科的研究方法。积极心理学的发展代表了人本主义心理学运动最持久的影响力。

拓展阅读

案　例

女,22岁,大学生。

她诉说了很多困惑和冲突:我从小就是个听话的女孩,在家里我妈妈管着一切。也许她是怕我受伤害,她总是说做人要聪明、不能干傻事、不能太幼稚,只有学习好才是自己的,等等。比方说在班里我主动制止别人说话,她教训我:"你管别人干什么,别人会多讨厌你,只要自己学习好就行了。"这样的事多了,我心里对自己说:"我绝不让人嘲笑我,我决不让人伤害我。我要学习好到别人不能伤害我。"长久以来,我有了一种压力,我甚至不知道它是什么,到现在我才意识到我不敢做一个"平凡"的人。妈妈恨"平凡"的人,看不起"平凡"的人,她崇拜有权力的人、有钱的人。我有各种类似的困扰,我怎样做都没有意义,只有顺从她的意图才是被允许的,我才是一个正常人,否则我会被认为是不可接受的。我的生活只是一个退避伤害(的状态),生活没有质量、没有自己,只有焦虑、害怕,没有爱、没有意义。我为什么要这样? 怎样才能把这些怪念头赶跑呢? 那样我可就真的像解放了一样。经过您给我做的几次咨询,我感觉出来了,我原先总觉得没有自己的东西,但现在我体会出来了,我内心的东西是对的,我是有"自己"的,每个人都是有"自己"的,只是我的"自己"被妈妈压得一无是处,我的自我不敢承认它,面对它。我希望医师能帮我"自己"站起来,现在我就像一个稚嫩的小孩,我得把"自己"长出来啊。

从这个案例中,我们也许能体会到这个女生的心理困惑。在这个家庭中,妈妈有很大的影响力,如孩子被要求做人要聪明、不能被嘲笑,只有符合妈妈的观点才是正确的,才是一个好孩子。这就是一种价值条件化的教育,只有符合妈妈的观点才是被允许的和正确的。这种影响使她形成了一种歪曲的自我概念,如"我绝不让人嘲笑我""我要学习好到别人不能伤害我"。她有一种压力,不能做平凡的人,那样会被人瞧不起。这种歪曲的自我概念与她来自生活的、自身的自我经验和体验产生了冲突,于是她产生了很多困惑、焦虑和矛盾。在心理咨询过程中,她越来越体会到"我内心的东西是对的,我是有'自己'的,每个人都是有'自己'的""只是我的'自己'被妈妈压得一无是处,我的自我不敢承认它"。于是,她的自我概念发生了变化,她变得能够接受自己,表现出强烈的自我成长的愿望。

（王丽菲）

复习思考题

1. 精神分析理论是谁提出来的？有什么影响？
2. 潜意识理论包括哪些内容？
3. 经典条件反射理论有哪几种现象？
4. 人本主义理论有哪些内容？

第三章 心理学基础与研究方法

【教学目标】

1. 掌握心理的认知过程、情感过程、意志过程。
2. 掌握人格在心理发展过程中的作用。
3. 了解心理现象,掌握心理的本质。
4. 了解心理的生物和社会基础。

【重点和难点】

重点:心理的本质,心理的认知过程、情感过程、意志过程。
难点:心理的认知过程、情感过程、意志过程。

第一节 心理现象与本质

一、心理现象

心理现象人人皆有,时时存在,它是宇宙中最复杂的现象之一。从古至今,人类一直对其不懈探索。究竟心理是怎样发生发展的?遵循了什么样的规律?人的心理与其他生物心理有什么联系?这些问题都是心理学要研究的内容。心理学基础与研究方法是以正常成人的心理现象为研究对象,寻找并总结其心理活动最普遍且最一般的规律。心理现象(mental phenomenon)是个体心理活动的表现形式,包括心理过程和个性心理两个部分。心理过程侧重于纵向总结人类的各种心理活动的共性规律,个性心理则侧重于横向比较不同人之间心理活动的差异。

心理过程是大脑对客观现实的反映的一个过程,也是人的心理活动发生、发展的过程。心理过程包括认知过程、情绪和情感过程、意志过程,即知、情、意三个方面,三者之间相互联系、相互影响。认知也叫认识,认知过程是指人认识外界事物的过程,是人们获得外界信息及对获得的外界信息加工处理的过程,包括感觉、知觉、记忆、思维、想象等。人有喜怒哀乐,这是人的情绪和情感。情绪和情感过程是一个人在对客观事物的认识过程中表现出来的态度体验,如满意、愉快、气愤、悲伤等。人们在认识外界客观事物时,不仅仅是认识事物、感受事物,同时还会为了满足某种需要而改造事物,这就是人的意志过程,这也是人与动物的本质区别。意志是人的思维决策见之于行动的心理过程,意志过程是人们为了改造客观事物,有意识地提出目

36

标、制订计划、选择方式方法、克服困难,以达到预期目的的内在心理活动过程。

认知、情绪和情感、意志是以过程的形式表现出来的,这些心理现象人人都有,但每一个人所表现出来的心理现象又有其特性。个性心理亦称人格或个性,人由于先天资质不一样,后天生活的环境和受到的教育也存在差别,以及从事的实践活动的不同,所以每个人的心理表征有所不同。组成一个人心理面貌的就是他的心理特征。个性心理包括人格心理特征(如能力、气质、性格)和人格倾向性(如需要、动机、兴趣、态度、信念等)。

二、心理本质

心理现象十分复杂,正是因为它的复杂性,人类对心理的本质问题经历了相当长的探索历史,形成了唯物论与唯心论两个根本对立的思想体系,只有到了近代,辩证唯物主义才对心理的本质问题做出了科学的解释。科学事实证明,心理是脑的机能,也就是说脑是从事心理活动的器官,心理是脑对客观现实主观的、能动的反映。归纳起来,可以理解为,心理是人脑的功能,是人脑对客观现实主观能动的反映。

(一)心理是脑的功能

心理活动与脑有密切的关系,脑是从事心理活动的器官,心理现象是脑活动的结果。没有脑的心理是不存在的,正常发育的大脑为心理发展提供了物质基础。人的大脑是最为复杂的物质,是物质发展的最高产物。脑是由大量神经细胞借助突触而形成的一个巨大的网络系统。在神经生理学的基础上,便于进一步建立脑神经的心理功能知识体系。从生命进化来看,随着神经系统的不断发展完善,生命体的心理由无到有、由初级不断发展到高级。心理现象的产生是和神经系统的出现相联系的,而只有有了神经系统的动物才会有心理现象。特别是随着新皮层的出现,动物的心理有了质的改变,如灵长类动物,像猩猩、猴子,大脑已有了很高程度的发展,它们不仅拥有了感知的心理现象,还能在一定程度上认识到事物之间的外部联系,但还不能认识到事物的本质和事物之间的内在联系,它们的心理发展是到了一种思维萌芽阶段。人类可以进行更为复杂的抽象思维活动。人类能透过客观事物认识到其本质及深刻的内在联系,人和猿猴相比,颞区、下顶区和额区的面积显著地增大,这些脑区正是对信息进行加工、综合、贮存、控制等的部位。有了思维的能力,才使人的心理发展到了心理发展的最高阶段。大脑既可同时接受各种刺激,又受过去所经历过的刺激的影响,加上反馈作用,使得心理变得极为复杂。所以,心理的发展依赖于神经系统的不断完善,心理是神经系统,特别是脑活动的结果,心理是脑的功能。

(二)心理是脑对客观现实主观能动的反映

脑是产生心理现象的物质基础,但脑也只是从事心理活动的器官。脑具有反映的功能,心理是通过脑的活动对客观外界事物反映而形成的产物。心理是大脑所具有的功能,即反映的功能。脑本身并不能凭空产生心理活动,客观现实是心理的源泉和内容,没有客观现实就没有心理。人的心理是以客观事物直接作用于人的感觉器官为基础,通过脑的活动而得到的结果。

心理是社会的产物,离开了人类社会,即使有人的大脑,也不能自发地产生人的心理。人具有主观能动性,心理是人对客观现实的反映。人脑对客观现实进行反映时,不是机械的、镜子式的反映,而是一种主观的、能动的反映,这种主观反映既可以是事物的形象,也可以是概念,还可以是体验。这是主观的,并不是完全物质的。心理是脑能动的反映,因为经过心理活动,人不仅能认识事物外部表象,而且还能揭示事物本质,总结事物间内在联系,最终还能以此来指导实践活动而改造客观事物。

第二节 认 知 过 程

认知过程（cognitive process）是指人认识外界事物的过程，是人们获得知识或应用知识的过程，或信息加工的过程。这是人的最基本的心理过程，它包括感觉、知觉、记忆、想象、思维和语言等。人脑接受外界输入的信息，经过头脑的加工处理，转换成内在的心理活动，再进而支配人的行为，这个过程就是信息加工的过程，也就是认知过程。认识过程中思维是核心。

一、感觉

感觉（sensation）是人脑对直接作用于感觉器官的客观事物的个别属性的反映，是最初级的认知过程。感觉虽是最简单的心理现象，但是我们认识客观事物的第一步。一个客观事物可能有它的气味、声音、光线、温度等多个属性，我们通过不同的感觉器官来反映事物的这些属性，如眼睛看到光线、鼻子闻到气味、耳朵听到声音等。感觉是其他更高级、更复杂的心理现象的基础。感觉反映的是当前直接作用于感觉器官的物体的个别属性。

（一）感觉的分类

感觉是由物体作用于感觉器官引起的，根据刺激的性质和来源可将感觉分为外部感觉和内部感觉。

外部感觉是接受外部刺激，反映外部事物的属性，包括视觉、听觉、嗅觉、味觉、皮肤觉（皮肤觉包括触觉、温觉、冷觉和痛觉）。

内部感觉是接受机体内部刺激，反映身体位置和运动及内脏不同状态的感觉，包括运动感觉、平衡感觉、内脏感觉（又称机体感觉，包括饿、渴、窒息、恶心、便意、痛觉等感觉）。

（二）感觉的特征

1. 感受性与感觉阈限　感受性也叫感觉的敏锐程度，是感觉器官对适宜刺激的感受能力。每个人都有感觉器官，但是各人感觉器官的感觉能力却不相同。感觉能力越强，感受性越高。感觉是由一定的刺激引起，但并非所有的刺激都能让人感觉到。例如，落在手背上的灰尘，我们是感觉不到的，但是一个小石头落在手背上，我们就能感觉到。感受性的高低可以用感觉阈限的大小来度量。感受性与感觉阈限成反比关系，感觉阈限低的，较弱的刺激就能被感受到，代表其感受性高。感觉阈限可分为绝对感觉阈限和差别感觉阈限，感受性也可以分为绝对感受性和差别感受性。刚刚能引起某种感觉的最小刺激强度称为绝对感觉阈限。刚刚能引起差别感觉的刺激的最小变化量称为差别感觉阈限。例如，把一个小到我们耳朵根本听不到的音乐声音慢慢调大，大到我们刚好能够听到声音时，这是绝对感觉阈限。而在调大音量的过程中，我们听到声音与听不到声音之间的最小差异音量，或者感觉到声音大与声音小之间的最小差异音量，这是差别感觉阈限。

2. 感觉的适应　是指感觉器官在刺激物的持续作用下使感受性发生变化（感受性提高或降低）的现象。各种感觉都能产生适应现象，有些适应现象表现为感受性的降低，有些适应现象表现为感受性的提高。所谓"入芝兰之室，久而不闻其香"说的就是嗅觉的感受性发生了变化。人具有很高的适应性，感觉器官在弱刺激持续作用下，感受性会增强，如暗适应现象；感觉器官在强刺激持续作用下，感受性会减弱。所有感受性发生变化的现象，都是在刺激物的持续作用下发生的。不同感觉的适应有不同特点，如痛觉不容易发生适应的变化。另外，人的适应是有限度的，不断的适应和过度的适应则易使人疲劳，降低感受性。

3. 感觉的对比　是指同一感觉器官在不同刺激物作用下，感觉在强度和性质上发生变化的现象。同时看两张明度相同的，分别放在黑色背景和白色背景上的灰色纸，结果黑色背景上的灰色纸给人更明亮的感觉,而白色背景上的灰色纸显得更灰暗了,这是对比造成的结果(图 3-1)。不仅视觉有对比现象,嗅觉、味觉和皮肤感觉也都有对比现象。感觉的对比可以分为同时对比和相继对比。同时对比是指同时产生的不同感觉的对比,如同时看黑白背景上的灰色所产生的明度感觉对比。相继对比是指先后产生的不同感觉的对比,如先吃糖,后吃苹果,就会感觉苹果变酸。

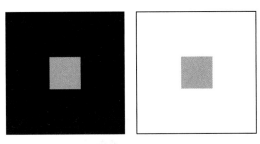

图 3-1　明度（黑白）对比

4. 感觉的相互作用　是指一种刺激引起一种感觉的同时引起另一种感觉的现象。本来是一种刺激能引起一种感觉,现在还是这种刺激却同时引起了另一种感觉,这种现象是感觉的相互作用,也叫联觉。在一定条件下,不同的感觉可能会相互影响,使得感受性发生变化。如人们在看到颜色的同时也会产生冷暖感、远近感,红、橙、黄等颜色给人温暖感,称为暖色调,同时又能使空间感觉上变小;蓝、青、紫等色给人寒冷感,称为冷色调,同时又能使空间在感觉上变大。

5. 感受性的补偿与发展　感受性的补偿是指当某种感受器受到损伤之后,在日后的社会生活与实践活动的影响下,其他感受器的感受性却大大提高的现象。如盲人虽然看不到事物,但其听力可能非常敏锐。感受性的发展是指人的感受性在生活和劳动实践的长期锻炼中,是可以大大提高和发展的,特别是通过实践活动和某些特殊训练,可以提高到常人不可能达到的水平。如音乐家在长期接触声音等相关活动的锻炼下,比其他人具有更强的声音辨识能力。

二、知觉

知觉（perception）是人脑对直接作用于感觉器官的客观事物的整体属性的反映。对同一事物所产生的各种感觉的总和,就形成了对该事物的整体的认识,也就是形成了对该事物的知觉。感觉是单一感觉器官活动的结果,知觉却是各种感觉协同活动的结果。知觉是各种感觉的结合,是在感觉的基础上形成的,但已高于感觉。人的感觉的产生更多地受客观刺激的影响,而知觉的产生除了受客观刺激的作用外,还很大程度上受个人经验等主观因素的制约。同一事物,不同的人对其感觉是相同的,但对其知觉是不同的。知识和经验越丰富的人,对事物的知觉越全面。

（一）知觉的分类

根据知觉反映的客观事物的特性的不同,我们可以把知觉分为空间知觉、时间知觉和运动知觉。

1. 空间知觉　是物体空间特性在人脑中的反映。物体的空间特性有形状、大小、深度、方位、远近等,因此空间知觉包括形状知觉、大小知觉、方位知觉、距离知觉等。

2. 时间知觉　是人脑对客观事物的延续性和顺序性的反映。时间知觉的产生可以借助的线索很多,例如,看到的白天黑夜的交替、四季的变换,听到的声音的起伏、节奏的变化,感受到的心脏有节奏的跳动、呼吸的快慢等这些自然和机体内部的周期现象都是时间的信号,人们可以在不使用任何计时工具的情况下根据这些周期性的现象来判断时间。

3. 运动知觉　是人脑对物体的空间位移和移动速度的反映,如人们乘车、乘船及骑车、行走时的体验等。通过运动知觉,人们可以分辨物体的运动和静止、运动速度的快慢。运动知觉的产生需要物体的运动有一定的速度,物体位移的速度太快或太慢,人们都不能知觉到运动。

（二）知觉的基本特性

1. 知觉的选择性　人们知觉事物的范围是有限的,在每一时刻作用于感觉器官的刺激很多,人们不可能瞬间把作用于其感觉器官的所有物体都纳入自己的意识范围,注意到它们,而是根据当时的需要,对外来刺激物有选择地作为知觉对象进行组织加工的特征就是知觉的选择性。个体可以根据自己的需要与兴趣,有目的地把一部分刺激信息当作知觉的对象,这部分知觉较清晰,而把其他对象当作背景,这部分知觉就相对模糊(图 3-2)。影响知觉选择性的因素很多,既有客观因素,如刺激物本身特性,又有主观因素,如人的需要、动机、兴趣等。

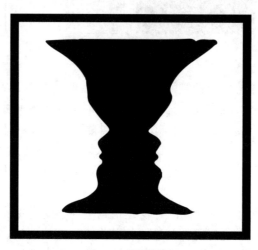

图 3-2　两可图形

2. 知觉的整体性　是指知觉系统倾向于把感觉到客观事物的个别特征、个别属性整合为整体的功能特性。知觉是对事物整体的反映。知觉会在过去经验的基础上,把事物的各个部分、各种属性结合成为一个整体(图 3-3)。知觉的整体性与过去经验有关,还与知觉对象本身的特征有关。一般来说,刺激物的关键部分、强的部分在知觉的整体性中起着决定作用。

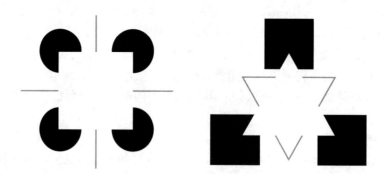

图 3-3　知觉的整体性

3. 知觉的理解性　在知觉某个事物时,人们总想知道它是什么,不只是被动地反映当前的信息,而是根据以往的知识经验,将信息处理总结以做出解释,为事物赋予一定的意义。实际上就是想用一个词把它标识出来,这就是知觉的理解性。知觉的理解性与记忆、思维等高级认知过程有着密切联系。知觉的理解性需要语言的指导和思维的帮助。每个人的知识、经验不同,对知觉对象的理解也不同。

4. 知觉的恒常性　当我们从不同的角度、不同的距离、不同光线下观察某一熟悉物体时，虽然我们所感觉到的物体的大小、形状、颜色等物理特征会因环境影响而变化，但是我们对其知觉形象却倾向于保持相对不变的印象，知觉是维持恒定的。在一定范围内，知觉的条件发生了变化，而知觉的映像却保持相对稳定不变的特性即知觉的恒常性。如从不同距离看一个人，他的身高是没有变的。知觉的恒常性有利于人们正确地认识和精确地适应环境。它可以使我们保持对事物本来面目的认识，保持对事物的稳定不变的知觉，从而更好地适应不断变化的环境。知觉恒常性的发生是有条件的，超出这种条件的限度，恒常性也就不存在了。

（三）错觉

错觉（illusion）是在特定条件下产生的对客观事物的主观歪曲知觉，这种歪曲往往带有固定的倾向（图 3-4）。如当你坐在正在开着的火车上看车窗外的树木时，会以为树木在移动。在生活中，常见的错觉有大小错觉、形状错觉、方向错觉、形重错觉、倾斜错觉、运动错觉、时间错觉等。错觉在现实生活中有广泛应用，如影视剧中的特技镜头。错觉有时也会给生活带来消极影响，造成错误认知。不同感觉器官之间的相互作用也会产生错觉。

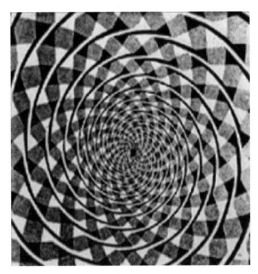

图 3-4　错觉图

三、记忆

记忆（memory）是过去经验在人脑中的反映。过去的经验可以以映像的形式储存在脑中，在一定条件下，这种映像又可以从脑中提取出来，这个过程就是记忆。因此，记忆不像感知觉是反映当前的事物，而是对过去经验的反映。

记忆可以在时间上把人的过去经验和当前的心理活动联系起来，在时间上把人的心理活动联系成一个整体，这样人们就能不断积累经验，逐渐形成自己独特的心理面貌。记忆是智慧的根源，是心理发展的奠基石。

（一）记忆的分类

1. 按记忆的内容分类　根据记忆的内容不同，可将其分为形象记忆、逻辑记忆、情绪记忆和运动记忆。形象记忆是以感知过的事物形象为内容的记忆，如熟人的面容、吃过的食物的味道、母校的建筑物等。形象记忆具有鲜明的直观性。逻辑记忆又称语义记忆，是指以概念、公式、理论、推理等形式表示事物的意义、本质和规律的记忆。情绪记忆是以过去体验的情绪、情感为内容的记忆，如触景生情、经验教训等。运动记忆又称操作记忆，是对过去做过的身体运动或操作动作的记忆，如开车、游泳。

2. 按记忆保持时间的长短分类　根据记忆中信息保持时间的长短及对信息的编码、储存和加工的方式的不同,将记忆分为感觉记忆、短时记忆和长时记忆。感觉记忆又称瞬时记忆,感觉记忆的容量较大,但保持时间很短,一般为 0.25~2 秒。如果瞬时记忆没有及时被注意到,则很快消失,如果被注意到,则可以进入短时记忆。短时记忆的信息在头脑中存留 5 秒 ~2 分钟,信息储存量有限,一般为 7±2 个记忆单位。一个数字、一个汉字、一句短语都可以看成是一个记忆单位。长时记忆是指信息经过深入加工在头脑中长期贮存的记忆,储存时间甚至可达终生。长时记忆的容量巨大(图 3-5)。

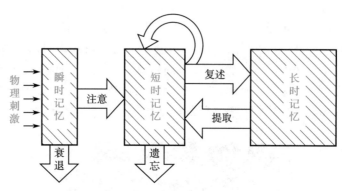

图 3-5　记忆类型关系图

（二）记忆的过程

1. 识记　记忆从识记开始,识记就是识别并记住事物,是通过对客观事物的感知与识别而获得事物的信息和编码,并在头脑中留下印象的过程。

2. 保持　是指识记过的材料（经验）和获得的信息在头脑中得到储存和巩固的过程,它是实现再认和再现的重要保证。识记的遍数越多,知识和经验在大脑中保持得越牢固。保持是一种积极的、创造性的动态过程,表现为信息的数量和质量会发生改变。在量的方面:一种是记忆回溯现象,即在短时间内延迟回忆的数量超过直接回忆的数量,也有人称之为记忆恢复现象;另一种倾向是识记的保持量随时间的推移而日趋减少,有部分内容不能回忆或发生错误,即遗忘。在质的方面:一种是原来识记内容中的细节趋于消失;另一种是增添了原来没有的细节,使内容更加详细、具体,或者突出夸大某些特点,使其更具特色。

3. 再认和再现　再认和再现都是对长时记忆所储存的信息进行提取的过程,只是形式不同,是记忆的两种表现形式。再认是指过去经历过的事物重新出现时能够被识别出来的心理过程。再现又称回忆,是过去经历过的事物不在主体面前的情况下,由其他刺激作用而在大脑里重新出现的过程。

记忆的过程是一个完整的过程,这个过程中的三个环节密切联系,不可分割。

（三）遗忘

遗忘是对识记过的材料既不能回忆,也不能再认,或者发生错误的回忆或再认的现象。遗忘是记忆的反面。根据遗忘的程度和性质不同,可将其分为暂时遗忘和永久遗忘、部分遗忘和完全遗忘。

德国心理学家艾宾浩斯（Hermann Ebbinghaus）是对记忆与遗忘进行实验研究的创始人,并且他还总结出了遗忘曲线（图 3-6）。艾宾浩斯查明了遗忘的进程——随着时间的推移,识记的材料数量减少,在最初阶段遗忘的速度很快,之后的遗忘速度越来越慢。遗忘曲线除了跟时间有关外,还跟识记材料的性质有关。一般情况下,无意义的材料遗忘速度快于有意义的材料,言语材料遗忘速度快于形象材料,熟练的技能遗忘速度最慢,记忆材料长度越长越容易遗忘。

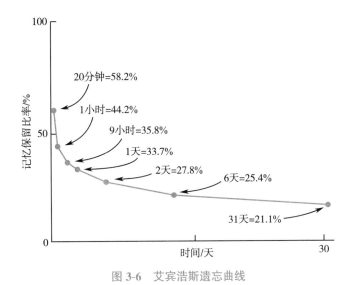

图 3-6　艾宾浩斯遗忘曲线

拓展阅读

费曼学习法

　　费曼学习法的灵感源于诺贝尔物理学奖获得者理查德·费曼（Richard Feynman）。运用费曼技巧，你只需花上 20 分钟就能深入理解知识点，而且记忆深刻，难以遗忘。知识有两种类型，第一类知识注重了解某个事物的名称，第二类知识注重了解某件事物，这二者并不相同。理查德·费曼能够理解这二者间的差别，这也是他成功最重要的原因之一。事实上，他创造了一种学习方法，确保他会比别人对事物了解得更透彻。

　　费曼学习法可以简化为四个单词：Concept（概念）、Teach（教给别人）、Review（回顾）、Simplify（简化）。其核心就是"通过用简短的语言，向别人清楚地解说一件事，来检验自己是否真的弄懂了这件事"。费曼学习法通过"以教促学"的方式让人在短时间内掌握知识，并且快速吸收信息。

四、思维

　　思维（thinking）是人脑对客观事物间接的、概括的反映。感觉认识了事物的个别属性，知觉认识了事物的整体。它们都是对事物的外部现象的认识，属于感性认识阶段。记忆反映的是过去的经验，思维是将这些经验与当前事物加以梳理，揭示事物的本质，并进入理性认识的阶段。思维是人脑对客观事物的本质和事物之间内在联系的认识。

　　（一）思维的特征

　　1. 间接性　思维能以直接作用于感觉器官的事物为媒介，认识那些没有直接作用于感觉器官的客观事物。例如，医师难以直观感知到患者心肌缺血，但借助心电图描记的 ST 段下移和 T 波倒置就可间接地诊断患者为心肌缺血。通过思维，人们能认识到不能直接感知到的客观事物，还能预见尚未发生的事件。

　　2. 概括性　思维的概括性表现为两个方面。一是对一类事物共同本质特征概括性的认识。例如，在医院里用于医疗的工具很多，而且具体用途也各不相同，但都具有一个共同的特征，即都是用于医疗的工具，抓住这一本质特征，就可统称其为医疗器械。二是对事物之间规律性的内在联系的认识。例如,严重腹水的患者一般都有移动性浊音,这是医师对"严重腹水"和"移动性浊音"之间规律性联系的认识。

正是因为思维具有间接性和概括性,人的思维才能超出感性认识的范围,人才能认识到感性认识所不能达到的事物内在的规律。

（二）思维的分类

1. 根据思维方式分类　①动作思维,是以实际动作或操作为支柱的思维。依赖实际操作解决具体直观的问题。在个体心理发展中,此种思维方式是 1~3 岁幼儿的主要思维方式。如儿童在垒积木时,一边动手一边思考的过程。②形象思维,是以直观形象为支柱的思维。在个体心理发展中,它是 3~6 岁儿童的主要思维方式。如作家在塑造一个人物形象时,先在头脑中构思此人物的过程。③抽象思维,是以抽象的概念和理论知识来解决问题的思维。这是人类思维的核心形式,是人的思维和动物心理的根本区别。如学生运用公式、定理、定律解答数理化问题的思维方式。

2. 根据思维探索答案的方向（思维的指向性）分类　①聚合思维,又称求同思维,就是把解决问题所能提供的各种信息聚合起来,得出一个正确的答案或一个最好的解决问题的方案。②发散思维,又称求异思维,是指解决一个问题时,沿着各种不同的方向去进行积极的思考,找出符合条件的多种答案、解决方法或结论的一种思维。

3. 根据思维的独立程度来分类　①常规思维,是用常规的方法和现成的程序解决问题的思维。②创造性思维,是指在思维过程中,在头脑中重新组织已有的知识经验,沿着新的思路寻求产生一些新颖的、前所未有的、有创造想象参加的,且具有社会价值的思维。

（三）思维的过程

1. 分析与综合　在分析与综合的过程中,人达到对事物本质的认识。事物本身是一个有机整体,它的各个部分、各种属性是彼此密切联系在一起的。分析是指在头脑中把整体事物分解为各个部分或各个属性,再分辨出个别方面、个别特征,并加以思考的过程。而综合则是在头脑中把事物的各个部分、各个特征、各种属性结合起来,形成一个整体的过程。

2. 比较与分类　比较是对不同事物和现象进行对比,确定其相同点、不同点,明确其关系的过程。分类是在比较的基础上,确认事物之间关系,按属性特征等将其分为组、局、种、类的过程。

3. 抽象与概括　抽象是把事物的共同属性和本质特征抽取出来,排除非本质属性的思维过程。概括是把抽取出来的共同属性和本质特征结合在一起的过程,再用词把这些共同属性标示出来。例如,炎症有各种表现,经抽象找出其本质特征红、肿、热、痛,推而广之,只要有红、肿、热、痛就可认为有炎症,这就是概括。

五、想象

想象（imagination）是对大脑中已有表象进行加工改造,形成新形象的过程。想象是以表象为素材的。表象是人们通过记忆,保持在头脑中的经历过的事物形象。表象的形象在头脑中是可以被操作的。想象来源于现实,但又同时具有创造性。想象力是创新观念的源泉,它具有预见的作用,它能预见活动的结果,指导人们活动进行的方向。科学的假说、工程师的设计、作家的人物塑造等凡属人类的创造性劳动,无一不是想象的结晶。

根据产生想象时是否有明确目的性,可以把想象划分为有意想象和无意想象。有一定目的、自觉进行的想象是有意想象,有意想象又分为再造想象、创造想象和幻想。在刺激作用影响下,没有目的、不由自主地进行的想象是无意想象。在日常生活中,梦是很常见的一种无意想象。

六、注意

注意（attention）是心理活动对一定对象的指向和集中。由于人的感觉器官接收外界刺激的能力是有限的，人就要有选择地接收外界刺激，再对这些刺激进行精细的加工。指向性和集中性是注意的两个特点。指向性是指由于感觉器官能力有限，不能同时接收所有刺激，只能选择部分接收。集中性是指全神贯注地聚焦在所选择的事物上。注意只是心理活动或意识活动的一种状态，注意并不是一种认知过程，它不反映事物。

（一）注意的分类

1. 无意注意　是指没有预定目的，也不需要付出意志努力就能完成的注意。如天空中突然有一架轰隆而至的飞机，人们不由自主地抬头去望，这就是无意注意。强度大的、对比鲜明的、突然出现的、新颖的刺激物都容易引起无意注意。

2. 有意注意　是指有预定的目的，需要一定意志努力的注意，是注意的一种高级形式。有意注意是在无意注意的基础上发展起来的，对于学习和工作来说，它有较高的效率。要充分发挥有意注意的作用，需通过增强目的、加深理解或培养兴趣爱好等的支持，加强抗干扰的能力，保持有意注意。

3. 有意后注意　是指事先有预定的目的，但不需要付出意志努力的注意。有意后注意是在有意注意的基础上发展起来的，它具有高度的稳定性。例如，人们在进行熟练地阅读、打字、开车等机械枯燥的工作时，先要在付出努力坚持做下去的同时，不断培养自己对事物的兴趣，随着熟悉程度的增强，慢慢地接受这份工作，后期不需意志力的努力，便可自如地完成。

（二）注意的品质

1. 注意广度　又称注意的范围，是指在单位时间内能够清楚地把握对象的数量。注意的广度是 7±2 个单位，正常成人能注意到 5~9 个毫无关联的项目。瞬时记忆转化为短时记忆的条件就是注意。

2. 注意的稳定性　是指注意在选择的对象上能稳定持续的时间。保持的时间越长，表明注意的稳定性越好。一般人的注意集中时间为 10 分钟左右，但经过严格训练的外科医师可以集中注意在手术部位达数小时之久。注意的稳定性并不是一成不变的，而是在间歇性地加强和减弱，这种现象叫做注意的动摇，或注意的起伏，这是注意的基本规律之一。例如，把手表放在耳边，集中注意力认真听，你会感觉声音时强时弱，这就是注意的动摇。注意的起伏变化是由生理过程的周期性变化引起的，是一种普遍存在的现象。

3. 注意分配　是指在同一时间内，人把注意同时指向两种或两种以上活动或对象中去的能力。注意分配时所从事的活动一般都是比较熟练的，活动之间一般会有内在的联系。例如，学生在上课过程中，一边听讲，一边记笔记。如果两种活动用到同一感觉器官，可能无法完成活动。例如，同时进行左手画方，右手画圆的活动。注意分配是有条件的，需要训练和培养。

4. 注意转移　是指个体有目的地、主动地把注意从一个对象转移到另一个对象的过程。注意转移是根据任务的要求而转移。注意转移的速度主要取决于注意的紧张性和引起注意转移的新的刺激信息的性质。

拓展阅读

注意缺陷多动障碍

注意缺陷多动障碍又称为多动症，是儿童期常见的一类心理障碍。表现为与年龄和发育水平不相称的注意力不集中和注意时间短暂、活动过度和冲动，常伴有学习困难、品行障碍和适应不良。该症于学前起病,呈慢性过程。该症不仅影响儿童的校内和校外生活,而且容易导致儿童持久的学习困难、行为问题和低自尊心。此类患儿在家庭及学校均难与人相处,如不能得到及时治疗,部分患儿成年后仍有症状,该症明显影响患者学业、身心健康及成年后的家庭生活和社交能力。

第三节 情绪和情感过程

情绪和情感是人对事物的体验,是人的需要得到满足与否的反映,是人脑对客观外界事物与主体需要之间关系的反映。情绪和情感有别于认知过程,它具有特殊的主观体验。情绪和情感在某些场合所表达的内容不同,但这种区别是相对的。人们习惯把短暂而强烈的具有情景性的感情反应看作是情绪,如愤怒、恐惧、狂喜等,而把稳定而持久的、具有深沉体验的感情反应看作是情感,如自尊心、责任感、热情、亲人之间的爱等。正是情绪、情感的不同变化,才使得人们的心理活动更加丰富多彩。

一、情绪和情感的概述

情绪(emotion)和情感(affection)是指人对客观事物的态度体验,是人的需要是否得到满足的反映。情绪和情感是一种主观体验,以人的需要为中介,反映客观事物与主体需要之间的关系,可以从一个人的外部表现看到他情绪上的变化。当客观事物满足了人的需要和愿望时,就会引起人的正性和积极的情绪、情感,诸如高兴、愉快、满意、喜欢等;当客观事物不能满足人的需要和愿望时,则会引起负性和消极的情绪、情感,诸如生气、苦闷、不满、憎恨等。

在日常生活中,情绪和情感两个词可以通用,情绪和情感是彼此依存、相互交融的。但在心理学上,它们是两个不同的概念。情绪和情感分别强调了感情的两个不同方面。情绪是指感情反映的过程,情感则常被用来描述具有深刻而稳定的社会意义的感情。情绪和情感的区别在于情绪与满足生理需要相联系,而情感与满足社会需要相联系。情绪具有情境性、易变性,而情感具有稳定性、深刻性。情绪带有更多的冲动性和外显的反应,而情感则显得更加深沉和内隐。情绪和情感之间也是密不可分的联系。稳定的情感是在情绪的基础上发展起来的,又通过情绪反应得以表达;情绪的变化往往反映情感的深度,在情绪发生的过程中,常常蕴含着深刻的情感。

二、情绪和情感的功能

1. 适应功能 人们通过情绪和情感所引起的生理反应,能够激发其身体的能量,使机体处于适宜的活动状态,便于机体适应环境的变化。情绪是生物进化的产物。当特定的行为模式、生理唤醒及相应的感受状态出现后,就具备了情绪的适应性,其作用是使机体处于适宜的活动状态。所以,情绪从一开始产生就成了适应生存的工具。从根本上讲,情绪的适应功能就是服务于改善人的生存状态,使人们更好地适应社会环境,求得更好的生存和发展条件。例如,婴儿通过情绪表达与成人交流,成人以此来判断婴儿的需要并提供其所需。在成人的社会生活中,人们通过情绪和情感反映生存处境、适应生存环境。例如,人们用微笑表示友好,通过察言观色了解他人的情绪和情感,通过移情和同情来维护人际联结。良好的情绪起着促进社会亲和力的作用,但对立情绪有着极大的破坏作用。

2. 动机功能 情绪和情感可以构成一个动机系统,它们推动机体从事活动,调节活动效率。内驱力是激活有机体行为的动力。情绪和情感能够放大内驱力的信号,从而使内驱力更强有力地激发行动,进而使有机体更有效地完成任务。例如,人在缺水或缺氧的情况下,产生补充水分或氧气的生理需要,但是这种生理驱力本身并没有足够的力量去驱化行动,而此时产生的焦虑感起着放大和增强内驱力信号的作用,并与之合并而成为驱动人行为的强大动机。情绪和情感的动机功能还表现在对认识活动的驱动上。认识的对象并不具有驱动活动的性质,但是兴趣却可以作为认识活动的动机,起着驱动人的认识和探究活动的作用。

3. 组织功能　情绪和情感对其他心理活动有组织的功能,主要表现为积极的情绪情感对活动起协调和促进作用,而消极的情绪情感起破坏和瓦解作用。情绪和情感组织功能的大小,还与情绪和情感的强度有关。情绪的组织功能在对记忆的影响方面也有体现。在良好的情绪状态下,人们就很容易回忆带有愉快情绪色彩的材料。情绪的组织功能对行为也有影响,当人处在积极、乐观的情绪状态时,倾向于注意事物美好的一面,也乐意做一些善良美好的事情。

4. 信号功能　情绪有着语言一样的作用,在人际沟通中具有传递信息、沟通思想的功能。情绪和情感都有外部的表现。情绪通过独特的无言语沟通形式,即由面部肌肉运动、声调和身体姿态变化构成的表情来实现信息传递和人际交往。在许多情景中,无言语沟通形式能使言语交流的不确定性和模棱两可的情况得到明确,成为人的态度、感受的最好注释。在人的思想或愿望不宜言传时,无言语沟通形式也能够实现信息传递。

三、情绪和情感的分类

情绪分类的方法有许多,我国最早的情绪分类思想源于《礼记》,其中记载人的情绪有“七情”分法,即喜、怒、哀、惧、爱、恶、欲。20世纪70年代初,美国心理学家伊扎德(Carroll Ellis Izard)用因素分析的方法,提出人类的基本情绪有11种,即兴趣、惊奇、痛苦、厌恶、愉快、愤怒、恐惧、悲伤、害羞、轻蔑和自罪感。还有研究者从生物进化的角度把情绪分为基本情绪和复合情绪。基本情绪是人和动物共有的,又叫原始情绪。复合情绪是由基本情绪的不同组合派生出来的。一般认为有四种基本情绪,即喜、怒、哀、惧。

（一）情绪基本分类

1. 快乐　是一种愉悦的情绪体验,是主体的愿望达成后产生的情绪体验。由于需要得到满足、盼望和追求的目标得以实现、心理的急迫感和紧张感解除,快乐随之而生。

2. 悲哀　又称悲伤,是指主体心爱的事物失去时,或盼望追求的目标破灭时产生的情绪体验。哭泣可使由悲哀所带来的紧张感得到释放。

3. 愤怒　是指主体的目标和愿望无法达成,因极度不满而情绪激动,一再受挫而产生的情绪体验。愤怒时紧张感增加,并且有时不能自我控制,甚至可能出现攻击行为。

4. 恐惧　是主体企图摆脱和逃避某种危险情景而又无力应付时产生的情绪体验。恐惧与个人排除危险的能力和应付危险的手段有关。

（二）情绪状态分类

情绪状态是指在事件影响下,一定时间内所产生的各种情绪体验的一般特征表现,主要体现在情绪发生的速度、强度和持续时间长短。

1. 心境　心境是一种微弱、持久并且具有弥漫性的情绪体验的状态。心境不是关于某一事物的特定的体验,而是以同样的态度体验对待所有的事物。主体处于某种心境时,看待当下遇到的各种事物时,会让这些事物都具有此心境的状态。例如,在愉快的心境情况下,看待周围的事物都会有愉悦的色彩;不愉快的心境则使周围的事物也都变得暗淡无味。心境一般是由对主体具有重要意义的事物引起,但人们并不见得能意识到引起某种心境的原因,而这种原因肯定是存在的。

2. 激情 是一种迅猛爆发的、强烈的、维持时间较短的情绪状态。激情具有持续时间短、表现剧烈、失去自我控制力等特点。激情一般是由重大的、突如其来的或激烈冲突的事物引起。激情有积极作用,也有消极作用。在激情状态下,人能发挥意想不到的潜能,也容易让人失去自我控制力,产生鲁莽行为。人应该善于控制自己的情绪,学会做自己情绪的主人。

3. 应激 是主体在意外事件或遇到危险时出现的高度紧张的状态,是主体觉察到环境的威胁或挑战而产生的适应或应对反应。例如,当突然发生火灾、水灾、地震等自然灾害时,人刹那间身心都会处于高度紧张的状态之中。一般应激状态使机体具有特殊的防御或排险功能,使人精力旺盛、思维清晰、动作机敏,这些变化可以帮助人及时摆脱困境。但长期处于应激状态,甚至会导致机体休克和死亡。

（三）情感的分类

人的高级情感很多,下面主要介绍道德感、美感、理智感这三种。此外,还有宗教情感、母爱等。

1. 道德感 是按一定的道德标准评价人的思想、意图和行为的情感。由于不同历史时代、不同社会制度、不同民族具有不同的道德标准,所以人的道德感具有社会历史性。

2. 美感 是根据一定的审美标准评价事物时所产生的情感。人的审美标准既反映事物的客观属性,又受个人的思想观点和价值观念的影响,所以美既有客观的一面,又有主观的一面。美感也具有一定的社会历史性。

3. 理智感 是在认识和评价事物过程中所产生的情感,如求知欲、好奇心等都属于理智感的范畴。理智感是在智力活动过程中产生的情感体验,而且对推动人学习、探索科学奥秘有积极作用。

四、情绪和情感的维度与两极性

度量情绪和情感的某些固有特征,即为情绪和情感的维度。这种度量可以从动力性、激动性、强度和紧张度四个方面进行。而情绪和情感在每一个维度上的变化都具有两极对立的特性。

1. 动力性 动力性有增力和减力两极。一般来讲,需要得到满足时产生的肯定情绪是积极的,可提高人的活动能力,有推动人从事活动的作用。需要得不到满足时产生的否定情绪是消极的,会降低人的活动能力,对活动起瓦解作用。

2. 激动性 激动性有激动与平静两极。激动是由一些重要的刺激引起的一种强烈的、外显的情绪状态,如激怒、狂喜、极度恐惧等。正常生活中大多表现为平静状态,是一种平稳安静的情绪状态。例如,工作顺利,如期完成了任务,内心自然是喜悦的,但不一定表现为又蹦又跳的激动。

3. 强度 强度有强、弱两极,如从愉快到狂喜,从微愠到狂怒。而在情绪的强弱之间又有各种不同的强度,如在微愠和狂怒之间还有愤怒、大怒、暴躁等不同程度的怒。

4. 紧张度 紧张度有紧张和轻松两极。人们情绪的紧张程度决定于面对情境的紧迫性、个体心理的准备状态及应变能力。

五、情绪与健康

（一）情绪与健康的关系

情绪与健康的关系是十分密切的,情绪对身心健康是有影响的。有研究表明,很多疾病的发生都与情绪有关系。在医学上,很多生理疾病,从感冒到癌症都被怀疑和心理压力有关。中医认为,七情和五脏的基本关系是:肺主悲、忧,过悲过忧则伤肺;心主喜,过喜则伤心,比如过年过节,经常有人因为过于高兴导致心脏病发作;肝主怒,过怒则伤肝;脾主思,当人在思考或焦虑时,往往会出现饮食无味、食欲下降;肾主惊、恐,惊恐是人对外界突发刺激的应急反应,比如人在面对剧烈惊恐之时,会出现大小便失禁。积极的情绪如乐观、开朗、愉快,可促进人体的健康。因为情绪的活跃总是伴随着身体运动的活跃,同时积极的情绪能提高人的脑力活动效率和耐久性,积极的情绪还能增强人对疾病的抵抗力。消极的情绪能使人的整体心理活动失衡、激素分泌紊乱、免疫力下降,导致疾病发生。

（二）情绪的调节

情绪调节是个体根据内外环境的要求,在对情绪进行监控和评估的基础上,采用一定的行为策略对情绪进行影响和控制的过程。在日常生活中,每个人都需要随时调节自己的情绪以适应环境的变化,我们可以从以下几方面进行情绪的调节和控制。

1. 需要的满足　积极的情绪大多源于主体需要得到满足的情况,在平时生活中我们可以通过建立可行的、与现实协调一致的目标,让主体能够及时得到满足,从而减少不良情绪的产生。

2. 个体的认知　认知会影响情绪的变化。在面对不同事物刺激时,我们可以调整自身的认知方式,尽量使自身在舒适的情绪下看待事物,正确处理问题,这样可以减少不良情绪的产生。

3. 改变环境　适当改变或转换生活和工作环境,改善人际关系结构,可以有效防止负性情绪的发生,有利于调整情绪。

4. 心理防御或应对　是指个体面临挫折或冲突的紧张情境时,在其内部心理活动中具有的自觉或不自觉地解脱烦恼,减轻内心不安,以恢复心理平衡与稳定的一种适应性倾向。对负性情绪的心理防御或积极应对,可消除不良情绪对人身心的影响。

5. 自我调整或寻找帮助　人们可以通过自我调整或求助身边信赖的他人来帮助自己摆脱困境。

第四节　意志过程

意志(will)是指人们自觉地确定目标,并根据目标有意识地支配、调节行为,通过克服困难从而实现预定目标的心理过程。受意志支配的行动叫意志行动。意志作为人的重要的精神力量,对人的活动有着最直接的影响。意志对主观世界的形成和发展具有重要作用,对改造客观世界也具有重要意义。意志过程和认识过程、情绪情感过程共同构成了人的心理过程,它们从不同方面反映了心理活动的不同特征,认知是基础,情感是动力,意志是保证,三者之间是相互联系、相互影响的。

一、意志的特征

1. 意志具有明确的目的性　目的性是意志活动的前提。没有目的性的行为也就没有意志可言。人们为了满足自身需要而预先确定目标,并有计划地组织行动来实现这一目标。

2. 意志以随意运动为基础　随意运动是一种受到主观意识调节、具有一定目的性的运动,通常是一些已经熟练掌握的动作。随意运动是意志的必要组成部分,意志通过随意运动进行实践。意志是受人的主观意识调节和控制的。人们根据目标来组织、支配和协调一系列的随意运动来完成目标。

3. 意志与克服困难相联系　克服困难是意志的核心。在完成任务、实现目标的过程中,可能会遇到各种困难,如果这个过程中,可以不费吹灰之力,自然而然地完成,那就肯定不属于意志过程。困难包括内部的困难和外部的困难：内部的困难是指来自自身内部的困难，如缺乏信心等；外部困难是指来自外部环境的困难。

二、意志的行动过程

1. 准备阶段　在意志行动的准备阶段，需要在思想上确定目标，选择合适的方案与策略，并制订行动计划。意志行动是由一定的动机引起的，并指向一定的目标。确立目标是意志行动的重要前提，但在确立过程中，往往会遇到动机的冲突，行为的背后都有其原因，都有预想达到的目标。人的动机有时很复杂，可能同时存在多种不同的动机，如果这些动机是彼此对立的或矛盾的，就会造成冲突。这时人要按一定条件权衡取舍，解决冲突，然后确定目标。定好目标之后，就要考虑选择行为方法与策略，并制订计划，看怎样一步一步达到目标。切实可行的方法与策略可使行动结果事半功倍，因此，人们要经过深思熟虑，制订完善的计划来更高效地完成目标。

2. 执行阶段　在执行阶段，既要克服那些妨碍执行的各种困难，又要不断观察形势变化，不断地审视自己的计划，及时分析原因，调节行动过程，修正那些不适合形势发展要求的计划，找到解决办法，以确保切实实现预定的目标。人在行动中，必然伴随着情感体验，要想使自己始终围绕预定的目标行动，就应该积极行动并及时调整修正不合适的行动。因此，意志的行动过程是意志、情感和认识等活动共同协调完成的。

三、意志的品质

意志的品质是指构成人的意志的某些比较稳定的心理特征。意志品质具有明显的个体差异。良好的意志品质是在人生中逐渐形成的，需要从小进行培养和自我锻炼。

1. 自觉性　是指主体对行动的目的有深刻的认识，能够自觉主动地支配自己的行动，使之服从于活动目的的品质。意志的自觉性使人在深刻认识目标的基础上，积极采取行动，使自己的行动符合社会、集体的利益，不屈从于外界的压力，不随波逐流。在遇到困难时，也能百折不挠、勇往直前。与自觉性相反的有意志的动摇性、易受暗示性、刚愎自用和独断性等。

2. 果断性　是指主体善于明辨是非，迅速而合理地采取决断，并实现目的的品质。具有果断性意志品质的人能全面而深刻地考虑行动的目的，以及调整达到目的的计划和方法，遇到机会能当机立断，不失时机，但在不需要立即行动或者是在情况有所变化时，又能立即停止或改变已经执行的决定。与果断性对立的是优柔寡断、患得患失和草率从事。

3. 坚韧性　是指主体能长期保持充沛的精力，战胜各种困难，百折不挠地向既定的目的前进的品质。这种品质就是人们常说的顽强的毅力。如果没有坚韧的意志，就很难达成远大的目标。具有坚韧性意志品质的人能克服各种阻碍，并长久坚持符合目的的行动。与坚韧性相悖的品质是做事虎头蛇尾、见异思迁、急躁和执拗等。

4. 自制性　是指一种能够自觉地、灵活地控制自己的情绪和动机，约束自己的行动和语言的品质。意志的自制性可以使人善于管理和控制自己的情绪和行动。自制性有助于主体克服各种机体内、外诱因的干扰与阻碍。具有自制性的人善于使自己做与自己愿望相符合的事情，执行已确定的目的和计划。与自制性相对立的是任性和怯懦。易冲动、易激惹、感情用事则是自制性差的表现。

意志品质是我们评价一个人性格的标准，良好的意志品质需要培养和锻炼，需要付出长期的努力。

第五节 人 格

人格（personality）一词来源于拉丁文"面具"（persona），其原意是指演员所戴的面具。人格是一种十分复杂的心理现象，由于不同研究者理论观点及研究侧重点的不同，解释也不尽相同。迄今为止尚无统一的说法。一般认为，人格是指一个人的整个精神面貌，是在不同先天遗传基因和不同的后天生存环境的条件下，具有一定倾向性的、较稳定的心理特征的总和。人格是一种心理特性，它使每个人在心理活动过程中表现出各自独特的风格。每个人都有自己的心理特点，这些独特的心理特点构成了每个人不同的心理面貌。

受历史环境影响，在心理学中，有些区域，人格还经常被称作个性。从广义的角度来说，两者没有大的区别。但严格地说，个性与人格还是有一定不同的。个性着重强调人的独特性，强调人与人之间的差异性。而人格则强调人的整体性，人格是各种心理特性的总和。

拓展阅读

家庭教养模式

美国心理学家戴安娜·鲍姆林德（Diana Baumrind）提出了家庭教养方式的两个维度，即要求性和反应性。要求性是指家长是否对孩子的行为建立适当的标准，并坚持要求孩子去达到这些标准。反应性是指对孩子接受和爱的程度及对孩子需求的敏感程度。根据这两个维度，可以把教养方式分为四类，即权威型、专制型、放纵型（溺爱型）和忽视型。

1. 权威型　一般而言，权威型是对孩子最有利的一种教养方式。这种类型的家长在孩子心目中有权威，但这建立在对孩子的尊重和理解上。他们会给孩子提出合理的要求，设立适当的目标，并对孩子的行为进行适当的限制。与此同时，他们会表现出对孩子的爱，并认真听取孩子的想法。这种教养方式的特点是虽然严格但是民主。在这种教养方式下长大的孩子有很强的自信和较好的自我控制能力，并且会比较乐观、积极。

2. 专制型　专制型的特点则是严格但不民主。专制型的家长要求孩子无条件地服从自己。有时家长为孩子设立的标准很高，甚至不近情理，但是孩子不可以反抗。这种教养方式下的家长和孩子是不平等的。在这种教养方式下长大的孩子会比较多地表现出焦虑、退缩等负面情绪和行为，但他们在学校可能会有较好的表现，如比较听话、守纪律等。

3. 放纵型（溺爱型）　放纵型的家长对孩子则表现出很多的爱与期待，但是很少对孩子提要求和对其行为进行控制。在这种教养方式下长大的孩子容易表现得很不成熟且自我控制能力差。一旦他们的要求不能被满足，往往会表现出哭闹等行为。对于家长，他们表现出很强的依赖性，往往缺乏恒心和毅力。

4. 忽视型　忽视型的家长对孩子不是很关心，他们不会对孩子提出要求或对其行为进行控制，同时也不会对其表现出爱和期待。对于孩子，他们一般只是提供食宿和衣物等物质，而不会在精神上提供支持。在这种教养方式下长大的孩子很容易出现适应障碍，他们的适应能力和自我控制能力往往较差。

一、人格的倾向性

人格倾向性（personality inclination）是人格中的动力结构，具有积极性和选择性的特征，决定个体对客观事物的态度和行为对象的选择。人格倾向性主要包括需要、动机、兴趣、理想、信念等心理活动。

（一）需要

人生活在世界中，就需要一定的客观条件保证生命的维持和发展。需要是个体对生理的和社会的客观需求在人脑的反映，是个体的心理活动与行为的基本动力。需要都有对象，没有对象的需要是不存在的。由于个体存在着各种需要，才推动着人们以一定的方式，在某些方面进行积极的活动。需要是由于机体内部的一种不平衡状态而表现出对内外环境条件的需求。如人饿了要吃饭，渴了要喝水。

人的需要是多种多样、非常复杂的。根据需要的性质可将其分为：

1. 自然需要和社会需要　根据需要的起源，一般把需要分为自然需要（机体需要、生理性需要）和社会性需要。自然需要是指个体最基本的需求，如充饥解渴、避暑御寒、睡眠及性的要求等。自然需要从外部获得一定的物质来维持个体生理状况的平衡。人不仅是生物上的人，也是社会中的人。人也需要一定的社会条件来满足生存需求。社会需要是指个体对维持社会发展所必需的条件的要求。社会需要是人所特有的，是通过学习得来的，所以也叫获得性需要，如人们对劳动、人际交往、获得成就、符合道德规范等方面的需求。社会需要受社会发展条件的制约，多为精神性的，比较隐讳不易直接察觉且具有连续性。

2. 物质需要和精神需要　根据需要的对象，还可以把需要分为物质的需要和精神的需要。物质需要主要指个体对物质产品的需求，如对衣、食、住、行有关物品的要求。精神需要表现为对精神文化方面的需求，如对科学文化知识的需要、对欣赏美的需要等。

（二）动机

人提出需要后总希望得到满足，为了满足人的需要，就要进行某种行为、活动，去获得满足需要的对象。动机是引起和维持个体的活动，并使活动朝着一定目标的内部心理动力。需要是动机的基础和根源，动机是推动人们活动的直接原因。动机虽然不能直接进行观察，但可根据外部行为表现加以推断。动机也可以由外部环境条件引起。良好的动机会产生积极的效果，不良的动机会产生消极的结果。动机具有激活、指向、维持和调整三个功能。激活功能是指动机可以激励个体产生某些行为。指向功能是指在动机的引导下，有机体的活动朝向一定的对象或目标。维持和调整功能则表明在活动过程中要受到动机的调控。同一行为可以由不同的动机引起，不同的活动也可由相同或相似的动机引起。

1. 动机的分类　人的动机是非常复杂的，在生活、工作和社会实践中，常常会受到各种动机的支配。根据动机的内容、性质、作用和产生的原因，可以将其进行不同的分类。

（1）生理性动机和社会性动机：由生理需要产生的动机为生理性动机，这种动机又叫驱力或内驱力，如吃饭、穿衣、休息、性欲等动机。以人类的社会文化需要为基础而产生的动机属于社会性动机，如交往的需要产生交往动机，成就的需要产生成就动机。兴趣、爱好等都是人的社会性动机。兴趣是人认识某种事物或从事某种活动的心理倾向，当人的兴趣指向某种活动时，兴趣就成为爱好了。

（2）有意识动机和无意识动机：能意识到自己活动目的的动机为有意识动机。没有意识到或没有清楚地意识到活动目的的动机为无意识动机。无意识动机在自我意识没有发展起来的婴幼儿身上存在着，在成人身上也存在着，如定势的作用往往是人们意识不到的。定势（即心向）是指重复先前的操作所引起的一种心理准备状态，它具有习惯的倾向性。定势使人们会以某种习惯的方式对刺激情境作出反应。定势既可以由人的知识和经验引起，也可以由刚刚发生的事情引起。

（3）内部动机和外部动机：内部动机是人们从活动的本身得到满足，不需要外力的推动就可发挥作用的动机。外部动机则是活动外的动机，是个体受到刺激而诱发出来的动机。例如，由于认识到学习的重要意义而努力学习的动机是内在动机，为获得奖励而学习的动机是外在动机。内在动机和外在动机在推动个体行为、活动中都会发挥作用。但是，外在动机只有在不干预内在动机的情况下才是积极的。如果外在动机的作用大于内在动机的作用，个体的行为、活动主要靠外部奖励推动，此后当个体对外部奖励不满时，将会毁掉个体活动的内在动机。

2. 动机冲突　人在满足需要的时候可能同时会产生多个动机，并且人的需要也往往是多种需要，这也会产生多个动机，这些动机之间可能会有矛盾和冲突。在同一时间内人们常常存在着两种或多种非常相似或相互矛盾的动机，这就是动机斗争，又称为动机冲突。人的动机以需要为基础，同时又受世界观、道德观、人格特征等因素的制约。人的需要在不断地发生变化，动机的强度也会随着内外环境的变化而改变。常见的动机冲突形式有双趋冲突、双避冲突、趋避冲突、双重趋避冲突。

（1）双趋冲突：两个目标具有同样的吸引力，两个目标的动机也同样强烈，但由于受到条件限制，不能同时达到所有的目标，此时所遇到的冲突为双趋式冲突。例如，既想学英语，又想学法语，精力和时间有限，只能选择其一的矛盾心情就是双趋式冲突，即所谓"鱼与熊掌不可兼得"的矛盾冲突。

（2）双避冲突：指一个人同时受到两种事物的威胁，但迫于情势，只能避开一个的时候，人们只好选择对自己损失小的目标，避开损失大的目标，这种冲突为双避式冲突。难以做出抉择的矛盾心情就是双避式冲突。处于左右为难，进退维谷的紧张状态，即所谓"前有狼，后有虎"的矛盾冲突。

（3）趋避冲突：想获得一个目标，它对自己既有利又有弊，既向往得到它，同时又想拒绝和避开它时，所遇到的矛盾心情就是趋避冲突。例如，想吃糖，又怕胖，想考个好学校，又怕报名的人太多，竞争太激烈，考不上。这种矛盾心情就是趋避冲突。

（4）双重趋避冲突：如果有多个目标，每个目标对自己都有利，也都有弊，反复权衡拿不定主意时的矛盾心情就是双重趋避冲突。临床上对某一疾病有两种治疗方案，一种风险高疗效快，另一种风险低但疗效不显著，选择哪种方案，反复权衡难以拿定主意。这种矛盾心情就是双重趋避式冲突。

二、人格心理特征

人格心理特征（personality mental characteristics）是人格的特征结构，是指在心理过程中表现出来的比较稳定的心理品质。人格心理特征主要包括能力、气质和性格。

（一）能力

能力是顺利、有效地完成某种活动所必须具备的心理特征。当今科学技术的飞速发展对人的能力提出了更高的要求，能力成为多学科研究的一个领域。能力与实践活动是密切相关的。个人的能力在人所从事的各种活动中形成和发展起来，并在活动中得到表现。从事某种活动又必须有一定的能力作为条件和保证。例如，一名医师要对患者做出准确诊断，除了具备必要的医学知识外，还要具备敏锐的观察力、良好的沟通与影响患者的能力及一定的医疗器械操作能力等。能力是具体的，是和完成某种活动相联系的，而不是抽象的。

1. 能力与智力的关系　智力是使人能顺利从事某种活动所必需的各种认知水平的有机结合，包括观察力、注意力、记忆力、想象力和思维能力，其核心是抽象逻辑思维能力。智力属于一般能力。能力和智力都是个性心理特征的重要方面，在一定程度上决定了一个人的成就。但智力与能力有一定区别，一般情况下，智力偏重于认知，能力偏重活动。认知与活动总是交互的，认知离不开活动作为基础，活动也必须有认知的参与。

2. 能力与知识、技能的关系　能力、知识与技能都是我们保证任务顺利完成的重要条件，但能力并不等于知识和技能，三者之间的关系是既有区别又紧密联系。知识是人类社会历史经验的总结和概括。技能是通过练习而获得和巩固下来的、完成活动的动作方式和动作系统。

能力不是知识和技能,但与知识和技能有着密不可分的联系。能力是掌握知识和技能的前提,决定着掌握知识和技能的方向、速度、巩固的程度和所能达到的水平。在掌握知识和技能的过程中,能力也得到了发展,所以能力与知识和技能又有密切的联系。

3. 能力的分类 ①按能力的结构可将其分为一般能力和特殊能力。一般能力是指在任何活动中都必须具备的基本能力,也就是人们通常所指的智力。特殊能力是指在某种专业活动中所表现出的能力。例如,音乐活动中必须具备音乐表象能力和节奏感的能力,而在美术活动中则需要色彩的鉴别力、形象记忆力和空间比例关系的辨别能力。②按先天与后天影响可将其分为实际能力和潜在能力。实际能力是受先天禀赋影响较大,在活动过程中已经表现出的能力。潜在能力是通过个体的发展成熟和学习实践,有可能转变为实际能力的能力。

4. 影响能力发展的因素 ①遗传因素:生物所具有的形态结构和生理特性,相对稳定地传给后代的现象叫遗传。影响能力发展的遗传因素主要是指一个人的素质,或者是人们习称的天赋。素质是有机体生来具有的某些生理解剖特性,它是能力形成和发展的自然前提。②营养状况:营养状况对能力形成和发展有很大作用,尤其是在胎儿期和早期儿童的成长过程中作用更为突出。严重的营养不良将影响脑细胞的发育,影响有机体心理功能的发展。疾病和药物也是影响儿童发育的重要因素。③教育:包含早期教育和学校教育等方面。早期教育影响更为重要,早期脱离人类社会而在动物哺育下的孩子,即使后来回到人类社会,其能力也很难达到正常人的水平。学校教育要对学生进行有机会、有组织的影响,不仅教会知识、技能等,还要培养能力,发展健全人格。教育是能力发展的关键。④社会实践活动:不同职业的劳动实践因其特殊要求,制约着人的能力发展方向。

拓展阅读

多元智能理论

多元智能理论是由美国哈佛大学教育研究院的心理发展学家霍华德·加德纳(Howard Gardner)在1983年提出的。加德纳研究脑部受创伤的患者,发觉他们在学习能力上存在差异,从而提出本理论。传统上,学校只强调学生在逻辑——数学和语文(主要是读和写)方面的发展。但这并不是人类智能的全部。不同的人会有不同的智能组合,例如,建筑师及雕塑家的空间感(空间智能)比较强、运动员和芭蕾舞演员的体力(肢体运作智能)较强、公关的人际智能较强、作家的内省智能较强等。

(二)气质

气质一词来源于拉丁语,原意是掺和、混合,按比例将作料调和在一起。意思是一个人生来就具有的、典型的、稳定的,表现在心理活动的强度、速度、灵活性与稳定性等方面的动力特征,即一般所说的一个人的"性情""脾气""秉性"。心理活动的动力特征既表现在人的感知、记忆、思维等认识活动中,也表现在人的情绪和意志活动中。心理活动过程的速度和灵活性包括知觉的速度、思维的灵活度、注意集中时间的长短等。强度有情绪的强弱、意志努力的程度等。气质具有明显的天赋性,较多地受稳定的个体生物因素制约。

1. 气质的特征 ①感受性:即人对外界刺激的感觉能力。感受性强者,能感受到很柔的刺激。②耐受性:是指人在经受外界刺激作用时表现在时间和强度上的耐受程度。感受性强者,可能耐受性低。③反应的敏捷性:主要指不随意注意及运动的指向性,心理反应及心理活动的速度、灵活程度,即兴奋和抑制两种神经过程转化的外在表现。④行为的可塑性:是指人依据外界事物的变化情况而改变自己适应性行为的可塑程度。⑤情绪兴奋性:是指情绪兴奋性的强弱程度。⑥指向性:分为外倾性与内倾性,外倾的人动作反应、言语反应、情绪反应等倾向于外,内倾的人表现则相反。

2. 气质的分类　关于气质类型及其划分依据,不同的观点产生了不同类型的学说,如古希腊著名医师希波克拉底(Hippocrates)提出的体液学说。他认为人体内有血液、黏液、黑胆汁和黄胆汁四种液体,血液对应多血质,黏液对应黏液质,黑胆汁对应抑郁质,黄胆汁对应胆汁质。每一种体液对应一种体质类型,一个人身上哪种体液占比较大,该人就属于哪种体质类型。这种提法虽然缺乏严谨的科学依据,但在日常生活中确实可以见到这四种气质类型的人,以后的心理学家在此基础上进行了研究和完善,因此该气质类型仍沿用至今。根据气质的体液学说,经过历代心理学家的补充完善,其四种气质类型的典型外在表现特征如下(表3-1):

(1)胆汁质:胆汁质人的神经活动过程特点是反应强但兴奋和抑制不平衡。表现为动作迅速,精力旺盛,情绪易于冲动,情绪兴奋性高,自我控制能力较差,心境变化大。活动中缺乏耐心,明显的外倾性,可塑性差。历史人物张飞的气质属于典型的胆汁质。

(2)多血质:多血质人的神经活动过程特点是反应强,平衡且灵活。表现为灵活好动,言语、行动敏捷,反应迅速,行为外向,注意力容易转移,感染力较强,直爽热情,容易适应环境的变化。

(3)黏液质:黏液质人的神经活动过程特点是反应强,平衡但不灵活。表现为安静稳重,举止平和,反应速度慢,做事踏实,有条不紊,注意力集中,喜怒不易形于色,不善言谈,行为偏内倾性。

(4)抑郁质:抑郁质人的神经活动过程反应弱,表现为情感细腻,对事物体验深刻,善于觉察他人难以发现的细小环节,不善交际,孤僻内向,动作迟钝,多愁善感。

上述四种气质是典型类型,大多数人是中间型或混合型,任何一种类型都有积极的一面和消极的一面,没有好坏之分。

表3-1　四种气质类型的高级神经活动类型及行为表现特征

气质类型	高级神经活动类型	神经过程的基本特征			行为特征
		强度	平衡性	灵活性	
胆汁质	兴奋型	强	不平衡	灵活	精力旺盛、直率热情,但性情急躁、容易冲动,体验强烈且外露
多血质	活泼型	强	平衡	灵活	热情大方、善于交往、反应灵活、适应力强、思维敏捷,但不求甚解、稳定性差、缺乏耐心和毅力
黏液质	安静型	强	平衡	不灵活	安静稳重,表情平淡,行动迟缓,交往适度,自制力强,耐受力高,灵活性差,缺乏生气
抑郁质	抑制型	弱	不平衡	不灵活	情绪抑郁,敏感多疑,思维敏锐,想象丰富,自制力强,不善交往,情绪体验深刻,细腻持久

（三）性格

性格是个体在生活过程中形成的,对客观现实稳定的态度及与之相适应的已经习惯的行为方式。态度是一个人对人、物或思想观念的一种反应倾向性。性格是人格心理中比较稳定的、独特的心理特征。性格是在社会生活实践中逐渐形成的,一旦形成便比较稳定。个体生活中那种一时偶然的表现不能被认定为一个人的性格特征。例如,一个人在某个场合发了脾气,不能就此认定其具有暴躁的性格特征。同时,性格具有可塑性,也不是永远一成不变的,生活环境中的重大变化一定会带来性格的巨大转变。性格不同于气质,性格有明显的社会评价意义,反映一定的社会风貌。因此,气质更偏重于人格的生物属性,性格则更偏重于人格的社会属性。个体之间人格差异的核心是性格的差异。

从组成性格的各个方面来分析,性格具有以下四点特征。①态度特征:态度特征主要表现在对各种社会关系的处理上,一是对社会、集体、他人的态度,二是对工作、学习、生活的态度。好的性格态度特征表现为热爱集体、关心他人、正直、礼貌等。②情绪特征:情绪特征是指个体情绪的强度、稳定性和持久性。良好的情绪特征是稳定持久的、积极乐观的状态。③意志特征:意志特征是指一个人在自觉调节自己行为的方式和水平上表现出来的心理特征。表现在意志品质的自觉性、果断性、坚持性和自制力四个方面。④理智特征:个体在认知活动中的性格特征。表现为在认知活动中进行独立的、现实的、精确性的思考。

第六节　心理的生物与社会基础

一、心理的生物基础

心理现象以生物体为物质基础,机体的生理现象与心理现象是两种既独立又统一的活动。心身之间会相互影响,相互作用。例如,人在不良的心理状态下会损害身体健康,反过来个体在患病情况下,心理活动也会受到明显影响。心理的生物基础包括神经系统、内分泌系统和遗传基因。神经系统是对机体的活动调节起主导作用的系统,特别是大脑皮层不仅进化成为调节控制的最高中枢,而且进化成为能进行思维活动的器官。内分泌系统遵循一种整合性的调节机制,通过分泌特殊的化学物质来实现对有机体的控制与调节。遗传基因则决定生物遗传特征。

（一）神经系统的主要结构和功能

神经系统和机体其他系统的器官一样,都是由细胞组成的。神经系统是由神经细胞,即神经元组成的。神经系统由两大部分组成,大量神经细胞体集中的部位叫中枢神经系统,包括脊髓和脑。把中枢神经系统和各个感觉器官、运动器官及内脏系统联系起来的一根根神经,组成了外周神经系统,或叫周围神经系统。外周神经系统又可分为躯体神经系统和自主神经系统。中枢神经系统的主要功能是传递、储存及加工信息,产生各种心理活动,调控人的行为。周围神经系统联络于中枢神经和其他各系统器官之间,包括与脑相连的脑神经和与脊髓相连的脊神经,起传入和传出信息的作用。

脑又分为大脑、小脑和脑干,其中脑干包括延髓、脑桥、中脑和间脑。脑是中枢神经系统的最高级部分,是各种心理活动的中枢。脑的两半球由表面的灰质（细胞层构成的大脑皮质）和深部的白质（向内伸展的大量轴突）所组成。两半球通过胼胝体相连。脑半球又通过中央沟、外侧裂和顶枕裂分为额叶、顶叶、颞叶和枕叶。人类复杂的心理活动形式需要脑的多个结构区的共同作用来完成。基于这一认识,苏联学者鲁利亚（Alexander Romanovich Luria）提出三个基本功能系统的假说,他认为复杂的心理过程是由彼此重叠的三种类型的皮质区共同完成的,现予以简单介绍。

1. 调节张力和维持觉醒状态的系统 觉醒状态是保证各种心理活动顺利进行的必备条件。主要由脑干网状结构和边缘系统所组成,或称为网状上行激动系统,属非特异性投射过程。其基本功能是保持大脑皮质的兴奋性,使皮质在进行高级行为活动时有一个最佳觉醒条件。脑干网状结构的上行纤维终止于丘脑、尾状核和旧皮层,对大脑皮层的激活起着决定性的作用,从而保证完整的心理过程和实现有目的、有组织的指向性活动。

2. 接收、加工和储存信息的系统 该系统位于大脑外侧面的中央沟后部,相当于皮层的视、听和躯体感觉区、联合区及相应的皮层下组织。主要包括视区(枕叶)、听区(颞叶)和一般感觉区(顶叶和相应的皮质下组织),它接收不同种类的感觉信息,并进行加工和保存。该系统的一级区(即投射区)功能是接收特异信息,形成感觉;二级区(投射联络区)是将各感觉组分进行部分编码,形成知觉;三级区(重叠区)是保证各感觉分析器协同工作。

3. 心理活动与行为调控的系统 人对外来信息的接收、加工和储存仅是人心理活动的一个方面,但人对外来信息不仅仅是被动地予以反应,还包括主动地制订行动计划和程序,并不断调节自己的行为,使之符合计划和程序。这些能动的意识活动过程主要是由大脑的前部皮质中央前回前方,特别是额叶及与之紧密联系的皮质下结构完成的。

（二）内分泌系统

内分泌系统对人体生长、生理平衡维持和某些心理活动有重要的作用。在个体发育、性别形成、性和母性行为,以及在情绪和应激状态中,内分泌系统起重要的调节作用。作为神经-内分泌系统轴心的下丘脑-垂体-激素系统是心理因素影响躯体生理病理过程的解剖学基础,这一系统以下丘脑为整合中心。在作用方式上,内分泌系统通过血液运输,使激素作用于某些细胞组织来实现其调节功能,而神经系统则一般是通过神经纤维上传导的去极化波来实现其调节功能。这两个调节系统在结构和功能上是密切联系的。

（三）遗传基因

通过遗传基因,亲代与子代个体之间性状存在相似性,亲代表型可以传递给子代。因此,父母的生理特征、心理特征和行为特征也可以通过遗传基因传给子代。在人的心理发展中,遗传的影响不可忽视,但它不是唯一的决定性因素。

二、心理的社会基础

人是社会性的生物,人是在社会中成长、发展的。个体由自然人成长、发展为社会人的过程中,要与他人交往,受到社会影响,学习掌握社会规范,形成适应于社会环境的心理状态与行为方式。社会环境、社会关系对个体的影响可能是有意识、有目的、有步骤地进行的,也可能是无意识、潜移默化地进行的。个体对社会影响的反应,可能是积极地、自觉地去认识、去掌握的,也可能是被动地,不知不觉地受影响的。每个人社会化的方式是不完全一样的,即使在同一社会里,由于个体在遗传素质和以往生活实践基础上所形成的将要被社会化的维度(如心理过程、心理倾向、心理特性等)也具有一定的差异性。因此,个体总是以自己所具备的条件对社会化的力量有选择地接受,这也体现了社会化的多元性。经过社会化之后,个体逐渐形成了自我观念,学到了社会所期待的社会规范、知识经验、理想信念、生活方式、社会态度和价值观等,从而使个体的心理和行为朝着社会期待的方向发展,成为与社会环境相适应的社会人。

第七节 研究心理现象的方法

心理学的研究方法多种多样,这些方法因其研究对象的特殊性,有不同于其他学科研究方法的特点。经过一百多年,甚至更长时间的探索,心理学已经形成了一套行之有效的研究心理现象的方法和手段。这些方法和手段可以归纳为四种类型,即观察法、调查法、个案法和实验法。

一、观察法

在自然条件下,有目的、有计划地系统观察人的行为和活动,从中发现心理现象产生和发展的规律的方法叫观察法,或叫自然观察法。例如,观察儿童的游戏过程,记录儿童每天所说的话,了解儿童的注意力和思维活动,比较儿童语言的发展等。在儿童言语获得的研究中,心理语言学家广泛地使用了观察儿童言语的方法。瑞士心理学家皮亚杰(Jean Piaget)提出的认知发展理论,就是通过长期系统地观察自己孩子在日常生活中的认知活动,从而获得丰富的资料的。动物习性学也是在观察动物行为的基础上建立起来的。

二、调查法

就某一问题,用口头或书面的形式向被调查的对象提问,让他回答,通过对他的回答的分析,了解他的思想观点、态度、需要动机、人格特征的方法叫调查法。

用口头提问进行的调查为访谈法;用问卷的方式提问,让被调查者回答,如此进行的调查为问卷法。在进行口头调查的时候,事先要列好提问的问题或提问的提纲;在用问卷进行调查的时候,要按科学的程序设计好问卷,保证问卷具有一定的信度和效度。

调查问卷的设计要符合科学要求。要明确调查的目的,问题的设计也要围绕调查目的;提问要准确简明,具有操作性,不能让被调查的对象难以理解,或产生歧义,或暗示答案;要规定施测的条件和问卷计分的规则,要制订合适的指示语和结束语。在选择调查对象的时候,一定要遵循随机的原则,否则调查的结果具有片面性,不能代表调查的总体。

三、个案法

个案法是对某一受试者所做的多方面的深入详细研究,包括他的历史资料、作业成绩、测验结果,以及别人对他的评价等,目的在于发现导致某种心理和行为的原因。个案法又叫个案历史技术,这种方法强调的是个体之间的差异。例如,通过对超常儿童的个案研究,可以了解超常儿童成长的历程、个性特点,发现影响儿童创造性发挥的主客观条件等。此外,分析单亲家庭对儿童心理发展的影响;了解问题儿童的经历和处境,从中发现形成儿童问题的原因;探讨家庭暴力形成的原因等——也都可以运用个案的方法进行研究。

个案法是对一个人进行研究所得到的结果,能否加以扩展,应该慎重分析,它的信度和效度都是难以做出判断的。

个案法的应用在心理学研究中又是不可或缺的,因为除了现实生活提供的样本,有时我们无法从别的途径获得。现实生活给我们提供了个案,这是非常难得的机会,我们应该牢牢抓住这个机会,认真观察分析,以求得出应有的结论。例如,在缺陷心理学的研究中,缺陷儿童在发育成长过程中,会增强正常发育的感觉器官的功能,以尽量代偿有缺陷器官的功能,哪些感觉器官的功能可以代偿,怎么代偿,可以代偿到什么程度;一个先天性盲的儿童得到治疗,看到了光明,他是如何看世界的,生命早期失明对他视力的发展有什么样的影响;等等。这些问题只有通过现有的个体来进行研究,而不能人为地制造这种可供观察的条件。前文提到的狼孩儿,给我们提供了一个绝无仅有的例子,让我们能观察到早期脱离社会生活的儿童心理发展受到了何种影响,这就是个案法应用的绝好的例子。

四、实验法

实验研究的方法就是主试者在严格控制的条件下,观察受试者的行为或活动,探索客观条件和人的心理活动之间因果联系的研究方法。由主试者选择,用来引起受试者心理或行为变化的条件(刺激变量)叫自变量。由自变量引起的受试者心理和行为的变化叫因变量。我们所要探索的就是自变量和因变量之间的因果联系。如果自变量存在就引起因变量的变化,如果取消自变量,因变量的变化也就消失,那么,我们就可以说,自变量和因变量之间存在着因果的联系。

为了保证研究的成功,实验者还需要控制除自变量之外的,一切能对受试者心理或行为产生影响的因素的作用,这些可能影响因变量变化的因素叫额外变量。例如,年龄、性别、知识经验、个性特点、环境条件等,都会影响记忆的效果。如果要研究记忆的方法对记忆效果的影响,就要控制好上述各种因素,只让记忆方法这一种因素起作用。如果在研究中除了记忆的方法这一种因素之外,知识经验、环境条件等这些额外的因素也起了作用,影响了记忆的效果的话,那么,从这个实验中得出记忆方法优劣的结论就缺乏科学性,即缺乏研究的效度。在研究设计中,没控制好额外因素的影响,让自变量和自变量以外的因素都对实验结果产生了影响,称为自变量的混淆,它是影响因变量效度,或者说是影响研究结果科学性的根本原因。在实验研究中尽量消除额外变量对实验结果造成的影响是保证研究结果科学性的必要条件。

(滕亚然)

复习思考题

1. 简述心理实质的内容。
2. 简述感觉与知觉的概念、种类与特征。
3. 简述情绪的概念、分类及情绪的作用与调节。
4. 什么是意志? 意志的品质有哪些?
5. 简述气质的概念、类型与意义。
6. 谈谈你如何理解"心理是脑的功能"这一概念。
7. 试比较感觉、知觉、记忆、思维等认知过程的异同。
8. 谈谈作为一名医疗工作人员应该怎样培养自己的临床思维。
9. 遗忘规律对你有何启示? 你如何针对性地增强自己的记忆力?
10. 阐述情绪与健康的关系,并结合实际谈谈如何调节自己的情绪。
11. 联系实际谈谈如何培养自己的意志品质。

第四章　心理发展与心理健康

【教学目标】

　　1. 掌握心理健康的概念及判断标准。

　　2. 了解个体心理健康发展的不同阶段的特点。

　　3. 了解家庭、学校、社区在人的心理健康发展中的重要作用。

【重点和难点】

　　重点：心理健康的概念及判断标准。

　　难点：个体心理健康发展的不同阶段的特点，家庭、学校、社区在人的心理健康发展中的重要作用。

第一节　概　　述

一、心理发展

（一）发展的概念

　　发展是指一种连续不断地从低级到高级、由量变到质变的运动变化过程，个体从出生到死亡，身心都处于这种发展变化的过程中。在心理学中，发展是指个体身心整体的连续变化过程，通常是指那些由于成熟或学习等因素引起的有规律的、持续的心理变化，而由于疾病或疲劳所引起的心理上偶然的、暂时的变化不能称之为发展。发展不仅是指向前推进的过程，也指衰退消化的过程。也就是说，发展既包含着进步的、积极的变化，也包含着衰退的、消极的变化。在个体整个发展过程中，从出生到成年时期，进步的、积极的变化占优势，而到了老年时期，衰退的、消极的变化则处于主导地位。

（二）心理发展的特征

　　1. 顺序性和阶段性　心理发展的顺序性主要体现在儿童从出生到成人的身心发展是一个从低级到高级、由量变到质变的连续不断的发展过程。而心理发展的阶段性主要是指在个体身心发展的过程中，不同的年龄阶段表现出一些不同的特征，每个阶段都有其特定的、典型的和本质的特征。

　　2. 不平衡性　第一，表现为身心同一方面的发展在不同年龄阶段是不平衡的。第二，表现为身心不同方面的发展具有不平衡性，有的心理在较早的年龄阶段即已达到较高的发展水平，而有的则需要到较晚的年龄阶段才能达到较为成熟的发展水平。

3. 稳定性和可变性 发展的稳定性是指在一定的社会和教育条件下,儿童发展的阶段和顺序及每个阶段的发展速度与年龄特点大体是相同的。发展的可变性是指发展的年龄特征随着社会条件和教育条件的变化而发生变化。

4. 个体差异性 发展既有共同规律又表现出个体差异。发展的个体差异首先表现在身心同一方面发展的速度和水平不同,其次表现在发展的优势领域有所不同。此外,在个性心理特征方面也存在着个体差异性。

5. 心理早期发展的迅速性 在人生发展的各个阶段中,早期是发展最快的时期,也是发展的关键时期,尤其是人生的前四年。从心理发展来看,智力的发展极为迅速。早期发展的质量和水平将会影响到成年行为乃至终生。而早期发展的高速度更是显示了心理早期发展的重要性。

（三）影响心理发展的因素

个体心理的发展既有共同性的一面,又有差异性的一面。例如,经历同样的发展阶段,表现类似的年龄特点,但发展水平有高低、进程有快慢、特征有变异等。发展中的共性与差异性究竟受到哪些因素的影响? 心理学认为,虽然个体心理的发展依赖于各种各样的因素,但其中起决定性作用的主要是遗传、环境、成熟与学习四大因素。

1. 遗传与环境 许多有关个体发展的研究结果显示,个体发展不完全受单一遗传或环境因素的影响,而是二者各有其影响力,是二者相互影响的结果。遗传是个体心理发展的基础,提供了心理发展水平及模式特征的可能性,而环境则提供实现其可能性的条件,规定心理发展的现实性,两者相互作用,共同决定着个体心理的发展。遗传属于先天因素,而环境属于后天因素,包括胎儿期环境、家庭环境、学校环境、物理环境和社会文化环境等因素。

2. 成熟与学习 成熟是指个体生理方面的发展,包括个体的各种组织结构、功能及本能行为的发展。学习是个体通过与环境接触,获得经验而引起行为变化的过程,个体的发展是成熟与学习共同作用的结果。学习效果的好坏有赖于学习时机的选择,一个人如果未达到适当的学习准备度则无法学习,需要等个体成熟度达到适当的水平,再进行适当的学习项目才有效果。提供适当的刺激、学习机会,加上适当的教育方式,才能促成个体良好的发展。

二、健康与心理健康

（一）健康的概念

健康是一个不断发展着的概念,在不同的历史时期,人类对健康的理解不尽相同。传统医学和世俗观念一般把健康理解为"无病、无伤、无残",但这种认识并不全面。实际上,健康和疾病是人体生命过程中的两种状态,是一个从量变到质变的连续性过程,而且健康水平也有不同的等级状态。

随着第二次世界大战的结束,人类的疾病与死亡谱发生了重大变化,许多心身疾病（近年来也称为生活方式疾病）已成为人类健康的主要"杀手"。人们的不良生活方式、行为或心理、环境和社会因素等已成为影响健康的不可忽视的因素。因此,1948 年,世界卫生组织（WHO）对健康提出了一个三维的定义:"健康,不仅仅是没有疾病和身体的虚弱现象,而是一种在身体上、心理上和社会上的完满状态。"健康的内涵在不断发展,1990 年 WHO 又进一步对健康的定义进行了补充,提出健康还应包括道德健康,即健康是指一个人在身体健康、心理健康、社会适应健康和道德健康四个方面皆健全。

（二）心理健康的概念

心理健康也称心理卫生,对其进行定义是一个较为复杂而困难的问题。到目前为止,心理健康与不健康之间还没有一个绝对的、确定的界限。由于心理涉及的范围非常广泛,包括兴趣、能力、思维、情绪等各个方面,心理学家们从不同的角度提出了不同的观点,给出了不同的定义。心理健康的概念随着时代的变迁、社会文化因素的影响而不断发生变化。一般认为,心理健康是指能以有效的、积极的心理活动,正常的、平稳的心理状态,对当前和发展着的社会、自然环境及自我内环境的变化保持良好的适应功能,并由此不断地发展健全的人格,提高生活质量,保证旺盛的精力和愉快的情绪。

（三）心理健康的标准

由于到目前为止仍没有一个全面而确定的心理健康的定义,不同的理论学派、不同专家从不同的角度给予心理健康的定义不完全相同,因此用来判断心理健康的标准也各不相同。其中影响比较大的有马斯洛（Abraham Maslow）和米特尔曼（Mittelman）提出的心理健康的十条标准,具体内容如下:①有充分的自我安全感;②能充分了解自己,并能恰当地估计自己的能力;③生活理想切合实际;④不脱离周围现实环境;⑤能保持人格的和谐与完整;⑥善于从经验中学习;⑦能保持良好的人际关系;⑧能适度宣泄和控制情绪;⑨在符合团体要求的前提下,能有限度地发挥个性;⑩在不违背社会规范的前提下,能适当地满足个人的基本需求。

我国的一些学者提出了自己的心理健康标准,包括如下内容:

1. 智力正常　包括智力分布在智力正态分布曲线之内者,以及能对日常生活做出正常反应的智力超常者。

2. 情绪良好　包括能够经常保持自信、愉快、开朗的心情,善于从生活中寻找乐趣,对生活充满希望。一旦有了负性情绪,能够并善于调整,具有情绪的稳定性。

3. 人际和谐　包括乐于与人交往,既有广泛而稳定的人际关系,又有知己的朋友;在交往中保持独立而完整的人格,有自知之明,不卑不亢;能客观评价别人,宽以待人,乐于助人,取人之长补己之短等。

4. 适应环境　包括有积极的处世态度,与社会广泛接触,对社会现状有较清晰正确的认识,具有顺应社会改革变化的能力,勇于改造现实环境,能够达到自我实现与社会奉献的协调统一。

5. 人格完整　心理健康的最终目标是培养健全的人格。包括人格的各个结构要素不存在明显的缺陷与偏差;具有清醒的自我意识,不产生自我同一性混乱;人格的核心为积极进取的人生观,具有相对完整的心理特征等。

心理健康与不健康之间并没有绝对的界限。同时,心理健康是一个开放、动态的过程,心理健康的人在特别恶劣的环境中,也可能会出现某些失常的行为。判断一个人的心理是否健康,应从整体上根据经常性的行为方式作出综合性的评估。

（四）心理健康与疾病的关系

研究与临床观察已经证明,心理和社会因素在健康和疾病中具有十分重要的作用。不健康的心理会导致疾病的发生。例如,长时间紧张的工作、家庭矛盾、经济压力等慢性应激,会导致情绪的压抑,可引起体内儿茶酚胺、内啡肽等激素分泌增加,使胃肠道运动功能紊乱、胃黏膜供血不足、胃酸分泌增加,最终导致胃黏膜腐蚀、溃烂,形成胃十二指肠溃疡。躯体的疾病和痛苦又会影响个体的情绪,反过来也可以影响心理的健康,心身的交互作用是影响健康的一个重要因素。因此,保持健康的心理、建立健康的行为方式和积极的应对方式,是保持心身健康的重要条件。

（五）心理健康的维护和促进

环境的变化及来自社会各方面的压力,都会使个体出现心理紧张,严重时甚至会出现心理障碍。由于生活中的需要得不到满足,目的不能实现,个体会出现挫折感或各种心理冲突,心理失去平衡,甚至于精神崩溃。因此,心理健康需要维护和促进。

心理健康维护是为了加强人们的心理健康意识和消除身心不健康因素,提高生活质量。一般来说,心理健康维护的目标有两个:首先是一般目标,即治疗心理疾病和处理适应不良行为,并设法尽早发现疾病的倾向,及时矫正或预防疾病的发生;其次是高级目标,即保持并增进个人和社会的心理健康,发展健全人格,使每个人都有能力适应不断变动的环境,同时应设法改善社会环境及人际关系,以减少或防止心理不健康的发生。心理健康促进是使人们能增强自我控制感并能改善健康的一个过程。心理健康促进可以通过个人努力,也可以通过与医疗系统的配合,还可以通过制定某些健康保健的政策来实现。

第二节　个体心理发展与健康

在一定社会教育条件下,个体心理发展在各个不同时期内,表现出一定的基本规律和本质特点。综合个体心理发展的主导活动、智力水平和个性特征,将其划分为以下几个阶段:乳儿期(0~1岁);婴儿期(1~3岁);幼儿期(3~6岁),也称学龄前儿童;童年期(6~12岁),也称学龄儿童;少年期(12~14岁);青年期(14~18岁);成年早期(18~25岁);成年期(25~60岁);老年期(60岁以后)。

一、胎儿期及婴幼儿期心理健康

(一)胎儿期心理健康

生理发展是心理发展的物质基础,人的生命是从胎儿期开始的。个体是否心理健康,其先天素质和胎儿期的发育起着重要的作用。研究证明,胎儿期营养不良会增加终生患精神病的风险。因此,怀孕母亲的健康状况、习惯嗜好、情绪状态等对胎儿的健康,以至于个体一生的健康都会有影响。

1. 孕期营养及保健与胎儿健康　胎儿期是大脑发育的关键时期,胎儿的营养完全依赖于母体的供养,因此孕期的营养状况将严重地影响胎儿的健康。研究证明,孕妇营养不良,如食物中蛋白质、维生素、钙、磷及其他微量元素等的缺乏,会影响胎儿脑的发育,使婴儿易患克汀病,表现为智力低下、身体矮小等。而营养过剩或者不平衡也会影响胎儿的发育,如孕妇过多进食动物肝脏,使体内维生素A含量过高,可能会影响胎儿心脏和大脑的发育。

孕妇吸烟、饮酒会影响胎儿的心身健康。据美国卫生与公众服务部(United States Department of Health and Human Services, HHS)报告,吸烟的孕妇产下体重不足孩子的比率大致是不吸烟孕妇的两倍。孕妇吸烟过多还会导致自然流产、早产、死胎及胎儿畸形,吸烟可使发生胎儿宫内窘迫及新生儿窒息的概率增加。不仅如此,日本学者调查证实,父亲吸烟也会影响胎儿健康,父亲每日吸烟数量与婴儿畸形发生率成正比。

孕妇大量饮酒与药物的使用也是影响胎儿健康的重要因素,孕妇大量饮酒可造成"胎儿酒精中毒综合征",胎儿出生时体重轻、矮小,长大后动作迟缓、智力低下,有的还会出现畸形,如小头、关节骨骼变形、心脏缺陷、脊髓膜膨出等。另外,孕妇使用药物也需要特别谨慎,许多药物可导致胎儿畸形,如四环素可致胎儿牙齿变黄、骨骼发育障碍,某些抗组胺药、抗精神病药、抗癫痫药及激素类药物等有可能致畸,卡那霉素、链霉素、磺胺类药物可致耳聋等。此外,孕妇妊娠2~6周,X射线辐射也会影响胎儿发育进而造成胎儿畸形,故应特别注意。

临床研究表明,女性妊娠前3个月感染风疹、腮腺炎、流行性感冒、猩红热等病毒或弓形体等,容易造成胎儿发育畸形或死胎;孕妇甲状腺功能减退、内分泌失调,易使新生儿患痴呆症;

孕妇患肺结核或糖尿病、尿路感染等疾病都会影响胎儿发育,导致胎儿患先天畸形或缺陷的概率升高。因此,孕妇应特别重视保持身体健康。

拓展阅读

先天畸形发病原因复杂,环境因素与遗传因素各自发挥了不容小觑的作用。环境因素集物理、化学、生物等因素及孕妇自身状态为一体,在胚胎的形成与发育过程中起到重要作用。由于孕妇从受孕到胎儿出生需要经历约10个月的时间,在此期间的每个阶段都会受到各种环境因子的影响。而致畸因素作用于母体,如果影响到胎儿各器官、系统的正常发育、分化与形成过程,严重时将导致胎儿畸形的发生。由于每个孕妇在孕期的情况千差万别,所以目前还没有得到一个完整的结论。目前公认的可能会导致胎儿先天畸形发生的因素主要包括:孕妇实际年龄高,妊娠期间受到有害生物、物理、化学因素的影响,孕妇自身情况及妊娠期间的营养状况不佳,不良生活行为,等等。

2. 孕妇的情绪与胎儿健康 孕妇情绪的好坏,不仅直接影响自身的健康,对胎儿的健康也会产生很大的影响。现代科学研究表明,情绪波动可影响内分泌功能,减少脑的供血量。孕妇情绪过度紧张可使与应激有关的激素水平明显增高,包括肾上腺髓质和皮质激素分泌增加。肾上腺髓质激素分泌增加,可使孕妇血压升高、心跳加快,从而影响胎儿脑的发育,影响胎儿出生后的智力;而肾上腺皮质激素分泌增加,会影响胎儿上颌骨发育,容易造成胎儿唇裂、腭裂等畸形。另外,情绪不稳定的孕妇发生难产及子痫的比率较高。因此,孕妇应保持愉快、稳定的心情。

(二)婴幼儿心理行为发展特点及培训

发展心理学的研究成果已经证明,婴儿期是人一生生理、心理发展最迅速的时期,幼儿期的发展则为进入学校学习准备条件。

1. 婴儿身心发展的特点及培训 生命早期,即从受孕至出生后2~3年是大脑的快速发育时期,此期可经历神经元生长与迁移、轴突与树突生长、突触形成和髓鞘化等过程,为早期神经回路的形成建立了基本的解剖结构,此期也是脑发育的关键期和敏感期。

1岁以内孩子的心身发展几乎是重演了人类数万年的进化过程。开始只能发单元音,只有无意识运动,只会吸吮、睡眠,很快学会了观察、倾听、抓握、翻身、坐、爬、立、走、说话,形成各种条件反射和协调的随意运动,会表达需求和情感,学会用语言和别人交往。特别是语言交往和独立行走在婴儿期心身发展的过程中起着极为重要的作用。如果某个阶段没能得到发展所需的必要条件和足够刺激,就会阻碍向另一个阶段的过渡,或者为今后的成长留下不易弥补的隐患。比如在婴儿期不经过充分的爬行锻炼,或被过度保护、过度限制而失去感觉、运动、充分训练的机会,到学龄期就容易出现"感觉统合失调"。

3岁的孩子对各种活动都充满兴趣,常常表现出自作主张的倾向和愿望。如大人喂饭时会抢过小勺来自己吃,喜欢模仿成人刷牙、洗手、擦桌、扫地。在他们看来,所有的劳动和游戏一样有趣。这时孩子的言语也逐渐成熟、迅速丰富起来。这段时期是进行言语训练的关键期,也是形成安全型依恋的重要时期。

根据婴儿期孩子的心身发展特点,可进行如下训练:①婴儿期的培训要与胎教衔接;②配合感觉功能的迅速发展,全面丰富感觉刺激;③以言语训练为先导,促进智能的全面发展;④建立婴儿的安全依恋;⑤婴儿的主要学习形式是玩。

2. 幼儿心身发展的特点及培训 3~6岁的孩子大脑调节控制能力逐步增强。7岁幼儿脑重已经接近成人,神经纤维的髓鞘化已基本发育完成,语音、词汇明显增多,通过游戏与周围联系增多,并有了一些知识经验。幼儿期的心理特点是认知能力、意志、情感和个性开始形成,出现了逻辑思维和判断推理,并有了一些经验。社会性发展具有极强的模仿力,活动形式仍以游戏为主。因此,对幼儿的培训应该注意以下几个方面。

(1)父母身教的作用:父母是孩子的第一任教师。幼儿好像一架摄像机,把父母的言行都一一记录在心,说不准什么时候就会"放映"出来。父母要意识到这一点,主动建设一种和谐、温馨的家庭氛围。如果想让孩子将来豁达开朗,自己就不能对人尖酸刻薄、斤斤计较;要让孩子好学上进,自己先得做出榜样。心理咨询中常见有些来反映孩子紧张焦虑的家长,表现得比孩子更加紧张。因此,对模仿力强、易被暗示的幼儿进行早期培训,最有效的方法就是父母以身作则。父母的互敬互爱、言行一致、勤奋热情、积极进取、正确认识人生和社会、不断克服自身缺点和不良习惯等都能为孩子的健康发展做出表率。而父母怨恨吵架、互相猜疑甚至离异,将给孩子的幼小心灵投下阴影,对孩子的心理健康极为不利。

(2)同伴关系的发展:大量的研究表明,同伴关系有利于幼儿社会能力的培养、认知和健康人格的发展,还可以满足幼儿对于爱、尊重及归属感的需要。同伴为幼儿提供了学习他人反应的机会,也是幼儿情感支持的来源。儿童的同伴关系是个信号,同伴关系障碍容易使其产生消极情感,长期的消极情感有可能产生人格障碍,所以对同伴关系不好的孩子要更加关心,帮助他们与同伴和谐交往。

(3)重视非智力因素的培养:幼儿期的情感易变,且不善于自己调节。随年龄的增长,在幼儿晚期可以发展出一定的控制能力,并出现高级的社会性情感。幼儿期的情感发展会随着环境和教育发生迅速改变。他们喜欢看动画片、欣赏美的东西、崇拜英雄。这时候父母可以通过引起幼儿情感体验的事物因势利导,帮助孩子建立美感、道德感、理智感和稳定的情绪。幼儿期也是人一生个性形成的关键期。父母的教育失误或一些不良的环境因素,都可能会形成某些情绪,影响孩子的个性发展或造成一生的不幸。

(4)关于儿童的心理反抗期:3岁后孩子就出现了独立愿望,开始自行其是,心理学上称之为"第一反抗期"。这时家长不可强行压制孩子的"倔劲",以免形成"逆反",要放手让孩子去尝试、去实践,同时给孩子以必要的指导。在孩子因没经验或不小心弄坏、弄错了事情时,要给予宽慰,鼓励他总结经验教训,继续实践;当孩子受到挫折、失败时,要及时给予理解和支持。比如,孩子因为同情接近一个没朋友的小孩而被其他孩子孤立时,要肯定他善良的同情心,同时教他一些方法,使之既不失去老朋友,又结交到新朋友。幼儿园的孩子有时还分不清楚想象与现实的区别,说话有时也与事实不符。这时不要轻易说孩子"撒谎""说瞎话",那样有碍孩子建立自尊和自信。有时孩子也会把幼儿园或别的孩子的玩具带回家,因为他们对所有制观念还没有明确的理解。出现此类事一定要及时教育,态度要严肃、平静,晓之以理,很快孩子就会明白道理。现在的独生子女智力水平一般都比较高,但由于缺少同龄孩子间的密切交往,常会出现人际交往方面的问题。家长要鼓励孩子多出去和其他小朋友一起玩,更多积累交往经验,这对于以后适应社会是极其重要的。

拓展阅读

　　随着幼儿的成长,自主性逐渐提高,自我意识得到迅速发展,活动范围也日益扩展,幼儿从对家长的完全依赖状态,不断向自立、自主、自由的方向发展。幼儿对周围的事物具有强烈的好奇心,在这种兴趣的指引下,逐渐产生了"我自己做"的意识和想法,面对他人的帮助、教育和阻止,喜欢采取不配合的行为和语言进行对抗,这就是"第一反抗期",会在幼儿3~4岁时出现。"第一反抗期"是多数幼儿成长过程中的必经阶段,该时期的科学教育对幼儿的心理健康和性格养成起着至关重要的作用。

幼儿出现反抗行为是幼儿心理成长的必然阶段，也是幼儿成长过程中的正常现象，家长和幼儿教育工作者不能因为觉得幼儿管教困难而希望其没有反抗期。实际上，如果幼儿家长或长辈过于溺爱，或者教育过于严厉，幼儿的反抗行为可能会不明显，然而，这种教育方式会抑制幼儿的自主性欲望，剥夺幼儿自我发展的机会。幼儿的反抗行为属于正常行为，成人要对幼儿的反抗行为给予理解，并合理对待处于"第一反抗期"的幼儿，关注和重视他们的发展，这将有利于幼儿成年后健康独立人格的发展。

二、儿童期心理健康

（一）儿童期的生理心理特点

儿童期指6~12岁，这个时期正是小学阶段，故也称为学龄期。此期的儿童除生殖系统外其他器官已接近成人。脑的发育已趋成熟，感知敏锐性提高，感知逐渐具有目的性和有意性，是智力发展最快的时期；有意注意发展，注意稳定性增长；口头语言迅速发展，词汇量不断增加，开始掌握书写语言；形象思维逐步向抽象逻辑思维过渡，大脑皮层兴奋和抑制过程更为协调，行为自控管理能力很强。其言语、意志、情感、个性和能力也得到不同程度的发展，表现为对事物富于热情，情绪直接、好奇心强，但情绪容易外露、波动大、辨别力差。个性得到全面的发展，自我意识与社会意识迅速增长，性格的可塑性大，喜欢模仿，道德观念逐步形成。

（二）儿童期心理健康的培养

1. 科学合理安排学习　这是一个由以游戏为主导转变为以学习为主导活动的时期，需要一个适应的时期。根据这一时期儿童的特点，老师和家长应对新入学儿童多给予具体的帮助和指导，要重视新生各项常规训练，如品德行为常规、课堂学习常规等；学习内容上应生动活泼，要注意教学的直观性、趣味性，学习时间不宜过长；培养和激发儿童好学的动机、兴趣和坚强的意志。

2. 组织社会劳动　儿童在劳动中不仅能增强对周围事物的认识，还能增加与家人以外的成人及小朋友相处的机会，从中学会人际交往，发展责任心和友谊感，培养热爱劳动、热心助人的人格。

3. 培养开拓创造性思维　成年人容易把多年积累的知识和经验灌输给小孩，容易出现说教式教育，对儿童的行为过多地加以干预，诸如"这是对的，那是错的"，这样会影响儿童探索和创造性思维的发展。比如儿童用茶杯盖子喝水，这说明儿童的探索和好奇心很强，而大人却会强制说"这是盖子，不能用来装水喝"。儿童的教育不但要强调传授文化知识，而且要注意儿童思维的多向性、灵活性、想象力和创造力的培养。

4. 注意"情商"的培养　"情商"即非智力因素，即良好的心理品质，应着重从三个方面加以培养：①良好的道德情操，积极、豁达、乐观的品格；②困难面前不低头的勇气，良好的意志品质，持之以恒的韧性；③同情与关心他人的品质，善于调节控制自己的情感，善于与人相处，并给人以好的感染。

三、青少年与青年期心理健康

（一）青少年期心理健康

青少年期是介于儿童与成年之间的成长时期，一般是指12~18岁，是从不成熟走向成熟的过渡时期，这一阶段的个体在生理和心理上要经历很大的变化。

1. 青少年期的生理心理特点　青少年时期是生长和发育的快速阶段。生理方面发生巨大的变化,其身高、体重快速改变。在内分泌激素的作用下,男女少年第二性征相继出现,性功能开始成熟。男性表现为胡须生长、喉结出现、声音变粗等;女性则出现声音变尖、月经来潮、乳房发育等。这时脑和神经系统发育基本完成,第二信号系统作用显著提高。

青少年期的认知活动具有一定的概括性和精确性,意义识记增强,抽象逻辑思维开始占主导,逐渐学会了独立思考问题,思维的独立性、批判性有所发展。同时,自我意识存在矛盾:一方面青少年逐渐意识到自己已长大成人,强烈要求自作主张,希望独立,不喜欢家长、老师过多管束,喜欢与同龄人集群;另一方面由于实践少、阅历浅,在许多方面还不成熟,经济上不能独立,出现了独立性与依赖性的矛盾。思维活跃、想象力丰富、容易理想化,出现了理想与现实的矛盾。可塑性大,情绪容易波动,易受外界的影响。性意识开始觉醒,产生对异性的好奇、关注和接近倾向,但由于社会环境的制约,出现性意识与社会规范之间的矛盾。

2. 青少年期心理健康的培养

(1)发展良好的自我意识:学校应开展青春期的自我意识教育,使青少年能够认识自身的发展变化规律,学会客观地认识自己,既要看到自己的长处也要看到不足,能够客观地评价别人,从自己的实际出发,学会面对现实,确立当前的奋斗目标。

(2)保持情绪稳定:青少年的情绪容易受到外界的影响,不稳定、容易冲动,易从一个极端走向另一个极端。应及时帮助他们找到合适自己的应对挫折的方法。父母与老师应以中立的态度接受他们的宣泄和倾诉,让他们学会在遭遇挫折或失败时去获得社会支持,以缓解应激。

(3)预防性意识困扰:性是青少年最为困扰的问题之一,特别是青春发育期。应及时地对青少年进行性教育,包括心理和生理两个方面。让青少年对性器官及第二性征有正确的认识,以消除他们对之产生的好奇、神秘、不安和恐惧感;培养高尚的道德情操,提高法制观念,自觉抵制黄色影视书刊等的不良影响;使青少年正确理解和认识性意识与性冲动,增进男女的正常交往,通过心理健康教育解决一些特殊的问题,如性梦、手淫、失恋等。

(4)消除心理代沟:代沟是指两代人之间心理上的差异和距离,一般是指父母与子女在思维、行为上,尤其是在看待事物的观点上的差异,从而引起相互之间的猜疑、隔阂、苦闷,甚至造成青少年离家出走等问题行为的产生。代沟具有两重心理意义:一方面意味着青少年自我意识的发展,具有积极的社会化倾向,心理已趋向成熟;另一方面使家庭关系紧张,会影响两代人的心身健康,导致个别子女离家出走甚至更严重的后果。因此,对于严重代沟应给予重视,设法通过心理咨询等方式促进双方及早进行心理调适,指导子女应体谅、尊重父母,理解父母有时的唠叨,同时指导父母理解、尊重和信任孩子。

(二)青年期心理健康

青年期是介于青少年期与中年期之间的阶段,是人生中最宝贵的黄金时期,生理与心理都已达到成熟,富于创造力,精力充沛,开始走向完全独立的生活,但生活中也面临着许多挑战。

1. 青年期的生理心理特点

(1)生理特征:青年在22岁左右生长发育已经成熟,各种生理功能都已进入青壮年的最佳状态。身体素质在青年期进入高峰状态,包括机体在活动中表现出来的耐力、力量、速度、柔韧性和灵敏性等,脑的形态与功能也已趋于成熟。

(2)心理特征:青年期个体心理的各个方面都得到了全面发展,其主要表现在:①认知能力趋于完善,青年人的词汇已经很丰富,口语及书面表达趋于完善,注意的稳定性和抽象逻辑思维能力日益发达,观察的概括性和稳定性提高,并且富于幻想。②情绪情感强烈、丰富,但不稳定,同时其情感的内容也越发深刻且带有明显的倾向性。随着年龄的增长,自我控制能力会逐渐提高。③意志活动控制力日渐增强,表现在主动性与自觉性的增强,遇事常常愿意主动钻研,而不希望依靠外力。随着知识与经验的增加,行为的果断性也有所增强。④人格逐渐成熟。其一,表现为自我意识趋于成熟,一方面能对自身进行自我批评和自我教育,做到自尊、自爱、自立、自强,另一方面也懂得尊重他人,评价他人的能力也趋于成熟;其二,青年人的人生观、道德观已形成,对人生、恋爱、自然和社会等都有了比较系统而稳定的看法,对人生的认识与择偶标准逐步确定、可对自然现象进行科学解释、对社会发展状况已基本了解,表明其已大大加快了社会化的进程。青年人各种能力发展不一,但记忆力、观察力、注意力、思维等均先后达到高峰。

2. 青年期心理健康的培养

(1)培养良好的适应能力:青年期是自我摸索、自我意识发展的时期,而且必须走入社会独立生活,在社会生活中常常会遇到各种挫折与人际关系的矛盾。当个人对客观事物的判断与现实相统一时,就能形成自我认同,否则就会产生心理冲突。由于种种原因,有些青年遇到人际交往失败时会感到苦闷、自卑,影响其身心健康。因此,应当让青年寻找到相应的对策来应对,使青年正确地认识自己,了解自己的不足与长处,正确地进行自我评价,以增进其心理健康。同时,要帮助青年人树立合适的目标,从而避免不必要的心理挫折和失败感产生;促进青年之间的相互交往,为他们提供更多交往的机会。

(2)及时解决情绪情感问题:青年人富有理想,但容易在客观现实与理想不符时遭受挫折打击,出现强烈的情绪反应,表现为怨天尤人,自尊也可能会转化为自卑、自弃。青年人虽然懂得一些处世道理,但却不善于处理理智与情感之间的关系,以致不能坚持正确的认识和理智的控制,继而成为情感的俘虏,事后又往往追悔莫及、苦恼不已。长期或经常的情绪情感困扰,将严重影响个体的心理健康和事业的发展。对此,可采取以下对策及时调整情绪情感,及早摆脱困扰:①设置适当的期望值,应该在自己的能力范围之内适当调整期望值,同时对他人的期望也不宜过高;②增加愉快生活的体验,每一个人的生活中都包含有各种喜怒哀乐的生活体验,对于一个心理健康的人来说,积极向上、愉快生活的体验将有助于克服不良情绪;③寻找适当的机会及时宣泄自己的情绪,人在情绪不安或焦虑时,不妨找好朋友聊聊,或去心理咨询,甚至可以一个人面对墙壁倾诉心中的郁闷;④行动转移或者升华法,可以用新工作、新行动的方法转移不良情绪的干扰。

(3)防止性的困扰:青年时期是发生性及相关心理卫生问题的高峰期,与婚姻、家庭的幸福密切相关。如何处理性及随后遇到的问题,是有一定难度的,但首先应该对性有科学的认识,对性有正确的认识与态度是性心理健康的首要内容。性既不神秘、肮脏,是自然与合理的;也不能放纵、自由,违反伦理和法律法规。应该增进男女正常的交往,两性正常、友好交往后,往往会使青年男女更认真、更稳妥地择偶,会在交往中加深了解,逐步发展,会减少因空虚无聊而恋爱的比例,美满婚姻的成功率也会更高。

四、中年期心理健康

按照世界卫生组织(WHO)1991年提出的划分年龄期的标准,中年人一般指45~59岁的人群。我国传统习惯认为在35岁左右就进入中年期,但随着人均寿命的增加,人口趋向老龄化,城市青年结婚年龄和生育年龄的推迟,人们对传统中年期的认识也在逐步改变。中年人的心理特点、社会角色等都在发生着改变。

(一)关注中年期心理健康的重要性

1. 中年期是个体最为成熟的时期 多数人在青年期生活阅历不断地磨炼、发展和完善,在思想、生活、工作等各方面打下了比较好的基础,成为一个比较成熟的人而进入中年期,所以中年期是个体最为成熟的时期。中年人在处理各种问题时显得比较理性、沉着和冷静,这使得他们的生活更有意义,生命更有价值。中年期既是生命的鼎盛时期,同时也是家庭、事业获得成功的时期。但是如果在青年期未能打下良好基础,没有得到很好的发展,甚至存在的各种困扰没有得到妥善的解决,那么进入中年期后,就会出现较多的心理问题。

2. 中年期是人生承上启下的重要时期　中年期也是为进一步实现自己的价值奠定基础的时期。过去因为子女多,一般要到50岁以后,甚至是60岁,孩子们才长大成人离开父母,而此时父母已经"老"了。与以往不同的是,由于独生子女政策和计划生育工作的开展,现在城市里一般在父母45岁以前孩子就已经长大,此时父母刚刚进入中年期,各个方面的负担开始减轻,再加上经过青年期的努力,积累了丰富的知识和生活、工作、社会经验,在事业上开始有所成就,甚至有的人已经取得了很大的成绩。因此,中年期也是生命最有活力的时期。

如果说以前的20多年是为了子女、工作而忙碌,现在孩子长大离开后,应该着手设计后半生的生活,将更多的精力放在自己的心身健康方面。今后生活的意义何在? 如何适应这个转变? 这是中年期群体面临的非常重要的选择。无论是中年期的女性还是男性,是已有成就还是一般人,都面临着对以后生活的选择。一些人由于没有这种心理准备,在各种生活、健康、家庭、工作、人际关系变动等"突如其来"的问题面前,可能会出现各种心理问题,心身健康也会受到影响。

3. 中年人是社会的中坚力量　中年期是一个人步入成熟的时期。在此时期,个体的知识、生活经验、社会阅历、工作技能、人际关系、财富等都逐渐积累起来。此外,生活的磨炼,也丰富了中年人的思想和实践,这标志着生命进入了鼎盛时期。对于社会来说,中年人身体健康、思维敏捷、个性成熟与稳定、工作经验丰富,且在各行各业中发挥着重要的作用,再加上已经没有太多家庭、子女教育的拖累,所以中年人是稳定而又重要的社会力量。

（二）中年期生理心理发展特点

中年是处于青年与老年之间的年龄阶段。人到中年,在知识经验日益丰富的同时,人体的生理功能却在不知不觉中下降。

1. 生理功能逐步衰退　进入中年期以后,人体的各个组织、器官和系统的生理功能从完全成熟走向衰退。这也是50岁前后的中年人常常心力交瘁,易患多种疾病的重要原因。

（1）心血管系统:因动脉逐渐硬化导致血管壁弹性降低,血管运动功能和血压调节能力减弱,血液胆固醇浓度常常随年龄增长而增高,动脉管腔变窄,引起心脑供血不足甚至缺血,造成诸如冠心病、脑出血、心肌梗死等心脑血管疾病。

（2）呼吸系统:肺组织弹性逐渐减小,毛细血管壁增厚,肺泡间质纤维增生,肺的气体交换功能下降,其抗病能力也随之下降,慢性支气管炎等慢性呼吸道疾病的发病率随年龄增长而增高。

（3）内分泌系统:胰岛素分泌量减少,使一些个体发生糖尿病倾向增加或罹患糖尿病。性腺功能降低,使性欲减退。到中年后期,还会因内分泌功能紊乱而出现更年期综合征。

（4）其他器官系统:肌肉开始萎缩,弹性降低;胃功能降低;骨质密度降低;清除体内分泌物的能力下降;免疫监视系统对发生癌性突变细胞的监视功能减弱。

2. 心理能力继续发展　孔子曾描述过人的变化:"三十而立,四十而不惑,五十而知天命,六十而耳顺。"形象地说明了人的心理能力进入中年期以后,在许多方面仍处于不断的发展过程中。

（1）智力发展到最佳状态:中年时期知识积累和思维能力都达到了较高的水平,他们善于联想、分析并做出理智的判断,具有独立的见解和独立解决问题的能力。中年时期是最容易在事业上出成果和获得成功的阶段。

（2）情绪趋于稳定:中年人较青年人更善于控制自己的情绪,减少冲动,有能力延迟对刺激的反应。

（3）意志坚定:中年人具有很强的自我意识,了解自己的才能和所处的社会地位,善于调控自己的言行,有所为和有所不为。对既定目标勇往直前,遇到挫折不气馁。同时能够理智地调整目标并选择实现目标的途径。

（4）个性稳定、特点突出：中年期稳定的个性表现、独具的风格、坚定的信念，有助于其排除干扰，以自己独特的方式建立稳定的社会关系，并顺利实现自己追求的人生目标。

（三）中年期心理健康问题

1. 青年时期心理发展遗留的问题 有一部分人在青年时期未能很好地发展，各种问题没有得到妥善解决，如磨炼自己、克服自卑感、提高自信心、培养良好个性、正确处理各种问题（尤其是自我心理调适的方法）等，所以，一旦遇到问题就会感到无所适从。对生活的意义缺乏认识，对生活的选择处于徘徊、犹豫和盲目状态，因而易烦躁、焦虑。

2. 进入中年期前后出现的心理问题 社会的迅速发展、竞争的日趋激烈，使一些中年人常常感到跟不上形势的发展。工作不顺利、婚姻出现裂痕、人际关系的变动、昔日的下级成了顶头上司或其他问题，生活上的困扰和事业上的挫折，教育子女不尽如人意产生的失败感，没有掌握过硬的技能去应对"竞争""下岗"等问题，甚至看到其他人比自己各方面都要成功时，出现的缺乏信心、缺乏勇气、自卑、嫉妒，甚至焦虑、抑郁等问题，这些都给中年以后的心理和生活带来很多困扰。

（四）促进中年期心理健康的对策

1. 减轻超负荷的心理压力 中年人具有多重社会角色，肩负着家庭与社会的双重重任，他们在家庭里是"顶梁柱"，在工作上又是主力。另外，中年人对事业成就有很高的期望值，他们劳心劳力、尽职尽责，但由于主客观方面的种种原因，中年人在事业上有可能会遇到困难、挫折与失败。他们长期承受着高强度的心理压力，这会严重威胁中年人的心身健康。对此，可采取如下具体做法。

（1）量力而行：中年人要权衡自己的时间和精力，停止超负荷运转，对不利于健康的过重任务，要学会说"不"。

（2）淡泊名利：中年人的时间紧迫感与成就欲常引导他们不由自主地与别人比较。真正的成功者需要有远大的目标、平和的心态，不为眼前利益而牺牲健康。要不断丰富精神生活，发展业余爱好。

（3）学会放松：在精神与工作压力过大时，要善于用各种方式调节和放松，如散步、适当参加体育活动等。

2. 处理好复杂的人际关系 中年期是人际关系最为复杂的时期。在工作关系中，中年人要处理好与老年（上级）的关系，搞不好会被认为是"翅膀硬了"；要处理好与青年（下级）的关系，指导过多会被认为是"絮絮叨叨"，关注过少会被认为是"自私冷漠"。在社会关系中，中年人可能还会因自身社会地位的变化而疏远或失去一些老朋友。

在处理与长辈的关系时，因为多数中年人既要做"孝子"又要做"忠臣"，致使他们投入更多的时间、精力、财力、物力去照顾长辈，这种"反哺现象"也时常让中年人不得不牺牲休息甚至工作时间，使得他们心力交瘁，甚至"英年早逝"。对此，可采取如下具体做法。

（1）改变认知结构：对人际关系持有正确、积极的认知是良好交往的基础。应克服视人际关系为尔虞我诈、人情冷漠、演戏作假等的心理定势，以诚相交，以便广交朋友，建立良好的社会支持系统。

（2）改善个性品质：不良个性往往是导致人际交往障碍的一种因素，甚至是关键因素。中年人应养成开朗、热情、宽宏、富有责任心等良好的个性品质，这对于处理各种人际关系至关重要。

（3）提高交往技能：处理人际关系是一种能力，也是一种技术和艺术。中年人应掌握各种人际沟通的技巧，如真诚适度地赞赏对方、换位思考、善于倾听、学会找到相似性、严以律己、乐于助人、宽以待人、增加主动性、求大同存小异等。

3. 协调好家庭与婚姻的矛盾 中年人要在事业上有所作为，需要一个和睦、安定的家庭环境做后盾。家庭是一个人身心调养、避开社会风浪的港湾。然而,婚姻问题常会成为影响中年人心理健康的重要因素。虽然离婚不一定对每个人来说都是坏事,但确实会或多或少地给当事人带来许多心理健康问题。另外,家庭中父母与子女关系的不协调也是中年人常常遇到的困惑之一。例如,夫妻间因教育子女的态度不同而产生口角或矛盾,不仅影响夫妻之间的感情,对子女的问题解决也可能会适得其反。营造良好家庭氛围的做法如下。

(1)增进夫妻间的"沟通交流":通过相互沟通而消除误会,双方在情感与行为上表现出较高的同一性,促进"夫妻认同感"。

(2)选择良好的子女养育方式:父母的言传身教对子女良好个性的形成至关重要。教育子女,首先父母要具有良好的修养,对孩子既不过度保护,也不放纵姑息。对子女的问题,夫妻应采取一致的态度与处理方法,同时要调整好对孩子的期望值。

五、更年期心理健康

更年期是从中年向老年过渡的一个阶段,对女性而言也是从生育期向非生育期过渡的时期。一般女性 45~55 岁、男性 50~60 岁被称为更年期。

(一)更年期生理心理特点

更年期是机体各器官、系统和内分泌功能,尤其是性腺功能逐步向衰老过渡的时期。这一时期机体会出现一系列重大变化,女性比男性反应更为突出,主要表现为:①性激素分泌水平下降,卵巢停止排卵;②月经从不规则到自然停止;③生殖器萎缩,性功能下降;④自主神经功能紊乱,导致血管舒缩不稳定,出现头痛、心悸及阵发性潮红、眩晕、出汗等症状。

由于机体内分泌的改变扰乱了机体的生理状态,进而会引起心理状态的变化,典型的表现为心情抑郁、烦躁、焦虑等。有调查表明,更年期综合征的心理问题突出地表现在躯体化、强迫、抑郁、焦虑、人际关系敏感等方面。但也有证据表明,这些心理症状在更年期妇女中并不具普遍性。

(二)更年期综合征的临床表现

对有些人来说,更年期的身心变化是缓慢且不明显的,可通过自主神经系统的调节实现平稳度过。但有些人变化较快、较明显,以致自主神经系统功能紊乱,出现紧张、烦躁、焦虑、易怒、记忆力减退、失眠、燥热不安、眩晕、心悸、性欲淡漠、性功能减退等一系列症状,这被称为更年期综合征。

1. 女性更年期综合征

(1)生殖系统症状:由于卵泡数量减少,导致雌激素和孕激素水平降低,可出现月经周期及经期不规则直至完全停止,月经量改变,阴道分泌物减少、瘙痒、干涩等不适症状,性欲减退,性交困难等。

(2)精神、神经系统症状:精神、神经系统的改变可包括记忆力减退、易疲劳、易激动、易发脾气、注意力不集中、焦虑、抑郁,甚至有厌世感,易惊醒、失眠多梦,某些人可出现类似精神病样的症状。

(3)自主神经系统功能紊乱:潮热(潮红)、头晕和出汗这样的三联征是自主神经系统功能紊乱的典型症状。

1)潮热(潮红):一阵热感始于脸、颈、胸,然后延至躯干下部、四肢等,随后出汗。调查显示,50%~80% 的绝经期妇女经历过潮热,有些人可在夜间发作,大汗淋漓湿透衣被,梦中惊醒,甚至烦躁不安影响睡眠。

2)眩晕:常发生于体位突然改变时,或伴潮热同时出现。

3)耳鸣:可突然发生或持续存在,常可听到各种噪声。

4)血压升高:以收缩压升高为主,且波动较大。有人可出现心悸、阵发性心动过速等症状。

5）血管痉挛性疼痛：有些人可出现心悸、胸部不适、心前区紧迫感等症状，与心绞痛发作症状相似，被称为"假性心绞痛"。有些人可出现手指、足趾强烈疼痛、蚁走感，呈阵发性发作，寒冷季节可加重。有些人会出现下肢疼痛和间歇性跛行。

（4）其他病症：更年期骨质疏松症临床表现较轻，早期常无症状，严重时有骨痛、椎体有压缩性骨折或呈楔形，身高降低（变矮）。绝经后的5~7年，随着雌激素水平的下降，骨质疏松症逐年加重，骨质丢失速度增快，严重时出现驼背、易骨折等现象。约30%的更年期妇女有肌肉及关节疼痛，发生率是同龄男性的5倍以上。

2. 男性更年期综合征 大多数男性能顺利度过更年期，仅有少数人会出现更年期综合征。

（1）精神症状：表现为记忆力、注意力及精力下降，易出现烦躁不安、抑郁、发怒、情绪不稳定等症状。

（2）自主神经系统功能紊乱：经常出现眩晕，呼吸时有不畅之感，身体局部会产生麻木感和刺痛感；胃肠功能有时紊乱，食欲减退、消化不良、便秘等；睡眠不稳，时常失眠；紧张时会产生耳鸣、心悸等症状。

（3）性功能发生变化：性欲减退，性能力降低，有些人对性生活明显厌恶。

拓展阅读

部分中老年男子出现与女性更年期综合征相似的体征和临床症状，这些体征和症状可以对多器官、系统造成不良影响，并降低其生活质量，被称为男性更年期综合征。其常发病于40~55岁男性，也可能提前至35岁或推迟至70岁。其主要临床表现为：神经功能紊乱、抑郁、注意力不集中、记忆力减退、失眠、易疲劳、出汗、潮热和性功能减退等。男性更年期综合征是一种多病因、多因素性疾病，是老龄化及同时伴发的多种疾病等因素共同作用的结果，而睾酮水平下降只是其中的一个主要因素，人们对男性更年期综合征的认识还有待进一步提升。

更年期是否一定会出现更年期综合征，对此研究报道不一。国内调查资料表明，70%的更年期妇女有心绪不宁的症状，约4.4%发展为更年期综合征。近年来，心身研究发现，更年期出现的不适症状一部分是生理变化的心理后果，但更多的是与认知、文化、社会因素相关。因此，有人对更年期症状与绝经的生理相关性提出疑问，认为症状的产生在更大程度上是医学观点和传统文化导致绝经个体对症状的期待，也就是说这些症状是心因（认知）性的，并非绝经引起的机体变化。对于人际关系良好、家庭和睦、工作稳定、心身健康的个体来说，并无明显不适；反之，同样的变化对于已经存在心身障碍的个体就会发展为更年期综合征。

（三）更年期的心理社会因素

1. 消极的态度 更年期妇女的生理变化使她们产生不良的情绪体验，对更年期及在此期间发生的绝经等持有什么样的态度，对相关的情绪体验给予怎样的解释，对她们来说是很重要的。预想绝经是一个不好的事的女性更倾向于关注它的负面。例如，对绝经持有负面态度的女性有可能报告性欲下降、阴道干涩和消极情绪。

2. 生活事件发生频繁 这个年龄段处于中年后期，正是人生的"金秋时节"，是出成果的时期，不论收获的丰与歉，都将成为重大生活事件而扰乱其心理稳态。

3. 家庭角色变换过度 这个年龄段在家庭中处于"上有老、下有小"的时期，同时要赡养年届"古稀"的父母和抚育刚过"青春期"的子女，家庭角色变换过度。

4. 空巢效应　这一时期子女已长大成人,外出求学,生活或工作出现"空巢效应"。

5. 社会角色转换适应　这一时期会出现因职务变更导致人际关系变化,角色行为的转换、适应问题。

综上所述,个体在这样一个心理社会背景下的心身变化会出现个体反应的差异。心身健康、生活美满、认知理性、应对适当者,常能平稳地跨越更年期;反之,则会引起各种心身障碍,加重更年期综合征反应。

(四)更年期的心理卫生

1. 科学认识更年期　由于大多数妇女缺乏关于更年期生理和心理变化方面的知识,再加之社会对更年期消极的看法和刻板印象,她们对自身所处的身心变化状态、不良和不适的情绪体验顾虑重重、不知所措,加深了其紧张感和恐惧感。因此,个体应了解、学习更年期生理心理变化的规律,正确认识和对待这个特殊的时期,避免思想负担过重。

2. 调节和控制不良情绪　学会自我调节,提高自我控制的能力,注意适当地疏导、宣泄郁闷之气,学会情感转移的方法,保持乐观平静的良好心态。

3. 有规律地生活和进行适当锻炼　有规律地生活对保持身体健康是很重要的。更年期生活、工作负担均较重,是人的"多事之秋"。因此,要注意按时作息、合理膳食、节制有度、劳逸结合,坚持体育锻炼或适当运动,保证安全、顺利地度过更年期。

4. 主动进行医学检查和咨询　更年期的机体功能失调不一定都是疾病,但出现不适症状都应该积极、主动地进行医学检查和咨询。一方面,通过医生的检查和治疗,及时帮助机体恢复功能;另一方面,也可了解更年期生理变化的常识和防护事项,树立正确的认知观念。许多疾病在更年期发生率升高,但不必为此焦急不安,应积极寻求医学帮助,及早治疗。

5. 争取社会和家庭的理解　更年期出现的生理和心理反应有可能影响家庭和工作。社会和家庭成员对处于更年期者的生理和心理变化应有所了解并正确对待,在生活上给予照顾,工作上给予同情和帮助,甚至有时需要暂时忍让,帮助处于更年期的个体顺利度过这一人生的特殊时期。

六、老年期心理健康

2000 年我国就已进入老年型国家行列(60 岁及以上的老年人口超过全国总人口的 10%)。第七次全国人口普查结果显示:截至 2020 年 11 月,我国 60 岁及以上人口为 2.64 亿,占总人口的 18.7%;65 岁及以上人口为 1.91 亿,占总人口的 13.5%。近年来,65 岁及以上年龄段群体数量持续增多。2015—2020 年中国老年人口数量及比重如图 4-1、图 4-2 所示。

老龄化程度的迅速加深,必将带来一系列问题,其中,健康和医疗就是一个突出方面。心理健康不但关系精神疾病和心身疾病的防治,而且影响到老年人的心理状态和生活质量。老年期是人生的最后一个时期,与人生前几个阶段一样,也会出现与年龄有关的特殊心理问题。

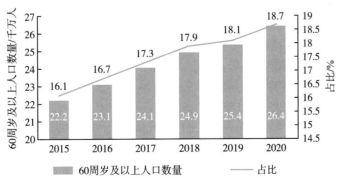

图 4-1　2015—2020 年中国 60 周岁及以上人口数量及比重

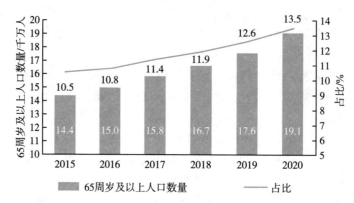

图 4-2 2015—2020 年中国 65 周岁及以上人口数量及比重

（一）老年期心理特征

人到老年，生理上各个器官都逐渐出现衰老，发病率增高，心理的各个方面都逐渐出现衰退现象，感知觉能力下降，易在短时间内造成记忆力减退、疲劳，智能与学习能力下降，尤其是注意力和判断力的减弱，使人对微小的差异变得迟钝，运动能力衰退，大脑及神经系统易发生病理现象，出现言语障碍和失语症。人格改变易引起精神障碍。退休和社会职能的变化、经济上不能独立、家庭变故、生活困难等都是老年期的重要问题。由此可使老年人产生自卑、孤僻、多疑、固执等心理问题，若不及时调整，将影响老年人的身心健康。

（二）老年期心理健康的培养

1. 适应退休生活，享受老年生活

（1）退休综合征的表现：退休后，老年人的生活、工作环境和社会角色都会发生一系列变化，从为生活奔波的谋职者变成了旁观者，从以工作单位为核心转为以家庭为核心，从以工作为中心转为以闲暇为中心，从紧张的生活转为清闲的生活，从接触的人多事多到接触的人少事少，从经济比较富裕者变成收入微薄者，从关怀子女者变成接受子女赡养者。因此，老年人思想上也从积极状态转变为消极状态，精神上从有依赖感变为无依赖感，在生活、习惯、情绪、思想、人际关系等方面容易出现不适应，产生退休综合征。

（2）退休综合征的应对：多数退休的老年人存在着或多或少的自卑感和失落感。老年人对退休的现实需要有一个逐渐适应的过程，这使得帮助他们进行自我调节十分重要。

1）把退休看作是成功生活历程的一部分：对于老年期出现的各种衰退现象，要有思想准备；改变认知，以积极乐观的态度面对人生中"有钱有闲"的这段时间；保持必要的人际交往，积极投身于社会生活；积极面对现实，对生活中的各种问题以切实的方法解决，不退缩、不逃避；积极参加体育锻炼、维持适量的性生活，对保持身体健康大有裨益。

2）坚持学习，活到老，学到老：进"老年大学"一类的学习场所，不仅可以改善老年人的心理功能，特别是智力和记忆力，延缓衰老，还可以使老年人开阔眼界、紧跟时代的车轮前进。老年人可用学习所得，加上自己过去的知识和经验，做些有益于集体和公众的事，从而体现个人价值，也使生活过得有意义，减少失落感和孤独感。

3）培养和坚持各种兴趣爱好，做到"老有所乐"：培养各种兴趣爱好，既可丰富生活，激发对生活的兴趣，又可平衡、协调神经系统的活动，使神经系统更好地调节全身各个系统、器官的生理活动。因此学会寻找快乐，对延缓衰老会起到积极作用。

2. 正确面对疾病和死亡 老年人免疫防御功能降低，容易患各种感染性疾病。免疫监视能力降低，使得各种癌症有可乘之机。另外，随着年龄的增加，老年人的慢性病逐渐累积，并且容易急性进展，甚至陷入恶性循环，可能出现生活自理能力的下降。老年人应尽早学会应对此类问题。

（1）疾病和死亡是老年期的重要主题：步入老年期，个体常患有一种或多种老年疾病，越来越深刻地意识到死亡的临近，并由此而产生心理波动。研究表明，老年人出现死亡念头的频率较高，特别是那些患有一种或多种慢性病、晚年生活因病不便和痛苦的老年人，常常会想到与"死"有关的问题，不得不随时做出迎接死亡的准备，表现出对死亡的焦虑和恐惧。老年人生死观的一个重要方面是希望"暴死"，不希望卧床不起，给别人添麻烦。

（2）普及死亡教育，关心老年人生命质量：全社会应加强死亡教育，树立死亡也是生命的一个部分的理念。只有对死亡有思想准备、不幻想、不回避，才能让老年人克服对死亡的恐惧心理，从容不迫地生活。同时，子女应在生活上积极照料老人，对老人多体贴、多关心，多进行情感上的交流。有病及时医治，使老人感觉安全和温暖，也能很大程度上促进老年人的身心健康、提高老年人的生存品质。

（3）调动社会资源，帮助老年人渡过难关：随着中国老龄事业发展的黄金时期的到来，全社会对老年人，尤其是罹患疾病的老年个体的关注、关爱日益增加。应充分利用各种社会资源，如医养结合的医疗机构、综合医院的老年科、各类养老院等，真正使老年人老有所依、老有所养。即使面临死亡，也能给以临终的关怀，使其平和尊严地走完人生的最后一段路程。

（三）终生关怀

随着生活水平的不断提高，人类寿命日趋延长，年龄在 75 岁以上的老人越来越多。对于这些老年人而言，心理关怀是必不可少的。终生关怀就是让这些长寿的老人及有各种疾病的老人能够在生命的最后阶段充分享受快乐的生活，使老年人老有所养、老有所学、老有所为、老有所乐。

1. 长寿老人的身心特点及心理关怀　长寿老人机体的生理功能衰退较快，患各种疾病的概率增加，心理功能也逐渐降低，极易产生失落感和衰老感。有人说，老年人不仅会丧失身心健康，而且会丧失与家庭及社会的联系、丧失经济独立、丧失生存目的。这种说法虽然有些太片面、消极，但同时能反映出老年人存在着各种各样的心理问题。

（1）长寿老人的身心特点：到了老年阶段，即便没有各种疾病的困扰，老年人的各组织、器官、系统的功能也会逐渐下降。老年人在外表上主要表现为皮肤松弛、面部皱纹增多、两鬓斑白、胡须变白、头发稀疏、牙齿逐渐脱落；在形体上易出现骨质疏松，可引起脊柱不同程度的变形，有的人表现为驼背、躯干弯曲；在组织器官上会发生程度不一的器质性和功能性改变。这些退行性改变给老年人带来了许多不便，甚至烦恼，使其产生"人老珠黄"的老化感。

心理方面，老年人的记忆力明显下降，表现出对往事回忆生动清晰，但对近期事物记忆效果较差，机械记忆能力下降；在智力方面，解决问题的能力随着年龄的增长而下降；情绪相对不稳定，易激惹、易兴奋、喜唠叨、愿与人争论。由于长期所形成的生活习惯和工作方式的影响，老年人的习惯性心理十分牢固，人格特征更加突出、定型化。他们总是按照老经验办事，用原有的心理定势看待新生事物，不能很好地适应周围的环境。有些老年人还常常以自我为中心，影响了日常生活中的人际交往。这些变化导致他们极易情绪化、心理状态不稳定。针对老年人容易出现的种种问题，我们要采取一些措施来改善其心理状况，应给予老年人特殊的心理关怀和照顾。

（2）长寿老人的心理关怀

1）正确认识衰老，直面死亡：衰老是自然规律，死亡是每个人的必经之路。应让老年人正视这个事实，调整自己的心态，适应心理及生理上的变化，适应新的生活，树立积极的生活理念，形成良好的生活方式。生命在于运动，要鼓励老年人选择喜欢的锻炼项目，安排好适合自己身体状况的锻炼计划，例如打太极拳、饭后散步等。

2）建立新的人际关系：老年人应尽可能地扩大自身的社会活动范围，积极参加各种适合老年人的活动，争取结交更多的新朋友。切忌身居斗室、闭门不出。同时，妥善处理好家庭成员之间的关系,主动多交流、减少代沟。

3）发挥社会支持系统功能:其他群体要主动与老年人交流,减少其无助感与孤独感,另外还要给予行动上的帮助,如抚摸老人、搀扶老人走路、帮助老人做一些力所能及的事,减少其对生活的担忧。"关心今天的老人,就是关心明天的自己。"对老年人的关注需要全社会的动员,政府、单位、邻里、亲友、家庭都应该给予老年人最大的理解与帮助,让其有一个快乐、幸福而充实的晚年。

4）坚持用脑:"用进废退"的原则不仅适用于年轻人,也适用于老年人。老年人应坚持科学用脑、坚持学习,如参加老年协会、老年大学等。这不但有利于减慢生理和心理的衰老进程,而且能使其不断学习新的事物,继续为社会作出贡献,实现老有所学,老有所为。

5）充分发挥老年人的余热:老年人具有丰富的阅历,他们的经验和教训是不容忽视的。我们现在的工作也都是建立在这些老年人工作的基础之上的,到处都可以看到他们的智慧和才干。因此,在条件允许的情况下,我们要充分发挥老年人的余热,让老年人为我们的工作提出宝贵意见和建议,使其真正做到老有所为。

2. 空巢老人的心理问题与心理关怀 空巢老人指单居或夫妻双居、没有子女照顾的老人,分为三种情况:一是无儿、无女、无老伴的孤寡老人;另一种是子女不在身边且无老伴的老人,叫作独居老人;还有一种就是儿女远在外地,不得已空巢的老人。与高寿老人相比,这些人占据了老年人更大的比例。

（1）空巢老人的心理问题:空巢老人过着"出门一把锁,进门一盏灯"的寂寥生活,这些老人普遍都有一种"空巢感",也就是孤独感,但这种孤独感里又增添了无助、自怜和思念等复杂的情感体验。有"空巢感"的老人大都惆怅孤寂、心情抑郁。空巢老人对生活的照料问题忧虑最大,因为随着年龄的增加、精力的衰退,将来总有一天难以独立地照料自己,到了那一天怎么办? 当生活中发生意外的时候,如何获得援助? 特别是单身老人,患病以后感到极其无助。这部分老人经常沉浸在对各种问题的焦虑与思考之中,甚至有些人出现恐惧的心理。另外,一部分空巢老人摆脱不了对在外儿女的牵挂及担心,这加重了他们的孤独、焦虑心理。

（2）空巢老人的心理关怀:空巢老人由于特殊的身体条件和精神状况,无疑需要得到外界更多的关照,其中包括生活照顾、经济供给、精神慰藉、回归办理四个方面。提供这些关照的,应该是一个由亲属、邻里、居委会和单位四大资源构成的社会系统。空巢老人关怀的主要内容是:自我关照为主,外力关照为辅;夫妻关照为主,子女关照为辅;社区关照为主,行政关照为辅;专业机构关照为主,综合机构关照为辅。由此可见,对空巢老人的关怀是一项伟大的社会工程。

1）自我关照:空巢老人等待别人的拯救远远不如发挥自己的主动性。应教会他们为自己安排具有创造性的、合适的社会活动,例如与周围老人成立一些娱乐组织、在居委会做志愿者等。这些发挥余热的过程,不仅可使他们的情绪走向良性循环,同时可提高空巢老人的价值感,有助于克服老年抑郁、焦虑等不良情绪,从而提高自身的免疫能力。

2）亲友及单位的关怀:对于空巢老人来讲,他们不仅需要儿女物质的照顾,更需要心理的关怀。子女要做到联系不断、关爱不断,如经常问候、定期看望、节日祝福等,这些对空巢老人来讲都是必要的。单位可以组织一些让退休老人介绍自己的工作经验及业绩的活动,这有利于实现老人的自我价值。单位同事及附近亲属都要格外关心和照顾这些老人,哪怕是很简单的聊天也能消除老人的孤寂感。

3）社会的关怀:社会的关怀将成为未来关照空巢老人的重要方式。首先,每个社区都应该掌握空巢老人的情况,把他们的资料(包括健康状况)登记在案,突出社区关怀的及时性和针对性。其次,社区还要招募一些关怀空巢老人的志愿者,为他们提供及时的、个性化的服务。

最后,社会可建立"敬老院""养老院""老人医疗所""老人聊天所"等部门,在解决空巢老人看病问题的同时,让更多空巢老人能够在一起相互沟通、聊天。研究表明,对老人来说,和许多同龄人共处一室,有助于缓解孤独感。

总之,对于空巢老人的关怀需要老人自己的努力、子女的关心和社会支持系统的完善,三方面共同作用。

3. 患病老人的心理特点与心理关怀　由于生理及心理功能变化,老年人患各种疾病的概率增加。这些疾病是由生物、心理、社会等多种因素共同作用导致的。随着现代医学模式的转变,对老年慢性病患者的关注已经从以疾病为中心向以患者为中心转变,即不仅要减少老年患者的躯体症状,而且要改善其情绪和心理状态,提高老年患者的生存质量。

（1）患病老人的心理特点:抑郁和悲观是一种对疾病与衰弱的普遍、长期性的情绪反应。这可能与患者年老体弱、疾病治愈时间较长、丧失劳动能力、对生活失去信心、认为自己的疾病成为他人的累赘、意志被消磨、自我实现的需要无法满足等有关。不同疾病原因的患者还可出现不同的愤怒反应。例如,意外伤害患者常因蒙受委屈而愤怒;不治之症的患者,因自认不该患某种疾病或自感救治无望,抱怨命运不好而产生愤怒情绪。

（2）患病老人的心理关怀:老年患者很容易与他人及外界产生疏远和隔离感,我们要给予这些老年患者帮助,从医护人员到家人,到社会各个部门都要作出自己的贡献。

首先,医护人员要给予患者理解和支持,并谅解患者的过激行为,对患者要有耐心、温和,不能嘲讽、训斥,更不能迁怒。其次,老年人平时害怕孤独与寂寞,患病时更担心失去亲人的安慰和照顾。亲朋好友的关心及鼓励是老年患者最大的精神支柱。因此,家人应给予力所能及的帮助,以及适度、合理的关怀。领导、同事及朋友的鼓励和安慰能减轻患者焦虑、恐惧的心理,定期对老年人的探望不仅能够提高老人的自我价值感,而且能够让老年人对生活充满信心。患者对那些和他有同样经历的人更感兴趣,在病情允许的情况下,鼓励患者之间进行交流非常重要,尤其要让患者吸取那些康复较好的患者与疾病作斗争的经验,增强其战胜疾病的信心。同时,社区要定期探视这些老年患者,让老年人时刻感受到社会对他们的关心和重视。最后,环境对患者心理状态的影响不可忽视,要尽量创造舒适、安静、优美的家庭环境和治疗环境,减少或消除环境带来的不良刺激,促进患者身心舒畅。

4. 临终老人的心理特点与心理关怀　不同国家对临终的定义不一样。在美国,临终是指临近死亡,估计只能存活2~6个月,目前无治疗意义的情况。在我国,无具体的时间限制,一般是指人出现生命体征和代谢等方面紊乱的濒死期。临终老人由于对亲人的挂念、对生存的依恋及对死亡的恐惧等,其心理活动和行为反应极其复杂多变。

拓展阅读

　　临终关怀属于一门特殊的临床学科,主要是由相关人员组成专业团队,帮助临终患者及其家人减轻身体和心理上的伤痛,提高患者生活质量,使患者有尊严地面对死亡。英国是最早开展临终关怀的国家,在临终关怀政策上的发展也较为完善。1990 年,英国在《国家卫生服务及社区关怀法》中,将临终关怀服务纳入医保,明确了临终关怀相关机构的申请条件。美国在有关临终关怀医疗保险的规定中提出:"临终关怀所服务的对象是那些处于生命终末期的患者,即在疾病正常发展的情况下,经主治医生或提供照顾的临终关怀计划的医疗负责人确定生存期为 6 个月以内的临终患者。"临终关怀于 1988 年引进我国,相较而言,我国临终关怀起步较晚,发展过程也较为缓慢,直到 2011 年卫生部相关政策才首次提到要将临终关怀纳入我国医疗保险。

（1）临终老人的心理特点

1）恐惧死亡的心理：人在临终阶段除了生理上的痛苦之外，更重要的是对死亡的恐惧，对自己无法接受和无法相信的现实恐惧万分，由此背上了沉重的包袱，害怕自己会离开人世，求生的欲望油然而生。为了延长生命，患者急于了解病情和治疗方案，会向医生寻求各种治疗的方法。美国的一位临终关怀专家认为，"人在临死前精神上的痛苦大于肉体上的痛苦"。因此，一定要在控制和减轻患者机体上痛苦的同时，做好临终患者的心理关怀。

2）解除痛苦的心理：进入濒死阶段时，人们最初往往不承认自己病情的严重，否认自己已病入膏肓，总希望有治疗的奇迹出现以挽救生命。当得知病情确实无挽救希望，预感已面临死亡时，由于不堪忍受痛苦的折磨，表现为烦躁、恐惧，经常无故发脾气、暴怒、不配合治疗、训斥医护人员等，用这样的方式发泄生理上的痛苦。有的人甚至想用自杀来结束痛苦、结束自己的生命。

3）渴望无痛死亡的心理：当确信死亡已不可避免，想从极度疲劳中挣脱出来时，人反而会沉静下来等待死亡的来临，表现为不愿与家人及医护人员沟通交流，终日沉默不语，心情沉重。这个阶段的需求就是没有痛苦地死去。

（2）临终老人的心理关怀

临终老人已由求生、求知、希望治愈的需要转向情感需要和对症状的控制、舒适的需要，此时给患者心理和情感上支持，往往比生理上的治疗更重要。常用的心理干预方法如下：

1）心理支持法：将临终老人的情绪反应看作是一种健康的、正常的适应性反应，千万不要反击他们，对于他们的某些不礼貌行为应忍让，并给予宽容、理解和关爱；倾听其心声，了解其心愿，满足其要求，给临终者以亲人般的关爱和温暖；帮助临终者与家人、亲朋联系，以体现生存价值，减少孤独感；帮助临终者正确认识疾病与死亡，积极配合诊断治疗，激发患者潜在的生存意识，以脱离恐惧和痛苦，恢复一定程度的平衡与和谐，尽可能地在放松和舒适中走完人生旅程。

2）面对死亡，陪伴旅行："陪伴人生最后的旅程"是现代临终心理关怀的基本方法之一。它体现了人与人之间实实在在的、真诚的、平等的、信任的、坦率的关系。临终者所面对的最大威胁是死亡。为了实现临终心理关怀的目标，我们必须帮助患者面对死亡。只有面对死亡才能使临终者从愤怒、焦虑、抑郁和恐惧等不良情绪中解脱出来。

3）运用音乐疗法，增进临终关怀：即将走向生命终点的患者的情绪是复杂的，常有抑郁、焦虑和恐惧等。音乐疗法可以帮助临终者安详、平静地离去。临终者静听音乐后，收缩压明显下降，抑郁和焦虑明显改善，同时音乐疗法还能减轻化疗引起的恶心、呕吐。遇到沟通困难的患者，医护人员及家属可以用微笑的表情安抚临终者，让其听音乐，使之情绪稳定。

4）多方法结合助其度过危机：临终心理关怀需要从不同水平、层次提供关怀与帮助，协助临终者面对危机、发展自我、超越自我。

第三节 群体心理健康

身体健康和心理健康同等重要，二者联系紧密，良好的心理健康状况对身体健康和疾病恢复都能够起到积极的促进作用。有研究证实，缺血性心脏病与抑郁之间就存在着一定的正相关性。更多的研究和实践活动均表明，心理健康可以借助身体环境和社会环境的改变而得到提升。因此，我们有必要关注来自社会、经济和环境领域的变化对心理健康的影响，通过推广群体心理健康促进，进而降低心理疾病的个人和社会负担，提高心理健康水平。

在群体心理健康工作中，心理健康促进是一项核心内容。心理健康促进的相关概念比较多。世界卫生组织在《2002 年世界卫生报告：减少风险，延长健康寿命》中提出："积极的心理健康是健康促进干预的最优目标。预防是关于如何避免疾病，而促进则是关于改善健康和提升幸福感。"

当前，群体心理健康促进主要涉及家庭、学校、社区三个方面。

一、家庭心理健康促进

家庭心理健康促进的内容不仅包括少年儿童的心理健康，还包括家长的心理健康状态，其中亲子健康尤为重要。家庭心理健康促进关注的焦点在于家庭整体的健康和幸福感。类似的健康促进计划还包括促进家庭支持、促进儿童发展、促进健康饮食、促进身体锻炼、促进健康体重、促进口腔健康等。有研究发现，家庭健康促进更关注的是整体健康。目前，大多数家庭都能充分认识到健康的重要性，掌握健康的基本办法和实施行为，但是许多家庭还是希望能从心理健康领域入手，对家庭心理健康多一些了解和把握，特别是针对情绪健康需要有深入的认识，能够便捷地获取更多对心理健康的支持和帮助，而不仅仅是通常意义上的医疗行为。

家庭心理健康促进的策略主要有：①家长充分发挥示范作用，做孩子的好榜样；②教会孩子健康的生活习惯和行为，特别是睡眠习惯、饮食习惯等；③多一些亲子行为和活动，减少孩子看电视的时间；④确保孩子理解父母对他们的爱，并知晓父母以他们为傲；⑤父母向孩子提供充分的自我表达和学习的机会；⑥帮助孩子树立更高的生活学习目标，对于孩子努力的成果，不论大小都要给予充分的赞许和肯定；⑦在孩子有需要的时候能够及时提供全部的支持；⑧对孩子表现出足够的耐心；⑨充分尊重孩子；⑩面对孩子的问题和错误，不要提高嗓门，不可言语吓唬孩子，最大限度地保持冷静，尽量不使用体罚。

二、学校心理健康促进

从幼儿期到儿童期，再从青少年期到青年期，基本上人生早期阶段都是在学校教育和管理的范畴内。学生的情绪状态和社会性对学业成功有着重要作用，因而学校不仅肩负着教授课业的责任，还肩负着全面提升学生的心理健康状态的责任。学校心理健康服务应该以能够促进所有学生的心理健康水平为目标，为处于需要帮助或潜在危险情况下的学生提供充分的无条件的关注和保护性支持，并以这样的教育氛围，引导和鼓励学生做好应对各种心理健康问题挑战的准备。同时，作为学校的管理者和教师，应当充分明确心理健康不仅仅意味着没有心理或行为问题，而是一种心理满足、充满幸福、积极向上的生活状态。要通过教学和管理，让学生体会到自尊、自我接纳，帮助学生提升心理复原力，培养良好的行为规范，教会学生足够的心理健康方面的应对技能。

家庭应为学生的心理健康提供基本支持，学校则应与学生和家庭积极配合，为能够实现三方的良好发展作出贡献。具体策略有：①创建积极的校园环境，营造和谐的校园氛围。为促进学生的心理健康，学校管理者和教师有必要实施各种学校促进措施。②开展读书会、朋辈辅导、午餐会等校级活动，营造一种共同感，为师生提供彼此相互学习的机会。③建设优美的校园环境，保持校园环境整洁，并为全校师生创建优良的学习氛围。④鼓励学生参与教学管理，让学生参与课堂教学和学校管理，提升学生的自我效能感，增强学生对学校建设和学业发展的参与感等。⑤促进积极关系的良好发展。通过学校、师生、家庭互助合作，建立积极的师生关系和支持性的同伴关系，以及积极的家校沟通机制等。⑥积极鼓励引导家庭的参与。对孩子的心理健康而言，家庭的参与非常关键。学校可以为家庭提供相应的心理支持服务，引导家长积极配合参与学校的活动、家访，对家长进行教育技能培训等。⑦学校管理者和教师要具备识别潜在危险的能力。教育者应能够发现并识别出学生潜在的危险行为，比如激动紧张、坐立不安、同伴关系出现异常、社交退缩、挑战权威或违反校纪校规等，这些异常的心理和行为表现,往往会导致更加严重的心理问题。⑧建立校园心理支持系统。学校应建立一整套人际关系帮扶管理体系和应急预案,确保在危机出现时学校有明确的校级危机干预措施,各级教师能够积极响应。⑨建立专业的心理健康服务团队,包括学校心理学教师、学校心理咨询师、校医、教师、社工及各类专家等。⑩创建和谐的教育教学氛围。教师应根据学生的需求和特点,适当调整授课方式。如帮助抑郁症学生,让其私下回答问题或记录自己的回答交给教师,避免课堂提问,或掌握简单的减压技巧,帮助学生调整呼吸、保持镇定等。教学和管理中多使用积极言语而非消极言语,为学生树立好的榜样,注意保护学生的自尊心,避免贴标签,认可学生的权利等。

三、社区心理健康促进

社区心理健康促进是近年来研究和实践推广的热点主题。在社区建设中进行心理健康促进,对于促进社会发展、维护社会和谐稳定可发挥重要作用。社区心理健康促进只有从顶层设计开始,注重在宏观社会领域、中观社区领域和微观个人领域进行多方位推进,才能更有利于个人乃至社会的整体健康发展。目前,社区心理健康促进针对的人群主要涉及儿童、青少年、女性、老年群体和有需求的个体。社区心理健康促进活动面向整个学校、家庭、工作场所和各种社会组织及相应的社会文化环境等。活动内容主要为通过整个社区的力量,激发个体的心理复原力和追求健康的动机,进而从根本上应对产生大量心理行为问题的各种潜在不利因素,达到了解、协调、解决突出的社区问题(如品行不良少年、虐待儿童、药物滥用等)的结果。就个体而言,社区心理健康促进主要借助各种社区实践锻炼个体的心理复原力,即个体面对危险、创伤等应激条件的良好适应能力。

心理健康是健康这一宏大范畴的一部分。随着医学模式的转变,健康促进的重点已从注重个体疾病预防转而投向群体和整个社会环境的健康发展。健康促进不仅仅关注个体,更关注群体、社会和个人的生活背景。因此,制定心理健康促进的相关政策、营建心理健康的支持性环境、强化社区帮助、提升个人技能已成为当前心理健康促进的重要内容。

（刘宏群）

复习思考题

1. 请简述影响心理发展的因素。
2. 什么是心理健康？心理健康的判断标准都有哪些？
3. 幼儿心身发展的特点包括哪些？对幼儿的培训应注意哪些问题？
4. 如何对青年人的心理健康进行维护？
5. 促进中年人心理健康的对策都包括哪些？
6. 如何对老年人的心理健康进行维护？

第五章　心理应激

【教学目标】

　　1. 掌握心理应激理论的主要内涵。
　　2. 了解一般适应综合征。
　　3. 了解心理应激的宏观和微观研究方向。
　　4. 了解心理反应、心身反应、心身障碍、心身疾病的概念及其比较。
　　5. 了解心理应激反应对健康的积极和消极意义。

【重点和难点】

　　重点：应激的过程和应激反应。
　　难点：应激反应对疾病的积极和消极影响。

　　进入 21 世纪之后，人们处于生活方式急剧改变、知识更新换代加快、社交活动日益频繁的迅速变化的环境。如果来不及去认识这些变化并做出相应的调整及适应，就会不可避免地出现持续的心理紧张，进而产生焦虑，这种状态持续下去，就会给人们的心身健康带来损害。系统学习和了解心理应激理论，有助于认识心理社会因素的致病规律，从而维护和提高人们的心理健康水平。

第一节　心理应激概述

一、应激的概念

　　应激（stress）概念和心理应激（psychological stress）理论经历了较长的历史发展过程。"stress"一词译为"压力"，原意是指物体对于施加其上的外力所产生的内部响应力。在生物学或心理学领域，该词译为"应激"，而在其他领域译为"紧张、刺激或反应"。1936 年，加拿大生理学家塞里（Hans Selye）首先将应激概念引入生物医学领域，他认为应激是机体对外界或内部各种刺激所产生的非特异性应答反应的总和。其后，应激的概念不断发展。心理学家发现，应激不仅是有机体在各种刺激下产生生理反应的过程，而且涉及事件（外部刺激）、个体认知、主观感受、人格特征、应对方式、社会支持等心理社会因素。由此可见，应激是一个多因素的集合概念，包括了生物、心理、社会等多种因素。

　　现代心理应激理论倾向于构建一个符合整体观和系统论的应激概念，将应激定义为：机体觉察到（通过认知评价）外界环境变化（应激源）对自身构成威胁和挑战时做出的反应和应对的过程。

从心理学研究的角度来看，对应激概念的理解包含四个方面：①应激是引发机体应激反应的刺激或刺激物。这是把应激看作自变量，研究各种有害刺激的特性，如躯体性刺激、心理性刺激、社会性刺激、文化性刺激等。②应激是机体对有害刺激的反应。这是把应激看作因变量，研究机体在应激状态下的各种反应，如生理反应、心理和行为反应等。③应激是应激源与应激反应之间的中介。这是把应激看作中介变量，研究介于刺激与刺激反应之间的各种影响因素，如认知评价、个性特征、应对方式、社会支持等。④应激是一个多因素作用的系列反应过程。从整体观念和系统理论看，心理应激是一个系列的、复杂的反应过程，它包含了使机体发生反应的刺激、机体产生的心身反应及介于二者之间的各种中介因素，而不是指某一刺激、某一反应或某一影响因素。

自 20 世纪以来，由于研究者的研究领域和背景不同，侧重点和目的各异，对应激和心理应激概念的界定方法众多，对应激理论的认识和关注程度也不同。应激的概念和心理应激理论仍在不断发展之中。

二、应激的理论模式

应激是一个普遍的心理生理现象。随着医学心理学的发展，许多生理学家、心理学家、社会学家都提出了自己的学说来阐释心理应激。

应激理论是情绪紧张状态与心理障碍及心身疾病关系的一种理论：认为生活中的急剧变动，尤其是生活中令人不愉快的变动是作用于个体的应激因素；个体对应激因素的承受能力取决于他的个性与生理素质，这些心理和生理要素构成了应变能力的基础；当应激因素在强度和数量上超过了应变能力时，个体会进入情绪高度紧张、生理机能高度激动的状态；在这种情况下，个体很容易产生情绪失调、行为错乱等现象，而且可能引起躯体疾病。

以下介绍几种主要的应激理论模式。

（一）应激的生理学模式

应激生理学模式研究的代表人物有加拿大生理学家塞里和美国哈佛大学神经生理学家坎农（Walter Bradford Cannon）。坎农提出了内环境"稳态"的概念和应急学说，塞里提出了一般适应综合征理论。

1. "稳态"和应急学说　坎农在研究实验动物的消化功能时注意到，动物在情绪兴奋时胃肠运动常受到抑制，于是将研究集中在强烈情绪对机体的功能和疾病状态的作用上；同时，坎农也注意到了交感神经系统的作用。1932 年，坎农在他著名的《躯体的智慧》一书中发展了伯纳德"内环境"的概念，提出了"稳态"（homeostasis）学说。坎农的"稳态"学说也论述了血液在维持内稳态上的重要功能。坎农认为，血液中的水、电解质、各种蛋白质及其他物质的平衡是维持机体健康的关键因素，若这些物质的代谢发生紊乱，就会导致机体功能发生障碍。

坎农发现自主神经的功能在于使体内液体环境保持某种平衡，他用"内稳态"或"自稳态"（homeostasis）一词表示这种状态，后来又进一步阐述了维持机体"自稳态"的生理因素，并指出"机体内生物调节是生理学的中心问题"。当机体遇到严重内外环境的干扰性刺激时，自稳态被打破，机体的生理机制出现交感 - 肾上腺髓质系统激活，肾上腺髓质分泌增加，产生如心率加快、血压升高、心肌收缩力加强、呼吸加快、脑和骨骼肌血流量增加、皮肤黏膜和消化道血流量减少、肝糖原分解等生理效应。坎农把这种严重刺激时机体出现的整体反应称为"应急反应"（emergency reaction）或应急的"或战或逃反应"（fight or flight reacion），这个反应主要是通过交感 - 肾上腺髓质轴的激活起作用。坎农的"稳态"和应急学说，为后来的应激研究建立了一个理论和实验框架。

2. 一般适应综合征（general adaptation syndrome，GAS） 在坎农"稳态"学说的影响下，塞里提出了"一般适应综合征"和应激概念，标志着现代应激研究的开始。塞里通过对患者的观察和大量的动物实验，发现处于失血、感染、中毒及其他紧急状态下的机体体内都会产生相同的、特征性的生理生化反应过程和病理生理变化。那些能够引起全身多系统反应的伤害性刺激或需求被称为"应激"，后改称为"应激源"（stressor）。塞里把应激源持续存在而引起机体产生的这种非特异性反应称为"一般适应综合征"或"全身适应综合征"。塞里认为，GAS 与刺激的类型无关，而是机体通过激活下丘脑 - 垂体 - 肾上腺轴所引起的生理变化，是机体对有害刺激所做出防御反应的普遍形式。

塞里应激学说指的就是，不论外界什么样的刺激，不论是物理的、化学的、生物的或者是心理社会的刺激，作用于机体以后，机体都会产生一种非特异性的全身适应综合征，这个时候，具体主要是下丘脑 - 垂体 - 肾上腺系统的变化。塞里根据机体应激时的特定生物学标志，如腺体形态变化、应激激素变化及躯体的渐趋枯竭等，将 GAS 分为警戒期、抵抗期和衰竭期三个阶段。

（1）警戒期（alarm stage）：机体为应对外部刺激而唤起体内的防御能力，与应激有关的肾上腺素和皮质醇等都升高，进入"准备战斗或逃跑"的状态，可称之为动员阶段。

（2）抵抗期（resistance stage）：如果持续暴露在有害刺激的条件下，机体以对应激源的适应为特征，通过提高体内的结构和功能水平以增强对应激源的抵抗程度，具体表现为体重恢复正常、肾上腺皮质变小、淋巴结恢复正常及激素水平保持恒定。

（3）衰竭期（exhaustion stage）：机体的适应能力是有限的，较高的皮质醇水平可对循环、消化、免疫和身体其他系统产生明显效应，但如果持续处于严重的有害刺激条件之下，应激源不能消除、机体抵抗力下降进而转入衰竭阶段，此时机体免疫系统严重受损，可导致疾病产生或死亡。

塞里是第一个将外界刺激与疾病和健康联系起来的学者，他的应激理论在应激研究史上占有重要的地位，此后许多应激研究都是在此基础上充实和发展起来的。

（二）应激的心理学模式

早期的应激研究侧重于应激的刺激与生理反应。后来的研究发现，个体的认知评价、应对方式等心理社会因素也在心理应激过程中发挥着重要的作用，应激研究的心理学模式的相关理论应运而生。研究应激的心理学模式的理论主要有拉扎鲁斯的认知评价理论、艾利斯的"非理性信念"学说等。

1. 认知评价理论 20 世纪 60—80 年代，以美国心理学家拉扎鲁斯（Richard Stanley Lazarus）为代表，提出了"威胁性评价"一说；1984 年，拉扎鲁斯与弗克曼（S Folkman）一起提出认知双重评价学说；1993 年，拉扎鲁斯等又补充了"再评价"的概念，完成了应激认知评价的"初级评价 - 次级评价 - 再评价"三步评价模型。

拉扎鲁斯等在从事心理压力的研究中发现，在环境刺激与情绪反应之间，还有认知评价的存在。对于同一性质的生活事件或者应激源，个体反应的差异很大，不但有反应定量上的差异，而且有反应定性上的差异。通过认知评价，不同个体对同一应激源产生不同的情绪反应，其结果有"积极应激"（eustress）和"不良应激"（distress）。积极应激可以适当提高大脑皮层的唤醒水平，使人集中注意、调动积极情绪和理性思维、正确使用应对防御机制；不良应激则过度唤醒大脑导致焦虑、注意力分散、自我意识模糊、情绪反应过度或低下、思维非理性、应对策略运用不当等。由此可见，应激发生在个体察觉或评估一种有威胁的情景之时，这种察觉或评估，具体地说，是个体关于需求及处理需求的能力的察觉或评估，即初级评价和次级评价。认知性再评价是在前两级评价的基础上，对现实情境做出的再度认识，关系到是否应激。认知评价理论强调认知评价过程在心理应激中的核心作用。

2. "非理性信念"学说 20 世纪 50 年代，美国心理学家艾利斯（Albert Ellis）创立了"非理性信念"学说。艾利斯认为,激发事件(activating event,缩写为 A)与个体的情绪和行为结果(consequence,缩写为 C)之间,存在个体信念(belief,缩写为 B)的作用。个体消极情绪和行为障碍结果(C)不是由某一激发事件(A)直接引发的,而是由个体对事件不正确的认知和评价所产生的错误信念(B)直接引起,此所谓情绪 ABC 理论。"错误信念"也称为"非理性信念",是引起个体情绪及行为反应的主要原因,是"非理性信念"学说的核心观点。

综合各种观点,应激是不断发展着的概念,对应激的界定,不同学科、学者持各自见解。本章将应激界定如下:应激是个体"察觉"各种刺激对其生理、心理及社会系统威胁时的整体现象,所引起的反应可以是适应或适应不良。此定义把应激看作一个连续的动态过程,它既非简单刺激,也非简单反应,而是受多种中介因素影响的动态过程。该过程既包括作为应激源的刺激物,也包括应激反应,更重要的是还包括有机体与刺激物或环境之间的互动作用。

第二节　应激过程

心理应激是机体在内外因素相互作用下产生的一系列反应的过程,涉及应激源、应激过程中的中介变量,以及心理、行为和躯体的各种反应(图 5-1)。因此,对应激过程的认识,超越了早期侧重于生物性反应过程的研究范畴,当前的应激理论包括医学、心理学、社会学、管理学等多学科的研究成果。

一、应激源

(一)应激源的概念

从应激过程模型来看,应激是由应激源(stressor)引起的。所谓应激源,是指向机体提出适应要求,并可引起应对反应、稳态失衡的客观变化的环境事件或情境,也可称为刺激或刺激物。从这个意义上来说,一切变化都是潜在的应激源,例如自然灾害、社会变革、文化冲突、经济事件、躯体疾病等。但实际上,只有那些被个体观察到的,并对个体本身构成威胁或挑战的刺激物,才能称为有效的应激源。

(二)应激源的分类

应激源是多种多样的,不同学者有不同的分类。按照刺激的属性,应激源可以分为以下几类:

1. 躯体性应激源　指直接作用于人的躯体而引发身心紧张状态的刺激物,包括物理的、化学的、生物的刺激物,例如高温、低温、辐射、噪声、环境污染、微生物、衰老、疾病等。

2. 心理性应激源　包括人的头脑中不符合客观规律的认知、情绪的波动、人际交往中的冲突、过高的期望或过强的需求、欠缺的能力等,反映了个体心理方面的困难、内心的矛盾与冲突。

3. 社会性应激源　主要指造成个人生活方式的变化并要求人们对其做出调整和适应的情境与事件,如日常生活的变化、家庭社会的人际关系变化、政治动荡、经济衰退、战争创伤、恐怖事件等。

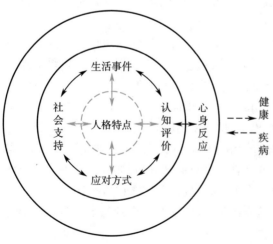

图 5-1　心理应激模型示意图

4. 文化性应激源　指语言、风俗、习惯、生活方式、宗教信仰等改变造成的刺激或情境,就是通常所说的文化冲突或"文化休克"。最常见的文化性应激源是文化性迁移,如迁居、留学、移民等。

（三）生活事件

生活事件（life events）是指生活中发生的干扰人们心理和生理平衡的各种事件。生活事件内容广泛,小到个人生活中的变化,大到社会生活中的重要事件,都可以成为有效的应激源,从而引发个体的应对反应或稳态失衡。

1. 生活事件的分类　目前没有统一的分类标准。常见的分类法如下:

（1）按事件对个体的影响分类:①正性生活事件（positive events）,指对个体身心健康具有积极作用的愉快事件,如晋升晋级、立功嘉奖、新婚团圆等;②负性生活事件（negative events）,指对个体身心健康具有消极作用的不愉快事件,如降职下岗、患病丧偶、亲人亡故等。

（2）按事件的现象学分类:在不同的文化背景下,生活事件的现象学分类具有普遍性。①工作事件,指与工作有关的职业性应激源,如不好的工作环境、组织激励机制不完善、超出工作者实际能力限度的工作等;②经济事件,包括经济困难、经济变故、负债、失业、亏损等;③家庭事件,包括失恋、分居、离异、亲人病故、子女教养、老人照料、家人关系紧张等;④人际关系事件,如与亲人、同事、朋友等他人之间的意见分歧和矛盾冲突;⑤个人健康事件,指疾病或健康变故给个人造成心理上的威胁,例如患病、外伤、怀孕、分娩、身心不适等;⑥自我实现和自尊方面事件,指个人在人生、事业等方面的失败或挫折;⑦社会和环境事件,指社会环境和自然环境中的各种变化,如政治经济制度的变革、知识更新、经济衰退、自然灾害等。

2. 生活事件的量化评估　生活中的重要事件作为应激源会显著地影响人们的身心健康,引起应激相关性疾病。世界各国学者相继对生活事件的性质、种类、发生频率、持续时间等进行调查研究并做出定量评估,生活事件成为应激研究中的一项重要内容。

美国华盛顿大学医学院的精神病学专家霍姆斯（T H Holmes）和笛赫（R H Rahe）在1967年开创了生活事件的定量研究方法。霍姆斯等通过对5 000多人进行社会调查和试验研究,编制了社会再适应评定量表（Social Readjustment Rating Scale, SRRS）,对生活事件进行评估。SRRS共列出43种生活事件,引入生活变化单位（life-change unit, LCU）的概念,对每个生活事件进行量化评估,用以检测一段时间内的生活事件对个体的心理刺激强度。例如,丧偶事件的心理刺激强度最高,为100LCU,其他事件的LCU值依次递减,如离婚为73LCU、退休为45LCU等。霍姆斯的研究发现,LCU总量与个体身心健康密切相关:若1年内累积的LCU值小于150,提示下一年基本健康;若1年内累积的LCU值超过300,则下一年有75%的可能性患病;若1年内累积的LCU值介于150~300,则下一年有50%的可能性患病。由生活事件所引发的疾病,在病因方面主要与心理社会因素相关。研究还发现,那些伴有心理丧失感的生活事件对健康危害尤甚,如亲人亡故等。

美国心理学家拉扎鲁斯等提出,应激更多地来自日常生活中的小事,可称之为日常困扰与微应激源（hasseles and microstressor）。坎奈尔（Leo Kanner）等据此编制了日常生活困扰量表和日常生活振奋事件量表。戴隆基斯（Delongis）于1982年进行的测试表明,受试者的健康与日常困扰的频率、强度有关,而与生活事件的数量和严重性相对无关。此研究显示,频繁的日常困扰对近期情绪与躯体健康的预测干扰强于重大生活事件,而重大生活事件对健康有长远的影响。

我国于20世纪80年代初引进SRRS,使用者们根据我国的实际情况对生活事件的某些条目进行了修订和删增。SRRS及其类似的修订版比较适用于研究生活事件的客观属性和某一群体的价值取向。但用于对个体精神刺激的评定或对生活事件致病作用的研究,尚有一些没有解决的问题。

国内学者杨德森与张亚林等结合我国文化背景,在前人工作的基础上经过五年的实践和研究,于 1986 年编制了适合中国国情的生活事件量表(Life Events Scale, LES)。该量表对个体的精神刺激评定使用分层化或个体化计分,并包括定性和定量评估。该量表含 48 条常见生活事件,包括家庭生活、工作学习、社交三个方面问题,统计指标有单项生活事件刺激量、正性生活事件刺激量、负性生活事件刺激量及生活事件总刺激量。生活事件刺激量越高,反映个体承受的精神压力越大。LES 适用于 16 岁以上的正常人、神经症、心身疾病、各种躯体疾病患者及自知力恢复的重性精神病患者。此外,姜乾金等编制了生活事件问卷(Life Events Questionnaire, LEQ),该问卷包括 76 项生活事件,涵盖了各种生活事件问卷的条目内容,统计指标有家庭健康事件量表分、工作学习事件量表分、人际及其他事件量表分、经济事件量表分及生活事件量表总分。

然而,生活事件对个体的影响并非简单的量效关系。评定生活事件所致的应激强度和反应的类型除需考虑事件性质、积累性等因素外,还需考虑个体的认知评价、人格特征、应对方式、社会支持、生理素质等因素的影响。因此,目前使用的生活事件量表尚存在一些争议,有待进一步完善。

二、应激中介机制

现代心理应激相关研究发现,机体是否在应激源作用之下产生应激反应,不仅取决于应激源的强度、持续时间等,还取决于一系列中介因素的作用。应激的中介机制是指机体将刺激的输入信息(应激源)转化为输出信息(应激反应)的加工过程,是应激过程的中间环节。中介因素则是指上述过程中起调节作用的各种因素,主要有认知评价、应对方式、人格特征、社会支持等。

(一)认知评价

认知评价(cognitive appraisal)是指个体体验到的生活事件或情境对自身构成威胁的一种认知过程,个体从自己的角度对遭遇到的生活事件的性质、程度、危险性及自身能力等做出的估计。对事件的认知评价直接影响个体的应对活动和身心反应,是应激过程中的关键中介因素之一。

美国心理学家拉扎鲁斯特别强调在相同强度的应激源作用之下不同个体应激反应的差异性,提出了"认知-动机-评价-互动"中介机制的理论解释模型。这个模型将个体对生活事件或应激源的认知评价过程分为初级评价、次级评价和认知性再评价。

1. 初级评价(primary appraisal) 也叫第一评价,指个体对应激源性质的判断。当某一事件发生时,个体立即通过认知活动判断该事件是否与自己有利害关系,是否对自身构成威胁或挑战。如果判断事件与自己无关,则个体进入适应状态;如果通过评价事件,确定与自己有关,则进入次级评价。

2. 次级评价(secondary appraisal) 也叫第二评价,指个体初级评价判断事件与自己有利害关系后,会立即对事件是否可以改变,即个人能力做出评估。伴随着次级评价,个体会同时进行相应的应对活动。如果次级评价事件是可以改变的,个体常采用问题关注应对;如果次级评价事件是不可改变的,个体则往往采用情绪关注应对。初级评价和次级评价是相互依存、不可分割的。次级评价同样受刺激因素的影响,表现为:①有害因素性质的定位,即这是潜在的威胁还是挑战;②改变应对策略的可能性;③情境因素的限制等。次级评价还受到人格因素的影响,包括:①潜在的损害,应对时个人要付出的代价和获益;②自我意识,即个体自身的认识、体验和调节;③应对的规则,个体对拟采用的应对手段的安排。

3. 认知性再评价(cognitive reappraisal) 是指在初级和次级两步评价的基础上,个体对现实情境做出再度认知,判断潜在的应激源是否具有现实意义及其性质。认知性再评价的结果是应激或无应激反应。

认知评价在生活事件到应激反应的过程中起着重要的中介作用,会直接或间接地影响个体的应对活动和心身反应。影响应激的认知因素可以概括为以下几点:①应激源的可预测性,一般地,可预测的应激源对机体的影响相对较小,但是如果可预测的应激源长期存在,却能加重应激反应;②对应激源的控制,若评价认为应激源可控制,则其刺激性相对减轻;③对应激源的解释,个体对应激源的解释会增强或削弱应激源的作用。认知因素是许多疾病的直接致病因素,同时也可以与其他因素联合作用而致病,应该给予足够的重视。

认知评价既受其他因素的影响,又影响其他因素。个体人格特征会在一定程度上影响其认知评价。例如,对同样的生活事件,乐观者往往比悲观者做出更积极的认知评价。社会支持也在一定程度上影响个体的认知评价。应激反应同样影响认知评价。例如,等待手术期间因过分紧张导致失眠,后者可能使手术当日患者的认知趋向于消极。受认知评价影响较为明显的因素是应对方式。例如,当人们认为某应激源可控制时,往往采用问题应对的方式应对应激源;而如果认为某应激源不可控制时,往往采用情绪应对的方式应对应激源。

(二)应对方式

应对(coping)是指个体对环境或内在需求及其冲击所做的恒定的认知性和行为性努力,又称为应对方式(coping style)或应对策略(coping strategy)。应对是个体对抗应激的一种手段,是一种包含多种策略的、复杂的、多维的态度和行为过程。

应对概念有一个发展的过程。应对一词最早由精神分析学派提出,认为其是解决心理冲突的自我防御机制。20世纪60年代,应对曾被视为是一种适应过程,70年代被认为是一种行为,80年代被看作是人的认知活动和行为的综合体。应对概念的这种发展和演化反映了人们对应对认识的不断深入。应对概念的内涵、外延、性质、种类、与其他心理社会因素的关系及在应激过程中的地位等问题至今仍不统一,在具体讨论过程中均易引发歧义和异议,是应激研究中颇具争论性的问题。实际上,应对概念的涵义是很广的,或者说应对是多维度的。

1. 应对方式的分类 应对方式有不同的分类方法:①从应对行为的主体来看,应对活动涉及个体的心理活动方式、行为操作方式和躯体反应方式三个方面。②从应对的指向性看,分为问题关注应对和情绪关注应对两大类。问题关注应对是指应对策略指向事件或问题,寻找解决问题的途径;情绪关注应对是指应对策略指向情绪反应,不涉及问题的解决。③从应对的作用效果看,分为积极应对和消极应对两类。有些应对策略利于缓冲应激作用,从而对健康产生有利影响,是为积极应对;反之,则为消极应对。

应对方式因个体认知、态度及行为上的差异而有所不同。常见的应对方式有:①盘算问题解决,根据个体的知识、经验,思考摆脱困难情境的具体方法,是一种理智性的应对手段;②寻求支持与疏泄,支持与疏泄有助于抵御生活事件的冲击,缓解烦恼;③焦虑,是对某种预期或潜在的威胁情境所产生的不安、忧虑、紧张甚至恐惧的情绪状态;④退化,个体遭遇持久或重大应激时,原有的正常行为减少或消失,出现幼稚行为的状态;⑤冷漠,面对困难压抑情绪,表现出冷淡、无动于衷的态度;⑥病态固执,不断重复相同的、无意义的行为,不能被更适当的反应所取代;⑦妥协,处于应激状态的个体为降低应激水平而采取的妥协性措施;⑧攻击,将不良情绪或伤害性行为导向自己、他人或事物上去。

2. 应对方式的量化 应对方式是个多维度概念,需要进行量化评估,便于临床应用。当前,国内外均有不少量化应对方式的问卷可供使用。

拉扎鲁斯和弗克曼等编制的应对方式量表(Ways of Coping),包含了问题关注应对和情绪关注应对两大类八种应对方式:对抗、淡化、自控、求助、自责、逃避、计划和自评。肖计划等(1985年)修订的应对方式问卷(Coping Style Questionnaire,CSQ)筛选出六种应对方式,包括解决问题、求助、自责、逃避、幻想和合理化。卢抗生等(2000年)的老年应对问卷(Ways of Coping for Senile,WOCS),包含积极应对和消极应对两类五种应对方式,即面对、淡化、探索、幻想和回避。姜乾金等编制了特质应对方式问卷（Trait Coping Style Questionnaire，TCSQ），有20个条目，分为积极应对与消极应对方式两个维度，并与艾森克人格问卷（Eysenck Personality Questionnaire，EPQ）的E量表分和N量表分显著相关。沈晓红等（2000年）修订的医学应对问卷（Medical Coping Modes Questionnaire，MCMQ），包含患者的三种应对方式，即面对、回避和屈服。这些应对方式问卷反映了个体遇到威胁时的基本行为方式，有很好的临床应用和应对研究应用价值。

应对研究的意义在于加强对压力与应激的认识，转变不良应对方式为积极应对方式，进而改变应激反应的结果，使其朝着有利于人们身心健康的方向发展。

（三）人格特征

人格可以直接或间接地影响其他各种应激因素，进而影响应激过程和结果。人格决定了个体的态度倾向和习惯性的行为方式，影响个体对应激源的认知评价、对外界挑战的应对方式、与他人的关系等，改变应激反应的结果。研究发现，人格有缺陷的个体在应激源存在时，更易产生强烈的应激反应。

1. 应激相关的人格特征　是指人格中那些倾向于增强应激反应的不良因素或心理行为特点。按照应激源的影响程度，可将人格分为两类，即易感应激人格（stress-prone personality）和抗应激人格（stress-resistant personality）。

（1）易感应激人格：此种人格在心理行为特征方面主要有以下倾向：①思维上的刻板倾向；②评价上的缺陷倾向；③情绪上的焦虑倾向；④行为上的逃避倾向；⑤社交上的封闭倾向；⑥内心多冲突倾向；⑦选择与决策的艰难倾向。易感应激人格倾向于增强个体应激反应的不良影响。

（2）抗应激人格：也称坚韧人格（hardy personality），是一种由奉献、挑战和控制三种成分构成的人格特征，有助于对抗应激与疾病。坚韧人格的人格归因特点是：①奉献，指一种心理倾向，认识到生活和人际关系具有一定的目的和意义，积极参与一切活动，吃苦耐劳，在应激环境中精力充沛而富有生机；②挑战，指将警觉转变为挑战，迎接生活变化，主动面对不回避，灵活地适应生活中的变化，将挑战视为生活的一部分；③控制，指控制个人生活的一种心理活动，具有高度内在控制情感的个体是生活的主动者而不是被生活所驱动，对影响自己生活的事件有决定权，并能承受生活、工作中的压力。Kobasa（1979年）和Maddi（2002年）等认为，坚韧人格可以缓冲压力对身心健康的不良影响。

2. 应激相关的行为类型　人格和疾病之间存在联系。特定的人格容易导致特定的负性情绪反应，影响应激反应的程度，与身心症状的发生有密切的联系。人格可以作为非特异性因素，在不同疾病中起着一定的作用，也可以成为某种疾病发病的重要条件。与应激相关的行为类型主要有：

（1）A型行为模式（type A behavior pattern，TABP）：主要特征为争强好胜、追求成就、时间紧迫感强、急于求成、易激惹、不耐烦、无端的敌意等。具有A型行为模式的个体表现为高应激反应状态，如中枢神经系统高唤醒状态、心血管高反应性等。而B型行为模式与之相反，主要特征为不争强好胜、对自我无过高的要求、无时间紧迫感、容易满足、与世无争、随遇而安等。具有B型行为模式的个体应激感受性低。研究发现，A型行为模式者冠心病患病率为B型者的两倍以上。因此，A型行为模式被认为是冠心病易患性行为模式。

（2）C型行为模式（type C behavior pattern，TCBP）：主要特征为压抑、不表达情绪、克制愤怒、过分忍耐、回避矛盾等。流行病学调查发现，C型行为者的肿瘤发病率较非C型行为者高三倍。C型行为者通常免疫功能低下，器官功能代谢紊乱，易发生各种类型的肿瘤。因此，C型行为模式被认为是癌症易感性行为模式。

人格与各种应激相关因素存在广泛的联系，与其相互影响、相互作用，最终影响应激反应的性质和程度,并与个体的健康和疾病相互联系。

（四）社会支持

社会支持（social support）是指来自社会各方面的精神和物质上的帮助和支持,体现了个体与社会的联系程度,包括亲属、朋友、同事、组织、社团等的帮助和支持。社会支持是个体在应激过程中可以利用的外部资源,有缓冲应激的作用。

1. 社会支持的作用机制　社会支持对健康具有保护性作用。研究证明,社会支持与生活事件引起的身心反应呈负相关,与身心健康呈正相关,拥有较多社会支持的个体具有较高的身心健康水平。关于社会支持的作用机制主要有两种模式学说,即独立作用模式和应激缓冲作用模式。

（1）独立作用模式:认为社会支持通过本身的作用就足够维持个体良好的情绪并促进健康,而不需要在心理应激条件下再发挥作用。比如,情感性支持可以维护个体自尊心与增加归属感。自尊心可以提升人们的自我效能感或者自我防御能力,从而有效地缓解应激反应的强度。归属感提高人们的应对能力,有助于改善消极情绪体验,避免产生应激性心理失调,从而提高心理健康水平。例如,有资料显示,与世隔绝的老年人相对于密切联系社会的老年人死亡率高。社会支持低下本身可能导致个体产生不良心理体验,如孤独感、无助感,从而使心理健康水平降低。这说明充分利用社会支持和提高个体被支持的主观体验对健康有直接的促进意义。

（2）应激缓冲作用模式:认为社会支持本身对健康无直接影响,而是通过提高个体对应激性生活事件的应对能力和适应性而发挥其健康保护作用。社会支持可以促使个体对应激事件重新做出评价,并提供一些可供选择的有效应对策略,增强个体对应激源的耐受力和抵抗能力,缓冲应激事件的负面作用。例如,Blumenthal（1987年）证明,社会支持能改善 A 型行为者的冠心病临床过程,然而却对 B 型行为者毫无意义。

2. 社会支持的评估　社会支持的内容非常广泛,包括一个人与社会发生的各种联系。一般认为社会支持从性质上可以分为两类:一类为客观的、可见的或实际的支持,包括物质上的直接援助和社会网络、团体关系的存在和参与。各种社会关系中,又有稳定的社会关系和不稳定的社会关系之分,稳定的社会关系如家庭、婚姻、朋友和同事等关系,不稳定的社会关系如非正式团体、暂时性社会关系等。这类支持独立于个体的感受,是客观存在的现实。另一类是主观的、体验的、情感上的支持,指个体在社会中受尊敬、被理解、被支持的情感体验和满意程度,与个体的主观感受密切相关。许多学者认为,主观感受到的支持比客观支持更有意义,因为"被感知到的现实"（即心理现实）可以作为实际的变量而影响人的行为和发展。此外,肖水源和杨德森认为,由于个体对社会支持的利用存在着显著的差异,在评估个体的社会支持系统时,除了对客观的支持和主观的支持进行评估外,还应该评估个体对支持的利用情况。肖水源（1987年）编制的社会支持评定量表将社会支持分为主观支持、客观支持和社会支持利用度三个维度,共十个条目,其中主观支持四个条目、客观支持三个条目、社会支持利用度三个条目。目前,该量表在临床工作和科学研究中得到了广泛的应用。

评估社会支持的方法有多种,也有学者从社会支持的类型、数量、来源等角度对社会支持的内容进行分类和评估,列举如下:①提供支持的类型,Wilcox（1982年）的社会支持调查表（SSI）,分为情绪支持、归属支持和实质支持三个因子。②支持的数量和态度,指个体从他人或群体中获得社会支持的多少。Sarason 等（1981年）的社会支持问卷（SSQ）包括社会支持的数量（SSQN）和对获得社会支持的满意程度（SSQS）两个因子。③支持的来源,姜乾金等引进Blumenthal（1987年）的领悟社会支持量表（Perceived Social Support Scale, PSSS）,该量表依据社会支持的不同来源分类,包括家庭支持、朋友支持和其他人支持三个因子。

3. 社会支持与应激的关系　社会支持受多种因素的影响,与其他应激中介变量交互作用。认知因素影响社会支持的获得,特别是影响主观支持的质量;反之,社会支持有助于个体重新认知自己所处的环境,改善人际关系,适应社会环境。社会支持能够通过提供有效的应对策略,进而提高个体对生活事件的应对能力。

社会支持与个性也有关系。性格孤僻内向的人不易获得并充分利用社会支持。研究表明,社会支持的数量(SSQN)与个性问卷的外向得分呈正相关,而社会支持的数量(SSQN)、对获得社会支持的满意程度(SSQS)二者与神经质得分均呈负相关,说明性格外向者比性格内向者获得的社会支持多,同时性格内向者比外向者更容易发生应激反应的不适感。

社会支持与应激的关系,可概括为以下几个方面:①社会支持提供的人际关系能够消除某些应激源,对个体适应环境有直接的应激缓冲作用;②社会支持能够改变个体对应激事件的认知评价,提高对再次应激的预测力和耐受力;③社会支持影响个体内部的应对策略,恰当运用应对方式和心理防御机制,使个体的行为向有效活动的方向转变;④社会支持有助于减少应激事件对个体自尊和自控感的损害,使个体的负性情绪向积极方向转变;⑤社会支持具有减轻应激反应的作用。总之,社会支持与其他应激因素相互影响,形成一个复杂的反应系统。

4. 社会支持研究在心理病因学中的意义　个体的社会支持程度实际上与各种应激因素也都存在交互关系,因而可作为应激有关因素与健康和疾病产生联系。例如,许多生活事件本身就是社会支持方面的问题;认知因素影响社会支持的获得,特别是影响主观支持的质量;社会支持与应激反应程度也有关系。

多项研究证明社会支持与应激事件引起的心身反应呈负相关,说明社会支持对健康具有保护性作用,并可以进一步降低心身疾病的发生和促进疾病的康复。有证据表明,幼年严重的情绪剥夺,可产生某些神经内分泌的变化,如促肾上腺皮质激素(ACTH)及生长激素不足等。Thomas等研究了256名成人的血胆固醇水平、血尿酸水平及免疫功能。他们发现,社会相互关系调查表(ISSI)的密友关系部分社会支持得分高,则血胆固醇水平及血尿酸水平低、免疫反应水平高,且这与年龄、体重、吸烟、酗酒、情绪不良体验等因素无关。动物实验也证明社会支持与心身健康之间的肯定联系。有人发现在实验应激情境下,如果有同窝动物或动物母亲存在、有其他较弱小动物存在或有实验人员的安抚时,小白鼠的胃溃疡、地鼠的高血压、山羊的实验性神经症和兔的动脉粥样硬化性心脏病的出现会减少。相反,扰乱动物的社会关系,如模拟的"社会隔离"可导致动物行为的明显异常。

拓展阅读

认知评价的经典实验

Speisman、Lazarus、Mordkoff(1964年)进行了一个经典的应激试验。让大学生观看一个部落首领的任职仪式,其中包括阉割生殖器的情节。在观看电影之前,把大学生分成四个试验组:第一组学生听一位人类学家对这个仪式的理性描述;第二组学生听关于这个仪式的讲座,讲座的内容主要强调这个仪式给首领带来的兴奋,而不是他所遭受的痛苦;第三组学生听一个专门强调首领所承受痛苦的描述;第四组学生不给予任何知识背景的介绍,他们观看的电影也没有声音。研究者采用自主神经唤醒水平的测量(皮肤电、心率)和自我报告法评估受试者的应激反应强度。研究结果显示,前两组学生的应激强度明显比第三组学生的应激强度轻。此试验说明,应激不仅取决于应激源本身,也取决于个体对它的认知评价。

三、应激反应

应激反应是指由应激源导致个体产生的一系列生理、心理、行为变化。由此可将应激反应分为生理反应、心理反应和行为反应三部分。其中的心理反应又可以进一步分为情绪性反应、认知性反应。生理、心理和行为反应常同时发生并相互影响，几乎所有的应激反应都是综合性的反应。应激反应是个体对变化着的内外环境所做出的一种适应。

（一）应激的心理反应

应激的心理反应可以涉及心理现象的各个方面，例如应激可使个体出现认识偏差、情绪激动、行动刻板，甚至影响到个体的自我认知。但与健康和疾病关系最直接的是应激的情绪反应。以下分别介绍应激的情绪反应、某些认知反应。

1. 应激的情绪反应　个体在应激情况下可出现以下几种常见的情绪反应：

（1）焦虑（anxiety）：焦虑是个体预判到将要发生的危险或不良后果时所表现的紧张、恐惧和担心等情绪状态，是应激中最常出现的情绪反应，是情绪的唤起状态。在心理应激条件下，适度的焦虑可提高人的警觉水平，伴随焦虑产生的交感神经系统的激活可提高人对环境的适应和应对能力，是一种保护性反应。但如果焦虑过度或不适当，就是有害的心理反应。这里指的是状态焦虑（state anxiety），还有一种特质焦虑（trait anxiety），后者是指无明确原因的焦虑，属于人格特质。

（2）恐惧（dread）：恐惧是一种企图摆脱特定危险的情景或对象时的情绪状态，伴有交感神经兴奋，肾上腺髓质分泌增加，全身动员，但个体没有信心和能力战胜危险，只有回避或逃跑。过度或持久的恐惧会对人产生严重的不利影响。

（3）抑郁（depression）：抑郁表现为悲哀、寂寞、孤独、丧失感和厌世感等消极的情绪状态，常伴有失眠、食欲减退、性欲降低等，常由遭受重大挫折如亲人亡故、失恋、失学、失业和长期病痛等重大应激引起。

（4）愤怒（anger）：愤怒是与挫折和威胁有关的情绪状态，由于目标受到阻碍，自尊心受到打击，为排除阻碍或恢复自尊，常可激起愤怒。此时交感神经兴奋，肾上腺分泌增加，因而心率加快，心输出量增加、血液重新分配、支气管扩张、肝糖原分解，并多伴有攻击性行为。患者的愤怒情绪往往成为医患关系不良的一种原因。

2. 应激的认知反应　轻、中度应激时，个体会出现感知觉增强、警觉性提高、注意力集中、思维活动加快等一系列应对反应。但严重或持续应激时，个体的认知反应会出现抑制，可表现为感知混乱、注意力不集中、思维迟钝，甚至出现意识模糊状态。例如，一个平时很通情达理的人，在应激现场可能会变得"蛮不讲理"。应激的严重临床后果，如应激性精神障碍，特别是创伤后应激障碍等，则往往表现出更多的如闪回、闯入等病理性认知症状。

（二）应激的行为反应

伴随应激的心理反应，机体在外在行为上也会发生改变。

1. 逃避（escape）与回避（avoidance）　都是远离应激源的行为。逃避是指已经接触到应激源而后采取的远离应激源的行为；回避是指知道应激源将要出现，在未接触应激源之前就采取行动远离应激源。两者的目的都是摆脱应激源和缓解应激情绪，排除自我烦恼。

2. 退化（regression）与依赖（dependence）　退化是当人受到挫折或遇到应激时，放弃成人应对方式而使用幼儿时期的方式应付环境变化或满足自己的欲望。退化行为主要是为了得到别人的同情、支持和照顾，以减轻心理上的压力和痛苦。退化行为必然会伴随产生依赖，即处处依靠别人的关心照顾，而不是自己去努力完成本应自己去做的、力所能及的事情。退化与依赖多见于病情危重且经过抢救脱离危险后的患者及慢性病患者。

3. 敌对（hostility）与攻击（attack）　两者共同的心理基础是愤怒。敌对是内心有攻击欲望且表现出来的是不友好、谩骂、憎恨或羞辱他人。攻击是在应激刺激的条件下,个体以攻击方式做出反应,攻击对象可以是人或物,可以针对他人也可以针对自己。例如,临床上某些患者表现的自损甚至自伤行为,如不肯服药或拒绝接受治疗,或自己拔掉引流管、输液管等。

4. 无助(helplessness)与自怜(self-pity) 无助或失助,是一种无能为力、无所适从、听天由命、被动挨打的行为状态,通常是在经过反复应对不能奏效,对应激情境无法控制时产生,其心理基础包含了一定的抑郁成分。自怜即可怜自己,对自己怜悯惋惜,其心理基础包含对自身的焦虑和愤怒等成分。无助使人不能主动摆脱不利的情境,从而对个体造成伤害性影响,故必须加以引导和矫正。自怜多见于独居、对外界环境缺乏兴趣者,当他们遭遇应激时常独自哀叹、缺乏安全感和自尊心,倾听他们的申诉并提供适当的社会支持可改善自怜行为。

5. 物质滥用(substance abuse) 一些人在心理冲突或应激的情况下,会以习惯性的饮酒、吸烟或服用某些药物的行为方式来转换自己对应激的行为反应方式。尽管这些不良行为对应激和自身都没有益处,但能暂时产生麻痹自己、摆脱自我烦恼和困境的作用。

(三)应激的生理反应

应激的生理反应以神经解剖学为基础,可涉及全身系统、器官、细胞与分子水平。各种应激源刺激人的感觉器官产生神经冲动,通过神经传导到达中枢神经系统,并且通过神经系统、内分泌系统、免疫系统三条途径的相互作用对应激源做出生理反应。

1. 神经-反射中介机制 主要通过交感神经-肾上腺髓质-儿茶酚胺轴起作用。刺激性生活事件形成神经冲动到达个体的中枢神经系统,经过中枢的加工、处理后将冲动下传,激活交感-肾上腺髓质轴,释放大量的肾上腺素和去甲肾上腺素。这些激素通过兴奋网状结构提高心理上的警觉性,兴奋心血管系统导致心率加快、心肌收缩力增强、血压升高,增加对心、脑、骨骼肌等重要器官血液的供应以应付刺激情境。同时还引起胃肠蠕动减慢、消化腺分泌减少、呼吸加快、出汗、代谢增强、肝糖原和脂类分解加速的反应。直到机体适应刺激情境或刺激情境去除后,这些生理反应才逐渐消失。必须指出,如果应激源刺激过强或时间太久,也可造成副交感神经活动相对增强或紊乱,从而表现出心率变缓、心输出量和血压下降,血糖降低,造成眩晕或者休克等。

2. 神经-内分泌中介机制 主要通过下丘脑-腺垂体-靶腺轴起作用。腺垂体是人体内最重要的内分泌腺,而肾上腺皮质是腺垂体的重要靶腺之一。持久而强烈的刺激传入中枢神经系统,在强烈激活交感神经-肾上腺髓质轴的基础上,进一步促进下丘脑合成促肾上腺皮质激素释放因子分泌,刺激垂体前叶释放促肾上腺皮质激素。促肾上腺皮质激素再刺激肾上腺皮质,促进肾上腺皮质激素特别是糖皮质激素的分泌。糖皮质激素作用于机体则发挥抗炎、升高血糖、促进脂肪和蛋白质的分解、增强机体对内毒素的抵抗等作用。盐皮质激素分泌增多则引起水钠潴留、排钾增多。研究表明,预期手术、亲人亡故、破产等应激情况下均有上述系统的激活。

在应激反应中,胰腺和甲状腺等内分泌腺也起一定的作用。实验证明,在应激状态下,分解代谢类激素如肾上腺皮质激素、肾上腺髓质激素、甲状腺素和生长激素分泌增多,而合成代谢类激素如胰岛素、睾丸素分泌减少,在恢复阶段,这些变化正好相反,这些生理变化为机体在应激情况下适应环境提供了一定的物质基础。

3. 神经-免疫系统中介机制 这是较新的认识身心反应的中介机制。在应激过程中,免疫系统与中枢神经系统进行着双向性调节。大脑皮质、边缘系统、下丘脑及众多神经核团在内的中枢神经系统广泛参与了免疫功能的调节,应激会导致胸腺和淋巴组织退化或萎缩、抗体反应出现抑制、巨噬细胞活动能力下降、嗜酸性粒细胞减少和中性粒细胞向炎症部位移动受抑等。一般认为,短暂而不太强烈的应激不影响或略增强免疫功能,长期较强烈的应激会损害下丘脑,造成皮质激素分泌过多,使内环境严重紊乱,影响免疫系统功能。例如,有学者曾经对澳大利亚一次火车失事死亡者的配偶进行研究,发现丧亡后第 5 周,这些配偶的淋巴细胞功能抑制十分显著,降低至对照组的 1/10。考试压力及婚姻不和等情感性应激刺激常伴有自然杀伤细胞的百分比和活性的降低。另外,精神疾患伴有免疫功能失调亦是公认的。

拓展阅读

心理防御机制

防御机制(defense mechanism)的概念最初由弗洛伊德(Sigmund Freud)提出,后由他的女儿安娜·弗洛伊德(Anna Freud)对之进行系统的研究。本章将心理防御机制界定为人们面对应激情境时,无意识采取的手段。它具有三个主要特点:①防御机制属于精神分析理论的内容,是个体无意识采取的应付应激情境的手段;②防御机制更多地取决于个体自身的心理特点(特别是人格);③同一个体所使用的防御机制具有相对稳定的特点,较少随情境而发生大的变化。根据发展过程中出现的早晚,心理防御机制分为以下四类:①"精神病型"防御机制,婴幼儿常常采用这种防御机制,正常成人多暂时使用,因精神病患常极端地采用,故称精神病型,包括否认、歪曲和外射等;②不成熟的防御机制,多发生于幼儿期,也常被成年人采用,包括内向投射、倒退和幻想等;③神经症型防御机制,少年期得到充分采用,成年人常采用,神经症病患常极端地采用,故称神经症型,包括合理化、转移、反向、抵消、补偿、隔离、压抑等;④成熟的防御机制,出现较晚,一种很有效的心理防御机制,成熟的正常成人经常采用,包括幽默、升华、理智化等。

四、应激对健康的影响

(一)心理应激对健康的积极影响

应激并不都是有害的。首先,适度的心理应激是人成长和发展的必要条件,应激反应更是个体对变化着的内外环境最直接的适应性变化,这种变化是生物界赖以发展的原始动力。其次,适度的心理应激还是维持人体正常功能活动的必要条件。对于个体来说,一定的应激反应可以看成是个体对自身与环境的及时调整,而且这种应激性锻炼有利于个体人格的健全,也有助于维持人的正常生理、心理功能,从而为将来的环境适应提供素质条件。可见,应激有助于人类适应环境。有研究表明,早年的心理应激经历可以提高个体成年后在生活中的适应和应对能力,更好地耐受各种心理压力和致病因素的侵袭。

(二)心理应激对健康的消极影响

长期的、超过个体应对能力的心理应激会损害健康,导致疾病。许多证据显示,目前严重影响人类健康的疾病当中,多数与心理应激因素的长期作用有关,这是病因心理学的重要研究领域。应激对健康的消极影响表现在以下三个方面:

1. 急性心理应激 指强烈而突然的应激。此类应激常有较强烈的心理和生理反应,会引起急性焦虑反应,使心身功能和社会功能迅速出现障碍,如强烈情绪唤醒、过度使用心理防御机制、各种躯体症状,严重者出现攻击、心理障碍甚至自杀等危及生命的行为。

2. 慢性心理应激 指持久的慢性应激。此类应激会持续消耗个体的心理和生理储备资源,引起持续的适应不良或退行性行为,从而导致身心疾病、神经症、精神病等疾病的出现。慢性心理应激下的人常常感到疲劳、头痛、失眠和消瘦,可以产生各种各样的躯体症状和体征。现代社会的职业枯竭现象也可视为长期慢性应激的结果。

3. 多次未转向良好适应的应激 此类应激会削弱甚至破坏个体的原有适应力,造成适应能力的下降,甚至在遇到新应激时出现退缩反应、过度反应或漠然的"无反应"。

心理应激下的心理和生理反应,特别是较强烈的消极反应,可加重一个人已有的疾病,或造成复发。心理应激还会对已有的精神疾病造成不良影响,有调查发现,门诊神经症患者的心理应激程度同疾病的严重程度呈线性相关关系。

（三）心理应激对各系统的影响

急性或慢性应激对各系统、器官的健康均会有所影响。①神经系统,头晕、头昏、头痛、耳鸣、无力、失眠、惊跳、颤抖等;②循环系统,心动过速、心律失常、血压不稳等;③呼吸系统,胸闷、气急、胸部压迫感、呼吸困难等;④消化系统,恶心、呕吐、腹痛、腹胀、腹泻、食欲下降或上升等;⑤泌尿系统,尿频、尿急、尿痛等;⑥生殖系统,月经紊乱、性欲下降、阳痿、早泄、不孕不育等;⑦内分泌系统,甲状腺素升高或降低、血糖升高或降低等;⑧皮肤,脸红、出汗、瘙痒,忽冷忽热等。如果应激状态持续,有可能进一步发展,出现心身疾病（详见心身疾病章节）。

第三节 应激的评估与管理

一、应激因素的临床评估

（一）评估方法

1. 晤谈、观察与调查 对应激有关因素的基本评估通常采用晤谈、观察和调查的方法。半结构式晤谈可评估生活事件、认知特点、应对方式、社会支持、个性和应激反应等因素。

2. 量表 可选用合适的量表,分别评定生活事件、应对方式、社会支持、个性、身心症状等各种应激相关因素,如生活事件问卷（LEQ）、特质应对方式问卷（TCSQ）、压力反应问卷（SRQ）等。

3. 实验 可采用实验评估应激中涉及的生物学因素,如应激的生理反应、应激心身中介机制的某些生化学指标、神经电生理指标等。

（二）分析与判断

通过晤谈、观察、调查和量表测查,或结合一定的临床检验指标,对应激因素做出判断,注意个体的生活事件、认知评价、应对方式、社会支持、个性特征和应激反应各因素是否存在偏离。

针对得到的测量结果,应根据医生自己的知识、理论和经验（主要针对晤谈、观察、调查到的信息）进行分析,或者与常模做比较（主要针对量表评定或实验结果）,分别判定各项应激因素是否在正常水平。同时,还要注意多项应激因素异常往往比单项应激因素异常更有实际意义。

二、应激的管理

应激管理（stress management）就是个人和组织采取策略和方法来处理和应对应激问题的过程。过强或持续过久的应激往往对人们的生活及健康起着干扰和妨碍作用。因此,心理应激必须加以控制,或者使用妥善的办法加以应对。应激干预可以从以下三方面着手:①改变个体的外部生存环境,减少应激的来源;②改变内部条件,增强人们对抗应激的能力;③选择心理、社会和生物学的干预手段,减缓或化解应激反应。

（一）针对应激源的管理

针对各种应激性生活事件的管理,应根据生活事件的性质、程度和影响,分别选择解决、回避、缓冲等不同的管理策略进行管理。解决就是指导来访者尽快处理掉应激事件，即所谓的"大事化小、小事化了"，如化解人际中的矛盾冲突、解决事业发展中长期晋升职称中的不公平待遇等。回避是指与应激性生活事件隔离，即指导当事人暂时脱离应激事件现场，避免触景伤情，以利于当事人内部转机的出现，如灾难时劝导当事人离开灾难现场、老年丧偶时劝说其到儿女家去住一段时间等。缓冲或接受是指对于某些生活事件，人类原本就无法抗拒或回避，或者个体因自身条件原因无法摆脱，则需要指导来访者接受它，为重新振作带来缓冲期。

（二）针对认知评价的管理

认知评价对应激过程的影响至关重要，然而人们对事物的认知评价会受心理、社会和环境刺激等多维度因素的影响而变得复杂而多变，并难免出现认知偏差或歪曲。艾利斯的合理情绪疗法、贝克的认知疗法等都是非常实用的认知评价管理手段（参见其他章节心理干预的相关内容）。

（三）针对应对方式的管理

指导个体通过"问题解决"的应对方法，消除应激源所带来的影响。对于实际问题的解决，可以采用麦克纳马拉（McNamara）的问题解决应对技术。首先，清晰地判断问题的原因和影响问题解决的因素，这是关键的一环；其次，在清晰判断的基础上，需要尽可能地多角度考虑问题，提出尽可能多的解决方案，经权衡比较找出最佳行动方案；最后，积极行动，解决问题。也可采用焦点解决疗法、合理情绪疗法等心理治疗方法，帮助患者解决影响"问题解决"的心理问题。

（四）针对社会支持的管理

个体如果拥有一个完善的社会支持系统，就可以承受更强烈的应激并保持心理平衡状态。可通过提供客观支持、改变主观支持和加强家庭支持，帮助来访者改善社会支持水平。对那些家庭内或家庭外社会支持水平过低，或社会支持的利用度不足，或主观社会支持缺乏的来访者，应该在提高其社会支持水平上多给予手段和途径等方面的指导。例如，积极参加社会活动，多与人交往，以提高其家庭外社会支持水平；加强亲友之间的定期活动和联系，以拓展其家庭内社会支持水平；参加定期和不定期的集体活动，以增加团体成员之间的主观支持水平。

（五）针对人格特征的管理

人格特征是应激过程的核心因素，与其他中介因素均有交互影响，如某些负性生活事件的产生和个体的人格特征密切相关，并且人格特征还影响着社会支持和来访者对社会支持的主观利用度。因此，培养健康的人格往往能更好地增强自身的适应能力和抗挫折能力。若有突出的人格方面的问题，则需要进一步的心理治疗。

（六）针对应激反应的管理

根据压力的心身反应特点，即应激的心理行为反应和生理反应，可选择多种心理、社会与生物学的干预手段。例如，应激情境下出现的焦虑、恐惧、抑郁等负性情绪，严重影响患者的社会功能，加剧应激反应，可通过释放、转移注意力、情绪宣泄等方法缓解负性情绪。具体如下：

1. 释放　指导来访者通过倾诉、移情等正当途径，将消极情绪宣泄出去。但需要注意，类似"哭吧"及拳击沙包等宣泄方式，应掌握一个"度"。例如，长期反复甚至一辈子都是通过哭泣来宣泄消极情绪的人，往往易形成脆弱的性格。来访者宣泄时还需要关注其心理反应及人格特征。

2. 转移　就是一个人因限于理智或社会的制约，将对某一对象的情绪、欲望或态度，在潜意识中转移到另一个可替代的对象身上。平常所指的"迁怒于人"就是例子。心理治疗中的正负移情作用也属于转移，这时患者将过去对某些重要人物的爱或恨，迁移到目前的医生身上，医生利用这种迁移可促进治疗。可指导来访者通过各种运动、音乐、兴趣爱好等"玩物不丧志"的活动形式，转移其对负性生活事件的注意，缓解其消极情绪反应。

3. 松弛训练　放松技术目前在国外被广泛应用于缓解或消除应激,是指通过专业指导下的放松训练来缓解压力引起的心身症状。常用的放松方法有渐进式肌肉放松、呼吸放松、想象放松、音乐放松等。

4. 药物　在应激反应明显时,可以合理用药。借助药物可以有效阻断身心反应的恶性循环。短期应用抗焦虑、镇静药物有助于缓解应激引起的不良情绪,但长期应用容易形成依赖性并可能产生不良反应。因此,须向来访者透彻讲解其原理及注意事项。

除了上述应激管理之外,还可以通过均衡营养、体育锻炼、改善睡眠等方法强健体魄,身体健康的人比不健康的人能够承受更高的应激强度。此外,也可进行时间管理。时间是人们的应对资源之一。时间管理并不是指要把所有的事情做完,而是帮助人们改变不良的做事习惯,更有效地运用时间,减少工作学习方面的应激。

（王晓晶）

复习思考题

一、单选题

1. 一般适应综合征（GAS）分以下三期:(　　　)

A. 警戒期、抵抗期、衰竭期　　　　　　　　B. 觉醒期、抵抗期、适应期

C. 警戒期、抵抗期、适应期　　　　　　　　D. 觉醒期、抵抗期、衰竭期

2. 关于目前的心理应激概念,以下叙述不确切的是(　　　)

A. 生活事件、认知评价、应对方式、应激反应等主要应激因素之间界限清晰

B. 心理应激包含了应激是刺激物、是对有害刺激的反应及是多种中间变量的综合认识

C. 应激刺激和应激反应均涉及生物的、心理的和社会的内容

D. 应激是应激源、应激中间（介）因素和应激反应多因素的作用过程

3. 表示生活事件（应激源）的强度最好用以下哪种方式(　　　)

A. 情绪焦虑程度　　　　　　　　　　　　B. 累计 LCU 的值

C. 心身疾病发生率　　　　　　　　　　　D. 经转化的生物学指标

4. 负性生活事件是指(　　　)

A. 对人产生损害的事件　　　　　　　　　B. 个体感觉不愉快的事件

C. 与健康呈负相关的事件　　　　　　　　D. 公认的有害事件

5. 应激反应最妥当的含义是(　　　)

A. 个体因为应激源所致的生物、心理、社会、行为方面的变化

B. 个体因为应激源所致的认识、意志、情绪、个性方面的变化

C. 个体因为应激源所致的幻听、幻觉、妄想等精神症状方面的变化

D. 个体因为应激源所致的心理障碍、心身障碍、心身疾病等心身病理方面的变化

6. 与应激理论中的"心理应激反应"内涵差距最远的概念是(　　　)

A. 临床医学症状学中的"心身反应"

B. 临床医学中的"创伤后应激障碍（PTSD）"

C. 心理学概念中的"应激"情绪

D. 心理学概念中的"动机冲突"

7. 与健康和疾病关系最直接的应激心理反应是(　　　)

A. 认知改变　　　　　　　　　　　　　　B. 情绪反应

C. 个性改变　　　　　　　　　　　　　　D. 社会适应能力下降

8. 应激生理反应的神经机制主要通过以下哪种途径调节（　　）

A. 交感神经 - 肾上腺髓质轴　　　　　　B. 下丘脑 - 垂体前叶 - 肾上腺皮质轴

C. 下丘脑 - 垂体后叶轴　　　　　　　　D. 下丘脑 - 垂体前叶 - 甲状腺轴

9. Lazarus 和 Folkman 认为影响应激过程最关键的因素是（　　）

A. 认知评价　　　　B. 应对方式　　　　　C. 人格特征　　　　　D. 社会支持

10. 应激过程中的认知评价受以下哪种因素的影响（　　）

A. 生活事件的性质　　B. 人格特征　　　　C. 社会支持　　　　　D. 以上均是

11. 应对就是个体对生活事件及其伴随的心身不平衡状态所做的（　　）

A. 情绪调节　　　　　　　　　　　　　B. 认识和行为努力

C. 潜意识中的防御　　　　　　　　　　D. 求助活动

12. 关于应对概念的错误叙述是（　　）

A. 应对的涵义是多维度的

B. 应对与多种应激因素有相关性

C. 应对有保护个体免受应激损害的作用

D. 应对活动涉及应激全过程

13. 心理应对和心理防御机制的概念分别来自（　　）

A. 心理应激理论和精神分析理论

B. 同一种理论——精神分析理论

C. 同一种理论——心理应激理论

D. 精神分析理论和心理应激理论

14. 所谓否认机制（denial）是指（　　）

A. 调整认识，否定生活事件的消极方面

B. 隐瞒事实，避免应激事件的产生

C. 隐瞒事实，避免应激反应的产生

D. 否定应激事件，降低潜意识中的焦虑

15. 合理化机制（rationalization）又称（　　）

A. 合理应对　　　　　　　　　　　　　B. 文饰作用

C. 白日梦　　　　　　　　　　　　　　D. 矫枉过正

16. 个体与社会上的人和社团组织的精神上的和物质上的联系程度，称（　　）

A. 人际关系　　　　　　　　　　　　　B. 社会角色

C. 社会支持　　　　　　　　　　　　　D. 应激的内部资源

17. 关于社会支持的概念，较妥当的描述是（　　）

A. 个体体会到的来自社会的精神支持程度

B. 个体与社会的客观联系程度

C. 在应激时能被个体利用的社会网络

D. 综合以上三方面

18. 以下概念与个性特征的内在联系相对较低的是（　　）

A. 应激反应　　　　　　　　　　　　　B. 特质应对

C. A 型行为　　　　　　　　　　　　　D. 客观事件

二、简答题

1. 简述心理应激的定义、原因及反应。

2. 应激对机体健康有哪些影响？

3. 面对应激事件，应如何采取应对方法？

4. 应激的中介机制有哪些？

5. 应激源是如何分类的？

6. 解释应激的理论模型有哪些？

7. 面对同样的应激源，不同的人的应激反应是不一样的，请解释其原因。

三、案例分析

一个月前，王某五岁的孩子在小区门口玩耍时被小车碰到，去医院检查并做了CT扫描，检查结果显示孩子只有一些皮外伤，并无大碍。之后王某听同事说CT扫描有可能给孩子造成一些后遗症，于是非常担心。近一个月来，只要一有空闲，他就会忍不住想起这件事，一想起就心乱如麻，不知如何是好，更不能听到他人谈论关于CT检查后遗症的负面信息，否则神经就会绷得很紧，生怕孩子会出现意外。王某每天都在担忧中度过，食难下咽、难以成眠。工作时他也常常分心，时不时就想到这个事情，心烦意乱，工作效率也因此下降。

问题：王某处于何种心理状态？应如何解决？

第六章　心理评估

第一节　心理评估概述

一、心理评估的概念

心理评估是应用观察法、访谈法和心理学测验等多种心理学方法获得信息,对人的心理品质及水平所做的鉴定。心理品质是指个体人格的优劣、健全及协调性。它包括个体在认知、情感和意志过程中表现出来的动机、态度、性格及意志品质等。良好的心理品质主要表现为自信、乐观、认真、勤奋、乐群、坚强、执着、开拓等。对象、规则与评价结果是构成心理评估的三个重要元素。

心理评估有广义和狭义之分。广义的心理评估是指对各种心理和行为问题的评估,可以在医学、心理学和社会学等领域运用。狭义的心理评估是指运用专业的心理学方法和技术对来访者的心理状况、人格特征和心理健康做出相应判断,并在此基础上进行全面的分析和鉴定,为心理咨询与治疗提供必要的前提和保证。

无论是心理疾病还是由生物学因素引起的躯体疾病,患者在患病前及发病过程中都会存在不同程度的心理问题或心理障碍,对这些问题的了解和把握对于做好心理护理工作是至关重要的,同时也可以起到预防和治疗心身疾病的作用。

医护人员在临床实践的过程中,依据诊疗的需要和患者实际情况可采用相应的心理学原理和方法对评估的属性和结果进行质量分析和价值判断。在临床各科中,心理评估还可配合疾病的诊疗,如在精神科,判定患者的病态心理问题常需要借助于心理评估的方法。心理评估是心理治疗、咨询的重要前提和依据,不断评价治疗、咨询的效果,以便改进治疗、咨询的目标和措施,构成了整个个体健康与疾病评定的必要组成部分,同时也是临床心理学研究的重要手段。

在实践中,往往由于现实社会看待和理解精神与躯体疾病的巨大差异,给患者及其家属带来很多不良社会反应和后果,因此临床医生需要充分考虑所下诊断可能造成的这种消极效应,做些力所能及的弥补和解释工作。例如,对一个首次就诊的分裂样人格障碍患者,可以在适当解释的同时,评估结果写成"分裂样人格",避免"障碍"一词可能带来社会误解的消极后果。

二、心理评估的一般过程

心理评估在医学心理学中有时用心理诊断的概念,心理诊断一词最早出现在罗夏的《心理诊断》一书中,它是应用心理学的理论和技术,对来访者的心理活动和人格特征进行评估和鉴定的过程,其目的是确定来访者的心理变化程度和性质。心理评估和医学诊断有以下相似之处:两者都需要仔细观察并全面收集患者的各种表现、症状、病史等;都依靠专业的知识体系和特定的诊断标准、评估工具来进行判断和分析;主要目的都是为了明确个体的健康状况,确定是否存在问题及问题的性质和程度;都不局限于单一的指标或表现,而是需要综合考虑多个方面的因素。

在心理评估时需要注意:要从评估目的的确立、评估过程的设计、评估的实施和评定标准的制订等环节开始,严格按照规定的标准执行,避免无关因素对评估者与评估对象造成干扰,这是为了保证心理评估的科学性;通过对评价对象的反应与行为表现的评估,进而分析其心理现象及其个性特点并做出心理评价,需要运用观察、会谈、调查和心理测验等方法对心理现象或行为进行全面客观的描述。

心理评估在评价个别差异时,往往只是对经过选择的行为样本进行分析,进而间接推断出受试者的心理特质。行为样本,是指根据一定条件所取得的标准样本。然而,由于个体心理的多样性、复杂性,这就要求评估者在全面掌握行为样本的意义后,才能正确应用心理评估。

心理评估是根据评估的目的收集资料,对资料和信息进行加工处理,评估患者在疾病发生发展过程中的心理过程,发现现存或潜在的心理和精神健康问题,为心理和精神健康护理提供科学依据,最后做出判断的过程。以临床心理评估为例,包括以下方面:

(1)确定评估目的:首先确定来访者或者要求评估者的首要问题是什么,如为鉴定被评估者的智力、人格特征或是做出有无心理障碍的判定等。

(2)详细了解被评估者当前的心理问题:包括被评估者的问题的起因和发展、影响因素,被评估者的家庭背景、早年的生活经历及当前的环境适应、社会关系、人际关系,以及被评估者的主诉、既往史、家族史等。主要应用心理评估的会谈法、观察法和调查法了解情况。

(3)关注特殊问题、重点问题:在上述基础上,还主要借助心理测验法,进行深入了解和评估。

(4)综合评估:将前面所收集的资料进行综合分析、处理,得出结论并向当事人及有关人员进行解释,写出评估报告,并确定下一步问题处理的目标。

三、心理评估者应具备的条件

心理评估是一项严肃的工作,心理评估者应当具备丰富的社会阅历、人文知识及大量的临床经验。对心理评估者的要求包括专业知识和专业技能两个基本方面。

(一)专业知识

心理评估者要具备精神病学知识,能够及时鉴别正常和异常的心理现象,即在心理学知识、心理评估和心理测量等方面具有丰富的专业知识并受过有关技术的专业培训。

（二）专业技能

1. 观察能力 评估者要获得被评估者的言语信息，而且要注意观察被评估者的非言语信息，包括交谈时的面部表情、目光接触、肢体动作、语音、语调、语速、习惯等许多方面，同时要辨别被观察者的表现是否受到其他因素影响。在人际沟通中，非言语方式所传达的信息量大大多于言语方式。

2. 智力水平 评估者需要有较高的智力水平，心理评估经常涉及对被评估者智力水平、人格特征、认知能力等方面的判断，评估者要有较高的观察、分析、推理、判断、综合等能力，才能够胜任这样的工作。

3. 自我认识能力 评估者的主观因素对心理评估结果可能产生显著的影响。评估者的情绪好坏、疲劳程度及前后对比效应等也会影响其对评分标准的掌握。为保证心理评估结果的准确性和有效性，需要尽量减少评估者主观因素对评估结果的影响。因此，评估者应当对自身有比较客观、明确的认识，只有正确认识自己，才有可能在对被评估者进行评估时做到客观而准确。

4. 人际沟通能力 评估者需热情、耐心细致地对待被评估者，尊重被评估者，同时必须采取严肃认真和审慎的工作态度，要站在被评估者的角度去体会、理解和分享他们的情感体验，让被评估者感到安全、舒适，这时他们才会敞开心扉，畅所欲言，否则就可能在评估中遗漏重要信息，从而影响心理评估的结果。与被评估者建立良好的协作关系是心理评估顺利进行的前提条件，良好的沟通能力与个体的人格有一定关系，但更重要的是评估者对待被评估者的态度，以及沟通技巧的训练和实际经验的积累。

第二节 心理评估基本方法

一、行为观察法

人的心理是通过其行为表现出来的，对于个体行为的客观观察是心理评估的重要方法之一。行为观察法是按照研究目的对被评估者的外部行为表现进行有计划、系统地观察，对所观察的事实加以记录和客观的解释，从中归纳发现心理现象产生和发展规律的方法。例如早期对儿童心理形成特点与发展规律的研究，就是通过定向观察收集的资料进行分析获取的。为确保观察结果的客观性和科学性，在设计一个观察方案时，应考虑观察情境、观察目标行为和观察时间等因素。

观察法的优点是目的明确，深入细致，所获得的资料比较真实可靠。观察法可分为自然观察法与控制观察法。自然观察法是指在自然情境中（如家庭、学校、幼儿园或工作环境），被评估者的行为不受观察者干扰，按照其本来方式和目标进行所得到的观察；控制观察法是指在经过预先设置的情境中所进行的观察，注重被评估者的特定反应。

观察者应尽可能客观、系统、全面地观察目标行为，并充分意识到自己的角色，做到客观分析，区分客观描述与自己的感觉反应，观察结果应尽量采用描述性的方式，记录目标的行为，对观察行为的产生原因需进行合理探索和解释。

二、会谈法

会谈法也称"交谈法""晤谈法"，是通过采用积极倾听和适当提问的方式，与来访者及有关知情人面谈，了解来访者心理（精神）状态及疾病个案史，是医患之间建立治疗同盟关系的过程。其基本形式是一种"面对面"的语言交流,也是心理评估中最常用的一种基本方法。会谈是双向交流,但是会谈中听比说重要,耐心细致地听对求助者是一种安慰和鼓励,可使其有勇气讲述自己生活中的重要事情,并可自由地谈论问题,是打开求助者内心世界的钥匙。

会谈法是一种开放式的、灵活性较大的、弹性较大的心理评估方法,会谈的形式包括自由式会谈和结构式会谈两种。会谈的基本原则:努力创造安静、轻松、确保隐私、开放信任的环境气氛,与来访者建立并保持工作同盟关系。在会谈中,评估者起着主导和决定的作用,因此评估者掌握和正确使用会谈技术是十分重要的。用主动倾听和适当问答的技巧来了解来访者并与之沟通,既可以评估来访者,又可以提供有效共情理解的心理支持。

会谈,按提问和反应的不同特点可分为三种。①结构式会谈:严格遵照事先准备的谈话提纲、问题表,按固定程序进行。②非结构式会谈:事先没有确定的问题和程序,双方自然地随意交流,也叫自由会谈。③半结构式会谈:把前两种形式结合起来,对某些认为缺乏重要细节的回答,临时离开预定内容程序,提出深入探讨的追问性问题,如果运用得当,可对上述两种方式取长补短。

会谈法的最大问题是容易产生"偏好效应",如果会谈开始时形成对来访者的某些印象,很容易影响整个访谈的结果。另外,患者的一些难以启齿的问题不能准确和及时获取。

三、心理测验法

在心理评估中,心理测验占有十分重要的地位。心理测验是根据一定的心理学理论,在标准的情境下,使用一定的操作程序,对个人的心理特征,进行客观分析和描述的一种方法。我们了解一个人的方式有很多,如交谈、观察等,但是这些都无法取代心理测验的作用。这是因为测验可以对心理现象的某些特定方面进行系统评定,如个体的智力、态度、性格、情绪等,并且测验一般采用标准化、数量化的原则,所得到的结果可以与常模比较,避免了一些主观因素的影响。心理测验是一种测量技术,心理测验的应用范围很广,种类也十分繁多。

第三节　心理测验

一、心理测验的概念

心理测验是依据一定的心理学理论和规则对人的心理过程、个性心理特征及行为进行量化分析与评价的过程。心理测试有别于医学检验,心理活动是永远无法直接测量的,但是可以通过被测者对测验项目的反应来推测其心理特质。心理特质是指一组有内在联系的心理活动及其相关的行为特点。心理测验主要采用量表的形式进行,量表是由一些经过精心选择的、反映人的某些心理特点的问题或操作任务组成,一般能较正确而可靠地测验受试者对测量内容做出的回答或反应,然后根据一定标准计算得分,从而得出结论。心理测验始于欧洲,它首先在教育与医学领域受到人们的关注。心理测验与其他的心理评估方法相比,具有标准化、客观化的优点。据统计,已经出版的心理测验达 5 000 多种,常用的有 200 多个,美国出版的《心理测验年鉴》第 10 版(1989 年)中收录了近 1 800 个测验。

拓展阅读

首先倡导测验运动的是优生学创始人、英国生物学家和心理学家高尔顿(Francis Galton)。他在研究遗传问题的过程中,认识到有必要测量那些有亲缘关系和没有亲缘关系的人们的特性,以确定其相似程度。他设计了许多简单的测验,如判断线条长短与物体轻重等,企图由各种感觉辨别力的测量结果来推估个人智力的高低。高尔顿还是应用等级评定量表、问卷法及自由联想法的先驱。

二、心理测验的分类

根据不同的划分标准,可以把心理测验分成不同种类。这里介绍根据心理测验功能、测量方法、测验材料性质和测验组织方式进行的分类。

（一）根据测验功能分类

在临床心理评估中,按测验的目的和功能可以将心理测验分为能力测验、人格测验、神经心理测验、适应行为评定量表、临床评定量表和用于职业咨询的测验等。

1. 能力测验　包括智力测验、儿童发展量表。智力测验主要为了测量个体的智力水平,临床上智力测验主要应用于儿童智力发育水平的鉴定及为脑器质性损害和退行性病变提供参考指标,此外也作为特殊教育或职业选择时的咨询参考。常用的工具有比奈 - 西蒙量表、韦克斯勒成人和儿童智力量表等。儿童发展量表主要用于评估出生后至三岁左右婴幼儿的心理成熟水平。

2. 人格测验　人格测验主要评估受试者的人格特征和病理人格特征,这些测验目前也用于科研和心理咨询对人格的评价。明尼苏达多相人格调查表（MMPI）、罗夏墨迹测验（RIT）、艾森克人格问卷（EPQ）、卡特尔 16 种人格因素问卷（16PF）等都是人格测验常用的量表。

3. 特殊能力测验　这类测验偏重测量个人的特殊潜在能力,主要为升学职业指导及特殊工种人员的筛选所使用。该类测验有利于发现特殊才能,从而因材施教,充分调动潜力,使人尽其才,才尽其用。

4. 神经心理测验　神经心理测验是在现代心理测验的基础上发展起来的。它用于评估人的脑功能特征,包括感觉、知觉、记忆、语言、情感等,既可用于正常人的评估,也可用于脑损伤患者的评估。该类测验在神经内外科临床诊断、治疗、康复中均有较好的应用前景,是脑电图、头颅 CT 与 MRI 等影像学手段的必要补充。

临床上较常用的神经心理测验有两类:一类是成套测验;另一类是单项测验。成套神经心理测验由多个分测验组成,以霍尔斯泰德 - 瑞坦神经心理成套测验（HRB）为代表。该测验分幼儿、儿童和成人三个版本。分测验中部分为言语测验,部分为非言语测验。由于测验内容包括了从简单的感觉运动到复杂的抽象思维,评分客观又有定量标准,现已成为被广泛接受和使用的神经心理测验。单项神经心理测验可以重点测量某项心理功能,用于测查患者有无神经学问题,并可初步判断患者的心理问题是器质性的还是功能性的。

（二）根据测量方法分类

根据实施测验时主试者和受试者相互间交往的方式,可将心理测验分为言语和操作（非言语）测验两大类。

1. 问卷测验　问卷测验多采用结构式问题的方式,让受试者以“是”或“否”或在有限的几种选择上做出回答。这种方法的结果评分容易,易于统一处理,很多人格测验、职业能力测验（如 MMPI、EPQ 等）采用问卷的形式。问卷测验结果有可比性,容易定量化,适用于新手和时间限制的情境。

2. 操作测验　操作测验是非文字的,让受试者进行实际操作,也称作业测验。操作测验多用于测量感知觉和运动等操作能力。因为操作测验比言语测验更真实,所以它有时又被称为真实性评价。操作测验要求受试者演示操作的过程,而不是简单地描述如何做或者已做了什么。婴幼儿和受文化教育因素限制的受试者的心理测验主要采用这种形式。

3. 投射测验　投射测验材料无严谨的结构，即提供含义不明确的各种图形或墨迹，让受试者在不受限制的情境下，自由地做出反应，借以诱导出内在的经验、情绪或内心冲突，而且受试者也不易发现测验的目的，也称为无结构测验。投射法多用于测量人格，如罗夏墨迹测验、主题统觉测验等，也用于异常思维的发现，如自由联想测验、填词测验等。

（三）根据测验材料性质分类

1. 文字测验　文字测验所用的是文字材料，它以言语来提出刺激，受试者用言语做出反应。此类测验实施方便，团体测验多采用此种方式，还有一些有肢体残疾而无言语困难的患者只能进行文字测验。题目以文字材料组成并呈现，要求受测者用文字或语言的方式作答。文字测验的实施比较简便，而且较易于测量人类高层次的心理功能。这类测验容易受社会文化背景的影响，在跨文化比较研究中应用比较困难，在对不同教育背景下的人应用时，其有效性可能会不同。

2. 非文字测验　非文字测验是由非文字材料组成，如图片、工具、模型等，要求受试者进行操作的测验。优点是不受语言文化影响，但比较费时，不宜大规模测验，适用于个别测验。

（四）根据测验组织方式分类

1. 个别测验　每次测验时一名主试者只能给一名受试者实施的测验，称为个别测验。主试者有较多的时间观察受试者的行为、解决问题的方式，能获得许多有助于诊断的观察资料，是临床上较为常用的心理测验形式，如韦克斯勒智力量表，但需花费较多的时间和精力。其优点在于主试者对受试者的言语、情绪状态等可以进行仔细的观察，并且有充分的机会与受试者合作，所以其结果准确可靠，缺点是比较费时，不能在短时间内收集到大量的资料，对主试者要求较高。

2. 团体测验　团体测验指每个主试者同时对较多的受试者实施测验。这类测验的优点在于节省时间，主试者不必接受严格的专业训练即可担任。其缺点为主试者对受试者的行为不能做切实的控制，所得结果不及个别测验正确可靠。实施团体测验时一次测验的对象人数也应适当控制，一般一个受试团体以少于 30 人为宜，30~50 人的团体应配备两名主试者。

团体测验材料也可以用于个别测验，如明尼苏达多相人格调查表（Minnesota Multiphasic Personality Inventory，MMPI）、艾森克人格问卷（Eysenck Personality Questionnaire，EPQ）、卡特尔16种人格因素问卷（Cattell 16 Personality Factor Questionnaire，16PF）等。但个别测验材料不能用于团体测验，除非将实施方法和材料加以改变，使之适合团体测验。

三、心理测验的应用原则

心理测试是一种比较严谨的科学技术手段，从理论的提出到工具的制定，都要经过大量反复论证和修订。因此，对于心理测验的使用要有严格的控制，否则非常容易产生偏差。为了确保心理测验结果的可靠，在进行心理测验时必须遵循以下原则。

（一）标准化原则

标准化要求使用者在应用心理测验的过程中做到：①选择公认的标准化心理测验，这样才能保证测验具有较高的信度与效度。②使用标准化指导语，不同的指导语会直接影响受试者回答问题的态度和方式。③在标准时限和固定的测验顺序上，严格根据测验指导手册规定实施测验。这包括，使用时要严格遵守时间，不可随意更换测验的顺序。④固定施测条件，在标准心理测验的指导手册中，对测验环境都有严格要求，应用心理测验时必须完全遵守手册中的要求。主试者应当详细记录测验中出现的可能导致任何意外的影响因素，在解释测验结果时也必须考虑这些意外因素的影响。⑤标准计分方法计分时，要完全按照测验使用手册的要求和标准答案计分，有时可以使用机器计分以减少主观因素的影响。

（二）保密原则

这也是心理测验的一条道德标准。保密涉及两个方面：一是测验工具的保密，二是测验结果的保密。测验内容、答案及计分方法决不允许随意扩散，更不允许公开发表。后者是为了对测验结果作为受试者个人利益和隐私给予充分尊重和保护。

（三）客观性原则

人们在自然环境中的行为特征可能与测验中的表现不完全相同。任何测验都不可能准确无误地测量出个体的真实面貌，测量结果和真实情况之间总会存在一定的误差。许多因素都可能影响受试者对测验的反应。因此，尽管测验结果有一定的预测性，然而不能依据一次测验结果来下定论。必须由具备所用工具相应知识和技术资格的人进行结果解释；结合受试者的文化程度、职业、生活经历、家庭社会环境、病前心理行为功能状况评估；结合受试者当时的情绪、身体状况及有无外界干扰等因素评定；结合通过观察法、访谈法获得的其他资料全面考虑。这样才能做出符合受试者实际情况的比较客观的解释，不要以一两次心理测验的结果来下定论，尤其是对于年龄小的儿童作出智力发育障碍的诊断，更要注意这一点。

四、标准化心理测验的基本要素

标准化心理测验的基本要素有：取样、常模、效度、信度。其中信度和效度是评价心理测验工具好坏的最基本标志。

（一）取样

标准化心理测验手册包含一套详细的实施程序。人们的心理活动差异很大，所以取样时，必须照顾样本的代表性。根据样本结果来使测验标准化，这个样本便是测验的标准化样本。心理测验是衡量某一心理品质的标尺，这个标尺产生于样本。在选择测验样本时，除了要了解所取样本的代表性外，还要注意这一样本与受试者的情况是否相对应。一般来说，要考虑样本的年龄范围、性别、地区、民族、受教育程度、职业等基本特征，以及疾病诊断、病程及治疗等背景。这样所测结果与样本才有可比性，不是所有时候都有一个很适合的工具供使用，相关情况应在解释中加以说明，并持谨慎态度，否则容易产生错误。

（二）常模

1. 常模　常模（norm）是一种可供比较的普通形式标准，它是指某一心理测验在一定群体中测量结果的标准量数，不同的群体其常模标准有所区别。心理测验中某一个体测验结果的数据称为原始分数，它本身并不具有太大意义，必须根据常模转换为标准分进行分析评定，如艾森克人格问卷有英国常模和我国龚耀先教授编制的中国常模。

2. 均数　均数是常模的一种普通形式。可将某一受试者所测成绩（粗分，或称原始分）与标准化样本的平均数相比较，确定其成绩的高低。

3. 标准分　均数必须有个标准，可供比较并用来解释检验的结果，否则它所说明的问题是有限的。只看均数，不注意分布情况，所得受试者的信息非常有限。如果用标准分作常模，便可获得更多的信息，测试结果只有与这一标准比较才能确定实际含义。标准分能说明受试者的测验成绩在标准化样本的成绩分布图上居何位置。常见的标准分有 Z 分数、T 分数、离差智商等。标准分的确立，是一个非常烦琐而又复杂的工程，需考虑年龄、性别、区域等复杂因素。

（1）Z 分数是最基本的标准分。标准分（Z）= 受试者成绩（X）与样本均数（x）之差除以样本成绩标准差（SD）。简化成 $Z=(X-x)/SD$。这样一来，不仅可说明受试者的成绩与样本均数比较在其上还是其下，还可说明相差的标准差。

许多量表采用这种常模或由此衍化出来的常模。例如，在韦氏量表中，离差智商 $=100+15(X-x)/SD$ 便是这一种。离差智商与标准分常模的不同之处在于：一是标准分均数为 0，而离差智商均数为 100，即当 $X=x$ 时，标准分为 0，离差智商为 100；二是标准分的 SD 随样本而定，

而离差智商中 SD 为 15。

（2）T 分常模是标准分衍化出来的另一种常用常模。T 分是改良的 Z 分，MMPI 便采用此种常模。它与离差智商的不同之处在于，所设的均数及标准差不同。T 分数是以 50 为平均数（即加上一个常数 50），以 10 为标准差（乘以一个常数 10）来表示的，T 分的计算公式为：T 分 $=50+10Z$。

（3）由标准分衍化而来的其他形式的常模。标准 20 和标准 10 即属这一类，都是改变均数及标准差而得到的。如在韦氏量表中，量表分的计算方法即属标准 20 计算法。标准 20 和标准 10 计算公式如下：

$$标准 20=10+3（X-x）/SD$$
$$标准 10=5+1.5（X-x）/SD$$

4. 百分位　百分位亦称百分点，是另一类常用常模，比标准分应用得早，且更通用。习惯上将成绩差的排列在下，成绩好的排列在上，计算出样本分数的各百分位范围，将受试者的成绩与常模相比较。它不需要复杂的统计学概念即可理解，如在百分位 25（$P25$），说明样本中 25% 的人成绩在此受试者之下（或至多和他一样），另有 75% 的人成绩比他的好，以此类推。

5. 划界分　在筛选测验中常用划界分作常模。例如，教育教学中用 100 分制时，以 60 分为及格分，此即划界分；而入学考试时的划界分，因考生成绩和录取人数而异。在临床神经心理测验中，将正常人与脑病患者的测验成绩比较，设立划界分，用这个分数划分受试者是否患病。如果某测验以精神医学鉴定中伪装精神障碍者为研究对象，则需与普通精神科临床的精神疾病患者及正常人进行比较，找出伪装者与非伪装者的划界分。

6. 比率（或商数）　这一类常模也较常用。例如，智商（IQ）是智力的量化单位，它不是从零开始的绝对单位，而是一个比值，是与一个样本测验成绩平均值比较而来的。如果样本成绩均数相等则其为零（用统计学标准分来计算）或 1（用比例方法计算）。IQ 最初的计算公式为 IQ=（MA/CA）×100，其中 MA 代表心智年龄，CA 代表实际年龄。

以上列举的是常用的集中常模形式，另外还有各种形式、性质的常模。从可比性来看，常模越特异越有效，越能更好地反映个体的真实情况，如年龄常模、性别常模、区域常模和各种疾病诊断的常模。从适应性来看，正常群体常模的使用更为广泛和方便。

（三）信度

心理测验的信度反映工具的可靠性和稳定性，是指同一受试者在不同时间用同一测验方法（或用另一套相等效力的测验方法）重复测验，所得结果的一致性程度。信度用系数来表示。一般来说，系数越大，说明一致性越高，测得的分数越可靠，反之则相反。信度的高低与测验性质有关，必须使用正确的方法和工具才能得到较高的信度。测验信度通常有如下方法：

1. 重测信度　同一组受试者在不同时间做同一套测验所得结果的相关性检验。重测信度受间隔时间长短、记忆能力等因素的影响较大，其关键点在于两次测验时间间隔的控制，因为间隔时间太短会受到练习和记忆的影响而造成误差，因此，要根据测验目的、性质和被试特质来确定，一般间隔 2~4 周为宜，通常不超过 6 个月。

2. 副本信度　有的测验同时编制了两个同性质但题目不同的副本，将同一组受试者的两套测验结果进行相关性检验。测验结果可显示出受试者不同时间的稳定性和对不同项目的一致性，故副本信度又称为等值性系数。副本信度的优点是能够避免重测信度因题目熟悉而出现的误差，如记忆与练习效应，其关键点在于根据测量目的编制彼此等同的题目内容。

3. 分半信度　将一套测验的各项目（要求按难度为序）按奇、偶数分成两半，对两部分所测结果进行相关性检验，分半的测验目的必须一致。

信度用信度系数表示，其数值在 –1~+1 之间，绝对值越接近 0，表明测验结果越不可靠，绝对值越接近 1，表明测验结果越可靠。其他还包括因素信度、测量标准误、评分者信度等。

（四）效度

所谓效度（validity），即有效性，是指一个测量工具能够测量出其所要测量内容的真实程度，是否测查到所要测查的内容、测查到何种程度等，它反映了测验的准确性。在选择标准化心理测验工具时，必须首先鉴别其效度。例如，一个智力测验，若测验结果所表明的确实是受试者的智力，而且准确测量了智力水平，那么这一智力测验的效度好，反之则不好。效度检查，也同信度检查一样，有多种方法，并有各种名称，如内容效度、预测效度、内部效度、因素效度等。一个测验若无效度，则无论它具有多大优点，都将无法达到其真正的测量目的，因此没有效度的测验工具是不能使用的。美国心理学会（American Psychological Association, APA）在《心理测验和诊断技术介绍》（1954年）及《教育和心理测验的标准与手册》（1966年）中将效度分为三类，即校标效度、内容效度和结构效度，后被广泛应用。

1. 校标效度　校标效度，即将测验结果与某一标准行为进行相关的检查。效标效度，亦称"效标关联效度""效标取向效度""实证效度""统计效度""经验效度"。例如智力测验与学习成绩，学习成绩常被作为检测智力测验的效标。诊断测验与临床诊断进行的相关检查等亦属之。

2. 内容效度　内容效度又称逻辑效度，是指项目对欲测的内容或行为范围取样的适当程度，即测量内容的适当性和相符性。成就测验和熟练测验特别注重内容效度。内容效度从测验题目对有关内容或行为取样的准确程度来确定测验是否是所要测量的行为领域的代表性取样。它主要用于设计测验条目，一般采用分析推理的方法挑选合适的条目。例如，算术成就测验应反映受试者的运算能力，测验与之相关的标准，所选测验题目要反映受试者的能力水平。内容效度的评估方法主要有专家判断法、统计分析法和经验推测法。它们从不同角度对测验项目内容的有效性做出评价。

3. 结构效度　又称构想效度，是指测验理论上反映构想或特质的准确程度。例如，编制一个智力测验，必定依据有关智力的理论，在测试实施过程中必须从某一构想的理论观点出发，提出关于某一心理特质的假设，然后编制实验项目并实施，最后通过对其结果数据的分析评价，验证其与理论假设两者的吻合度。结构效度是指实验与理论之间的一致性，即实验是否真正测量到假设（构造）的理论。在研究结构关联效度时，不仅应将新测验结果与同类测验进行相关性分析，也要与功能不同的测验进行比较，前者称为趋同效度，后者称为鉴别效度。

4. 增强效度　增强效度是指某些测验与其他测验或检查方法联合应用时，其准确性会大大提高。研究发现，将精神病患者的临床资料和病史与MMPI结果结合考虑时，能提高判断的准确性，这就说明MMPI在这种场合有较好的增强效度。

五、心理测验的实施过程

心理测验的实施过程必须遵循一定的规则和条件，才能保证测验取得有效的结果。

（一）测验前的预备工作

1. 选择合适的测验工具　心理测验种类很多，针对被试的测验项目内容选择合适的测验工具，才能取得有效的结果。同时还需要在测验前对测验工具进行检查和校验，保证测验工具良好的工作状态。

2. 熟悉测验程序　首先，认真学习和掌握测验的指导语，它规范了测试过程的操作程序，并且让受试者放松。其次，熟悉测验的程序。例如，智力测验包含言语和操作两大部分，言语部分的各个分量表有测验程序要求，操作部分所涉及的材料摆放、时间限制等也都有严格要求，另外还要注意测验中主试者与助手的分工等。对此，主试者事先应当做到心中有数，以保证测验的有序进行。

（二）心理测验的环境要求

研究表明，环境和场所在心理测验中会对受试者产生一定的影响。测验环境中的光线、温度、颜色、噪声和通风等物理条件都应当事先考虑并统一安排。

（三）心理测验实施中的注意事项

为了达到心理测验的预期目的，在实施过程中应当注意以下事项。

1. 心理测验的项目选择遵循既不滥用也不乱用的原则，根据实际情况选择合适的心理测验工具。

2. 尊重受试者，心理测验工作应该尊重受试者的人格权利和隐私权，不得使用侵犯受试者权利的测验。

3. 在心理测验实施过程中，主试者应当认真观察测试过程中受试者的外显行为、情感态度和身体特征三个方面的表现，并做好记录，以作为数据分析和心理诊断的参考资料。

4. 心理测验应当在良好的主、被试关系的基础上进行，以保证测验结果的准确性。在测验过程中，主试者对受试者的态度应该是关心、热情、真诚、耐心，与受试者建立良好的协调关系，引起受试者对测验的兴趣，取得他的合作，使其理解题意、认真完成，表现出真实水平和实际情况。

5. 心理测验报告书写的格式应当规范化。

第四节　常用的心理测验

一、智力测验

智力测验是评估个人一般能力的方法，是根据有关智力概念和理论经过标准化过程编制而成的。

（一）智力的概念和智力单位

智力也可称为"智能"或"才智"。与智力相近的"聪明"一词，顾名思义，即耳聪目明，强调的是感觉和认知的作用。此外，智力还包括如"举一反三"的推理能力、"过目成诵"的记忆能力、"临时处置"的适应新情境能力等。目前，许多人认为智力是一种潜在的、非单一的能力，它是一种知觉、分析和理解信息的复杂的混合体。智力与人的先天遗传因素有关，它在发展过程中可由于环境和学习的影响而促进和延缓，它也与人的生长、发育及成熟、衰老等生理状况关系密切。我们将智力看成是一种整体的能力或潜能，是多种基本能力（学习、抽象概括、适应环境等能力）的综合表现。

智力单位是在智力测验中衡量智力高低的尺度。目前，最常用的表示法是智商（IQ）表示法。

智商有两种。一种是年龄智商，也称比率智商。年龄智商是 1916 年由美国斯坦福大学的推孟教授提出的，在比奈-西蒙量表中用得较多。年龄智商是智力年龄与实足年龄两者的比率，表示一个儿童在智力发展上同其他儿童相比的相对数量，因而能表示一个受试者的智力发展速率或者聪明程度。比率智商的公式是 $IQ=MA/CA \times 100$，MA 为智力年龄，CA 为实足年龄。如某儿童智力测验的智力年龄为 12，而他的实足年龄为 10，那么他的 IQ 为 120。但是由于人的智力在成年时不会随着生理年龄而持续增长，因此年龄智商的应用受到一定限制。

另一种是离差智商。目前，各种智力测验多用离差智商来衡量智力。当个体的智力随年龄不断增长时，在同年龄组中他的智力水平是相对不变的，因此个体的智力可以不断增长，但他的离差智商却保持相对稳定。离差智商通过计算受试者偏离平均值多少个标准差来衡量。韦克斯勒（David Wechsler）在 1949 年编制的儿童智力量表中，放弃了比率智商的概念，而是根据统计学的平均数和标准差来计算智力分数。它的基本原理是把每个年龄阶段的智力分布看成是正态分布，其平均数就是该年龄组的平均智力。离差智商的公式是 $IQ=100+15(X-x)/S$,

X 为某人测得的原始分数，*x* 为某人所在年龄组的平均分数，*S* 为该年龄组分数的标准差。

还有一种常用的智力单位表示法为百分位法，它是以一个人的智力水平在团体中的位次（百分位）来表示的。例如，一个人的成绩百分位为 50，说明他的智力水平中等，比他好的和差的人各占 50%。此外，也有用等级来对智力进行划分，比较简便实用。

拓展阅读

世界上的智力测验为数众多，其基本原理和主要方法都是由比奈（Alfred Binet）奠定的。在心理测量的发展史上，比奈的贡献是不可磨灭的。比奈，1857 年生于法国尼斯市。1904 年，法国教育部组织一个委员会，专门研究公立学校中低能班的管理方法，比奈便是委员之一。他极力主张用测验法去辨别有心理缺陷的儿童。经过细心研究，次年与其助手西蒙（Theodore Simon）发表了一篇论文，题为《诊断异常儿童智力的新方法》，在这篇文章中介绍的就是世界上第一个智力测验——比奈 - 西蒙量表。

（二）常用智力测验

1. 韦氏智力量表　韦氏智力量表包括成人（16 岁以上）、学龄儿童（6~16 岁）和学龄前期儿童（4~6 岁）三个年龄版本。最早是韦克斯勒于 1939 年编制的，随后编制了平行副本，称为 W-BⅡ，因而前者被称为 W-BⅠ，经修订后成为目前使用的韦克斯勒成人智力量表，后逐步发展成为韦氏成人智力量表（WAIS）、韦氏儿童智力量表（WISC）和韦氏学前儿童智力量表（WPPSI）。韦氏智力量表采用离差智商的计算方法，是目前世界上应用最广泛的智力测验量表。目前，我国修订的韦氏智力测验并具有全国常模的有：1981 年龚耀先等修订的韦氏成人智力量表（Wechsler Adult Intelligence Scale-Revised in China，WAIS-RC），分城市版和农村版，适用于 16 岁以上受试者；1986 年林传鼎等修订的韦氏儿童智力量表（WISC-CR），适用于 6~16 岁的受试者；1986 年龚耀先等修订的中国 - 韦氏幼儿智力量表（China-Wechsler Young Children Scale of Intelligence，C-WYCSI），分城市版和农村版，适用于 4~6.5 岁的幼儿。此外，1993 年龚耀先、蔡太生等又修订了适用于 6~16 岁的中国韦氏儿童智力量表。

表 6-1　各年龄段韦氏智力量表言语量表和操作量表的内容设置

项目	韦氏学前儿童智力量表	韦氏儿童智力量表	韦氏成人智力量表
言语量表	1. 数字广度	1. 常识	1. 数字广度
	2. 常识	2. 领悟	2. 常识
	3. 词汇	3. 填数	3. 词汇
	4. 算术	4. 相似性	4. 算术
	5. 理解	5. 数字广度	5. 理解
	6. 类同	6. 词汇	6. 类同
操作量表	1. 填图	1. 算数	1. 填图
	2. 图画填充	2. 数字符号	2. 图画填充
	3. 木块图案	3. 木块图案	3. 木块图案
	4. 图片排列	4. 图片排列	4. 图片排列
	5. 迷津	5. 图形拼凑	5. 图形拼凑

根据表6-1可知,韦氏智力量表包括言语和操作两个分量表,而每个分量表又含5~6个分测验,每一分测验集中测量一种智力功能,题目均按由易到难排列。言语分量表包括常识、相似性、算术、词汇、领悟力和数字广度测验,这些方面构成一个人的言语能力,根据测验结果可以得出言语智商。操作分量表包括图画填充、图片排列、木块图案、图形拼凑、数字符号和迷津等分测验,根据测验结果可以得出操作智商。两个分量表合并还可以得出总智商。

按手册规定,测验时,韦氏智力量表各分测验的项目逐一进行,有些分测验不必从最初的项目开始。按手册规定的评分标准,将各项目得分相加为该分测验的原始分,原始分再换算成量表分;将言语分量表和操作分量表得分相加,便可得到全量表分。由于韦氏智力量表具有复杂的结构,不但能提供总智商,还能提供言语智商、操作智商及11个分测验分数,因此其能为儿童认知功能的评估和诊断提供更丰富的信息,对儿童精神发育迟滞、多动症、学习困难等的鉴别也有一定作用。另外,由于韦氏智力量表可以提供所有年龄段的总智商及言语智商和操作智商,在对同一受试者的不同年龄进行施测时,韦氏智力量表具有特别的价值。例如,它可以测定教育方法对个体的影响。因此,它被公认为是较好的智力测验。现将每个分测验简单介绍如下:

(1)言语测验

1)数字广度:测验受试者的注意力和短时记忆能力,分为顺背和倒背两种测试,均以成功背出的最高位数计分数,如成功背出7位数,便计7分。此测验主要测量人的注意力和短时记忆能力。对智力较低者,数字广度测验测量的是短时记忆能力;对智力较高者,数字广度测验实际测量的是注意力。

2)常识测验:了解受试者知识的广度,共29题。主要测验受试者对日常事务的认识能力。常识的丰富与否,可以反映受试者智力的高低。

3)词汇测验:共有32个词,了解受试者的词语知识广度、学习和理解能力。要求受试者对听到或看到的词的一般意义加以解释。主要测量词汇知识,与抽象概括能力有关,是测量一般智力因素的最佳测验。

4)算术测验(心算):共18个测验题,测验受试者推理能力、计算和解决问题的能力及思想集中的能力。算术测验在智力测验中常被广泛应用,它和各量表的总分数均有很高的相关性,对预测一个人未来的心智能力有很高的价值。此分测验有规定测验完成时限。

5)领悟测验:共有17道题,测验受试者对实际知识的理解及判断能力,要求受试者解释为什么某种活动是合乎需要的,在某种情景下更好的活动方式是什么等。

6)相似性测验(类同):测验受试者抽象概括能力,包括17组配成对的名词,要求受试者说出两样东西间的相似性。主要测量逻辑思维能力、抽象思维能力、分析能力和概括能力等。

(2)操作测验

1)填图测验:要求被试者在规定时间内,根据图片内容,将缺失的部分补充完整。该测验主要测量受试者的视觉辨认、视觉记忆和视觉理解能力。

2)图画填充测验:了解受试者的知觉组织和推理能力,共有26张未完成的图片,每张图片上所画的东西均缺一个重要部位,要求受试者找出缺失的是什么。图画填充除了考察空间认知和观察力外,还可能涉及对物体形状、颜色、纹理等特征的识别和匹配能力。

3)木块图案测验:测验受试者对视觉-空间的分析和综合能力,将9块积木交给儿童,让其按主试者交代的样子摆出来,共有难度渐增的11个样式。

4)图片排列测验:测验受试者对社会情境的理解能力,共有12套图片,以打乱顺序的一套图片呈现给受试者,要求他排列出该套图片的正确顺序,使该套图片可以讲述一个完整的故事。该测验可以测量一个人不用语言文字而能表达和评价整个情景的能力。

5)图形拼凑测验:了解受试者处理局部和整体关系的能力。由4套图像组合板的碎块组成,按顺序将 4 个物件图片碎块呈现给受试者,要求其组装成完整的实物图片。在临床上,主试者通过这一测验可看出受试者的知觉类型和他对尝试错误的方法的依赖程度,以及对错误反应的应付方式。

6)迷津测验:共有 9 个由简单到复杂的迷津,要求儿童用铅笔正确找出出口。该测验的目的是在新的情景下测量儿童计划的能力及谨慎和机智水平。

7)数字符号测验:要求受试者根据所提供的数字符号关系在数字下面填写相应的符号。主要测验受试者的一般学习能力、知觉辨别和注意力、简单感觉运动的持久力、建立新联系的能力和速度等。

2. 比奈智力量表 1905 年由法国比奈(Alfred Binet)和西蒙(Theodore Simon)编制而成,称为比奈 - 西蒙测验,是世界上第一个智力测验,并分别于 1908 年和 1911 年进行了修订,其中 1908 年修订版引入的“智力年龄”概念是一个创新。随后,比奈 - 西蒙测验引起世界心理学家的关注,各种文字的翻译本和修订本相继出现。1916 年美国斯坦福大学推孟教授(Lewis Madison Terman)对比奈智力量表进行了修订,此为最负盛名的修订版,称为斯坦福 - 比奈智力量表(SB 量表)。该量表共有 90 个项目,其中 39 个是新添加的,此外还提供了标准化的施测程序和较科学的计分方法。SB 量表引入了智商(IQ)概念,其标准化样本量达到 1 400 人,成为临床心理学、精神病学和教育咨询中的标准工具。我国陆志韦于 1924 年发表了中国比奈 - 西蒙测验版本。1982 年吴天敏对陆志韦的中国比奈 - 西蒙测验版本进行修订,该修订版本被称为中国比奈智力量表。

中国比奈智力量表注重对一般能力的测查,测试内容包括一系列的分测验,每一个分测验适合一个特定心理的年龄,每一年龄组包括 7 个项目,涵盖语义解释、理解、计算、推理、比较、记忆及空间知觉方面的能力,共 51 题,每个年龄段 3 题,题目按从易到难排列,按照正确通过的题目数计分,再根据受试者的生理年龄,从附表中查出相应的智商值。适用于 2~18 岁的受试者。测试时,根据受试者年龄按照测验指导书规定从相应题目开始。例如,2~5 岁儿童从第一题开始作答,6~7 岁儿童从第七题开始作答,受试者连续 5 道题目作答错误停止测试。每通过一题计 1 分,测验结果采用离差智商的计算方法进行智力评价,平均值为 100,标准差为 16。

3. 瑞文标准推理测验(SPM) 又称为瑞文渐进方阵,是由英国心理学家 John Carlyle Raven 于 1938 年创制的一种非文字智力测验,该测试分为标准型、彩色型和高级型渐进方阵三套测验。智力测验从方式上分类,有文字测验、非文字测验及混合测验三类。韦氏测验和比奈 - 西蒙测验都属于混合测验,而瑞文标准推理测验则是纯粹的非文字智力测验。其整个测验由 60 张图案组成,由易到难分成 A、B、C、D、E 共 5 组,每组都有一定的主题。既可用于个别测验,也可用于团体测验。瑞文标准推理测验适用的年龄范围十分广泛,实测时一律采用二级评分,即答对计 1 分,答错计 0 分,每一个题目由一幅缺少一小部分的图案和 6~8 个小图案的答题选项组成,受试者根据题目中隐藏的一系列抽象符号与图案的构成规律,选择出合适的答题项目。

该测验方法使用方便,较少受受试者的特殊文化背景影响。瑞文测验的每组图形结构依次由简单至复杂,每组测量也逐渐由一个层次变化为多个层次。该测验能反映受试者的思维从直观形象向抽象推理的渐进发展过程。

二、人格测验

人格评估是对人格特点的揭示和描述。不同学派关于人格结构的分类各有不同,故采用的评估人格的方法也不同。人格评估主要涉及情感或行为的非智力方面,通常包括气质或性格类型的特点、情绪状态、人际关系、动机、兴趣和态度等。人格评估主要是伴随一些人格的理论发展起来的,其中对其影响最大的是“特质理论”。核心特质的渗透性和影响比根源特质要低,但也决定了一个人的主要特征和活动倾向性,一般每个人有 5~10 个核心特质。次要特质在一个人身上的表现不太明显,缺乏一致性,也是可塑的,类似于一个人的习惯和态度。人格测验的形式比较复杂,但大体上可以分为客观性测验和投射测验两种。

客观性测验通常采用调查表或问卷的形式进行。人格问卷通常列举一系列的问题,这些题目一般是根据某种人格理论编制的,每个问题陈述一种个性、思想、情感和行为,请受试者根据自己的情况做出有选择性的回答。常用的客观性测验有明尼苏达多相人格调查表、艾森克人格问卷和卡特尔16种人格因素问卷等。投射测验也是人格测量中的一种常用方法,它的理论假设与精神分析理论有关,根据受试者对暧昧刺激做出的反应去理解其内心活动,有利于探索潜意识的动机与冲突。常用的投射测验有罗夏墨迹测验和主题统觉测验等。

人格测验在心理学和医学中应用广泛,对于临床诊断、心理咨询、人员的选拔和职业咨询具有重要的意义。

（一）客观性测验

1. 明尼苏达多相人格调查表 明尼苏达多相人格调查表（Minnesota Multiphasic Personality Inventory, MMPI）是美国明尼苏达大学哈特卫（S. R. Hathaway）和麦金利（J. C. Mckinley）于20世纪40年代根据经验效标法编制而成的。最初主要目的是根据精神病学的经验效标来对个体进行诊断,后来发展成为人格测验。MMPI适用于16岁以上且至少有6年受教育经历者,既可用于个别施测,也可用于团体施测。我国中国科学院心理学研究所宋维真研究员于1989年完成了MMPI修订工作,并制订了全国常模。MMPI是迄今应用很广、颇富权威的一种纸-笔式人格测验,适用于多种不同的情况,不仅可以提供临床医学上的诊断,同时也可以用于正常人的个性评定。

尽管MMPI最初是根据精神病学临床实践而编制的,但是它并不仅仅应用于精神科临床和研究工作,还广泛用于其他医学各科及人类行为的研究、司法审判、犯罪调查、教育和职业选择等领域,因此其在心理咨询中心、心身医学门诊、精神病院、人才市场、职业介绍所、大中学校等部门都有广泛的运用,对人才心理素质、个人心理健康水平、心理障碍程度的评价都有较高的应用价值。MMPI还是心理咨询工作者和精神医学工作者必备的心理测验之一。

MMPI共有两个版本,分别有566道题目和399道题目。题目内容包括身体各方面的情况、精神状态及对家庭、婚姻、宗教、政治、法律、社会等方面的态度和看法。受试者根据自己的实际情况对每个题目做出"是"与"否"的回答,若确实不能判定则不作答。然后,根据受试者的答案计算分数并进行分析,可从受试者的各分量表得分获得一个人格剖面图。在临床工作中,MMPI常用的十个临床量表和四个效度量表如下。

（1）十个临床量表

Hs:疑病（Hypochondriasis）——对身体功能的不正常关心。

D:抑郁（Depression）——与忧郁、淡漠、悲观、思想与行动缓慢有关。

Hy:癔病（Hysteria）——依赖、天真、外露、幼稚及自我陶醉,并缺乏自知力。

Pd:精神病态（Psychopathic deviate）——病态人格（反社会、攻击型人格）。

Mf:男性化-女性化（Masculinity-femininity）——高分的男性表现为敏感、爱美、被动、女性化;高分的女性表现为男性化、粗鲁、好攻击、自信、缺乏情感、不敏感。极端高分考虑同性恋倾向和同性恋行为。

Pa:妄想狂（Paranoia）——偏执、不可动摇的妄想、猜疑。

Pt:精神衰弱（Psychasthenia）——紧张、焦虑、强迫思维。

Sc:精神分裂（Schizophrenia）——思维混乱、情感淡漠、行为怪异。

Ma:轻躁狂（Hypomania）——联想过多过快、观念飘忽、夸大而情绪激昂、情感多变。

Si:社会内向（Social introversion）——高分者内向、胆小、退缩、不善交际、屈服、紧张、固执及自罪;低分者外向、爱交际、富于表现、好攻击、冲动、任性、做作、在社会关系中不真诚。

（2）四个效度量表

Q：疑问量表（Question）是为记录没有回答的题数和对"是"和"否"都做反应的题数。

L：说谎量表（Lie）是为体现追求尽善尽美的回答。L量表原始分若超过10分，则结果不可信。

F：诈病量表（Validity）是精神病程度的良好指标，其得分越高暗示着精神病程度越重。

K：校正量表（Correction）一是为了判断受试者对测验的态度是否隐瞒或防御，二是为了修正临床量表的得分。

2. 艾森克人格问卷　艾森克人格问卷（Eysenck Personality Questionnaire，EPQ）是由英国心理学家艾森克（Eysenck）夫妇根据人格的三个维度理论编制而成的，目前在国际上应用十分广泛，有成人问卷和青少年问卷两种。成人问卷适用于16岁以上人群。目前，EPQ有两个中国常模版本：一是北京大学的陈仲庚教授建立的EPQ中国成人常模，其修订的EPQ有85个项目；二是1983年我国龚耀先教授主持修订的儿童和成人两套全国常模，均为88个项目。

艾森克认为人的个性可以分为三个维度，即内-外向（E维）、稳定-不稳定（N维）和精神质（P维）。E维与中枢神经系统的兴奋、抑制的强度密切相关；N维与自主神经的稳定、不稳定性密切相关；而就P维而言，高级神经活动如果在不利因素影响下向病理方向发展，神经质可以发展为神经症，精神质可以发展为精神病，但神经质和精神质本身不一定是病理性的。

EPQ问卷由E、N、P、L四个量表组成，分别代表内外倾（extroversion，E）、神经质或情绪稳定性（neuroticism，N）、精神质（psychoticism，P）、撒谎或掩饰（lie，L）。其中E、N、P分别代表了Eysenck人格理论的三个维度。第四个分量表为效度量表（L），测量说谎或掩饰，但也代表一种人格特征，反映受试者的朴实、遵从社会习俗及道德规范等特征。内外倾和情绪稳定性维度服从正态分布，而精神质维度得分为极端偏态分布，绝大多数人处于稳定的一端。

EPQ问卷前印有答卷指导语，受试者按照每个项目的陈述，根据自己的实际情况，在答卷纸上选择"是"或"否"。收卷后算出四个量表的原始分数，再对照常模，将原始分数换算成以50为平均数、10为标准差的标准T分数，制成剖析图，从而对受试者的人格进行分析。EPQ项目少，实施方便，既可用于个别施测，也可用于团体施测，在我国是临床应用较为广泛的人格测验，但其反映的信息量也相对较少，故反映的人格特征类型有限。

3. 卡特尔16种人格因素问卷　卡特尔16种人格因素问卷（Cattell 16 Personality Factor Questionnaire，16PF）是卡特尔（Raymond Bernard Cattell）根据人格特质学说，采用因素分析法编制而成的。卡特尔认为16个根源特质是构成人格的内在基础因素，只要测量出16项基础因素在个体身上的表现程度，即可知道他的人格特征。

16PF有A、B、C、D、E五种版本。其中A、B为全版本，各有187项；C、D为缩减版本，各有105项。前四种版本适用于16岁以上并有小学以上文化程度者。E版为128项，专为阅读水平低的人而设计。16PF主要用于确定和测量正常人的基本人格特征，并进一步评估某些次级人格因素。1970年美籍华人刘永和博士与伊利诺伊大学人格及能力研究所的研究员梅瑞狄斯博士将A、B版本合并，发表了中文修订本及全国常模。

（二）投射测验

投射测验与精神分析的理论有关。该理论认为一个人对事物的感知、联想或反应有时是由潜意识或内心深处的矛盾冲突所决定的。投射测验作为人格评估的一种主要方法，在临床心理学中的使用非常广泛。投射是一种自我防御机制，主要表现为人们在体验到内心冲突或内外威胁时，通过投射的作用将自身的内驱力、情感愿望等归咎于外在世界的某些物体或他人，以减轻自我内在的压力。

投射测验是采用含糊、模棱两可的无结构刺激材料，让受试者根据自己的认知和体验来解释、说明和联想，以诱导出受试者的经验，使他的人格特点能"投射"到这些测验材料上，使主试者得以了解受试者的人格特征和心理冲突,这样就允许受试者有多种选择,可以自由地将其内在的人格特征表现出来。这种非结构化的、模糊的测验材料还有一个好处,就是具有较强的掩饰性(不像客观性人格测验具有较外在的内容形式),这样受试者一般不清楚测验意图,也就不太容易做过多的掩饰,从而提高了测验的效度(真实性)。

这类测验的共同特点是:测验材料无结构;测验方法是间接的,受试者不知测验目的;回答自由;可以按多个变量对回答进行解释。投射测验一般只有简短的指示语,在这种情况下,受试者对材料的知觉和解释就反映了他的思维特点、内在需要、焦虑冲突等人格特征。投射测验有多种形式,现在最常用的是罗夏墨迹测验和主题统觉测验。但是投射测验计分困难,刺激材料的非结构性,导致难以找到客观标准的计分方法,解释时主观性较强,缺乏方便有效的信度和效度标准。

1. 罗夏墨迹测验   罗夏墨迹测验技术是广为流行的投射技术。精神病学家罗夏(Hermann Rorschach)根据临床研究发现,受试者对一些无意义墨迹做出的反应有规律可循,并于 1921 年公布此技术。但直到 1940 年以后,罗夏墨迹测验才被作为人格测验在临床上得到广泛应用。经过长期系统研究,现在已有标准化的实施和评分方法(Exner 综合系统常模,第一版发布于 1990 年)。

罗夏墨迹测验共有 10 张墨迹图,其中 5 张(第 1、4、5、6、7 张)为黑白图片,3 张(第 8、9、10 张)为彩色图片,另 2 张图片(第 2、3 张)除黑色外,还加有鲜明的红色。Exner 评分系统:按照回答的 4 种部位、9 种决定因素、27 种内容、13 种通常反应、每个被测者对各张墨迹各种特征信息处理的组织活动特点和对实际墨迹知觉的 4 种“符合”性评定,共 6 个方面进行分析评估。罗夏墨迹测验的施测分两个阶段进行,首先是自由联想阶段,主试者按顺序出示每一张图片,同时问受试者“这像什么?”“这使你想到什么?”让受试者按照自己所想象的内容做自由描述,记下受试者的反应时间和说的每一句话。然后是询问阶段,询问受试者其答案是对墨迹的哪一部分的反应,以及引起反应的因素有哪些。最后进行结果分析和评分。罗夏墨迹测验计分系统较复杂,需根据反应部位、反应决定因子和反应内容三个方面进行计分。测试结果解释,强调患者信息处理过程与方式的特点,及其防御机制、现实接触能力、智力、生活幻想和性的特点,虽然不能作为诊断依据,但对评估人格结构和功能有重要且实用的价值。

罗夏墨迹测验结果可得出对临床诊断和治疗有意义的精神病理指标,主要有抑郁指数、精神分裂症指数、自杀指数、应付缺陷指数及强迫方式指数等。这些病理指数都是经验性的,但在临床上很有用。罗夏墨迹测验在临床上是一个很有价值的测验,但其计分和解释方法复杂,经验性成分多。主试者需要经长期训练且具备丰富的经验,包括广泛的人格理论、心理及病理的知识和经验,才能逐渐正确掌握该测验。

2. 主题统觉测验   主题统觉测验(Thematic Apperception Test, TAT)又称主题理解测验,是与罗夏墨迹测验齐名的一种测验工具,但与墨迹技术相比提供了更结构化的刺激,并要求更复杂和经过意义组织的言语反应。该测验将图片作为刺激材料,通过受试者对各画面的想象及心理投射所编辑的故事,来推测他们潜在的人格结构与内心特质。主题统觉测验所运用的投射原理,是受试者面对图画情境编造故事时,虽会受当时知觉的影响,可其想象的故事内容往往包括其所压抑的潜意识材料。因此,受试者编造故事时常常不知不觉地将其内心的冲突、需要、动机、情绪等人格特征穿插在故事之中,如反社会型攻击、性欲求等。因此在解释测验结果时,测验者必须根据丰富的临床经验、出色的临床接触、高度的精神分析性洞察,特别注意受试者编选故事的主题,找出故事中的主角或英雄人物,将其认为是受试者的化身,继而再分析这些人物的需要及受试者所受到的压力。该测验对临床心理诊断、咨询服务、心理治疗实践等均具有良好的价值。主题统觉测验还产生了多种变式,如儿童统觉测验、黑人统觉测验等。

第五节 常用评定量表

一、概述

评定量表是从心理计量学中演化出来,用于对观察结果和印象进行量化的测量工具,它的应用范围已经从心理学扩展到精神病学乃至临床医学和社会学的领域。虽然在基本理论背景、难易程度等方面有些不同,但评定量表与心理测验在形式上常常混淆。尽管从概念上评定量表与心理测验,特别是人格问卷没有区别,但我们从特点的分析上还是可以找到评定量表与严格意义上的心理测验的一些不同之处。一般而言,评定量表简单,易于操作,准确性取决于信度、效度及使用者的专业知识和经验等因素。评定量表也不像心理测验那样控制严格,有些可公开发表。此外,许多评定量表可被稍加训练的非专业工作者掌握。

根据评定者的性质,评定量表可分为两种形式:自评量表和他评量表。自评量表是被评者自己按照量表内容,根据自己的感受、想法和经验等做出回答。他评量表是医生、护理工作者、教师或家长等,根据对被评者的观察进行评定。

二、常用的自评量表

自评量表可以用于精神科和心理卫生机构对来访者进行初步筛查,并为进一步的检查、诊断和治疗提供方向性的线索,也可以作为患者症状严重程度的评定手段。临床常用的症状自评量表有 90 项症状自评量表(SCL-90)、抑郁自评量表(SDS)、焦虑自评量表(SAS)等。

(一)90 项症状自评量表(SCL-90)

SCL-90 因包含 90 个项目而得名,在国外应用甚广,又称 90 项症状清单。1975 年,其由德若伽提斯(Leonard R. Derogatis)编制而成,20 世纪 80 年代引入我国。调查内容包括 9 个方面:躯体化、强迫症状、人际关系敏感、抑郁、焦虑、敌意、恐惧、偏执和精神病性症状。此外,有 7 个项目不能归入以上因子,一般将它们归入因子 10 "附加项"中。把 90 个单项得分相加可得到总分。由于评定"没有"得 1 分,所有症状均无任何主观感觉不适的正常总分是 90 分,因此把所得总分减去 90 为实际总分。总均分 = 总分 /90。总均分可以反映被测者总体自我感觉症状介于哪个级别,不同时间重复核查可以反映其具体演变过程。所以,该自评量表可以作为评估来访者心理问题的一种重要手段,广泛应用于精神科和心理咨询门诊,也可以应用于综合性医院,以了解躯体疾病患者的精神症状。

(1)躯体功能(12 项):主要反映主观的身体不舒适感,包括心血管、消化、呼吸系统的主诉不适,以及头痛、背痛、肌肉酸痛等其他躯体症状。

(2)强迫症状(10 项):主要反映强迫思维、冲动、行为等表现,还有一些一般的认知障碍的行为表现等。

(3)人际关系敏感(9 项):主要反映个人的不自在感和自卑感,尤其在与他人相处时更为突出。

(4)抑郁(13 项):主要反映与临床上抑郁相联系的症状群,忧郁苦闷的情感和心境是代表性症状,对生活的兴趣减退、缺乏动力、丧失活力也是其特征。还反映失望、悲观及与抑郁相联系的认知和感受,包括死亡的思想和自杀的观念。

(5)焦虑(10 项):主要包括与焦虑症状相联系的症状和体验。

(6)敌对(6 项):主要从思想、感情和行为三个方面反映敌对的表现。

(7)恐怖(7 项):主要反映传统的恐怖状态或广场恐惧症。

（8）偏执（6项）：主要反映偏执性思维的基本特征，包括投射性思维、敌对、猜疑、妄想、被动体验和夸大等精神症状。

（9）精神病性（10项）：主要反映幻听、思维播散、被控制感等精神分裂症症状。

（10）附加项（7项）：主要反映睡眠和饮食情况。

总分是90个单项分相加之和，能够反映病情的严重程度，它的变化可以反映病情的演变。因子分可以反映症状群的特点，并反映靶症状群的治疗效果。根据总分、阳性项目数、因子分等评分结果情况，可判定受试者是否有阳性症状、心理障碍或是否需进一步检查。因子分越高，反映受试者症状越多，障碍越明显。由于自评量表是测量个体在一段时间内感觉到的症状的严重与否，所以在量表分数的解释上应该慎重，并不是得分高就一定说明个体出现了很严重的心理问题，某些分量表的得分较高有可能只是由于个体当时遇到了一些难题，因此还应该对得分高的原因作进一步了解。

（二）抑郁自评量表（SDS）

SDS是美国杜克大学教授庄（William W. K. Zung）于1965年编制而成的。量表操作方便、易于掌握，能有效地反映有无抑郁症状及其严重程度和治疗中的变化，特别适用于综合性医院，以发现患有抑郁症的患者。评定时间为最近一周内，由受试者按照量表说明进行自我评定，依次回答每个题目。SDS主要适用于具有抑郁症状的成年人，可被心理咨询门诊、精神科门诊和住院精神病患者使用，但对有严重阻滞症状的抑郁症患者评定有困难。SDS共有20个评定陈述句项目，每项按一周内"很少有""有时有""大部分时间有""绝大多数时间有"进行1~4计分，其中第2、5、6、11、12、14、16、17、18、20项为反向评分题，按4~1计分，各项目累计相加为抑郁粗分，再被80除得抑郁指数，小于0.50表示无抑郁，0.50~0.59为轻度抑郁，0.60~0.69为中度抑郁，大于或等于0.70为重度抑郁。

（三）焦虑自评量表（SAS）

SAS是Zung于1971年编制而成的。SAS用于有无焦虑症状及其严重程度的评定，能准确反映有焦虑倾向的精神病患者的主观感受，适用于具有焦虑症状的成年人。同时，它与SDS一样，具有较广泛的适用性，已经作为心理咨询门诊了解来访者焦虑症状的常用自评工具，也适用于流行病学调查。量表从构造的形式到具体评定方法都与SDS相同。SAS由20个陈述句或相应的问题条目组成。每个问题条目均按1~4的四个等级评分：①很少有该项症状；②有时有该项症状；③大部分时间有该项症状；④绝大部分时间有该项症状。阴性项目数表示受试者在多少个项目上没有反应，阳性项目数表示受试者在多少个项目上有反应。评定时间为最近一周内。此系统的结果剖析图给出的是标准分，分数越高表示这方面的症状越严重。一般来说，焦虑总分低于50者为正常，50~60者为轻度焦虑，61~70为中度焦虑，70以上者为重度焦虑。总之，SAS是评价焦虑相当简便的临床工具。但是SAS无法鉴别神经衰弱、抑郁症、焦虑症的严重性和特殊性，必须同时运用其他自评量表进行鉴别。

（四）生活事件量表（LES）

生活事件对心身健康的影响日益受到人们的重视。许多研究报告了生活事件与某些疾病的发生、发展或转归的相关关系。LES是对精神刺激进行定性和定量的自评量表，含有48种我国较常见的生活事件，包括三个方面的问题，一是家庭生活方面，二是工作学习方面，三是社交及其他方面，另有两条空白项目，特意为填写当事者自己经历而表中未列出的某些事件而设。

LES用于甄别高危人群、预防精神障碍和心身疾病，特别在对LES分值较高者加强预防工作方面起提示作用。LES指导正常人了解自己的精神负荷，维护心身健康，提高生活质量，还可用于指导心理治疗、危机干预，使心理治疗和医疗干预更具针对性。

三、常用的他评量表

护士用住院患者观察量表（Nurse Observation Scale for Inpatient Evaluation，NOSIE）由临床护理工作者依据对住院患者病情的纵向观察，对患者的行为障碍、病情的演变及治疗效果进行客观评定，为临床治疗、护理及精神药理学研究提供科学依据。广泛应用的版本为30项版本，简称为NOSIE-30。

NOSIE中，每项为一描述性短语，如肮脏、对周围环境有兴趣、自觉抑郁沮丧等。本量表为频度量表，按照具体现象或症状的出现频度，分0~4共5级进行评分。0分为无，1分为有时是或有时有，2分为较常发生，3分为经常发生，4分为几乎总是如此。结果分析包括因子分、总积极因素分、总消极因素分和总分。

本量表适用于住院的成年精神病患者，特别是慢性精神病患者，也包括老年期的痴呆患者，广泛用于世界各国，是护理工作者使用最普遍的一种精神科量表。此量表全部以观察为评定依据，故避免了给不合作患者评定时的困难及干扰，但也存在不能深层次反映临床情况的弱点。

（徐凌志）

复习思考题

1. 心理评估常用的方法有哪些？
2. 心理测验的原则有哪些？
3. 医学心理咨询的会谈要点是什么？
4. 标准心理测验的条件是什么？评价心理测验工具好坏的最基本标志是什么？
5. 常用的智力测验、人格测验、精神症状自评量表有哪些？

第七章　心身疾病

第一节　心身疾病概述

一、心身疾病的概念、特点及分类

(一)心身疾病的概念

心身疾病(psychosomatic disease)又称心理生理疾病(psychophysiological disease),是指那些心理社会因素在疾病发生、发展、治疗和预防中起主导作用的有躯体病理变化的疾病,也包括由于情绪反应引起的各种综合征或生理功能障碍。也可以认为,心身疾病是一种生理上的躯体疾病,但又与一般的生理性疾病不同,而且也不同于神经症,因为神经症往往找不到具体的器质性改变。

现代医学科学是生物 - 心理 - 社会医学模式,心理和社会因素对健康与疾病的影响作用日益受到重视。目前,人们已经认识到心与身在人的生命系统中是一个有机的整体,并且共同影响作用于机体的全部活动。现代医学与心理学研究证明,很多种疾病都能找到其致病的心理社会因素。个体的心理冲突、紧张、不良行为习惯和人格特征等,都可能引起心身疾病。

心身疾病或心理生理疾病,其概念有广义和狭义之分。广义上的心身疾病是指心理社会因素在疾病的发生、发展过程中起重要作用的躯体器质性疾病和躯体功能性障碍。与心理社会因素密切相关的躯体功能性障碍常被习惯称为心身障碍(psychosomatic disorder),因其虽有生理功能的紊乱,但未出现躯体器质上的改变。狭义上的心身疾病指心理社会因素在疾病的发生、发展过程中起到重要作用的躯体器质性疾病,例如高血压、溃疡等。目前,心身疾病所包含的内容已成为并列于躯体疾病和精神疾病的第三类疾病,心身医学也成为生物 - 心理 - 社会医学模式的精髓。

（二）心身疾病的特点

不良的心理刺激或长期持续过久的心理刺激会导致躯体损害,严重时都可造成器质性的病变。所以,有学者提出心身疾病有以下几个特征:

1. 发病因素与情绪障碍有关。

2. 大多数与某种特殊的性格类型有关。

3. 发病率有明显的性别差异。

4. 同一患者可以有几种疾病同时存在或交替发生。

5. 常常有相同或类似家族史。

6. 病程往往会有缓解和复发倾向。

（三）心身医学与心身疾病

心身医学在西方诞生后,心身疾病的概念不断被完善。临床研究表明,一些疾病的发生、发展及预后都与心理社会因素密切相关,单纯的躯体治疗效果有限,或反复发作,或迁延不愈。有调查结果表明,在国内综合性医院就诊的初诊患者中,高血压、糖尿病等典型的心身疾病患者所占比例高达30%以上,心身疾病在西方发达国家中的发病率高达60%。因此,心身疾病的相关研究日益受到医学及心理学界的重视。人们越来越多地认识到精神疾患与躯体疾病之间并没有本质的区别,所有疾病都有其心理和躯体方面的改变。因此,所有疾病的诊断与治疗都应当包括针对心理和躯体两个方面的方法措施。

（四）躯体疾病的心理反应

躯体疾病本身作为应激源同样能导致心理反应。

1. 躯体疾病引起患者的心理反应　①自我意识转变;②对疾病的认知反应;③情绪反应。

2. 躯体疾病对患者生活质量的影响　①原发性心理障碍,是指功能障碍引起的心理症状,如抑郁障碍、焦虑障碍等;②继发性社会后果,是指患病后社会关系改变引起的后果,如患病后与家人的关系、患病对学习工作的影响等。

3. 躯体疾病对心理的影响　不同的躯体疾病可通过对神经系统的直接或间接作用而影响心理活动,如脑血管意外或心脏病引起的焦虑,高血钾可致知觉异常,高血钙可致淡漠、幻觉等。

（五）心身疾病的分类

参考世界卫生组织《国际疾病分类（第 10 版）》（ICD-10）、美国精神医学学会《精神障碍诊断与统计手册（第 5 版）》（DSM-5）和日本心身医学会有关心身疾病的分类,结合我国医学界目前的一些分类,提出以下分类标准:

1. 心血管系统　原发性高血压、原发性低血压、冠状动脉粥样硬化性心脏病（冠心病）、阵发性心动过速、心律不齐等。

2. 消化系统　消化性溃疡、溃疡性结肠炎、过敏性结肠炎、神经性呕吐、呃逆、神经性厌食、贲门痉挛、幽门痉挛、肠易激综合征、习惯性便秘等。

3. 呼吸系统　支气管哮喘、过度换气综合征、心源性呼吸困难、神经性咳嗽、变态反应性鼻炎等。

4. 神经系统　偏头痛、紧张性头痛、自主神经症等。

5. 内分泌系统　甲状腺功能亢进症、糖尿病、自发性血糖过低症、艾迪生病、垂体功能减退症、肥胖症等。

6. 泌尿生殖系统　心理性性功能障碍、膀胱过度活动症（OAB）、神经性夜尿症、游走肾等。

7. 肌肉骨骼系统　全身性肌肉痛、类风湿性关节炎、痉挛性斜颈、面肌痉挛、书写痉挛、脊椎过敏症、颈肩腕综合征等。

8. 皮肤科 全身瘙痒症、局部瘙痒症（肛门瘙痒症、外阴瘙痒症）、神经性皮炎、多汗症、慢性荨麻疹、慢性湿疹、银屑病、斑秃、白癜风、痤疮等。

9. 妇产科 痛经、月经不调、功能失调性子宫出血、心因性闭经、经前期综合征、更年期综合征、女性性功能障碍（性感缺乏、性欲减退、功能性阴道炎、习惯性流产、心因性不孕）等。

10. 儿科 遗尿症、继发性脐绞痛、神经性厌食、夜惊症、心因性发热、直立性调节障碍、异食癖、口吃、多动综合征等。

11. 外科 心因性疼痛、肠粘连、倾倒综合征等。

12. 耳鼻喉科 梅尼埃病、咽喉异物感、心因性发音障碍、癔症性失音、耳鸣、耳聋、眩晕等。

13. 眼科 原发性青光眼、眼肌疲劳、眼肌痉挛、中心性视网膜炎等。

14. 口腔科 特发性舌痛症、复发性口腔溃疡、口臭、唾液腺分泌异常、咀嚼肌痉挛、颞下颌关节紊乱综合征等。

15. 其他全身性疾病 自身免疫病（如系统性红斑狼疮、皮肌炎、硬皮病、结节性动脉周围炎等）、恶性肿瘤等。

（六）中医心身医学相关理论

我国是世界上心身医学思想最早的发源地之一。早在远古时期，人们就意识到心理因素在疾病中的意义，并通过心理疗法治疗疾病。中医心身医学的理论基础源于《黄帝内经》，书中提出了天人相应、形神相应、七情致病等整体观点。中医学认为，人身由形与神两部分组成。"形"指人体的各种物质结构，如脏腑、经络、四肢百骸等；"神"又称神明或神志，指人的精神、意识、思维、性格、情感等。强调形生神，神御形，形神互相依存，而神依附于形。其在重视人本身统一性的同时，强调人与自然、社会环境的密切相关性，并把这种关系贯彻于防病、治病和养生的全部过程。这与现代的心身医学和生物 - 心理 - 社会医学模式几乎是一致的。

拓展阅读

在心身疾病的治疗上，中医学认为，"善医者，必先医其心，而后医其身"，一贯主张心身应该同治。《黄帝内经》提出了许多心身同治的方法，如：①调神以治形，即通过干预心理活动，治疗躯体疾病。《素问·阴阳应象大论》提出"悲胜怒、恐胜喜、怒胜思、喜胜忧、思胜恐"的以情胜情法，以及移精变气、顺情从欲等方法。②治形以疗神，即通过治疗躯体疾病来干预心理活动，体现了心身同治的原则。《素问·灵兰秘典论》指出"心者，君主之官也，神明出焉""主明则下安，以此养生则寿……主不明则十二官危，使道闭塞而不通，形乃大伤，以此养生则殃"，因此治疗神明之病要调心以治"神"。

二、心身疾病的致病因素

（一）心理因素

心身疾病的致病因素相当复杂，许多学者一直重视对心身疾病病因学的研究，但由于每个人研究侧重的方向不同，因此就产生了很多的理论学派，如社会文化因素理论学派、心理社会刺激理论学派、行为因素理论学派、个性差异理论学派、应激理论学派等。

当代心身医学的病因观点是把一切疾病的发生发展看成是由多因素所决定的，而且在本质上又是多相的。因此既要重视但又不主张过分强调心理社会因素在心身疾病中的作用。为此重点研究以下方面：心理刺激物即生活事件和心理应激与躯体疾病的因果关系；个性行为与个体疾病的相互影响关系。

1. 心理刺激物 心理刺激物是指造成人精神情绪紊乱的生活事件和境遇,这些成为应激源引起人情绪和生理的反应,最终导致人发生心身疾病。这些刺激物的范围十分广泛,包括社会的政治、社会风气、文化传统、经济制度变革、战争与动乱、人际关系、个人经历、各种心理冲突和挫折、生活琐事和疾病等。从性质上讲,这些刺激物大多数为消极的东西,通过一个人的心理特征为中介或调节而起作用。同时一个人在长期的生活中所经受的各种心理刺激,也会影响他的个性,对他的适应和应对产生影响。

不同的人对同一刺激物可以有着不同的认识和评价,同一个事物对不同的人也同样可以具有不同的意义。结果就是,同一事物可以引起某些人情绪烦扰,而另一些人则无动于衷。这表明这个事物是否能构成心理刺激物,与一个人具体的心理特征密切相关。

2. 个性与心身疾病 一个人的个性倾向性(兴趣、爱好、理想、信念、世界观等)、个性心理特征(气质、性格、能力)和自我观念,可以影响和决定心理刺激的不良影响,从而成为促使人发病的心理特点。这是因为这些心理特征,影响和决定着一个人的许多方面。例如,影响一个人的生活方式、行为方式和习惯;影响对各种心理刺激物的认知、评价、情绪和生理反应;影响一个人对心理刺激物的挑战和应对的方式、能力及效果;影响同他人的关系,从而在某种程度上决定了所能得到和利用的社会支持的质量。

个性与心身疾病关系的研究,是心身医学的传统领域,人们对此研究颇多。这些心理特征影响和决定着与心身疾病有关的许多方面。它们可以是疾病的非特异性因素,在各种疾病中起作用;也可以是某些疾病的重要条件,如在癌症与冠心病的易感方面,已有许多报道。

心理刺激物与个体的心理特征间的交互作用会产生种种不同的情绪反应。但我们不能将这种反应看成是心身疾病的唯一因素,而应将注意力放到个体在客观世界中的环境和情绪反应上。要看到大多数患者发病前都有失落、失助和失望的情绪体验,而这些情绪紊乱正是主要的致病原因或诱因。

（二）社会因素

心身疾病的发生发展,不仅和人与自然环境是否协调有关系,而且也受到社会因素的制约,与一定时期社会的经济发展水平和文化环境有着密切关系。社会因素可以包括人们生活和工作的环境、客观条件、人际关系、社会角色、文化习俗、经济状况和社会变动等。

拓展阅读

据报道,生活在简单、安定的原始社会中的人们,血压偏低,且不会随年龄的增加而升高。但同一种族的人迁居到城市后,他们的血压会升高,且随年龄的增加不断升高。美国黑种人高血压患病率是白种人的两倍;社会经济地位较低的妇女患肥胖症的人数是中产阶级妇女的2~3倍。

先天畸形发病原因复杂,环境因素与遗传因素各自发挥了不容小觑的作用。环境因素集物理、化学、生物等因素及孕妇自身状态为一体,在胚胎的形成与发育过程中起重要作用。由于从孕妇受孕到胎儿出生需要经历9个多月的时间,在此期间的每个阶段都会受到各种环境因子的影响,而致畸因素作用于母体,如果影响到胎儿各器官、系统的正常发育、分化与形成过程,严重时将导致胎儿畸形的发生。由于每个孕妇在孕期的情况千差万别,所以目前还没有得到一个完整的结论。目前公认的可能会导致胎儿先天畸形发生的因素主要包括:孕妇实际年龄高,妊娠期间受到有害生物、物理、化学因素的影响,孕妇自身情况及妊娠期间的营养状况不佳和生活行为不良等。

流行病学调查报告显示,紧张事件如战争、社会动乱等可引起人们罹患各种心身疾病。二战时期德国士兵就曾有整个连队突然患有应激性胃肠溃疡的情况。同一社会的不同时期其患病率也不尽相同,如20世纪50年代溃疡病和高血压的男女患病比例为4∶1,而近年男女患病率逐渐接近,溃疡病为3∶2,高血压男女患病率几乎无差别。这可能是妇女参加的工作日渐增多,导致心理刺激增加的结果。大量资料表明,随着现代化社会的发展,人们处于一种高度紧张和竞争之中,需要付出极大的努力去适应。长期慢性的紧张状态,就会使高血压、冠心病等疾病的发病率增加。这样的事例还有很多。

三、心身疾病的致病机制、诊断标准及治疗原则

(一)致病机制

心理社会紧张刺激因素所引起的个体行为,对疾病的发生、发展、治疗、病程的转归和预后都有一定的作用。但是,这些心理的刺激仅仅作为一种信号,而由此引起的心理应激,究竟是如何转变为躯体生理变化最终导致疾病的呢? 一般认为,在心身疾病的发病机制中,这些心理刺激信号是通过"心理因素→生理反应→人体脆弱的组织器官→心身疾病"的方式引起疾病的。现有的研究成果认为,中枢神经系统、内分泌系统和免疫系统之间的相互影响和相互作用,在由心理社会因素造成紧张的心理活动转变为病理变化,从而导致心身疾病发生的过程中起着重要中介作用。

1. 神经-生理的机制 大脑是中枢神经系统中最高级的部位,是神经系统对机体功能最高级的调节机构。当环境的变化影响体内的各种功能,甚至造成新的矛盾时,大脑会对机体内各种功能不断做出迅速而又完善的调整。

心理社会因素作为一种刺激传入大脑,就会产生一定的情绪反应和生理变化,情绪的变化可直接影响中枢神经系统和下丘脑,而这些中枢又可通过控制自主神经从而调控内脏的活动。超负荷的心理活动,特别是强度大且持久的不良情绪状态,可使自主神经的交感神经和副交感神经活动失去平衡,从而产生一系列病理生理变化而引起疾病。

在强烈且持久的心理因素作用下,从生理反应到心身疾病的发展,经历了"心身反应→心身紊乱→心身疾病"的变化过程。心理刺激或情绪活动会引起生理反应,如突然出现的恐惧可引起血压、心率和呼吸的变化,愤怒可引起胃酸分泌和胃黏膜出血等。如果是轻度一过性的反应,则对人无重要影响,但对一些患有某些疾病的人来说,强烈的心身反应就可导致致命后果。心身反应的进一步发展,可引起心理-自主神经症状,产生心身紊乱。这种引起心理紊乱的因素持续存在,就可能会引发心身疾病。

心身疾病除了与大脑对心理社会因素产生的反应有关外,还受皮质下中枢影响。皮质下中枢通过两个对立又相互作用的神经系统的动态平衡,来实现自主神经系统和躯体内脏功能的调节,并产生一定的情绪和行为,使机体各器官组织很好地适应环境的变化。例如,心理社会紧张刺激持续且重复出现时,交感神经系统会处于过度兴奋状态,个体就会长期处于高度的觉醒状态,心率和血压升高,心血管系统就会受损,最后导致冠心病或高血压等疾病的发生。若副交感神经系统长期处于过度兴奋的状态,会使胃肠运动和分泌功能增强,最终导致消化性溃疡等疾病的发生。

2. 神经-内分泌的机制 内分泌系统在维持人体正常新陈代谢,维护内环境理化特性的相对稳定,保证生长、发育、繁殖过程的正常进行,以及使机体适应内、外环境的变化等方面都起着非常重要的作用。激素分泌过多或过少,都会使整个机体的代谢作用和行为发生变化。在神经体液调节中,下丘脑也同样起着至关重要的作用。

在研究人处于紧张刺激下内分泌反应的过程中发现,内分泌系统在机体适应环境的过程

中具有重要的防御功能,因而在维护机体内部环境的稳定及在机体适应环境的过程中都起着重要作用。

下丘脑既是调节内脏活动的自主神经高级中枢,又是调节内分泌活动的较高级中枢。心理社会的紧张刺激因素是通过下丘脑 - 垂体 - 内分泌轴系的中介机制而发挥作用的。体内某些激素,如生长激素、抗利尿激素、肾上腺素、去甲肾上腺素、甲状腺素、性激素、胰岛素等都与心理社会刺激、下丘脑 - 垂体 - 内分泌机制调节有关。研究显示,个体的情绪、心理活动、发育和当时的心理社会情境,决定了体内各种激素对情绪刺激产生的特殊反应,从而影响各种代谢。针对高度紧张状态运动员的研究发现,这种紧张像躯体应激一样可使他们体内的一些激素增加。悲伤、绝望、失败等负面情绪会通过大脑皮质 - 下丘脑 - 垂体影响肾上腺皮质轴的相应激素分泌,从而导致变态反应性疾病。而愤怒、烦躁等情绪可通过脑垂体影响儿茶酚胺类激素的分泌,导致血脂增加,从而引发高血压、冠心病等疾病。

种种实验和研究表明,大脑皮质 - 下丘脑 - 垂体 - 靶腺轴系这一复杂的内分泌调节和反馈系统对心身疾病的发生和发展具有非常重要的作用。

3. 免疫系统的机制　心理社会刺激能够引起情绪和行为的变化,而之所以能导致疾病,还与免疫系统的功能障碍有关。许多事实证明,紧张刺激可影响免疫系统功能。

近代免疫学研究表明,紧张刺激可通过下丘脑及由它控制的激素分泌影响免疫系统功能。例如,紧张刺激引起皮质类固醇的升高,降低巨噬细胞的吞噬能力,导致病原体扩散。同时,皮质类固醇还会干扰淋巴组织的功能,导致胸腺失调,从而影响 T 淋巴细胞成熟,抑制免疫球蛋白的形成,从而导致免疫力下降。

研究表明,中枢神经系统,尤其是下丘脑,与免疫功能也有着密切的关系。破坏下丘脑会抑制机体基本的抗体反应。下丘脑的损伤也可引起胸腺功能失调,阻止 T 淋巴细胞的成熟。这种损伤还会造成不同程度上的激素变化。研究证实,淋巴组织及其有关组织是由自主神经支配的。在免疫系统的不同组织细胞上,存在着各种各样的激素受体,由于心理社会紧张刺激造成的情绪反应,能影响自主神经功能和这些激素的分泌,所以也能影响免疫功能。这些关系说明,神经内分泌系统和免疫系统相互关联,同时它们在心理社会因素刺激导致疾病发生发展的过程中也起着重要的作用。

(二)心身疾病的诊断标准

按照传统的概念,对于疾病的诊断治疗是通过询问病史、体格检查、实验室检查,最后医生用所得的感性材料进行全面分析,提出诊断和治疗意见来实现的。而对于心身疾病,则要求结合患者的性格和情绪反应作出诊断,从而进行合理的治疗。因此,不仅要去发现影响患者的心理社会因素,还要搞清这些因素的性质及其对患者的影响程度等。医生在诊断时,应时刻考虑到患者与社会、环境的密切联系和存在的性格及情绪反应的差别,必须从心身概念出发来研究心理社会因素对不同患者及同一患者不同阶段的作用范围和作用强度,并制订有效的防治措施。

心身疾病的诊断程序为:病史采集、体格检查、心理检查、自主神经功能检查等。

心身疾病的诊断包括以下两个方面:躯体诊断和心理诊断。

1. 躯体诊断标准　心理社会因素是引起心身疾病十分重要的诱因,具备以下三个条件,即可确诊为心身疾病。

(1)具有由心理因素引起的躯体症状。

(2)该躯体症状或有明确的器质性病理改变,或有已知的病理生理学变化。

(3)不是神经症或精神病。

这三条标准已为临床所接受。而在临床工作中常常需要区分心身疾病和神经症。需要鉴别的神经症主要有:焦虑性神经症、癔症、神经衰弱、抑郁性神经症、疑病性神经症等。

在临床诊断中,某些患者可能有许多躯体症状而没有相应的器官组织损害,这些躯体症状可能是患者心理问题的躯体化表现,对此医生一定要特别注意。

2. 心理诊断标准 心理检查是心理诊断的依据。常用的心理检查方法有谈话法和心理测验法。心理诊断是个案研究过程,要贯穿心身疾病的治疗始终,同时要注意在治疗中避免"旧的问题解决了,新的问题又产生了"的情况,为此对患者要进行深入细致的分析研究。心理诊断中一般要包括:患者的人格特点或类型、心理状态、致病的心理社会因素等。

（三）心身疾病的治疗原则

对心身疾病患者的治疗必须整体、全面、有效,这就要求医生要有好的动机和愿望,有治疗的能力、知识和技巧,特别要在治疗中兼顾患者生物学和心理社会各方面因素影响。首先要采用有效的生物医学手段处理躯体病理过程,同时要在心理和社会方面加以积极干预或治疗。

在心理和社会水平上的干预、治疗要达到以下三个目标:帮助患者消除致病的心理社会因素;矫正由应激源引起的生理反应,以减轻对躯体器官的冲击;设计适当的治疗方案以降低机体器官对心理生理反应的脆弱程度。为此要采取以下具体办法:

1. 改变环境 研究发现,只要改变患者的生活、工作环境,即使不用药物,有些患者的病情也会好转。这可能是由于环境改变,患者摆脱了引起加重其疾病的生活和工作应激源,身体得到了休息,能保证规律的生活,同时也可能是安慰剂效用。

关于改变环境的问题,并不是患者都选择住院为好,有些患者对住院也可能不适应,为此关键是帮助患者改变生活和工作环境,以减少或者消除应激源。当然社会支持的作用也要给予重视。

2. 药物治疗 某些精神药物可用来控制过度的心理生理反应、缓和心理应激和改善心境,可视病情选用。但是要注意药物的不良反应,防止药物依赖。

3. 心理治疗 心身疾病的心理治疗大部分为支持性的治疗。当患者懂得心理因素与疾病有关时,就容易改变对疾病的态度,由被动变为主动、由消极变为积极、由悲观变为乐观。再加上调整或改变生活环境及生活方式,加强身体锻炼,病情就会好转。

心身疾病的心理治疗,是指那些用来影响患者的应对风格、情绪、认知和人际关系等方面的传统的心理治疗,主要有支持性心理治疗、暗示治疗,这无须高深的训练,只要医生稍加注意即可。

4. 行为治疗 主要是自我控制和自我调整。自我控制如放松术、认知行为矫正,自我调整如静默、自我催眠等。这些方法作为心身疾病治疗方案的一部分,已广为临床采用,有一定效果。

四、心身疾病的预防

心身疾病是多种心理社会和生物因素相互作用的结果。因此,对心身疾病的预防,就不能只局限于生物因素,而应从更广阔的领域去研究、预防,才能收到良好的效果。传统的疾病预防仅仅注重生物因素,把主要注意力集中在生物因素的防治上,这对于心身疾病是不够的。以冠心病为例,其危险因素分为生物和心理社会因素两大类。生物因素主要有遗传、高血压、糖尿病、血脂异常、肥胖、年龄和性别等;心理社会因素有工作应激、生活方式、性格、行为类型、习惯等。传统的预防方法是只注重生物因素而没有顾及其他因素的致病作用,也没有教育人们改变不健康的生活方式和生活习惯,这样预防就收不到好的效果。事实证明,对于一个已经受到多种生物学危险因素困扰的个体来说,生物学方面的预防手段是很有限的。

对心身疾病的预防,心理因素和心理学方法起关键作用。因为预防是一种行为,即让人做什么,不做什么,否则便可能患病。例如,接种疫苗,改变生活方式、习惯和行为,都是发挥心理社会因素的影响,而不是单单靠传统医学的方法。心理卫生和健康教育应成为心身疾病预防的重要内容和措施。只要我们注意到个体心理卫生、建立起健康的生活方式、提高自我保健水平、发展社会经济、完善社会保障支持系统,心身疾病便会得到很好的预防。

第二节　常见心身疾病

随着社会发展,竞争日趋激烈,人们所承受的环境压力也越来越大,心理障碍越来越受到关注。越来越多的临床医生发现,躯体疾病伴发心理障碍或由心理障碍引发的躯体疾病发病率呈逐年增高的趋势。

在综合性医院,无论在门诊还是病房,都有一些患者有各种各样的躯体不适症状,但做相应的检查,却找不到与症状相符的器质性疾病,或者原发的器质性疾病,其自我症状与疾病严重程度不相称,这是心理障碍在临床常见疾病中的一种体现。在生物医学模式影响下,临床医生容易关注患者的躯体表现,而漏诊、误诊心理障碍等。

一般认为,患有心理障碍的患者会到心理科就诊,但实际上只有 20%~30% 的心理障碍患者可能有比较明显的心理方面问题,继而前往心理门诊就医,而高达 70%~80% 的患者因有突出的躯体化症状而到综合医院就医。据调查,在我国综合医院和各类基层卫生保健机构当中,25%~40% 的患者有心理障碍或伴有心理障碍。值得注意的是,存在心理障碍的躯体疾病患者的绝望和无助远远超过一般躯体疾病所带来的痛苦。

心理障碍在内科疾病中大量存在,如心血管内科疾病中的高血压、冠心病,消化内科疾病中的消化性溃疡、肠易激综合征等,内分泌科疾病中的甲状腺功能亢进症、糖尿病等,呼吸内科疾病中的哮喘等,肾病科疾病中的前列腺肥大、慢性肾炎等。存在于各内科疾病中的心理障碍对躯体疾病有着显著的影响。如何应对和正确诊治这类患者是临床医生需要了解和掌握的。

本节主要介绍临床常见的疾病在发生、发展和诊疗过程中,患者可能出现的诸多心理问题,并提出相应的诊治原则和方法,以期为临床医生的诊疗工作提供参考。

一、高血压

高血压是以慢性血压升高为特征的临床综合征,是血液在流动时对血管壁造成的压力值持续高于正常的现象,其发病率高、致残率高、死亡率高,是引起冠心病、心肌梗死、脑出血和脑栓塞等疾病的常见诱因。截至 2023 年,我国高血压患病人数约为 2.45 亿,每年新增 300 万人以上。脑卒中患者现有 500 余万,每年新发病 150 万人,死亡 20 万人,其中 76% 有高血压病史。冠心病患者约有 1 000 万,其中 65% 有高血压病史。

根据 2022 年颁布的《中国高血压临床实践指南》,成人高血压的诊断标准是收缩压≥130mmHg和 / 或舒张压≥80mmHg。根据对心、脑、肾的损害程度,可以将高血压分为 3 级:1 级无心、脑、肾损害;2 级有心、脑、肾损害,但功能尚处于代偿期;3 级有心、脑、肾损害,且功能失代偿,发生脑出血或脑梗死、心力衰竭、肾衰竭等。

（一）高血压的病因

高血压的病因虽然尚未完全阐明,但是生物、心理、社会三个因素与之密切相关。

1. 生物因素

（1）下丘脑 - 垂体 - 靶腺轴兴奋:与肾上腺髓质激素中的去甲肾上腺素和肾上腺素增加有关。交感神经系统功能亢奋,并分泌大量的儿茶酚胺,均可导致血压升高。

（2）肾素 - 血管紧张素 - 醛固酮学说:肾脏缺血时,肾小球旁器中球旁细胞和致密斑细胞分泌肾素增多,使周围小动脉强烈收缩和心脏搏动加强,从而导致血压升高。

（3）遗传因素:国内调查发现,与无高血压家族史者相比,双亲一方有高血压的高血压患病率高 1.5 倍,双亲均有高血压的则高 2~3 倍。高血压患者的亲生子女和收养子女虽然生活环境相同,但前者更易患高血压。

2. 心理行为因素

（1）精神紧张和创伤：导致大脑皮质兴奋和抑制过程失调，收缩血管中枢冲动占优势所致。

（2）A型行为模式（TABP）：TABP与高血压密切相关。还有资料表明，高血压患者中有79.5%的人具有TABP。

（3）D型人格：D型人格测量的常模是10分，若受试者的消极情感（negative affectivity，NA）≥10分，社会压抑（social inhibition，SI）≥10分，则可判断其为D型人格。根据这一标准，50%的高血压患者可被诊断为D型人格。

（4）不良行为：①高盐饮食行为是引发高血压的重要原因。每日摄盐量>7g时，过多的Na^+可沉积在动脉管壁而导致动脉硬化，同时过多的Na^+使水分潴留，血容量增加，血压升高。②高脂、高糖饮食及运动少，也会促进高血压的发生。高血压患者大多超重，所以肥胖是高血压的易感因素。肥胖者高血压发病率是非肥胖者的2~6倍。③有烟酒嗜好者也容易患高血压。中等量以上的饮酒者，其高血压发病率可明显增高。

3. 社会因素

（1）职业应激：流行病学调查表明，发达国家高血压发病率高于发展中国家，城市高于农村，中老年人高于其他年龄组，知识阶层高于非知识阶层。长期紧张、高度集中注意力的职业常使人们心力"耗竭"、心身疲惫、形体憔悴，处于无望、无助之中，而易患病。Eliot指出，工作过分紧张可在短时间内使血浆胆固醇上升10mg/ml之多。Alexander的研究发现，经常抑制愤怒而无法宣泄的人容易患高血压。针对公安系统518人进行的健康查体结果表明，其中238人患有高血压，高血压患病率高达45.9%，而且发病年龄大大提前，30~49岁患者占总患者数的79.0%。

（2）社会应激：经济拮据、家庭不和睦、工作不顺、事业受挫、人际关系紧张、个人需要得不到满足、社会动乱、战争等因素，均与高血压患病有关。例如，日本侵略者发动太平洋战争、空袭马尼拉时，当地居民高血压和溃疡发病率均高于平时。平时血压正常者，突遇紧张刺激，也可能发生一过性高血压。

（3）社会孤独：缺乏社会支持的人易发生焦虑、抑郁，因此社会支持的缺失与高血压的发病密切相关。

（4）文化休克：不同的国度和民族，风土人情、生活习俗、行为模式等有很大的差异。文化休克指在非本民族文化环境中生活或学习的人，由于文化的冲突和不适应而产生的深度焦虑的精神症状。由文化休克而引起的焦虑、恐惧、愤怒、敌意、无助、抑郁等负性情绪均与心血管疾病有关。

（5）自然环境应激：自然灾害，如地震、海啸、洪水泛滥、暴雨冻雪等可造成强烈应激，使人们惊恐万状、焦虑不安、精神崩溃，高血压发病率较平日明显升高。

拓展阅读

　　不同应激区，即以社会经济条件、暴力行为、人口密度、离婚率等因素划分的区域，也就是社会紧张刺激强度不同的地区，高血压的发病率是有差别的。第一次世界大战时，处于前线的士兵的血压要比驻守在营房的士兵和居民的血压高。二战时，列宁格勒军区被包围三年，此区人群的高血压发病率从战前的4%上升到64%，且战后大多数人的血压仍不能恢复正常，并过早死亡。这表明情绪因素与高血压发病有密切的关系。

　　另外发现，工作应激源已成为重要的高血压发病因素。空中交通管制员，由于处于异常繁忙的工作环境，责任重大，易出现强烈的、持久的心理应激而发病。苏联学者发现在大交换台工作的话务员,由于工作紧张,很少休息,故患高血压的情况较多,这进一步表明了工作应激源的致病作用。

(二)高血压发病的中介机制

1. 精神、神经学说　精神源学说认为,在外因刺激下,患者长期或者反复出现较明显的精神紧张、焦虑、烦躁等情绪变化,使大脑皮质兴奋-抑制平衡失调,导致交感神经系统活动亢进,血浆儿茶酚胺浓度升高,去甲肾上腺素使外周小动脉血管阻力增加,收缩增强,肾上腺素使心肌收缩力增强,心排血量增加,两者均使血压升高。神经源学说认为神经系统在血压的调节中起着重要的作用。延髓血管运动中枢有加压区、减压区和感受区,在脑桥、下丘脑及更高级中枢核团的参与下主司血管中枢的调节,如各级中枢发放的缩血管冲动增多或各类感受器传入的缩血管信号增强或阻力血管对神经介质反应过度时都可能导致高血压的产生。

2. 肾素-血管紧张素-醛固酮系统平衡失调　肾素-血管紧张素-醛固酮系统(renin-angiotensin-aldosterone system,RAAS)平衡失调是指肾缺血时肾小球旁细胞血流灌注压低,分泌过多的肾素,可将血管紧张素原分解为血管紧张素Ⅰ,再经肺循环中转化酶的作用,转变为血管紧张素Ⅱ。血管紧张素Ⅱ作用于中枢神经系统,引起交感神经功能亢奋或者直接收缩血管,使血压升高,同时也刺激肾上腺分泌醛固酮,引起水钠潴留。

3. 遗传学说(genetic theory)　高血压是多基因遗传性疾病,即在多个"微效基因"联合缺陷和外源环境因素共同作用下导致的血压异常升高。单基因性高血压是由某一个基因突变造成的,常少年发病(符合孟德尔遗传定律)。

4. 心钠素学说　心房、肾脏和血管内均有心钠素,心钠素有利尿、排钠、扩张血管、降低血压、增加心肌血流量的作用,还有抑制血管紧张素的作用,对抗儿茶酚胺的缩血管作用。而高血压患者心钠素明显降低,上述作用也明显降低,故导致血压升高。

5. 离子学说　包括钠泵活性降低、钠-钾离子协同转运缺陷、细胞膜通透性增强、钙泵活性降低,可导致细胞内的钠、钙离子浓度升高,膜电位降低,激活平滑肌细胞兴奋-收缩耦联,使血管收缩反应性增强,平滑肌细胞增生与肥大,血管阻力增高。

6. 胰岛素抵抗(insulin resistance,IR)　约50%的高血压患者存在不同程度的胰岛素抵抗,其在肥胖、高三酰甘油、高血压与糖耐量减退的患者中最为明显。

(三)高血压的临床干预

1. 生物学干预

(1)高血压的药物治疗:关键是强化患者遵从医嘱的行为,使患者能积极主动遵从医嘱,坚持长期按时服用降压药,使患者血压有效地控制在正常水平。

(2)基因治疗:从基因层面治疗高血压,此疗法特异性强、效果稳定、持续时间长、毒副作用小,可从根本上控制具有家族遗传倾向的高血压发生,从而降低人群中高血压发病率。

2. 心理干预

(1)心理咨询:通过摄入性谈话,让患者倾诉内心的矛盾冲突,以及敌意、怨恨、焦虑、紧张和不满,深挖患者被压抑在潜意识里的矛盾冲突,然后给予疏导和心理支持,指出错误的信念和认知,调整其心理至平衡的状态,进而改善患者的情绪,使其达到良好的社会适应。

(2)心理治疗:通常采用以下三种疗法。①松弛疗法,属于行为疗法的范畴。患者自由坐在舒适的椅子上,入静,排除杂念,处于"无我"状态,全身肌肉放松,呼吸平静,1~2次/d,15min/次。如此反复进行3~6个月,最终达到能"随意"控制血压至正常水平的状态。②生物反馈疗法,是将血压或脉搏速率用声音或者屏幕显示出来,并反馈这些信息给患者,通过反复训练达到随意控制血压的目的。有时在用药物无效的情况下,单用肌电生物反馈仪治疗却能收到较好的效果。③运动训练,包括太极拳、快步走、慢跑等有氧运动,这些运动能消耗掉过多的儿茶酚胺,达到降压和调脂的作用,还可以减肥,减少并发症,增强体质。

（3）TABP心理干预:参见冠心病有关部分。

3. 社会干预

（1）充分利用有效的社会支持系统,以顺利渡过难关。

（2）最大限度地减少生物、心理、社会等应激源,以降低应激反应,做到防患于未然。这需要政府和全社会共同努力,营造良好的社会氛围,建构和谐的社会环境,早预测、早预报、早预防,以便把损害和应激反应降到最低限度,从而全方位地做到高血压的一级预防和二级预防。

二、冠心病

冠状动脉粥样硬化性心脏病简称冠心病,亦称缺血性心脏病。冠心病在许多国家属首位死亡原因。尽管现代医学科学不断发展、预防措施不断加强,但冠心病的发病率仍有增无减。在美国,每年新发冠心病的患者约有100万以上,在我国冠心病的发病趋势也日渐增高。

及时诊治,防止延误就医是减少冠心病致死性发病的重要条件。而冠心病患者的心理行为反应,主要表现则是"延误"就医,患者虽然感受到了症状但往往否认这些症状的重要性,就连一些有过心肌梗死病史的患者也常常出现这种否认机制。资料显示,有50%的患者是超过24小时才就医的。当然有些心理社会因素也是造成延误的原因。冠心病的危险性,往往造成患者特别担心自己的生命安全,因而表现出害怕及焦虑,又由于被监护而产生抑郁、内疚、受挫和愤怒等情绪,处理不当会影响治疗。对康复期患者也要注意他的一些心理行为问题,必要时开展心理咨询是十分重要的。

（一）冠心病的病因

1. 生物因素

（1）遗传:有研究认为,冠心病是基因和环境因素共同作用的结果。血浆降钙素基因相关肽（CGRP）含量不足、血管紧张素转换酶（ACE）基因缺失多态性、ACE基因DD多态表型、载脂蛋白E4（ApoE4）基因多态性、低脂蛋白脂肪酶（LPL）基因多态性等,均与冠心病有关。

（2）高血压:高血压是冠心病、心肌梗死、心功能不全、心律失常和猝死的重要原因之一。

（3）糖尿病:研究表明,血浆胰岛素（INs）水平升高、胰岛素抵抗（IR）与冠心病相关。IR、极低密度脂蛋白（VLDL）、低密度脂蛋白（LDL）有导致动脉硬化的作用。机体脑啡肽（ENK）、神经降压肽（NT）水平在急性心肌梗死（AMI）时明显降低。

2. 心理行为因素

（1）情绪应激与猝死:根据Kannel对197例猝死者的调查发现,大多数猝死者生前具有奋力拼搏、屡遭挫折的情绪反应,沮丧、愤怒与压抑等特征能预测冠心病猝死。研究发现,心理应激产生的内皮素作用于延髓腹侧面,可引起心律失常,而后者与心源性猝死有一定的关系。

（2）不健康的生活方式与行为:世界卫生组织提出了六种常见不健康的生活方式——吸烟、酗酒、膳食结构不合理、缺少运动、应对心理应激能力下降、药物依赖。

（3）行为类型

1）A型行为与冠心病:美国学者Friedman和Roseuman发现,冠心病患者有一种特殊的行为模式,称之为A型行为模式（type A behavior pattern, TABP）。Friedman认为TABP具有"时间紧迫感及过分竞争和敌意"两个核心成分,TABP是一种行为和情绪的复合体（action-emotion-complex）。1959年,他们提出"TABP的人易患冠心病"这一学说。1960年,他们组成西部协作研究组,用时8年半,对加利福尼亚3 000多名39~59岁的健康男性雇员,采用"结构会谈"方式,进行前瞻性随访研究。这3 000多人中有113例患冠心病,其中TABP者冠心病和心肌梗死的患病率和病死率明显高于非TABP者。Weiss的调查也表明,1/3的心肌梗死患者是由急性应激所致，半数以上与慢性应激相关，特别是 TABP 者最易发生急性心肌梗死，而且病死率也显著升高。临床实践还表明，TABP 的程度与冠状动脉痉挛的程度有一定联系。焦虑、恐惧、愤怒、沮丧和严重的失落感能激发 TABP 者冠状动脉痉挛。Friedman 认为 TABP 的特征是：①试图以最少时间获得更多成就；②经常持有受到掩饰的泛化性敌意。时间紧迫感和敌意使 TABP 者经常表现出恼火（aggravation）、激动（irritation）、发怒（anger）、急躁（impatience），Friedman 称之为 AIAI 反应。Herman 提出，TABP 主要有以下特征：①有力求达到预定目标的强烈愿望，有大而不切实际的抱负，因此常有时间紧迫感；②生活的快节奏，整天忙不停，从不闲荡；③走路、骑车、驾车船等均喜欢高速和超前；④好胜心强，热衷于竞争并渴望取胜；⑤常有同时做几件事情的习惯；⑥喜欢参与有时间限制的复杂活动，并希望做得比任何人都好，从不知疲倦；⑦参加任何活动都喜欢速战速决；⑧喜欢思考，反应灵敏；⑨易焦虑及激动。但是近些年来，对于"TABP 是冠心病的独立危险因素"这一观点有争议，甚至有相反的"结论"。然而，仍有研究者在临床实践中观察到，过分竞争、敌意和暴怒后，具有 TABP 的冠心病患者血压升高、心率加快、心绞痛发作。

2）D 型人格与冠心病：D 型人格是荷兰学者约翰·德诺雷（Johan Denollet）于 1996 年提出的。D 型人格的提出是对 A、B、C 型人格概念的扩展和整合。"D 型人格"（type D personality），又称"忧伤人格"（distressed personality），包含两个稳定的人格特质，即消极情感（negative affectivity，NA）与社会压抑（social inhibition，SI）。只有 NA 和 SI 两者同时出现，才会对心脏产生破坏作用。NA 是指人们长期经历和体验到的愤怒、冲突、沮丧、焦虑等负性情绪，对负性刺激特别敏感。SI 是指人们在社交中压抑情感和行为的表达，因而感到紧张、不安，从而自我压抑。D 型人格者认为世界充满了威胁，所以与人交往不自如，尽量逃避可能出现的危险。高 SI 特征者，心脏的不良反应增多，心脏复原能力差，心率变化范围缩小，久而久之形成动脉粥样硬化，从而引发冠心病。Denollet 认为，D 型人格引发心血管病的机制有两方面：①神经内分泌功能紊乱，D 型人格患者血小板功能障碍、心率的变化幅度小、心肌突然缺血会导致心血管病发作；②免疫系统功能紊乱可能是 D 型人格患者预后不良的原因。

3. 社会因素

（1）在充满激烈竞争的社会中，诸多负性生活事件给人们带来极大的压力。同时，人际关系日益复杂并变得敏感，使人们经常处于紧张、忐忑不安的情绪之中。超负荷的职业应激，常使人们心身"耗竭"、筋疲力尽、无望、无助，甚至绝望，而损害心血管。

（2）社会孤独和缺乏社会支持的人，容易发生焦虑、抑郁，这些负面情绪与冠心病的发生密切相关。

（3）文化应激：由于国度和民族不同，其风土人情、生活习俗、行为模式等各异，引起跨文化的不适应，严重地影响了当事人正常的生活秩序和社会功能，即所谓"文化休克"。由此而引起的焦虑、恐惧、愤怒、敌意、无助、抑郁等负性情绪都与冠心病有关。

（4）自然环境应激：自然灾害，如大地震、海啸、洪水泛滥、暴雨冻雪等严重灾害所造成的强烈应激，使人们恐慌、焦虑不安、抑郁，因而易造成心血管系统损害而导致疾病。

（二）TABP、情绪应激与冠心病相关的中介机制

1. 第一信使（神经递质）　美国亚特兰大精神保健研究中心发现，急躁、激动的 TABP 者脑脊液中的去甲肾上腺素过高。当心理应激时，神经内分泌会有如下变化。

（1）儿茶酚胺升高：肾上腺素使心肌收缩力明显增强、心率加快。过多的去甲肾上腺素作用于细胞膜受体，使心肌耗氧量增加、血小板黏附聚集、血液黏度增加、血栓素 A2（TXA2）与前列环素（PGI2）平衡失调、血流变慢，促发血栓形成及冠状动脉痉挛，而发生冠心病。研究还发现，TABP 可能通过儿茶酚胺作用于血管内皮，使之产生血管内皮素（ET）而引起冠心病的发生和发展。过分紧张后的一定时间内，血浆胆固醇升高，易导致动脉粥样硬化，继而发生冠心病。

（2）分泌大量皮质激素：过分紧张后，由于分泌大量皮质激素而使机体免疫功能下降，这与冠心病的发生也有关。

2. 第二信使——环核苷酸（CN） 有研究者曾对 TABP 者易患冠心病的 CN 中介机制进行了前瞻性的研究，初试结果显示，相同强度非急性应激，TABP 者血浆内环磷酸腺苷（cyclic adenylic acid, cAMP）和 cAMP/ 环磷酸鸟苷（cyclic guanosine monophosphate, cGMP）比值降低程度明显大于 B 型行为模式（type B behavior pattern, TBBP）者，而且应激强度与血浆 cAMP/cGMP 比值降低程度呈正相关。这可能正是 TABP 成为冠心病独立危险因素的分子生物学中介机制。

3. 第三信使（基因） 王择青的研究表明，冠心病 TABP 者 ACE 基因 DD 多肽表型及 D 等位基因频率的分布分别为 53% 和 74%，与健康 TABP 者（21% 和 53%）相比，差异显著（$P<0.001$）；而冠心病 TBBP 者数据为 7% 和 34%，与健康 TBBP 者（3% 和 32%）比较，差异无统计学意义。

（三）冠心病的临床干预

1. 生物干预

（1）常规的药物治疗：治疗冠心病的药物非常多，在此不作赘述。值得一提的是，中药在治疗冠心病方面有独到之处，有活血化瘀、降低血液黏稠度、疏通微循环、芳香开窍、止痛等标本兼治的多重作用。

（2）外科的手术治疗：常用外科手术治疗方法为冠状动脉支架植入术和经皮腔内冠状动脉成形术（PTCA）。但是，PTCA 的缺点是术后 3~6 个月，有高达 30%~50% 的患者会由于新生内膜增生而再度出现狭窄。

（3）基因治疗：冠心病的基因治疗是指把治疗基因导入缺血冠状动脉或心肌中，使之转录、表达有血管生成功能的蛋白质，从而促进血管新生并形成侧支循环，改善心肌的供血。近年来，基因治疗冠心病的研究卓有成效。Symes 等为 20 例心绞痛患者直接心肌内注射编码人血管内皮生长因子（phVEGF165），除 1 例 4 个月时死亡外，其余全部起效，70% 的患者在注射 60 天之内心绞痛完全消失。

基因治疗和细胞移植的联合治疗是新的研究方向。目前认为骨髓间充质干细胞（mesenchymal stem cells, MSC）最好，其具有使心肌定向分化为血管内皮细胞的作用，主要用于心肌重建和血管重建。

2. 行为干预 戒除危险因素和不良行为，戒烟，不饮酒或少饮酒，限制钠盐摄入量，不暴饮暴食，不食高脂、高糖和油炸食品，适当运动、防止过度肥胖，防治糖尿病，可降低冠心病的发生。

3. 心理干预

（1）心理咨询：心理咨询本身就有一定的治疗作用。通过摄入性谈话，耐心倾听患者宣泄内心的矛盾、冲突所引起的痛苦体验，深挖被患者压抑在潜意识里的敌意、怨恨、焦虑、紧张和不满情绪的原因，然后给予疏导、心理支持，并指出不合理的信念和认知，调整其心理至平衡状态，使其达到良好的社会适应。

（2）心理治疗：有针对性地选用支持性心理疗法、合理情绪疗法、生物反馈疗法、放松疗法、森田疗法、催眠暗示疗法、家庭疗法、音乐疗法、幽默疗法等颇有裨益的心理治疗方法。

（3）TABP 者的心理干预：Friedman 对患过急性心肌梗死存活的 1 035 例患者进行心理干预，一年后，75% 的急性心肌梗死患者 TABP 逆转。矫正其不利于健康的 AIAI 反应，保留其高效率和快节奏，以及竞争性等社会所期待的个性特征，可逆转 TABP，有利于冠心病的预后。

Roseuman 为此制订了矫治 TABP 的 AIAI 反应的自我训练措施。通常患者患冠心病前，由于存在侥幸心理而没有决心改变其 TABP，故该训练收效甚微，一旦罹患冠心病，尤其是心肌梗死,因体验了病痛的折磨,容易主动配合心理医生矫治 TABP。可采用以下措施矫治 TABP。

针对匆忙感:①建立每天记录匆忙事件及其原因的习惯,每周一小结;②当一个耐心的听众,不打断别人谈话;③放弃同时思考几个问题或做多件事的习惯;④需等待时,可看书、看杂志,避免焦急;⑤不要超过你前面走得快的人;⑥时间短、任务多时,先易后难,一件件地解决。

针对争强好胜:①增加对他人理解,减少一些敏感;②对帮助过你的人诚心说声"谢谢";③向你认识的人自然微笑,主动打招呼;④当不能肯定自己对错时,说声"可能我错了";⑤在玩时,不必太过认真,学会愿意认输;⑥面对焦虑时,坦然平静,面对挫折、打击时,做到退一步海阔天空。

(4)D 型人格的心理干预:借鉴森田疗法中"顺应自然,有所为有所不为,为所当为"的理念矫治之。D 型人格者平时应注意心理的保健,不断调整好自己的心态。对自己、对环境要保持乐观、豁达的心态。对所做的事,不必强求十全十美、不求全责备,要知足常乐,要随遇而安。有时需要有点阿 Q 精神。学会自嘲,可缓解 D 型人格的 NA 和 SI。可借鉴《通玄真经·符言》中"不求利即无害,不求福即无祸,身以全为常,富贵其寄也"。对自己的事业,遵循孙思邈"胆欲大而心欲小,智欲圆而行欲方"等颇有裨益的训言。

4. 社会干预

(1)充分利用有效的社会支持系统,以顺利渡过难关。例如,家庭成员的关爱、亲朋好友的理解、社会团体精神上和物质上的援助和支持等,都会大大改善冠心病的预后。

(2)最大限度地减少生物、心理、社会应激,以降低应激反应,做到防患于未然。这需要政府和全社会共同的努力,营造良好的社会氛围,建构和谐的社会环境,做到早预测、早预报、早预防,把损害和应激反应降到最低限度,从而全方位地达到冠心病的一级预防和二级预防。

三、消化性溃疡

近年来,消化性溃疡的发病率日渐上升。证据表明,消化性溃疡是多种生物学因素同心理行为因素共同作用的结果。消化性溃疡主要指胃和十二指肠溃疡,由于同胃酸和胃蛋白酶的消化作用有关,故称消化性溃疡。

消化性溃疡可分为急性和慢性。急性溃疡发生在急性应激之后,如外伤、急病或烧伤,而慢性溃疡是一种多因性障碍。其中,心理因素有不良情绪活动、心理应激、不良的个性、行为习惯等。

(一)消化性溃疡的病因

目前,公认的消化性溃疡的发生是对黏膜有损伤作用的攻击因子与黏膜的防御因子之间失去平衡的结果。前者主要是胃酸、胃蛋白酶、幽门螺杆菌、某些药物、烟酒等的作用;后者主要为胃黏膜血流、重碳酸盐的分泌、黏膜屏障改变等的影响。消化性溃疡是生物、心理和社会因素共同作用的结果,生物躯体因素是溃疡病的生理基础,个体心理特征是溃疡病的易患素质,生活事件所引起的情绪应激则是溃疡发病的诱发因素。

消化性溃疡属于典型的心身疾病。自 1936 年 Seyle 提出"应激"理论以来,消化性溃疡与心理社会因素的关系就受到重视。早期,有关消化性溃疡患者的心理社会因素研究主要集中在紧张性生活事件方面,精神刺激和情绪变化能够改变胃酸分泌。研究发现,怀有敌对情绪及内疚、受挫等心态可使胃酸增高,从而可能诱发消化性溃疡,随着紧张情绪的缓和,胃酸分泌减少,消化性溃疡症状则会减轻。虽有不少研究提示,消化性溃疡患者具有较多的紧张性生活事件,但至今尚未获得肯定结论。近年来的一些研究提示,消化性溃疡患者实际经历的紧张性生活事件并未增多,个性特征、应对方式、认知评价及社会支持等因素对消化性溃疡的发生有着重要影响,心理防御机制可能是引起消化性溃疡病理生理变化的重要中介因素。

关于消化性溃疡患者的个性特征,有人描述是竞争性过强和过于自我控制。日本专家石川中认为是独立与依赖之间的矛盾。国外有学者发现消化性溃疡患者有孤独、自负及焦虑和抑郁倾向。派尔波等学者用艾森克人格问卷（EPQ）进行研究发现，消化性溃疡患者具有内向和神经质的人格特征，常表现为孤僻、好静、悲观、遇事思虑过分、事无巨细、苛求井井有条，稍有不顺心就会情绪波动，易怒但又常常压抑在心里不能发泄出来。我国医学工作者张锡明采用艾森克人格问卷（EPQ）对消化性溃疡患者和正常人进行对照研究，发现患者倾向于具有情绪不稳、焦虑、紧张、易怒、忧郁、对外界刺激反应强烈等特征。国内外有学者把胃溃疡和十二指肠溃疡分开进行研究，结果发现十二指肠溃疡患者的性格特征更具有典型意义。这类患者有极显著的依赖、神经质性格变异和高度的焦虑、抑郁反应。

（二）消化性溃疡的治疗原则

1. 按照生物 - 心理 - 社会医学模式制订综合治疗方案。消化性溃疡与心理健康损害互为因果，心理损害可引起消化性溃疡，消化性溃疡又可作为生活事件加剧心理损害，形成恶性循环，使消化性溃疡难以治愈。因此，为控制溃疡症状，应建立良好的情绪和心态，使患者在心理、生理两方面都达到康复的状态。

2. 在消化性溃疡活动期，症状较重时，卧床休息几天至 1~2 周。避免应用致溃疡药物。治疗的药物主要包括：降低胃酸分泌的药物、根除幽门螺杆菌的药物和增强胃黏膜保护作用的药物。

3. 在消化性溃疡缓解期，把握时机将心理疏导、饮食调节及健康指导有机地结合起来，把患者心理的消极因素转化为促进康复的动力，对患者情感方面的变化及时给予关心和鼓励，指导患者适当参加社会活动，分散注意力，控制自己的情绪，保持心情舒畅，建立良好的医患关系，以亲切的语言、精湛的技术取得患者信任，使患者积极配合治疗。保持乐观的情绪、规律的生活，避免过度紧张与劳累，无论在本病的发作期或缓解期均很重要。

4. 根据患者的实际情况，适当给予抗抑郁药或抗焦虑药物等进行治疗。

四、偏头痛与紧张性头痛

头痛是临床上最常见的症状之一，分为器质性和功能性两大类。功能性头痛与基本的疾病没有明确的关系，有生理和心理因素参与，是无持久性结构变化的头痛，常见的有偏头痛和紧张性头痛。

偏头痛以反复发作为特征，有偏侧痛，也可有两侧头痛。一般以跳动性为前驱症状，同时伴有恶心、呕吐、出汗、面色苍白、眩晕等自主神经症状，可持续数小时或数天，间歇期数天或数年不等，常有家族史。已知本病的发作过程与颅内、外血管的收缩和舒张相关。偏头痛每次发作都包括一个颅内动脉收缩期和一个颅外动脉扩张期。先有颅内动脉收缩，应激因素使交感神经系统紧张，肾上腺素、去甲肾上腺素分泌增多，影响 β 受体，提高腺苷酸环化酶活动，使血浆内含有释放过多的 5- 羟色胺（5-HT），导致颅内动脉收缩，使脑的血液灌注量减少而引起先兆症状，继之血浆中 5-HT 被单胺氧化酶分解而浓度降低，引起颅外动脉扩张发生偏头痛。

紧张性头痛又称肌肉收缩性头痛，是一种常见的慢性头痛。其发病是由头颈部肌肉持久性的收缩造成的。发病以成年人为多，无家族史及前驱症状。疼痛从两侧开始，后由头部向颈部、额部蔓延，是一种非搏动性，头皮如紧箍带样绷紧的束裹样持续性痛，可持续数周、数月或数年之久。学者们认为，这种头痛常与人们之间的相互矛盾、不如意、羞怯、罪恶感、嫉妒、钻牛角尖或内心恐惧等有关。本病患者有好强、固执、孤僻、谨小慎微的心理人格特征。其发病原理为激动紧张的情绪引起头部的血管收缩，后因血管平滑肌的疲劳出现扩张而发生头痛。在治疗中让患者摆脱不良情绪，打消忧虑，缓解紧张，就可减轻甚至消除头痛。临床上采用的放松、静默和生物反馈疗法有独特作用。

目前，偏头痛与紧张性头痛的治疗方法主要为药物治疗和心理治疗。药物治疗，如麦角胺咖啡因能阻止 5-HT 浓度的下降,阿司匹林能抑制血小板的聚集,其对偏头痛和紧张性头痛的治疗均有效。心理治疗主要针对的是致病的心理社会因素和心理反应,可采用解释、疏导、领悟、认知矫正、情绪支持、分心等方法。放松训练、生物反馈也有一定效用。心理治疗同时配合中药,效果更佳。

五、脑血管病

脑血管病是临床上最常见的急性病之一,是成人致残的主要病因。在发达国家,脑血管病是导致死亡的第三位病因。高血压、动脉粥样硬化是脑血管病最主要的病因。与高血压发生有关的心理社会因素,同样与脑血管病的发生有关。脑血管病发生后的心理应激等心理反应,对病程及康复有重要影响。脑血管病发病率高、病残及病死率也高。

(一)心理社会因素对脑血管病的影响

1. 情绪与脑血管病　负性情绪(消极情绪)是脑血管病的危险因素。根据心理、生理学的观点,心理与生理相互影响、相互制约。心理应激能在一定程度上影响生理功能,反之,生理功能的变化也会引起相应的心理反应。在心理过程中,由于情绪、情感的变化最为敏感、多变、剧烈,所以情绪、情感对生理功能的影响最明显。情绪活动强度过度、持续过久,就会引起神经功能失调,对器官的功能产生不利甚至有害的影响。常见的高血压、冠心病、脑动脉硬化、脑血管病及危象,均与情绪应激的反应有关。临床研究证明,急性脑血管病往往是由于突如其来的愤怒、惊恐、狂喜、兴奋、焦虑不安等负性情绪应激而触发的。

2. 紧张生活事件与脑血管病　基于紧张性生活事件评定量表(SLERS)对脑血管病进行的生物 - 心理 - 社会医学模式综合性研究结果显示,受试者 1 年内生活事件次数越多、强度越大(SLERS 总分值越高),心理紧张强度越大,就越容易发生脑血管病。这说明,紧张性生活事件频度和强度叠加就会形成心理上的高度紧张,如不能正确地进行心理上的自我调适,又得不到良好的社会支持,就会产生强烈的心理和生理上的过度反应,促使急性脑血管病的发生。

3. 不良生活方式与脑血管病　吸烟已被证实是心脑血管疾病的危险因素。早在 20 世纪 60 年代就曾有人指出,每日吸烟 10 支,持续 10 年,会导致血压升高,易患心脑血管病。吸烟可增加血纤维蛋白原和其他凝血因子浓度,使血小板聚集和血黏度升高,尤其舒张压升高更显著。饮酒者 3 年后发生卒中的概率是不饮者的 2 倍以上。饮酒兼吸烟者比单吸烟或饮酒者血压升高概率明显增加。此外,缺乏运动、业余爱好单调(玩麻将等)、嗜咸食、喜高脂肪餐、长期便秘等不良行为对脑血管病也有不良的影响。不良的心理状态可直接影响患者的不良行为,不良行为又可强化不良的心态,二者相互作用、相互渗透,结果必然增加脑血管病的发生风险。由此看来,脑血管病危险因素的干预不应只是生物医学的(如高血压药物治疗),还要有心理卫生和行为方式的指导,最大限度地降低心理紧张度,使心理和身体自动调节处于和谐状态,从而降低脑血管病的发生。

4. 人格特征与脑血管病　1935 年,Dunbar 提出某些疾病与性格特点和生活方式密切相关理论。Friedman 提出 A 型行为模式,认为 A 型人格与冠心病、高血压有相关性。研究资料表明,脑血管病患者中 A 型行为模式的人数明显高于正常人,脑血管病患者中 A 型行为模式者是非 A 型行为模式者的 3~4 倍。有学者用艾森克人格问卷(EPQ)测查脑血管病患者人格特征,结果显示脑血管病患者中胆汁质和抑郁质类型占比较大。同时,人格和行为方式既可作为脑血管病的发病基础,又可影响脑血管病患者的转归和预后。

(二)脑血管病的心理生理学机制

脑血管病是与多病因、多危险因素和心理社会因素密切相关的一组疾病。高血压和动脉粥样硬化是脑血管病的基础病因,心理社会因素、生活事件是脑血管病的促发因素。长期紧张、焦虑、抑郁及恐惧等情感障碍,可引起交感神经兴奋性增强,使血中儿茶酚胺增加,腺苷酸环化酶的活性增强,引起细胞内环磷酸腺苷(cAMP)浓度增高,钙离子浓度增加,形成钙超载,神经元损伤,细胞凋亡坏死。血中儿茶酚胺水平升高还可引起脂类代谢障碍,尤其是胆固醇和低密度脂蛋白(LDL)升高,从而导致动脉粥样硬化。心理应激引起细胞免疫功能的下降,与下丘脑-肾上腺皮质功能增强有关。急性脑血管病中枢神经系统免疫反应,表现为 IgG 指数升高。情绪应激反应产生过量的去甲肾上腺素,过量的去甲肾上腺素使血小板反复被激活,释放多种促凝物质、血小板因子(PF4)和球蛋白等,同时释放有强烈血管收缩作用的血栓素 A2(TXA2),引起 TXA2-PGI2 失衡。TXA2 与 PGI2 是调节血管功能、维持血小板内环境稳定的活性物质。TXA2 不仅有强烈收缩血管的作用,而且可使血小板聚集性增强、血管内膜损伤、血流减慢、脑血流量减少。缺血、缺氧可使神经元损伤甚至坏死,导致半暗带及梗死灶形成。这说明,心理和行为异常与机体生理生化、病理、免疫等有一定的内在联系。但是脑血管病的心理-生物学机制还需深入研究。

(三)脑血管病患者的心理特点

脑血管病具有死亡率高、致残率高、复发率高及康复期长的特点,因此,患者易产生特殊的心理压力,表现出恐惧、发怒、悲观、抑郁、与社会隔离等心理反应。即使病情稳定,看到自己半身不遂、言语障碍、生活不能自理、需要人照顾,患者也容易产生无价值感和孤独感,甚至产生悲观厌世心态,在治疗上采取抗拒的态度,对生活失去兴趣,表现出烦躁、抑郁、缄默,有的情感幼稚、脆弱,因小事哭泣、伤感及行为上退化、依赖等。因此,对脑血管病患者不能只进行针对偏瘫的药物治疗,还要根据脑血管病患者不同的心理特点进行心理干预。

(四)脑血管病的心理障碍

卒中后抑郁(post-stroke depression, PSD)是脑卒中常见并发症之一。国外关于 PSD 的研究始于 20 世纪 70 年代。随着人们对生活质量要求的提高,以及神经影像学和神经生物学的迅速发展,PSD 的研究也取得了较大的进展,但许多有争议性的问题尚未解决。我国研究明显滞后,还缺乏系统性、规模性的调查研究,神经科专业人员对 PSD 知晓率低、诊断率低、治疗率低,治疗亦不尽规范。该症状往往被误认为是脑卒中的自然情感反应,影响脑卒中患者治疗及康复。

六、支气管哮喘

支气管哮喘是一种变态反应性疾病,是自主神经功能失调引起的小支气管痉挛,呈发作性呼吸困难并且伴有哮鸣音。按大多数人的观点,支气管哮喘是一种多因素疾病。目前认为主要病因有变应原(过敏原)、感染和心理因素。单一的心理因素激起的强烈情绪反应、紧张体验等均可引起哮喘,说明条件反射在疾病发病中有一定作用,影响机体免疫机制,加上感染便可引起哮喘。

(一)致病因素

1. 生理因素 特异性和非特异性的变应原摄入可成为诱发因素,例如花粉、毛屑、尘螨、鱼虾等。另外,反复的呼吸道感染可以产生特异性抗体 IgE,导致气道的高反应状态。支气管哮喘是多基因遗传病,其遗传情况与亲缘关系远近和病程轻重程度成正比。本病与家族性的支气管黏膜通透性增高及某些酶的先天性缺失或者过多有关。

2. 心理因素 支气管哮喘可与心理应激有关。生活中的冲突带来的精神紧张、焦虑、恐惧、沮丧等消极的心理反应,可以导致垂体-肾上腺皮质功能紊乱、迷走神经功能亢进、支气管平滑肌痉挛,导致支气管哮喘。另外,对于支气管哮喘发作的强烈恐惧和焦虑可以促使形成条件反射。

内向个性的人由于社会交往很少、情绪表达缺乏,更易出现支气管哮喘。也有研究发现,情绪不稳定的神经质者容易发生情绪冲突,易受暗示,安全感较低,也易出现本病。

3. 社会因素 大气污染也会导致支气管哮喘。过敏体质者可因吸入敏感的刺激性气体而诱发哮喘。居住的卧室中被褥积灰,滋生尘螨,也易诱发支气管哮喘。另外,社会变动、自然灾害等也较容易诱发支气管哮喘。

（二）临床心理表现

1. 情绪障碍型 患者在发作时常伴有恐惧、焦虑、烦躁、抑郁等不良情绪。

2. 抑郁-妄想型 可出现妄想,内容以被害、关系、罪恶为主,可伴幻听。

3. 癫痫意识障碍 多为短暂的意识丧失,哮喘与意识障碍消长是平行的,预后一般良好。

（三）治疗方法

1. 临床治疗 包括抗炎、解痉、止咳类药物应用,缓解支气管平滑肌的痉挛状态等。

2. 心理治疗

（1）发作期:可使用暗示疗法,减轻患者的恐惧。也可对患者进行疏导、解释、安慰、鼓励等,消除患者的焦虑情绪。

（2）缓解期:可实施放松疗法,帮助患者学会身体放松,以减轻自主神经系统的功能紊乱。系统脱敏疗法可帮助患者设定焦虑场景的等级,进行逐级放松脱敏,达到减少发作的目的。家庭治疗也可以用来帮助患者和家庭分析诱发疾病的可能心理因素,提高家庭对患者的心理支持等。

催眠治疗对于改善患者的情绪,调整支气管功能,减轻或消除哮喘发作能起到较好的疗效。经过对患者心理症结的揭示和催眠状态下症状的消除等,可以明显改善患者的情绪,减轻症状。

3. 其他 对于一些存在睡眠障碍、焦虑烦躁的患者可适当使用精神药物帮助减轻症状。

七、癌症

癌症是当前威胁人类生命的主要疾病。2022 年全球新发癌症病例接近 2 000 万,其中肺癌以近 250 万的新发病例成为全球最常见的癌症类型。2022 年中国癌症新发病例达到 482.47 万,世标发病率为 201.61/10 万,男性世标发病率高于女性,男性和女性世标发病率分别为 209.61/10 万和 197.03/10 万。

关于癌症的病因,有观点认为,一是与外环境中致癌物质相关,二是由多种因素相互作用而引起,并非单一因素致病。目前,人们已普遍认为物理化学刺激、病毒、慢性感染、药物、遗传等因素与癌症有关,但却在对癌症病因的研究中常常忽视社会、经济、职业、生活习惯、个性情绪等心理社会因素这一重要的致病因素。国际第十二届癌症大会特别强调了心理因素在致癌中的作用,专家们认为,癌的发生与心理因素有关,癌症患者的存活时间与心理因素也有关。

现代研究表明,忧郁、失望、悲哀是癌症的先兆。生离死别的忧郁、悲伤和焦虑多发生在癌症前 1 年左右。因此,有专家认为负面情绪是癌症的活化剂。大量文献证明,癌症发生前,患者大都有极度伤心的事件发生。

研究认为,心理社会紧张刺激引起的恶劣情绪可以降低和抑制机体的免疫能力,从而使癌细胞突然增生。对癌症患者的个体研究认为,惯于克制、谨小慎微、忧虑重重、感情压抑的人容易患癌症,而那些处于安定、温暖、和睦家庭等愉快环境中的人,癌症的患病率较低。

研究认为,心理因素通过三种心理生理的中介,把心理社会因素转化为伴随临床癌症发生的生理过程。中枢神经系统的过度负荷,可促使"自发的"肿瘤形成;心理冲突使皮质电场变化,发出错误密码,导致细胞基因突变引起癌症;皮质或下丘脑的改变可直接或通过免疫系统削弱对抗恶性肿瘤的能力。这些认识已被临床所证实。

（一）癌症与抑郁

研究表明,癌症患者要比一般人更加抑郁。虽然到目前为止,尚没有足够的证据证明抑郁一定导致癌症,但大部分的研究表明,抑郁可提高癌症的患病率和死亡率,即抑郁可使人易患癌症或加速癌症的发展。抑郁与癌症的关系还表现在癌症患者在患病后易抑郁,这种抑郁可反过来加速癌症的进程。

（二）癌症与愤怒

研究表明,患癌组和健康组在愤怒体验上无明显差异,但在愤怒表达上有极显著的差异。患癌组倾向于不表现愤怒,把愤怒藏在心里,并控制住。愤怒的表达方式在癌症发生中的作用越来越受到重视,癌症与愤怒的压抑、不外泄（对外表达）、内泄有关。这种对愤怒的表达方式,其本人是意识不到的,是否定的,即不承认自己存在愤怒的情绪,也就不存在对外表达的问题。但这种否定了的情绪还是存在的,有可能通过躯体化——癌的形式表达出来。这种对愤怒的否定可表现为:与别人过分合作;原谅一些不该原谅的行为;生活和工作中没有主意和目标,不确定性多;对别人过分耐心;尽量回避各种冲突;不表现出负性情绪,特别是愤怒;屈从于权威等。

八、糖尿病

糖尿病是由于胰岛功能减退而引起糖类（碳水化合物）代谢紊乱的代谢障碍性疾病。糖尿病发病率高达 2%,并且呈逐年上升趋势。糖尿病分 1 型和 2 型:1 型糖尿病多发生于青少年,主要是胰岛素分泌缺乏;2 型糖尿病多发于成年人,主要是胰岛素抵抗。临床典型病例可出现多尿、多饮、多食、消瘦表现,即"三多一少"症状。

糖尿病已经成为公认的心身疾病,尤其是 2 型糖尿病。现代医学研究表明,心理因素可通过大脑边缘系统和自主神经影响胰岛素的分泌。当人处于紧张、焦虑、恐惧或受惊吓等应激状态时,交感神经兴奋,使肾上腺素的分泌增加,间接地抑制胰岛素的分泌和释放,使血糖升高。糖代谢紊乱可以直接使患者产生抑郁、焦虑等情绪。稳定的情绪可以使糖尿病病情缓解,而忧郁、紧张和悲愤等情绪常导致病情加剧或恶化。

1899 年,俄国医生 Minkowski 发现糖尿病与胰腺有关,后 Opie 观察到糖尿病患者胰岛细胞的退化,1916 年 Shafer 首次提出胰腺细胞的分泌控制着糖的代谢,最后终于认识到糖尿病实际上是胰岛素缺乏或靶细胞对胰岛素敏感性降低所引起的。

原发性糖尿病的发病与遗传因素、神经因素、精神因素有关。下丘脑可使迷走神经兴奋,胰岛素分泌增加,亦可使交感神经兴奋,从而抑制胰岛素分泌来左右血糖高低。各种应激源可通过大脑皮质 - 下丘脑 - 垂体系统影响内分泌系统。各种紧张刺激也可通过大脑皮质 - 下丘脑系统影响免疫系统的功能而导致糖尿病发生。突然的刺激可使原有的糖尿病加重,甚至诱发酮中毒。

心理因素对糖尿病的影响主要有两个方面:一是心理因素的病因学作用;二是心理应激源对已有糖尿病的病程的影响。同时环境因素也是导致糖尿病的病因。

血糖升高是机体正常的心理、生理反应,而持久的血糖升高即成为病态。情绪应激条件下所有的人都可显示出糖尿病的某些症状,如血糖和尿糖增多,正常人移除应激源后,尿糖及血糖恢复正常,而糖尿病患者则不能恢复正常。许多应激情况下,焦虑水平与血糖水平相关。生活中的事件可与糖尿病有关,了解病史可以发现多数糖尿病发作前都有灾难性生活事件发生。回顾性调查发现,大多数糖尿病患者具有被动性、依赖性、不成熟性、不安全感等。

糖尿病本身作为一种应激源,被认为是难以应付的应激源:糖尿病可损害自身所有器官;由于至今没有病因疗法,患者心理负担重,该病成为很多心理冲突的根源;在治疗中患者要密切配合,意味着患者要为治疗改变固有的生活方式和习惯;同时本病易受情感因素影响,病情波动大,常常反复发作而成为患者难以应付的应激源。

糖尿病对儿童和青少年的心理影响应当被重视。这是由于这类患者的情绪波动非常大,用药和饮食要求严格,这使他们在心理上难以承受这些特殊的治疗处理。他们不得不过着与同龄人不同的生活,心理冲突是可想而知的。不管年轻人还是成年人,长期地被要求配合治疗计划和面对病情波动,患者会处于频繁应对的状态,如果处理得不好,可能进入"放弃 - 被放弃"状态。这就要求在治疗中重视心理药物手段,这对改善患者情绪是有重要意义的。

在糖尿病的治疗中,除用药物和控制饮食以降低血糖外,还要消除应激源。要鼓励患者增强适应能力和应对紧张刺激的自然条件、人际关系、社会角色、文化习俗、经济状况、社会变动等。

处理原则:目前,糖尿病还缺乏病因学治疗的方法,只有采用饮食、运动、药物、教育、心理治疗"五套马车"的综合治疗,才能控制症状、减少并发症,取得理想的疗效。

内分泌科和心理科医师已达成共识,对糖尿病患者进行心理干预是治疗疾病的关键因素之一。通过心理干预,可使患者树立正确的疾病认知态度,是发挥主观能动性的关键所在。消除抑郁情绪,保持愉快、乐观的心情,并通过松弛行为训练,更好地控制血糖,改善微循环,可避免糖尿病并发症的发生。针对患者出现的焦虑、抑郁症状,可以用 5- 羟色胺再摄取抑制剂(selective serotonin reuptake inhibitors, SSRIs)治疗。

九、肥胖症

肥胖症是指摄食热量过多而将多余的热量以脂肪形式贮存于体内,导致体重超过标准20% 的情况。肥胖症不仅会造成许多医学问题,而且也常常导致心理应激和各种情绪反应。

人类的摄食活动受生理、心理、社会文化等诸多因素调节。摄取食物是人生存的基本需要,神经生理系统为此提供了一系列外周和中枢的各种调节机制,而心理、社会文化又决定进食的各种情况和条件,从而调节一个人的摄食活动。肥胖就是这些因素相互作用的结果。

肥胖的生物学因素包括遗传因素、脑与摄食有关的中枢、内分泌、年龄、性别等,这些都可能是肥胖的重要原因。有肥胖家族史者,即使进食不多,其成员也有肥胖倾向;下丘脑中枢损伤,摄食调节的破坏,可造成贪食无厌而导致肥胖;内分泌病可引起继发性肥胖;年老性肥胖;女性雌激素减少可引起肥胖等。

心理、社会文化因素也可以成为促使人肥胖的重要因素。社会文化评价可以强化人的摄食行为,肥胖成为社会文化条件作用的结果。不同的社会文化因素,不同的国家和地区,人们对肥胖的看法不一,差别十分明显。有人认为肥胖等同于"懒惰""肮脏""邋遢"等,肥胖的人在社会交际中可能会处于不利地位,肥胖者自身评价也往往是消极的。经济情况、社会发展、体育活动、生活方式等因素造成的肥胖,现如今已被重视。人格因素对进食也有影响,如"心宽体胖"就是心理情绪中介反应的表现。

肥胖不但可造成许多器官的病变,还是一种特殊的紧张刺激物,可成为心理应激和各种情绪反应的根源。例如在少女中,其焦虑水平与她们所察觉到的肥胖或超重程度间有直接关系,即越认为自己肥胖者,越感到紧张、恐惧及不安。研究表明,女性比男性更关心肥胖,有 3/4 的女青年希望自己变瘦些。相较于男性,肥胖往往使女性处于更大的压力之下或心理应激之中。当然,肥胖者也不全都消极地评价自己的身体形象,如外向与内向者对肥胖的评价不同。肥胖所造成的心理应激反应主要是情绪紊乱方面,贬低自己的身体,感到体形厌恶不可接受,产生愤怒、绝望情绪等。也有些青年本来不胖,但也盲目节食,甚至导致厌食症。肥胖所造成的心理应激可能限制一个人的活动,或由于有相形见绌之感,不愿与外人交往,造成人格内向,退缩行为、活动减少又加重肥胖者的体重。

肥胖的治疗是改变患者对肥胖的不正确认识及态度、改变其情绪状态、提高应对能力、控制饮食量和增加体力活动。传统的治疗是采用认识和行为矫正联合应用,常可达到减肥的目的。

处理原则:现在强调生物、心理、社会多维度的综合性治疗。

在社会环境方面,减少食品行业对民众的游说误导,禁播以儿童为受众的垃圾食品的广告。

减肥的"心瘾"治疗:首先,需要改变长久的生活习惯,比如开始细嚼慢咽,戒掉甜食,适量运动。其次,鼓励参加集体、个体心理治疗,改变原来的自我满足方式,消除心情沮丧和焦虑。美国的两项研究表明,对女性而言,减肥的健康考虑要远远小于她们的自我满足感,这也使女性的体重更容易反弹。再者,在减肥过程中,提倡正规、科学的方法,长期持续地摄入减肥药品会损害人的肝脏和肾,摧残身体健康。

十、闭经、痛经及性功能障碍

这是一类妇科常见的心身疾病。其发生可能与心理社会因素对女性内分泌功能的影响或生殖系统生理或疾病所致的心理反应影响有关。所以在临床诊治中要给予注意。

闭经是一种妇科常见的症状,分原发与继发两种。造成闭经的原因很多,如子宫、卵巢、垂体等有关病理改变,全身疾病如结核、营养不良、贫血、糖尿病、精神病等的影响,气候变化、环境变化、大手术、过度疲劳、过冷、刺激性食品和紧张刺激等,通过认知评价导致情绪波动,如焦虑、抑郁、悲伤、愤怒、惊恐等。

痛经是指月经前、中、后期发生下腹部的疼痛或不适以致影响生活、学习和工作。痛经是一种自觉症状,痛经与个性特点有关,尤其是与当时的心理状态和身体健康状况有关。

性功能障碍,包括痛性阴道痉挛、性感觉异常等。痛性阴道痉挛往往与心理因素如焦虑、恐惧、紧张等密切相关。例如,过去不愉快的性经历、对性的错误认知、对疼痛的过度担忧及伴侣间的关系紧张等,都可能导致女性在性生活中出现肌肉紧张和痉挛,从而引发痛性阴道痉挛。长期的心理疲劳、生活中的重大变故导致的心理创伤等,也可能影响神经系统对性刺激的感知和传递,进而出现性感觉异常。

十一、耳鼻咽喉科心身疾病

耳鼻咽喉科心身疾病包括范围较广,有咽异感症、癔症性失语症、癔病性耳聋、伪聋、神经性耳鸣、鼻出血及耳鼻喉科肿瘤等。这些疾病的发生、发展都与心理、社会因素有关,因此在考虑诊断及治疗时必须重视心理社会因素的影响,以取得良好的治疗效果。

(一)咽异感症

该症又称癔球症、咽神经症等,泛指除疼痛以外的多种咽部异常感觉或幻觉,如球塞感、瘙痒感、紧迫感、黏着感、烧灼感、无下咽困难的吞咽梗阻感、蚁行感等,多见于中年女性。中医学称之为"梅核气"。鉴于该症表现的部位,患者常会先就诊于耳鼻喉科,而实际上这是一种多科性、病因复杂的心身疾病。已经发现的致病因素有:呼吸道慢性炎症、消化道疾病、心理因素、自主神经和内分泌紊乱等。有人将精神抑郁列为其首位致病因素。患者往往有内向、胆小、多思、疑病倾向、神经过敏、易惊等特征。许多患者具备"神经质"的特征。

1. 临床心理特征

(1)心理体验:因久治无效使患者产生"恐癌症"或"重病感",从而产生强烈焦虑心理。

(2)心理行为对策:①高度重视、紧张,到处求医,会优先选耳鼻喉科,再就诊于消化科;②以为自己患食管癌,医生或亲人对自己隐瞒病情。

(3)病程与心理反应:时间长短不一,短者数日,长者数周或数月。多处就诊未实现有效诊断,治疗者出现焦虑等心理反应,心因与体因交织,使病情日益加重,形成恶性循环。如果得到高年资、有经验的名医诊疗、解释或暗示,肯定排除癌症,特别是经咽喉镜、胃镜检查证实无病时,患者压力、疑虑顿消,情绪症状可迅速好转。

2. 治疗 首先应治疗产生异物感的躯体疾患,必要时采用精神药物辅助治疗。常用心理疗法如下:

（1）行为矫正法：帮助患者学会自我观察性格特征，矫正 A 型行为，克服时间紧迫感及因争强好胜产生的敌意感。

（2）暗示疗法：对心理因素引起的经治疗无效的患者，用食管镜检查暗示往往会收到很好的效果。

（3）心理咨询：改善认识，向患者说明病情，耐心解释，使其消除疑虑，恢复心理平衡。

（4）松弛疗法：可让患者学会自我训练的方法，长期练习，恢复心理状态的平衡。也可让患者参与正常工作，参加各种有趣的文体活动，如听音乐、打球等，使患者注意力从疾病转移到工作或活动中，从而达到消除不良情绪、缓解症状的目的。

（二）癔症性失语症

癔症性失语症又称功能性失声，是癔症引起的暂时性发声障碍，是癔症的一种喉部表现，以年轻女性居多。常见心理原因：一般均有情绪过度激动或精神刺激的病史，属急性心理应激反应，如因丧失亲人引起的过度悲伤，对突发恶性事件的恐惧、焦虑、抑郁等。反复发作的癔症性失声应与伪聋、伪哑相互鉴别。

1. 临床表现　常表现为突然的发声障碍，患者受到精神刺激后，立即失去正常发声功能，但咳嗽、哭、笑的声音仍可正常。发声能力可以骤然恢复正常，但在某种环境情况下又可突然发生发声障碍，说明此为功能性疾病。喉部检查可见声带形态、色泽正常，声带活动良好，但在发"衣"声时声带不能向中线靠拢，而在咳嗽或发笑时则可以向中线靠拢。此点可与真性内收肌瘫痪相鉴别。

2. 临床心理特征

（1）焦虑、恐惧：由于发音障碍影响患者的思想表达，易使患者产生焦虑、恐惧等不良情绪反应。这些不良情绪反应又会加重癔症表现，造成恶性循环。

（2）"重病感"：发病后，患者常觉自己的病十分严重，拒绝与别人交谈，强烈要求医生用最好的药物和方法为自己治疗。

（3）多疑：一旦治疗方案实施，患者又常怀疑其疗效是否可靠。对年龄大、语气肯定的医生较信任，对年轻医生常怀疑其能力。这些多疑的心理反应常影响该病的治疗效果。

3. 治疗　受全身疾病影响而致病的患者，可结合病种给予药物治疗。这对促进发音功能恢复有重要的作用。必要时可进行精神药物的辅助治疗。常用心理疗法如下：

（1）暗示疗法：操作前先告知所使用的方法是最有效、最先进的方法，还可通过别人告知其治疗医生的权威性，然后再进行操作。常用的暗示疗法有颈前注射蒸馏水、间接喉镜和直接喉镜检查、共鸣火花、双耳冷热试验、静脉注射氯化钙等。

（2）认知疗法：了解患者心理状态，因势利导，使其纠正对自己病症的不正确观念与误解，消除紧张，打消患者顾虑。

（3）催眠疗法：可以通过催眠状态调节患者的心理障碍。

（4）松弛疗法：用此法可以分散患者的注意力，减轻焦虑紧张状态。

（5）支持疗法：用鼓励、解释、同情、保证等方法动员患者的积极力量，达到治疗的目的。

（三）癔病性耳聋

该症表现为突然的听力丧失，常伴有明显的情绪应激，多发生于战争期间、青春期和更年期。真正的癔病性耳聋较为严重，常是两耳全聋，且耳聋不受患者的意识控制，在熟睡时也持续存在，但在催眠条件下却能听见。耳部未发现器质性损害，用近年来发展的客观测听技术即声阻抗和电反应测听，则在正常范围，其结果有助于与爆震性聋、噪声性聋相鉴别。癔病性耳聋病因主要是长期焦虑、抑郁或受到重大精神刺激，引起患者听感觉受抑制，患者不注意聆听，听而不闻导致。

1. 临床心理特征　患者易激动，喜欢接受或极易受暗示影响，喜欢引人注目，熟练的自我欺骗。听力障碍会影响患者的日常生活,使其产生紧张、焦虑、抑郁等反应障碍。发病后患者常强调自己病重,要求医生尽快医治。

2. 治疗 应先针对致病因素进行病因治疗。运用药物可减轻耳部轻度病变,调节自主神经功能,调整内分泌,使心理得以平衡。必要时可进行精神药物的辅助治疗。常用心理疗法主要为暗示疗法。①冷热试验法:操作前先告知患者耳内灌药是治疗耳聋最有效的方法,然后向耳内灌水,待患者出现眩晕时立即停止灌注,并用言语询问,如果对答,说明暗示生效。②轻度麻醉法:注射硫喷妥钠,使患者呈轻度麻醉,等患者稍醒,测验其听力,患者于昏沉之际能听及试音,可认识到自己已有听力,因而治愈。③乳突部实用感应电流法。④静脉注射 5% 氯化钙法。以上方法依临床症状的不同分别实施可收到预期的效果。另外,松弛疗法也可以帮助患者心情放松,起到辅助治疗的作用。

(四)神经性耳鸣

神经性耳鸣属于心身疾病范畴,当患者疲劳、全身不适、情绪不良、睡眠不好时耳鸣加重,而当心情愉快、睡眠良好时耳鸣减轻。研究表明,耳鸣影响心理障碍,心理障碍影响耳鸣,两者互为因果,恶性循环。某些人格因素或心理障碍是造成耳鸣的重要原因。改变心理状态、克服心理障碍、提高认知水平对治疗耳鸣有重要意义。

1. 临床心理特征 耳鸣干扰了患者的日常生活,使其注意力不集中,影响睡眠。这些症状不同程度地影响患者与外界的接触,导致患者紧张、焦虑、烦躁。上述情绪又反过来会加重耳鸣,形成恶性循环。治疗中,患者多愿意采用助听器或耳机掩蔽法。因为患者将其当作外来声源,不会成为心理负担,而内在的声音则使人终日苦恼,无法摆脱。

2. 治疗 积极治疗原发病,必要时可以进行精神药物的辅助治疗。常用心理疗法如下:

(1)放松疗法:对耳鸣的过分注意会加重耳鸣,运用放松疗法可减轻耳鸣的烦恼,并有很好的镇静作用。佩戴助听器或耳机使患者转移对耳鸣的注意力,有很好的疗效。

(2)仪器放松疗法:肌电仪放松疗法(或者称作生物反馈疗法),即患者取卧位,额部放置电极。开机 5 分钟后测定额肌肌电值,并记录,播放磁带,进行放松疗法训练。患者根据肌电仪所示数码值(及红绿灯)和反馈仪所发音响信号进行自身控制调节,使肌电值逐渐下降。经过反复训练,几乎每个人都能进入松弛状态,从而恢复相对的体内平衡。

(3)暗示与催眠疗法:通过意念联系进行催眠诱导。如当一个患者诉耳鸣如排气声时,便让其想象面对一个带塞子的气筒,他便会慢慢地逐渐将塞子拧紧,随之耳鸣减弱。

其他如鼻出血、肿瘤等疾病的治疗,都需要重视心理因素的作用及影响。可帮助患者树立信心,调动患者配合治疗,以放松的心情战胜疾病。

十二、眼科心身疾病

能列入眼科心身疾病的有:原发性青光眼、中心性视网膜病变、心因性视功能障碍、近视、眼疲劳、睑下垂等。

(一)青光眼

青光眼是以眼压升高和视觉障碍为主要特征的一种眼科常见病,是致盲的主要原因之一。其中的原发性青光眼被认为是眼科中最重要的心身疾病。其主要原因是房水的产生和排出的平衡破坏,因而使眼压不断上升,最后常会引起失明。

1. 临床心理特征

(1)病前的心理因素:原发性青光眼的发生与心理因素,特别是与患者的情绪状态密切相关。焦虑、愤怒、恐惧、过度兴奋等都是导致发病的情绪因素。情绪激动常可促使眼压的急剧升高与波动,同时伴瞳孔散大、角膜水肿等。有时,一旦情绪稳定下来,即使未用降眼压药物,眼压也可以自然回落。从发病的个性心理因素看,患者个性偏于社交内向,对外界社会环境适应能力差,并且偏于忧虑、抑郁、情感稳定性差。临床观察表明,情绪易激动及长期处在紧张状态、争强好胜、缺少耐性及情绪起伏大等性格特征是诱发该病的心理因素。

（2）患病时的心理体验:在急性发作期,由于存在剧烈的眼痛、头痛、呕吐及视物障碍等,患者焦躁不安、夜不能寐,也进一步促进眼压升高。后期因视力减退影响工作及生活,造成患者强烈的心理不平衡,抑郁、焦虑情绪明显,这种情绪又常会影响疗效,或导致眼压升高、症状复发等。

2. 治疗 由于原发性青光眼容易致盲,临床上常采用的躯体治疗原则是用药物迅速降低眼压,然后选择适当的手术以防复发。这些通过药物和手术来减轻或缓解各种症状的手段也是实施心理治疗的基础。

（1）认知治疗:临床医生在对原发性闭角型青光眼进行药物、手术治疗的同时,应辅助进行认知治疗,帮助患者认识到患病与其人格、对事物的认知及由此而产生的情绪反应有关,帮助患者矫正不良认知,转变认知模式,以便更好地处理周围环境和事物,减少因为不良认知带来的不良情绪反应。这些对于降低眼压、治疗青光眼都有重要作用。

（2）放松训练:青光眼患者多有焦虑情绪,可以帮助患者学习自我放松训练的具体方法和注意事项。放松训练对于消除紧张状态具有一定效果,也可以作为患者日常健身的重要方法。开始时可在医生指导下练习,以后每日进行自我训练。另外,在临床上也可以借助生物反馈疗法帮助患者进行放松训练,帮助患者学会自我调整呼吸和心跳节律。这对于减低焦虑有非常好的疗效。

（3）宣泄疗法:临床医生可以引导患者说出一直以来压抑在心底的郁结,帮助患者缓解情绪紧张带来的痛苦。在进行宣泄时,请患者尽量身心放松,自由畅谈,将心中的痛苦全部倾诉出来。临床医生对患者予以安慰和积极关注,并进行适当鼓励,帮助其缓解内心矛盾,稳定情绪。

（二）中心性视网膜炎

中心性视网膜炎亦是眼科的常见病,多见于室内劳动者。关于本病的病因有多种学说,其中视网膜和脉络膜循环功能障碍,特别是黄斑部末梢细血管的功能变化（扩张或痉挛）与本病发病相关。血管功能变化又常与精神因素（心理社会因素）密切相关。

1. 临床心理特征

（1）患病前心理因素:本病患者多数个性特征内向,在日常生活中好生闷气,遇事忧愁、焦虑、悲伤、抑郁,这些情绪易导致自主神经功能失调,致使视网膜和脉络膜毛细血管痉挛或扩张,特别是后者,会使血管渗透性增加,从而使渗出液渗入黄斑部视网膜色素上皮下的裂隙,而出现黄斑部视网膜水肿、渗出等改变而发病。另外,中心性视网膜炎大多发生在过度的脑力劳动和体力劳动后。由于大脑过度的疲乏、精神紧张、睡眠不足、情绪不稳等,机体在躯体因素基础上发生一系列的病理生理变化。

（2）患病时的心理体验:患者患病时突然视物不清,势必加剧心理紧张,担心失明,产生焦虑、恐惧等情绪。而这些不良情绪又会加剧病情,形成恶性循环。患者求治心切,若几经周折仍无好转,则患者的情绪常常会转变成抑郁、悲观。如果患者因患病而不能胜任原来的工作岗位和日常生活,则会加重其心理负担,使其消沉、自卑、丧失信心等。

2. 治疗 临床上对中心性视网膜炎的治疗常采用血管扩张剂,如烟酸、乙酰胆碱等。皮质类固醇治疗对于促进渗出物的吸收可以起到一定的作用。这类治疗方法可以减轻或缓解临床症状,其目的也是消除患者紧张的心理状态。常用的心理疗法如下:

（1）支持疗法:建立良好的医患关系,找到患者致病的心理因素;对患者进行安慰、解释、鼓励和积极关注,对于患者的倾诉积极倾听;动员患者自身及其家庭资源,帮助患者缓解焦虑和恐惧情绪。

（2）认知疗法:帮助患者认识到中心性视网膜炎与心理社会因素的关系,帮助其找出自身对事物或突发事件的不良认知,校正认知的模式,继而改善由不良认知带来的焦虑、抑郁等情绪反应。

（3）放松训练：教会患者几种简单的放松训练,请其每天进行几次,帮助缓解激烈的情绪反应,减低小动脉的痉挛水平,继而减轻症状。

（4）暗示治疗：可以影响自主神经的功能,因而也有一定的疗效。

其他影响如心因性视功能障碍、近视等的心理社会因素,都要给予足够的重视。在诊治中要注意疾病与心理社会因素的关系,积极进行心理支持、疏导和宣泄,消除患者的紧张状态,稳定情绪,这些都是非常必要的。

十三、皮肤科心身疾病

可以这样说,心理因素对所有皮肤疾病都是有影响的,但按心身疾病诊断标准来判断,符合心身疾病的主要有神经性皮炎、荨麻疹、湿疹、斑秃、银屑病、精神性紫癜、过敏性皮炎、接触性皮炎、多汗症、白发病等。

皮肤是人体非常重要的防御屏障,皮肤微细变化常常是躯体疾病的反应,医生要有足够的认识。心理应激首先会引起人们的异常行为或过度的生理反应,造成一些继发性的皮肤变化,如感染、水疱、皮疹等。还会导致心因性瘙痒,瘙痒程度强烈甚至可以导致患者抓破皮肤。在长时间情绪应激条件下,可以造成继发性皮肤疾病。

（一）神经性皮炎

又名慢性单纯性苔藓,是心理社会因素作为重要触发因素的疾病之一,是常见的皮肤科心身疾病。女性比男性更容易患上神经性皮炎,尤其是 30~50 岁女性。临床上以剧烈瘙痒及皮肤局限性苔藓样变为特征。

1. 病因　病因尚不明确,一般认为与大脑皮质兴奋和抑制功能失调及精神因素相关。

（1）生物因素：与机械性或理化刺激和昆虫叮咬有关,或有多汗、饮酒、喜吃辛辣和海鲜史,患者常搔抓、摩擦、日晒患处。胃肠功能障碍、内分泌紊乱、感染和某些慢性病是其诱因。

（2）心理因素

1）精神紧张：患者因过度疲劳、急躁、思虑过度、抑郁、精神紧张、睡眠不佳、情绪极度压抑,而在下意识中爆发激愤,常以搔破皮肤代替肌肉运动,借以释放不良的情绪。

2）个性特征：多见于欲求很高的社会活动家或谨小慎微的人。这些患者多具有争强好胜、精力充沛、做事认真、急躁易怒、焦虑敏感、抑郁、多疑、固执刻板、过分关心自身健康和他人对自己的评价等个性特征,所以当环境或自身变化时,难以适应而患病。

3）行为因素：由于剧痒难忍,患者常采取过激的行为和方法止痒,如用力搔抓摩擦、撕掐揪梳、用纯酒精和蒜泥涂抹或烫皮损处等来止痒,其结果反而加重病情,甚至造成感染。

（3）社会因素：经济拮据、家庭不睦者易发生本病,特别是精神刺激后可立即发病。

Cormia 认为,颈部神经性皮炎常由家庭不和睦而引起;颜面部的神经性皮炎多由羞耻感而引起;肩肘部的神经性皮炎是基于过度的责任感所致;而腹内侧、会阴部及肛门处的神经性皮炎常常由性功能障碍所造成。

2. 发病机制　神经性皮炎的发病机制与情绪体验和免疫 - 自主神经功能失调有关。

3. 临床表现　本病好发于老年人,临床可将其分为局限性和播散性两种。

（1）局限性神经性皮炎：好发于眼睑、颈项、背部、肘、前臂、小腿伸侧面、股内侧部、会阴及肛门部,呈对称分布。主要临床表现为瘙痒和局部皮肤苔藓样变。

（2）播散性神经性皮炎：广泛播散于全身,尤其是头面部、腰背部及四肢伸侧面等。

4. 心理反应

（1）紧张焦虑：患者常因剧痒而用力搔抓,越抓越痒,越痒越抓,形成恶性循环,并且严重

第七章 心身疾病

影响患者的社会功能,使患者变得烦躁不安、紧张焦虑。

(2)愤怒、敌意:因久治不愈,患者抱怨医生水平低、不尽心,而产生敌对和怨恨情绪。

(3)抑郁:反复发作,久治不愈,患者失去信心,从而变得失望、失助、孤独和抑郁。

5. 临床干预

(1)生物干预

1)常规口服抗组胺类药物:如异丙嗪、氯苯那敏等;剧痒、烦躁不安者可口服镇静剂及安定类药物;若焦虑、抑郁明显,可用 5- 羟色胺再摄取抑制剂(SSRI)药物。

2)中医中药:主要选用养血活血、祛风止痒、镇静安神类药物口服或外用。

(2)心理干预:家庭疗法、支持性心理治疗、合理情绪疗法、放松疗法、运动疗法等。

(二)荨麻疹

荨麻疹俗称"风团块"或"风疹块",发生快,消退迅速,伴有瘙痒和烧灼感,病理表现为真皮局限性间质水肿。荨麻疹是常见的症状,也是一种皮肤病。情绪因素在荨麻疹发病中起着重要的作用。反复发作的荨麻疹患者,大多具有精力旺盛、紧张程度高、竞争意识强等个性特点。不良情绪因素很可能是荨麻疹的致病因素之一。

1. 病因

(1)生物因素

1)遗传因素:家族性寒冷性荨麻疹、家族性荨麻疹综合征等均属遗传性皮肤病。

2)食物过敏:与鱼、虾、蟹、鸡蛋、牛奶、肉类等引起的Ⅰ型和Ⅲ型变态反应相关。

3)药物过敏:与青霉素、血清制剂、磺胺类药物等过敏有关。

4)其他过敏原:昆虫叮咬、吸入花粉等,都会引起荨麻疹。

5)化学物质:油漆与涂料中的挥发气体、工业废气等刺激肥大细胞释放组胺而引发本病。

6)全身疾病:风湿、类风湿、系统性红斑狼疮、内分泌代谢性疾病、恶性肿瘤亦可引发之。

(2)心理因素:1997 年,Gieles 等综合归纳出三类心理因素。

1)情绪因素:研究表明,情绪波动、精神紧张、抑郁等情绪变化能兴奋胆碱能交感神经释放乙酰胆碱,而后者可直接扩张皮肤毛细血管,同时抑制肥大细胞的环磷酸腺苷(cAMP),从而导致组胺的释放,使皮肤毛细血管扩张、通透性增强,发生荨麻疹。

2)个性特征:荨麻疹与攻击、焦虑、抑郁等个性特征有关。因暗示和自我暗示引起荨麻疹的患者都是一些过度服从别人,或者在幼儿时期有爱的欲求得不到满足而产生攻击心理,出现粗野言行(攻击型)或致力于自我压抑以服从他人(屈从型)等个性特征的人。

3)与注意力过度集中于皮肤病有关,因此白天工作时的症状轻,夜间睡前的症状重。

(3)社会因素

1)亲子关系不良:慢性荨麻疹与患者幼年时的生活经历和亲子关系不良有一定关联。

2)心理应激:临床中有出现皮损与应激事件有关的病例。

2. 临床表现　荨麻疹分急性和慢性两种类型。急性荨麻疹临床表现为鲜红色或苍白色风团,发生快,消退迅速,伴有剧烈瘙痒和烧灼感,严重者会有心悸、气促、呼吸困难,甚至出现喉头水肿而窒息。

3. 心理反应

(1)急性荨麻疹

1)恐惧:急性荨麻疹来势较凶猛,症状严重,甚至患者会出现休克、窒息,易导致患者惊恐万状。

2)紧张焦虑:患者常搔抓,越抓越痒,越痒越抓,形成恶性循环,从而更紧张、焦虑。

3)烦躁易怒:因突然发病,严重影响患者的社会功能,因而患者变得烦躁、易怒。

(2)慢性荨麻疹

1)恐惧:患者唯恐患有系统性红斑狼疮、类风湿关节炎和恶性肿瘤等全身性疾病。

2）紧张、焦虑、烦躁、易怒：患者长期受疾病折磨,社会功能下降,心情更恶劣。

3）抑郁：因久治不愈,在焦虑、烦躁、易怒之后,患者产生悲观、失望的情绪而抑郁。

4. 临床干预

（1）生物干预

1）服用抗组胺类药物,如口服异丙嗪、氯苯那敏等;还可局部外用止痒剂。

2）严重的急性期患者,可静脉滴注或直接静脉推注地塞米松。

3）对紧张焦虑、抑郁患者,可用镇静安眠药及抗焦虑、抗抑郁类药物。

4）根据辨证施治原则,用中医中药治疗。

（2）心理干预

1）首先通过心理咨询找出具体的诱因,然后帮助患者祛除诱发因素。

2）根据病情选用支持性心理疗法、合理情绪疗法、森田疗法、音乐疗法、运动疗法等。

（闫志锋）

复习思考题

一、选择题

1. 下列哪项不属于心理性应激源（　　　　）

A. 心理冲突　　　　　B. 噪声　　　　　C. 工作压力　　　　　D. 挫折

2. 心身疾病的治疗原则是（　　　　）

A. 心理治疗　　　　　B. 药物治疗　　　　　C. 心身同治　　　　　D. 无须治疗

3. 下列哪项不属于心身疾病（　　　　）

A. 胃溃疡　　　　　B. 车祸外伤　　　　　C. 高血压　　　　　D. 癌症

二、简答题

1. 简述心身疾病的诊断标准。

2. 常见的心身疾病有哪些？请举例。

3. 简述与心身疾病有关的心理社会因素。

4. 什么样的人容易患心身疾病？

三、案例分析

案例一　30岁的高先生一年前在家中起床时突然昏倒在地数分钟,醒来后到某综合医院做多项检查未查出异常。自此,高先生开始整天担心自己的身体,逐渐出现入睡困难、多梦、早醒等。白天精神差,乏力,注意力无法集中,记忆力下降,凡事都提不起兴趣,渐渐发展到不愿意外出,不敢见人,整天要家人陪伴,心情极差,对生活失去了信心。

问题：①在这个案例中,身体状况与心理问题是如何相互影响的？②对于高先生这种情况,从心身疾病角度出发,有哪些可能的治疗方向？

案例二　邬先生,22岁,半年前突然出现食量大增、体重减轻、脾气暴躁、说话做事蛮不讲理。到医院检查后诊断为甲状腺功能亢进症。在住院治疗期间,心情烦躁,情绪波动大,经常与家人及同事发生争执,有时还砸东西,总是向父母提出无理要求,情绪低落时泪流满面,说不想活了。诊断为甲状腺功能亢进症伴发神经过敏症。

问题：①为什么甲状腺功能亢进症会导致邬先生出现神经过敏的表现？②如何通过对心身疾病的理解来制订更有效的康复策略？

第八章　健康行为

第一节　健康行为概述

一、健康行为定义

　　1978 年 9 月,国际卫生保健大会上通过的《阿拉木图宣言》重申 "健康不仅是没有疾病和痛苦,而且是身体、心理和社会各个方面的完好状态"。

　　行为是具有认识、思维能力的机体在环境因素影响下的内在生理和心理变化的反应,即机体对外界刺激的反应。不断地认识、评价促进健康的行为和危害健康的行为,提倡健康行为,避免危害健康行为,成为人们维护健康的重要任务。

　　健康行为广义上包括我们的外显行动和内隐的思想、情感活动,实质上指与促进、维护或恢复健康相关的个体心理、情感状态和外显的行为模式,有助于个体在生理、心理和社会上保持良好状态的行为。健康行为由五个基本要素构成:行为主体、行为客体、环境、手段、结果。

拓展阅读

　　美国加利福尼亚人类人口研究室的 Belloc 和 Breslow 经过十五年研究,总结出七种健康保护行为,分别是:从不吸烟、有规律地体力活动、晚上睡 7~8 小时、保持正常体重、适度饮酒或不喝酒、吃早餐、两餐之间很少吃零食。

二、促进健康行为

促进健康行为：指个体或群体表现出的、客观上有益于自身和他人健康的一组行为。

促进健康行为具有五个方面特征：

（1）有利性：行为有利于本人和他人健康。

（2）规律性：行为有规律性地发生，不是偶然行为。

（3）和谐性：个体行为表现与其所处的环境和谐，即个体根据外界环境调整自身行为。

（4）一致性：个体外在的行为表现与其内在的心理情绪一致。

（5）适宜性：行为强度适宜，有理性控制，无明显冲动表现。

促进健康行为可以分为以下五大类：

（1）基本健康行为：指日常生活中一系列有益于健康的基本行为，如合理营养、平衡膳食、适当的身体活动、积极的休息与适量睡眠等。

（2）戒除不良嗜好：戒烟、戒毒、戒除酗酒、戒除滥用药物、戒除网络成瘾等皆属于戒除不良嗜好行为。

（3）预警行为：指对可能发生的危害健康的事件预先采取措施从而预防事故发生，以及在事故发生后正确处置的行为，如驾车使用安全带，溺水、车祸、火灾等意外事故发生后的自救和他救行为。

（4）避免环境危害行为：采取措施减轻环境污染、积极应对那些引起人们心理应激的紧张生活事件等属于积极避免环境危害行为。

（5）合理利用卫生服务：指有效、合理地利用现有卫生保健服务，以实现三级预防，维护自身健康的行为，包括定期体检、预防接种、患病后及时就诊、遵从医嘱、配合治疗、积极康复等。

三、危害健康行为

危害健康行为是指偏离自身、他人和社会的期望方向的行为。其主要特点为：

（1）危害性：行为对个体、他人，乃至社会的健康有直接或间接的危害。

（2）稳定性：行为非偶然发生，有一定强度并保持相当的时间。

（3）习得性：危害健康的行为都是个体在后天的生活经历中学会的。

不良行为对人群健康的影响主要有两个方面：其一是不良行为对个人健康产生的直接影响，继而影响人群的健康状况；其二是个人的不良行为对人群产生的影响，例如，吸烟往往使在场的不吸烟者也深受其害，酗酒常影响社会治安或引起家庭不和，吸毒常导致犯罪从而危及他人的生命安全等。

危害健康行为可以分为以下四类：

（1）不良生活方式与习惯：不良生活方式是一组习以为常的、对健康有害的行为习惯，包括能导致各种成年期慢性退行性病变的生活方式，如吸烟、酗酒、缺乏运动锻炼、高盐高脂饮食、不良进食习惯等。

（2）致病行为模式：致病行为模式是导致特异性疾病发生的行为模式，国内外研究较多的是 A 型行为模式和 C 型行为模式。A 型行为又叫"冠心病易发性行为"，其核心行为表现有两种——不耐烦和敌意，由此常因别人的微小失误或无心得罪而大发雷霆。C 型行为又称"肿瘤易发性行为"，其表现是压抑情绪、过分自我克制、爱生闷气。C 型行为者易患各种肿瘤，其肿瘤患病率比正常人高三倍左右。

（3）不良病感行为：病感行为指个体从感知到自身有病到疾病康复全过程所表现出来的一系列行为。常见的不良病感行为有：疑病、恐惧、讳疾忌医、不及时就诊、不遵从医嘱、迷信，乃至自暴自弃等。

（4）违反社会法律、道德的危害健康行为：我国有关法律、条例、具有法律效力的文件等对部分行为进行了规范，如禁止吸毒贩毒，公共场所禁止吸烟等。

第二节 吸烟、酗酒和网络成瘾

成瘾是一组认知、行为和生理症状群，表明个体尽管明白使用成瘾物质会带来明显的问题，但还在使用，自我用药导致耐受性增加、戒断症状和冲动性觅药行为。吸烟、酗酒、网络成瘾等均为较常见的成瘾行为。

一、吸烟

（一）吸烟现状

吸烟被世界卫生组织（World Health Organization，WHO）称为"20 世纪的瘟疫"。WHO 报告称，截至 2019 年全球有超过 11 亿的吸烟者，预计 21 世纪有约 10 亿人死于烟草。吸烟仍然是全世界的一个主要公共卫生问题。烟草使用虽然在大多数国家和地区都有所下降，但全球人口是增长的，也就是说吸烟的总人数仍居高不下。其中西太平洋地区男性吸烟率极高，预计2025 年男性平均吸烟率将达到最高（可达 46%）。然而西太平洋地区在很大程度上反映了中国的吸烟数据，因为该地区 75% 的 15 岁以上人口生活在中国。众所周知，中国是全世界的卷烟生产大国，中国消费的卷烟量占世界总量的 44%。2018 年中国成人烟草调查显示，15 岁及以上人群中有 26.6% 是现在吸烟者，现在吸烟者人数已达 3.08 亿人，与既往调查结果所显示的现在吸烟者总数相比无明显变化。

世界各国对吸烟的危害越来越重视，对此进行了大量研究。其中对于吸烟与癌症关系的研究最为广泛和深入；吸烟还与慢性支气管炎、肺气肿、支气管扩张、肺功能损害、心血管病的发生和死亡有关。吸烟不仅危害吸烟者本人的健康，还可通过污染环境造成不吸烟者的被动吸烟而危害其健康；孕妇吸烟还可能影响胎儿的发育。

拓展阅读

我国是世界上最大的烟草生产国和消费国。烟草是导致许多慢性病的原因或诱因。WHO 将吸烟列为 21 世纪人类健康的十大威胁之一。并且即使烟草使用率下降，预计每年因其死亡的人数也会继续增加，因为烟草会慢慢杀死其使用者和接触其排放物的人，任何形式的烟草使用都会导致每年有数百万人死亡和患病。中国的非传染性疾病控制战略需要加强，研究显示吸烟是 2017 年中国残疾调整生命年的主要危险因素。《我国烟草依赖的患病率与影响因素：基于 2018 年全国居民健康素养监测调查结果》显示，我国约有1.835 亿吸烟者患有烟草依赖，其中男性为 1.775 亿；在吸烟者中，烟草依赖率高达 49.7%，即近一半的吸烟者对烟草成瘾，且男女之间、城乡之间没有显著差异；患有烟草依赖的吸烟者戒烟成功的可能性更低，非烟草成瘾者戒烟成功的可能性是烟草成瘾者的 2.88 倍。有关吸烟有害健康的知识传播还远远不够，西部地区人群对控烟措施的理解和支持率均不高，中国人群在短时间内烟草流行率不会明显下降。2019 年有 800 多万人死于与烟草有关的疾病。中国每年有 100 万人死于烟草相关疾病。《健康中国 2030》的目标是到2030 年将慢性非传染性疾病的死亡率降低 30%，但如果吸烟率不大幅降低，就无法实现这一目标。

（二）烟草对健康的危害

1. 吸烟的危害　可导致肺癌、口腔癌、喉癌、食管癌、膀胱癌；会导致多种脑部疾病，导致麻痹、智力衰退及脑卒中；也可导致血栓形成，引发各种心脏病、慢性支气管炎、肺气肿、高血压。孕妇吸烟可导致胎儿发育障碍，易娩出低体重儿，导致胎儿慢性缺氧。

2. 被动吸烟的危害　被动吸烟孕妇 B 超检查胎龄小、早产、新生儿窒息发生率显著高于无被动吸烟孕妇。

3. 青少年吸烟的危害　①青少年正处在身体迅速成长发育的阶段，身体的各器官系统比较稚嫩和敏感，对各种有毒物质的吸收比成年人要容易，所以中毒更深；②长期吸烟会导致注意力和稳定性有一定程度的下降，同时还会降低人的智力水平、学习效率和工作效率；③青少年吸烟会助长其追求享乐的生活风气，诱发不良行为，甚至引发犯罪。

（三）烟草成瘾的心理学机制

香烟中的尼古丁是导致烟草成瘾的主要原因。尼古丁随血液流入中枢神经系统，和乙酰胆碱受体结合，代偿性地产生更多的结合尼古丁的乙酰胆碱受体。一旦体内尼古丁含量降低，脑内的乙酰胆碱受体无法与尼古丁结合，就会产生一系列的生理和心理反应，产生强烈的吸烟渴求，即烟瘾发作。

（四）预防和控烟

1. 预防青少年吸烟，加强公共预防教育。

2. 建立无烟环境，立法和公共政策鼓励戒烟。

3. 戒烟　①戒烟方法很多，如团体行为治疗（首选）、抗抑郁药安非他酮治疗、医生强烈建议、尼古丁替代治疗、个别心理咨询、电话咨询、护士干预、自助。尼古丁替代治疗是 WHO 推荐的最主要的药物治疗方式。②戒烟的心理治疗和行为治疗方法包括自我管理技术、正强化法和刺激控制法。③就个体而言，治疗烟草依赖的最佳方案是心理干预结合药物治疗。④在戒烟门诊，指导医生采用"5As"帮助患者戒烟。

4. 大学生怎样拒绝烟草　①提高卫生保健素养——了解危害，提高心理免疫力；②积极参与控烟运动；③积极宣传"吸烟有害健康"。

二、酗酒

（一）酗酒现状

酗酒是指过度饮酒，造成了躯体或精神的损害，并带来不良的社会后果，如酒后驾车等。慢性酗酒者指每天大量饮酒并持续多年的人；狂饮者则呈现明显的周期性，戒除数天、数周甚至数月后数天、数周或更长时间地持续饮酒。

拓展阅读

酗酒与鸦片、大麻、可卡因的滥用一样，都属于药物滥用。有资料显示，欧洲中部国家中 1%~3% 的居民存在酒依赖。2001 年 WHO 的一份调查报告称，酗酒已成为欧洲青年的第一死因，欧洲每年至少有 5.5 万青年人因酗酒造成的交通事故、酒精中毒、滋事伤人、自杀等恶性事件而死亡。在美国有 2/3 的人喝酒，其中喝酒量较高的 10% 的人喝掉的酒占全部酒类销售量的一半，约 1/8 的美国人有一个酗酒的父亲或母亲。

我国酗酒现象及其所引发的灾难与西方许多国家相比是有过之而无不及。"君子以酒败德，小人以酒速罪"等俗语，无不表明了国人对酗酒的严重危害性的深刻认识。

酒滥用、酒依赖和酒中毒是世界各国的重要社会问题之一,早已引起普遍的重视。与酒滥用相关的社会问题有离婚、自杀、意外伤害、暴力和犯罪等。长期反复酗酒会导致躯体和精神两方面明显改变,使社交功能、职业功能和社会适应能力严重受损。

（二）饮酒与酗酒

适量饮酒有松弛紧张情绪、振奋精神,增进食欲、帮助消化,舒筋活络、减轻疼痛等作用。长期大量饮酒或酗酒则会给自身健康、社会、家庭带来不良后果。WHO 指出:男性每日饮酒中乙醇总量大于等于 20g 为过量,低于 20g 为少量或适量;女性以每日饮用酒中乙醇总量 10g 为标准。饮酒量越大,血液中酒精含量越高,对人体的危害就越大。酗酒也称为酒精滥用或问题饮酒,其特点是对饮酒不能自控、思想关注局限于酒、饮酒不顾后果、出现思维障碍等,且各症状可以是持续的或周期性的。

过度饮酒对健康的危害:

（1）神经衰弱和智力减退等。

（2）心血管系统的疾病。

（3）消化不良、腹泻和便秘等。

（4）急性脂肪肝、酒精性肝炎和肝硬化等。

（5）胃酸过多、胃出血和消化道肿瘤等。

（三）酗酒的心理社会原因

1. 生活压力　多数青年人承受着来自各个方面的压力,使用酒精可以使他们暂时忘记烦恼、舒缓不适感,是一种逃避压力的表现形式。

2. 社会环境　饮酒已经成为工作和社交的"硬通货",工作、社交已经和餐桌上的酒密不可分。

3. 青春期的心理　处于青春期的人富有猎奇心理,因此更喜欢刺激欢乐的事情,而酒精的使用在他们看来就是其中一种寻求刺激欢乐的方式。

4. 酒精特质因素　适度的饮酒确实能够缓解紧张、舒缓心情,除此之外,还有一些其他特殊作用,例如能够改善失眠、促进睡眠。但是随着自身酒量的增加,酒精的助眠效果就会微乎其微,因此使用者不得不加大饮酒量才能达到想要的效果,长此以往,对酒精形成依赖,就会形成酗酒。

（四）酗酒的预防

针对潜在的酗酒易感人群进行有关饮酒方面的健康教育,包括适量饮酒的概念及安全饮酒量;制定严格的饮酒法律,控制青少年饮酒。心理治疗是预防和治疗酗酒的有效方法。

三、网络成瘾

（一）网络成瘾现状

自从第一台计算机在 1946 年诞生以来,计算机科学已经成为发展最快的一门学科。中国互联网络信息中心（CNNIC）2022 年公布的统计数据显示,截至 2021 年 12 月,我国网民规模达 10.32 亿人,与 2020 年 12 月相比,增长了 4 296 万人,互联网普及率达 73.0%。另外,我国同时期手机网民的规模达到 8.47 亿人;其中一项数据尤其引人注目,青少年群体占总体手机网民比例达到近 50%,其中 10~19 岁的网民群体比例达到 16.9%;在不同职业的构成方面,学生群体约占 26.0%。

人类文明的发展历程告诉我们,科学技术本身就是一把"双刃剑"。网络作为新时代的产物,确实具有广泛的功能和作用,但对特定群体未必带来好的影响。大部分网络成瘾者学业不精,从而导致心理空虚、缺乏自信,为满足自己的内心,通常会选择逃避,最容易在虚拟的网络世界中重新找到失去的自我和成就感,从而荒废了学业,恶性循环。

拓展阅读

网络游戏障碍,即通常所说的游戏成瘾,是2017年底WHO宣布设立的一种疾病,归类为精神疾病。在2018年更新的《国际疾病分类》中,专门为"游戏成瘾"设立了条目,并明确了9项诊断标准,以帮助精神科医生确定患者是否对游戏产生依赖。2019年5月25日,WHO正式将"游戏成瘾"列为一种疾病。成瘾者常不由自主地排斥其他兴趣,持续和重复在线操作,由于将大量的时间用于游戏从而影响学业和工作。

（二）网络成瘾的诊断

1. 网络成瘾定义　是指慢性或周期性对网络着迷的状态,不可抗拒再度使用的渴望与冲动,上网后状态欣快,下网后出现戒断反应,出现生理或心理的依赖现象。

2. 网络成瘾分类　根据网络成瘾的内容,可将其分为色情成瘾、交友成瘾、交易成瘾、网络信息收集成瘾、网络游戏成瘾。

3. 网络成瘾诊断标准　美国心理学会确定的网络成瘾的诊断标准包括:

（1）耐受性增强。

（2）成瘾症状。

（3）上网频率总是比事先计划的要高,上网时间总是比事先计划的要长。

（4）企图缩短上网时间的努力总是以失败告终。

（5）花费大量时间在互联网有关的活动上。

（6）上网使患者的社交、职业和家庭生活受到严重影响。

（7）虽然能够意识到上网带来的严重问题,仍然花大量时间上网。

标准规定,如果网络用户在12个月中的任何时期有三种以上所列症状出现,即为网络成瘾。

4. 网络成瘾对心理或社会的不良影响

（1）身心障碍。

（2）人格障碍。

（3）社会功能损害。

（三）网络成瘾原因

网络成瘾的原因是一个复杂而多维的问题,涉及心理、社会、文化、个人等多层面。

1. 个人心理因素　个体可能因为面对现实生活中的压力、挫折或不满,而选择在网络世界中寻找满足感。网络提供了一个相对安全、可控的环境,个体能够暂时逃避现实中的问题。甚至一些人对网络产生了强烈的心理依赖,觉得只有通过网络才能获得快乐和满足,个体可能在网络中更容易获得他人的认可和关注,从而提升自我价值感。这种肯定感在现实生活中可能较难获得,因此个体更倾向于在网络中寻求。

一些个体的性格特点也是导致网络成瘾的一个重要因素。例如,内向、孤独、自卑等性格特点可能使个体更倾向于在网络上寻找安慰和支持。一些个体可能由于自控能力不足而容易沉迷于网络。他们可能无法有效地控制自己的网络使用时间和行为,从而导致网络成瘾。

2. 社会因素　随着科技的发展,网络已经渗透到我们生活的方方面面。网络游戏的流行、社交平台的普及及信息的便捷获取,都为网络成瘾提供了温床。一些人由于家庭关系紧张、缺乏沟通和互动等因素,导致个体更倾向于在网络上寻找归属感和支持。也有一些人是受同龄人的影响,如一些青少年可能因为看到同伴沉迷于网络而跟风模仿。网络文化的兴起和普及,使得网络成了一种生活方式和社交方式。一些网络文化现象,如网络流行语、表情包等,也增加了网络的吸引力。

（四）网络成瘾的预防和治疗

预防网络成瘾是一项重要且必要的任务,特别是对于青少年和年轻人来说。

首先,家庭和学校应该加强教育,孩子需要了解网络使用的适度和过度之间的区别,并学会平衡网络使用和其他生活活动。

其次,建立规则和时间限制也是预防网络成瘾的关键。家长可以与孩子一起制订一个明确的上网时间表,确保他们有足够的时间进行其他活动,如户外运动、阅读、社交等。并监督孩子的网络使用,确保他们不沉迷于网络游戏或社交媒体。家长还可为孩子提供多样化的活动,并鼓励孩子进行体育运动、艺术创作、音乐演奏等兴趣爱好的培养,帮助他们发展多元化的兴趣和技能。让孩子将更多的时间投入这些有益的活动,而不是沉迷于网络。

最后,加强心理健康教育和支持也是至关重要的。学校和社会应该提供心理咨询和支持服务,帮助那些已经出现网络成瘾问题的学生或年轻人。这些服务可以包括心理咨询、心理治疗及家庭干预等,以帮助他们摆脱网络成瘾的困扰。

第三节　饮食、锻炼与肥胖

身心健康包括合理的饮食和营养。西方社会半数以上的慢性病和过早死亡是由于营养不平衡或饮食过量造成的。饮食在冠心病、高血压、糖尿病、癌症,以及肥胖症和肥胖等多种疾病和状态中起重要作用,也影响着个体的心理健康状况。

一、饮食、锻炼与肥胖对健康的影响

（一）饮食与健康

良好的饮食行为能够促进个体的健康水平,预防缺铁性贫血、肥胖、龋齿及心脑血管疾病、糖尿病和肿瘤等。而不良的饮食习惯可能导致许多疾病发生,如高血压、冠心病及各种癌症等。

1. 合理饮食的原则

（1）饮食成分均衡:《中国居民膳食指南2022》指出吃动平衡,健康体重,提醒各年龄段人群都应天天进行身体活动,保持健康体重。食不过量,保持能量平衡。要食物多样,合理搭配,坚持谷类为主的平衡膳食模式。每天的膳食应包括谷薯类、蔬菜、水果、畜、禽、鱼、蛋、奶和豆类食物。平均每天摄入12种食物,每周25种以上,合理搭配。每天摄入谷类食物200~300g,其中包含全谷物和杂豆类50~150g,薯类50~100g。多吃蔬果、奶类、全谷、大豆,蔬菜水果、全谷物和奶制品是平衡膳食的重要组成部分。餐餐有蔬菜,保证每天摄入不少于300g的新鲜蔬菜,深色蔬菜应占1/2。天天吃水果,保证每天摄入200~350g新鲜水果,果汁不能代替鲜果。吃各种各样的奶制品,摄入量相当于每天300ml以上的液态奶。经常吃全谷物、大豆制品,适量吃坚果。鱼、禽、蛋类和瘦肉摄入要适量,平均每天120~200g。

（2）合理的食品加工方法能保护健康成分,错误烹饪会让对身体健康有益处的营养物质流失,甚至还会产生有害物质,如油炸、过度加热和不适当的烹饪方式。

（3）食品间搭配适当:食品适当搭配可以促进营养吸收,如脂溶性维生素必须和脂类一起摄入才可以被吸收,如果单独食用收效甚微。食物搭配不当会对人体健康造成负面影响,如富含鞣酸的柿子和富含蛋白质的食品一起食用易形成胃结石。

（4）良好的进食方式:合理的饮食方式主要是指个体在饮食规律性、饮食量、饮食速度和食物选择等方面的量出为入。

2. 良好的饮食方式

（1）三餐搭配合理，早中晚所占比例分别为 30%、40%、30%。

（2）少食多餐，可避免饮食过饱。

（3）饮食宜缓宜节制，细嚼慢咽有利于消化。

3. 不良的饮食方式

（1）不吃早餐、三餐时间不规律、暴饮暴食、偏食或挑食、进食过快或进食时从事其他活动。

（2）不当地食用烫食和保健食品，易导致营养不均衡、肥胖、肠胃疾病、心血管疾病、癌症等，也可影响儿童的生长发育。

4. 影响饮食的因素

（1）压力与个人情绪：压力对饮食有直接的影响。有超过 50% 的人在应激状态下比平时吃得更多，而其余人则可能因生理饥饿感受抑制，导致进食减少。个人情绪与食品喜好之间存在个体差异。因个体的年龄、文化背景并不相同，他们在不同情绪状态下偏爱的食物也不会相同，个体更加倾向于常食用对自己生理和心理最好的食物，由此能够通过食物摆脱或减少不愉快的情绪，加深愉快的情绪。

（2）饮食的文化差异

1）中国饮食文化特点：中国的饮食文化讲究享受美味，同时注重养生。

2）西方饮食文化特点：西方饮食中高能量食品较多，如奶制品、肉类等；西方饮食也注重食物营养，即所含蛋白质、脂肪热量和维生素的多少，并尽量保持食物的原汁和天然营养。

（3）学习和认知因素。

（4）体形与身体的满意度：对体形的自我满意度是监测未来能否发胖的唯一变量，体重越重则减肥倾向越强。个体对自身身体不满和身体耻辱感强的人更容易出现节食行为。

（5）家庭影响因素：家庭的影响主要包括父母饮食习惯、父母经济状况、父母受教育程度、家庭结构及父母对子女饮食的态度。

（6）进餐情境及食物相关的因素：进食的情境会对饮食产生影响。食物的便利性及可得性、食物的多样化和分量增多、食物容器、食品包装，以及食品宣传广告等会对饮食有影响。

（二）运动锻炼

锻炼是一种通过有效身体运动方式达到促进健康目的的活动。与一般的活动不同，锻炼具有循序渐进性、稳定性和长期性的特点，是当代重要的一种生活方式。

1. 运动的分类　根据运动的性质可将其分为有氧运动和无氧运动。

有氧运动：以中低强度为主，可以持续较长的时间，如快走、慢跑、游泳等。有氧运动可提高机体的摄氧量，增进心肺功能，是达到健康效应的最佳方式。

有氧运动对体质的改善作用，主要有以下六个方面：①增加血液总量，氧气在体内是随血液供应到各部位的，血量提高也就相应增强了氧气的输送能力。②增强肺功能，有氧代谢使锻炼者的呼吸加快，从而提高肺活量，提高吸入氧气的能力。③改善心脏功能，防止心脏病的发生。有氧运动使心肌强壮，每次排出更多的血液，并且提高血液中对冠心病有预防作用的高密度脂蛋白的比例。④增加骨骼密度，防止骨质疏松。随着年龄增长，人体骨骼中的钙渐渐减少，因此老年人容易骨折，有氧运动可有效防止钙的流失。⑤减少体内脂肪，预防与肥胖有关的疾病。⑥改善心理状态，增加应对生活中各种压力的能力。一个人在缺少运动时，常感到疲劳、情绪抑郁、记忆力减退，甚至丧失工作兴趣。有氧运动可扭转这种状态，使人情绪饱满，精神放松。

无氧运动：一般强度较大，主要通过锻炼肌肉提高体质，例如举重、跳跃或快跑等。这种运动方式通常涉及较大强度和瞬间性的负荷，使得身体在运动中无法获取足够的氧气来满足能量需求，由于运动时氧气的摄取量非常低，人体内的糖分无法经过氧气分解，因此不得不依靠"无氧供能"。这种代谢方式会在体内产生大量的乳酸等代谢产物,导致肌肉疲劳和酸痛感。无氧运动并不适合所有人群。对于糖尿病患者、肥胖症患者及脂肪肝患者等特定人群,或者有严重心血管疾病的人,应该谨慎选择运动方式,并在专业人员指导下进行锻炼。

2. 锻炼对身心的影响

（1）生理意义:能延缓器官老化、增强心血管系统的功能、增强呼吸功能、增强消化和吸收功能、保持适度的体重及预防疾病。

（2）心理学意义:能缓解抑郁、降低焦虑与应激反应、维护自尊心与自我形象、增加积极情绪与自我良好感、改善工作能力。

（3）过度运动会损害健康:超负荷运动会出现血液骤升、抽搐等现象。

3. 锻炼对疾病预防和康复的作用　锻炼对疾病预防的作用主要表现在三个方面。

一是锻炼可以增强人体的免疫力,还可以改善身体的各项功能,进而起到预防疾病的效果。通过适当的锻炼,可以促进血液循环,增加血液中白细胞的数量,提高身体的抵抗力,从而有效预防感冒、流感等常见疾病。此外,锻炼还可以促进身体的新陈代谢,加速废物的排出,有助于维持身体的健康状态。

二是锻炼对心血管疾病的预防有着显著的作用。定期锻炼可以降低血压、改善血脂水平,降低心脏病、脑卒中等心血管疾病的发病风险。

三是锻炼对于骨骼和关节的健康也至关重要。通过锻炼,可以促进骨骼的生长和发育,增加骨密度,预防骨质疏松等骨骼疾病,还可以增强关节的灵活性和稳定性,减少关节炎等关节疾病的发生。

在康复方面,锻炼同样发挥着重要作用。对于患有慢性病或受伤的人来说,适当锻炼可以加快身体的康复过程。锻炼可以加速伤口的愈合,减轻疼痛和肿胀,提高身体的灵活性和力量。锻炼还可以改善患者的心理状态,缓解焦虑和抑郁情绪,提高生活质量。但并非所有人都适合进行高强度的锻炼,个人应根据自己的身体状况、年龄、性别等因素,选择适合自己的锻炼方式和强度。

（三）肥胖

肥胖是指体内过量脂肪堆积而使体重超过某一范围,当肥胖影响健康或正常生活及工作时才称为肥胖症。当人体进食热量多于消耗热量时,多余热量以脂肪形式储存于体内,其量超过正常生理需要量,且达一定值时遂演变为肥胖。肥胖症已成为影响现代人的一大流行病。截至 2022 年全世界有约 10 亿人受肥胖症困扰。

1. 肥胖的测量

（1）测量肥胖的方法以体重指数（body mass index, BMI）较常用,BMI= 体重（kg）/［身高（m）］^{2}。

中国 BMI 的判断标准是:BMI<18.5kg/m^2 是体重过低,BMI 在 18.5~23.9kg/m^2 是正常,BMI≥24.0kg/m^2 是超重,BMI≥28.0kg/m^2 是肥胖。

（2）标准体重公式:标准体重（kg）=［身高（cm）-100］×0.9。

体重超过标准体重 10%~20% 为超重,超过 20% 是肥胖。

体重在标准体重的 85% 以下为消瘦。

2. 肥胖对健康的影响

心理健康:肥胖会造成外在形体的改变,过分注重外在的人会心理负担加重,不愿与外界或亲人交流,长期以往可能会形成心理障碍。

身体健康:肥胖会使腰椎和骨关节压力增大,增加腰椎病变或骨关节病变的概率。还会使体内代谢失调,易引发高血压、冠心病、脂肪肝等病症。过度肥胖可能会使脂肪在内脏器官周围堆积,容易导致睡眠呼吸暂停综合征。

3. 肥胖的原因　肥胖的主要原因是从食物中摄取的能量过多、缺乏锻炼和基因易感性。肥胖会增加高血压、冠心病、脂肪肝、血尿酸高、痛风、乳腺癌、卵巢癌、大肠癌及前列腺癌等的发生率。

4. 如何预防肥胖

（1）行为矫正法是减肥最常用的心理疗法，预防肥胖最好的方法是针对特定的人群设计适合的肥胖预防方案。

（2）合理饮食，少食多餐。

二、厌食与贪食

进食障碍指与心理障碍有关的，以进食行为异常为显著特征的一组综合征，主要指神经性厌食和神经性贪食。进食障碍最早发现于生活富裕的西方发达国家，近年来国内女性进食障碍患者数目也有所增加。

（一）厌食

神经性厌食症简称厌食症，是一种精神性的慢性进食障碍。

神经性厌食症的原意为精神性食欲丧失，此症的主要特点为特殊的精神心理变态、以瘦为美的躯体形象障碍，自我造成的拒食、呕吐或腹泻，极度的营养不良和消瘦，闭经，甚至死亡。

1. 厌食影响因素

（1）遗传因素：通过对厌食症者家族史的调查发现，在神经性厌食症家族中本病的患病率显著高于普通人群，为 50%~80%。

（2）心理因素

1）人格特点：神经性厌食症患者多见完美主义、自我怀疑、伤害回避的人格特质。这样的特质与发育阶段、生活事件、环境相互作用，成为厌食症的易感因素之一。

2）个体心理因素：同伴影响；对青春期发育的困惑和不接纳；性心理发育尚不成熟的女性对自身的第二性征发育和日益丰腴的体形缺乏足够的心理准备，易产生恐惧不安、羞怯感，有强烈的愿望要使自己的体形保持或者恢复到发育前的"苗条"。

（3）环境因素

1）社会文化因素：理想的体形是受社会文化因素左右的，传媒与时尚界对现代人的影响毋庸置疑。神经性厌食症在某些职业，如舞蹈演员、时装模特等中的患病率为普通人群的3~4 倍。

2）家庭因素：一些研究发现，厌食症患者的家庭常常具有回避冲突、过度保护、亲子关系缠结、边界不清的特点。但更多研究发现的是，厌食症的发生可带来家庭的上述改变。所以，家庭因素更多被视为疾病的维持因素。

3）生活应激事件：不良生活事件是精神障碍的危险因素，与厌食症存在密切联系。个体在成长过程经历剧烈惊吓、对新环境适应不良、工作学习过度紧张、压力知觉过高及紊乱的家庭关系均可成为此病的诱因。

2. 厌食的心理治疗　神经性厌食症是一种同时迸发躯体和心理损害的疾病，容易慢性化，病程 3 年之内的治疗效果远远优于 3 年以上。因此，该病的治疗应当以及时发现、早日就诊并进行规范化综合治疗为重。

综合性治疗包括营养重建、躯体辅助治疗、心理治疗和精神药物治疗四大部分。在对神经性厌食症患者进行治疗时应遵循三大原则：多学科协作治疗原则、全面评估原则、综合治疗原则。

（二）贪食

贪食症是一种摄取食物过量导致的疾病，与厌食症相对应，从反应上来说，贪食症会导致生理上的病变。贪食症的产生原因需要多角度判断：从先天性角度看，是对于食物的认知有先天性的缺陷；从后天性角度看，是对食物有着恐惧性的缺失感。

1. 贪食影响因素

（1）个体心理因素：平时缺乏自信，觉得自己无法掌控自己的生活和工作，会导致患者无法抗拒食物的诱惑，会不断暴饮暴食。

（2）家庭因素：家庭环境存在一些问题，比如父母离异、家庭暴力等，会使患者感到孤独和无助，容易借助食物获得满足感。

（3）社会因素：比如工作竞争激烈、高强度的工作压力等，患者受到社会环境的压力和影响，容易感到无法掌控自己的工作，从而会通过一直吃东西缓解焦虑和压力。建议此时患者增加社交活动，多与亲朋好友保持联系，分享自己的感受和经历，以使自己感到不再孤单。

（4）情绪压抑：情绪压抑，无法控制自己的情绪和行为，从而借助食物缓解压力和焦虑。

（5）心理创伤：患者遭受心理创伤，比如性侵、虐待等，会感到无助和绝望，可能会进食，以便能够获得安慰。

2. 贪食的心理治疗　贪食症患者的治疗动机常常强于厌食症患者，且营养不良的程度较轻，所以选择门诊治疗的患者居多，治疗常以自我监督的自助式治疗结合门诊心理治疗、药物治疗来进行。住院治疗仅用于清除行为严重者（呕吐、导泻、利尿、滥用减肥药等）及门诊治疗无效者。如患者自伤、自杀倾向严重，应同时选择躯体辅助治疗、心理治疗和精神药物治疗。

第四节　性行为与性传播疾病

一、性与性行为

性是生命中的一个重要的力量，也是许多问题的由来，由于性的困扰常会引起人们的许多烦恼，所以性的问题是不容忽视的。

性行为指所有与性有关的生理活动，这种行为也包括不直接导致生殖的性刺激。人类性本能和性活动方式部分与高等动物相似，具有性器官、性欲和性活动，能够表达性的要求，具有繁衍后代的生物本能。同时，人类性行为与动物性行为又有很大的区别，人类性行为受家庭、宗教、人际关系和文化道德等因素的影响和制约。

（一）性的问题

一般情况下，性问题主要表现在三个方面——性态度、性对象和性别认同。"性态度问题"是指对性有不适当的反应，如视性为污秽、没有"性趣"等。"性对象问题"是指选择不正常的性伴侣或性目标，如恋物癖等。"性别认同问题"就是个体不太能认同自己的实际性别，在心理上认为自己属于异性者，存在这种问题者以男性居多，他们虽然有男性的生理构造，却认为自己是个女性。

其实，想了解一般人在性方面存在的问题，是一件相当困难的事情。许多临床个案中，不难发现有很多的问题是由性的问题所引起的，但中国人较保守且爱面子，真正有性方面的问题的人也会不好意思说出来，因此也就很难进行这方面的研究。美国的一项研究发现，在所有接受调查的已婚夫妇当中，有60%以上的女性和40%以上的男性认为自己有性功能的障碍，但是他们大部分人还是认为夫妻之间的性生活非常调和，对于他们的婚姻生活所抱持的态度仍是乐观的。

（二）性问题的成因

就个人的生存而言，性不是最主要的，它不像食物和水那么重要，但性欲并不容易克制或压抑。弗洛伊德认为如果性的欲力在个体体内逐渐增强,就一定要找到一个疏泄口,否则会产生许多问题。性的问题大概有以下几种情形:

（1）由性的本质而产生:性的本身混合了人类的感情、智慧、生理特性和灵性的发展。如果性只是一个单纯的因素,不会影响到人生活的其他层面,那么要解决性的问题便简单得多,但是它却和整个生活层面相关,只要其中一部分产生问题,连带的就会产生许多的性问题。

（2）由许多不适当的性反应而产生:心理学家认为有四种性反应,即对性的兴趣、性兴奋、性高潮和性满足,如果反应不适当的话,就极有可能产生许多的性问题,但是要怎么样来评定什么样的反应才是适当的,则是一个棘手的问题。一般来说,没有一个绝对的标准,全凭主观而定,有时某人认为不适当,另一个人可能认为非常好,这受到时代背景及社会文化的影响。

（3）由不正常的性关系而产生:由于性行为关系到人类的繁殖,如果男女双方产生了不正常的性关系,那么由这样的关系而孕育的小生命,又将如何处理呢?是否将他生下来,是否合法?该由谁来负责?谁来养育?这些问题都会引起不少的痛苦和不安。

（4）由于缺乏正确的性教育而产生:孩子们在家庭和学校里可以问任何的问题,但是问到有关性的问题时大人们常常会感到尴尬,有时候甚至避而不答,让孩子们觉得问的问题不对或者这个问题会引起大人们不高兴的反应,于是他们便不会再问这些事情。有些老师对健康教育课本上的性知识会跳过不教或是草草带过,让学生觉得好像谈到性的问题是尴尬的一件事。其实,当今社会上有许多的性问题就是由于性教育的缺乏而来的。

（5）由于生理原因而产生:人是一个不可分的个体,当他的生活某一层面受到影响时,便会反映在另一个层面,有的时候看起来似乎没有什么关系的生理问题,像肥胖、口臭等,却很可能会导致性的问题,因此生理上的问题也是我们不容忽略的。

（6）由于社会对性的渲染而产生:传播媒体的影响,或是宣传海报与报刊、杂志上刊登具有煽情挑逗性的图片,广播和电视节目中性的暗示或暴露等。如果社会过分强调性,也会带来问题。

二、艾滋病

性传播疾病（sexually transmitted disease,STD）指主要通过性交或类似性行为而传播的疾病,即一般习惯上所说的性病。随着医学的发展和性观念、性态度、性行为的变化,除梅毒、淋病、软下疳和性病淋巴肉芽肿四种以往所谓经典的性病外,又将生殖器疱疹、尖锐湿疣、非淋菌性尿道炎、传染性软疣、阴道滴虫病、生殖器念珠菌病、阴虱、疥疮、艾滋病等纳入广义的STD。本部分主要对艾滋病进行介绍。

（一）什么是人类免疫缺陷病毒（HIV）和艾滋病（AIDS）

AIDS是HIV所致的一种获得性免疫缺陷综合征。HIV能攻击人体免疫系统,人体免疫系统中最重要的$CD4^+T$淋巴细胞为其主要攻击目标。尽管抗病毒药物在有效发展,许多患者能如常生活,但AIDS仍被认为是致命的。在发展中国家,由于药物太昂贵或太稀缺导致难以生产,对于大多数的患者来说,AIDS仍然是一个死刑。

HIV一旦进入体内,就会产生一个复杂的过程。感染后不久,患者可能经历轻度的流感样症状,如疲乏、发热、头痛、肌肉疼痛、没有食欲、恶心、淋巴结肿大等,随着病情的加重,症状日渐增多,如皮肤、黏膜出现白链球菌感染,出现单纯疱疹、带状疱疹、紫斑、血疱、淤血斑等。进入症状期或带菌状态的患者通常并没有意识到他们正带有一种有传染性的病毒,他们在不知情的情况下会把病毒传播给其他人。也有一大部分感染HIV的患者会保持无症状状态好多年。

有症状不等同于完全型AIDS,它只是显示HIV在逐渐破坏免疫系统的完整性。大约半数的HIV感染患者在初次感染的十年内发展成为AIDS。

（二）传播途径

HIV 感染者看起来和正常人一样,但在他们的血液、精液、阴道分泌物、皮肤黏膜破损或炎症溃疡的渗出液里都含有大量 HIV,具有很强的传染性。患者的乳汁也含该病毒且有传染性。而唾液、泪水、汗液和尿液中该病毒很少,传染性不强。

1. 性传播　　性接触是 AIDS 最主要的传播途径。

男性同性恋易被感染。首先,感染 HIV 的男子精液中存在着大量病毒;其次,男性肛门直肠和女性阴道的解剖组织结构有所不同,阴道为复层鳞状上皮,而直肠黏膜是柱状上皮,其抵抗力较女性阴道差,弹性也小于阴道,因此,肛交极易使薄而脆弱的肛门直肠黏膜表面受损形成创面;最后,男性同性恋者的性伙伴多,加大了 HIV 的传播概率。

异性间的性接触主要是男传女。全世界男性传至女性的性交方式导致了大多数 AIDS 病例的产生,女性通过阴道性交感染的可能性大约是女性传播给男性的两倍。

2. 血液传播　　共用注射器静脉注射毒品、输入被 HIV 污染的血液及血制品、使用被 HIV 污染且未经严格消毒的注射器和针头、移植被 HIV 污染的组织和器官,以及共用剃须刀和牙刷等都有可能感染 HIV。

3. 母婴传播　　又称垂直传播,是指已感染病毒母亲,在怀孕、分娩和哺乳期间将病毒传染给胎儿或婴儿,大部分受感染的婴幼儿会在三岁以前死亡。

4. 其他途径　　接受含有 HIV 精液的人工受精同样有患 AIDS 的机会。医务人员、警察、理发师、监狱看守、殡葬人员等因工作原因常与 AIDS 患者接触,如果皮肤破损,通过接触可能会被感染 HIV。

HIV 不会通过空气、饮水、食品、餐具、衣服、被褥、货币等物品传播;一般也不必担心与 AIDS 患者握手、轻吻甚至深吻,或共用电话、马桶、桌椅、游泳池等而被感染;也没有任何迹象表明 HIV 是通过唾液、泪液、尿液、餐具、病菌偶然的接触或昆虫传播的,也就是说 HIV 不会通过日常生活接触而传播。各种家养动物不可能携带 HIV,AIDS 也不可能通过动物咬伤、抓伤而传播。

拓展阅读

只有 10%~30% 的 HIV 感染者五年内发展为 AIDS,25%~30% 可能发生 AIDS 相关综合征,绝大部分 HIV 感染者在感染后十年内发展为 AIDS,一些感染者还可发生艾滋病毒神经系统疾病。患者在潜伏期虽无临床症状,但却是传播 AIDS 的重要传染源。

（三）AIDS 的危害

1. HIV 严重破坏人体免疫功能。

2. 至今还没有预防 AIDS 的有效疫苗和治疗的特效药。

3. AIDS 感染者将承受巨大的心理压力,增加其家庭和社会负担。

（四）AIDS 的预防

1. 采用安全性行为　　控制性伴侣的数量、避免肛交、性交时采取保护措施,能有效切断传播途径。

2. 避免口吸毒品　　采用美沙酮替代疗法,减少 HIV 传播。

3. 控制母婴传播　　母婴传播是 15 岁以下儿童 HIV 感染的最主要途径。

4. 加强社会干预　　宣传“艾滋病日”,让红丝带成为全球对 HIV 感染者和 AIDS 患者表达爱心的“世界语”。

（五）为 AIDS 患者提供心理治疗

人际关系治疗、支持性心理治疗、应对效能训练与增强自我效能、认知行为应激管理、团体（小组）治疗等都是适合 AIDS 患者的心理治疗。

（潘　雨　陈树森）

复习思考题

一、选择题

1. 吸烟、饮酒对心率的影响是（　　　）

A. 使心率加速　　　　　　　　　　　B. 使心率减缓

C. 对心率不产生影响　　　　　　　　D. 导致心律不齐

2. 不健康的生活方式是（　　　）

A. 积极参加集体活动　　　　　　　　B. 按时作息

C. 不吃早餐　　　　　　　　　　　　D. 坚持体育锻炼

二、填空题

1. 目前,在世界上许多发达国家和部分发展中国家,影响人类健康的主要疾病已经不再是_____,而是_____、_____、_____等一些慢性非传染性疾病,这些疾病也常被称为_____或"现代文明病"。

2. 科学研究证明,慢性非传染性疾病除了受遗传因素和环境的影响外,还与个人的_____有关,不健康的_____会加速这些疾病的发生和发展。

3. 选择健康的生活方式,应该从_____和_____时期开始。

三、辨析题

有的人说:"有人一辈子吸烟,照样活八九十岁。可见吸烟的危害并不严重。"你认为这种观点对否? 为什么?

第九章　异常心理

【教学目标】

1. 系统了解异常心理现象的分类症状和原因。
2. 了解常见的异常心理的临床表现与治疗。
3. 能够进行简单的案例分析。
4. 能够为异常心理现象提供合理的建议和帮助。

【重点和难点】

重点：区分障碍性心理问题常见类型。
难点：掌握异常心理的诊断方法和治疗方法。

第一节　异常心理概述

心理问题不同于生理疾病，它是由人内在精神因素，准确地说是大脑中枢神经控制系统异常所引发的一系列问题，它会间接地改变人的性格、世界观及情绪等。

根据心理健康的定义，按照程度的不同，可以将个体心理问题划分为三类：发展性心理问题、适应性心理问题与障碍性心理问题。

一、发展性心理问题

所谓发展性心理问题，主要是指个体自身不能树立正确的自我认知，特别是对自我能力、自我素质方面的认知，其心理素质及心理潜能没有得到有效、全面发展。其特点主要体现在自负或缺乏自信、志向愿望过高或偏低、责任目标缺失等几个方面。

该问题的解决重在帮助个体提高心理素质，通过有针对性地教育和训练，培养个体良好的心理素质，塑造健康、完整的人格，使之成为适应现代社会需要的合格个体。

二、适应性心理问题

适应是个体通过不断作出身心调整，在现实生活环境中维持一种良好、有效的生存状态的过程。而适应性心理问题则是个人与环境不能取得协调一致所带来的心理困扰。其特点：一是适应性心理问题针对的是身心发展正常但带有一定心理、行为问题的个体，或者说"在适应方面发生困难的正常人"。二是适应性心理问题的解决，注重的是个体的正常需要与其现实状况之间的矛盾冲突,大部分工作是在个体的认识水平上加以帮助。三是强调教育的原则。解决适应性心理问题重视个体自身理性的作用,教育者并不是要亲自帮助个体直接去解决问题,满足其需要,而是帮助其分析情况,提出合理解决问题的途径和方法。教育时强调发掘、利用其潜在积极因素,使之自己解决问题。对于环境的改善,也是在现有条件的基础上提出改进意见。四是适应性心理问题的内容侧重于工作指导、交往指导、生活指导等方面,主要解决个体在这些方面所遇到的各种心理问题。

三、障碍性心理问题

障碍性心理问题有时候也称为"心理障碍""心理疾病"。当个体遭遇人际关系的严重冲突、重大挫折、重大创伤或面临重大抉择时,一般都会表现出情绪焦虑、恐惧或者抑郁,有的会表现出沮丧、退缩、自暴自弃,或者异常愤怒甚至冲动报复。有的个体会过度应用防御机制来自我保护,且表现出一系列适应不良的行为。如果长期持续的心理障碍得不到适当的调适或从中解脱,就容易导致严重精神疾病的产生,产生比较严重的后果。其特点:一是个体持久地感受到痛苦(一般以6个月为界线);二是社会功能受损,表现为人际关系糟糕,容易产生对抗甚至敌对行为;三是表现出非当地文化类型的特殊行为。

个体障碍性心理问题是多种多样的,常见的有以下几种类型:

(1)焦虑性障碍:焦虑是一种不明原因的害怕,不能达到目标和不能克服障碍时表现得紧张不安、心烦意乱、忧心忡忡,经常怨天尤人、自忧自怜、毫无缘由地悲叹不已,碰上一点儿小事往往坐立不安,有一点儿心理压力便会慌张、不知所措,注意力难以集中,难以完成工作任务,并伴有身体不适感,如出汗、口干、心悸、嗓子堵塞感、失眠等。

焦虑和焦虑症是不同的概念。广泛性的焦虑症一般指持续时间超过六个月(短时间者一般只看成一种焦虑现象),总是对可能性不高或明明不可能的事无理由地担忧。其特征主要有:①思绪狭窄、紊乱;②长时间过分担忧;③情绪急切、过于激动紧张;④往往伴随失眠、反复噩梦等。

焦虑症几乎是一切精神心理障碍问题的一般特征。恐惧症也是一种以焦虑为基础的心理障碍,如"创伤和应急障碍",亲临车祸、凶杀、战争、地震等都容易产生这样类似的后遗症。

(2)抑郁性障碍:抑郁性障碍的主要表现是情绪持续低落,郁郁寡欢,悲观厌世,心理功能下降,自我评价降低,不愿与人交往,情绪呆板,悲观看待世界,对什么都不感兴趣,自罪自责,内心体验多不幸、苦闷、无助、无望,总感到活着没有意思。

主要表现特征有:①心境恶劣;②对事物没有兴趣;③人际关系紧张,好像看哪个都不顺眼,缺乏亲情感;④自我评价降低,无自我价值感。

(3)恐怖性障碍:患有恐怖性障碍的个体,所害怕的对象在一般人看来并没有什么可怕的,但仍出现强制性的回避意愿和紧张、焦虑、眩晕等心理反应。如恐高症、利器恐怖、动物恐怖、广场恐怖及社交恐怖等。其中社交恐怖较为常见,主要表现是赤面恐怖,也就是在众人面前脸红,面部表情惊恐失措,不敢正视对方,害怕别人看透自己的心思而难堪,产生紧张不安、心慌、胸闷等症状。

(4)强迫性障碍:强迫症状几乎每个人都曾出现过,但只要不成为他们的精神负担,不妨碍正常工作、生活,就不应算作强迫性障碍。

患有强迫性障碍的个体做事反复思考,犹豫不决,自知不必想的事仍反复想,不该做的事仍反复做,因而感到紧张、痛苦。常见的强迫性症状有:①强迫观念,如强迫回忆、强迫怀疑等;②强迫意向或强迫冲动等;③强迫动作,如反复检查门锁等。

(5)疑病性障碍:具有对自身健康过度担忧的心理倾向,主要表现为对自己健康状态过分关注,深信自己患了某种疾病,经常诉述不适,顽固地怀疑、担心自己有病,经实验室检查正常和医生的多次解释后仍不能接受,反复就医,甚至影响其社会功能。

第二节　常见的异常心理

一、神经症性障碍

神经症性心理障碍又称神经症,是一组精神障碍的总称,包括神经衰弱、强迫症、焦虑症、恐怖症、躯体形式障碍等,病前多有一定的素质和人格障碍,除癔症外,没有精神病性症状。

主要表现为烦恼、紧张、焦虑、强迫症状、疑病症状、心情抑郁或分离症状、转换症状等。

(一)神经症病因

神经症的病因或诱发因素大致可分为三类:

1. 生物学因素　包括遗传、年龄、性别及躯体状况等因素,这些因素构成了神经症的易患倾向。

2. 社会心理因素　是神经症的促发因素,精神紧张及各种生活事件等都属于这一类。艾森克认为,神经症常见于情绪不稳和内向型性格的人。这类人具有多愁善感、焦虑紧张、心绪不宁、古板严肃、悲观、保守、孤僻等特点。

3. 社会文化因素　神经症的类型和发病率根据不同的社会团体有所差异。总体来看,在发达国家或社会经济地位较高的人群中,多以心理体验的方式表达神经症的症状,易出现焦虑性神经症、抑郁性神经症及强迫症。

(二)几种神经症性障碍

1. 恐惧症(恐怖症)　依据恐惧对象不同,可将恐惧症分为场所恐惧症、社交恐惧症、特定恐惧症。

(1)场所恐惧症:商场、剧院、电梯间、CT 检查室、车厢或机舱等。

(2)社交恐惧症:对象多是异性、同龄人、上司等。

(3)特定恐惧症:某些动物、昆虫、登高、雷电、黑暗、坐飞机、外伤或出血、锐器等。

2. 焦虑症　焦虑性神经症简称焦虑症,是一种内心紧张不安,预感到似乎将要发生某种不利情况而又难于应付的不愉快情绪。焦虑症常伴有抑郁和强迫症状。

焦虑症通常可分为惊恐障碍和广泛性焦虑两种类型:

惊恐障碍的主要临床表现:①突然出现的恐惧感;②伴随着心悸、出汗等身体反应。

广泛性焦虑的主要临床表现:①担心和心烦;②运动性不安;③自主神经亢进;④对外界刺激易出现惊跳反应,注意力难以集中,有时感到脑子一片空白,常伴有入睡困难、易惊醒等睡眠障碍。

3. 强迫症　强迫性神经症简称强迫症,是一种以强迫观念、强迫意向和强迫动作为特征的神经症,主要指患者主观上感受有某种不可抗拒的、不能自行克制的观念、意向和行为的存在,患者认识到症状是异常的,但无法摆脱。

强迫症状主要表现在思维(观念、表象)、本能活动(意向、冲动)及行为(仪式、动作)等方面,有强迫观念(强迫怀疑、强迫回忆、强迫性穷思竭虑)、强迫意向、强迫行为(强迫检查、强迫洗涤、强迫计数、强迫性仪式动作)。

主要临床表现:①症状反复、持续出现,患者能察觉;②有意识的自我强迫与反强迫同时存在;③症状往往令自己内心焦虑、痛苦。

4. 躯体形式障碍　是一种以持久的担心或相信各种不适的身体症状为特征的精神障碍。反复陈述躯体症状,不断要求给予医学检查,无视反复检查的阴性结果,不管医生关于其症状并无躯体基础的再三保证。可具有躯体化障碍、疑病症、躯体形式自主神经紊乱、躯体形式疼痛障碍。

5. 神经衰弱 一种以精神易兴奋又易疲劳为特征的神经症。神经衰弱是由于长期的精神压力和情绪紧张造成的，以慢性疲劳、情绪不稳、易兴奋、易激惹及自主神经功能紊乱为特征，并伴有多种躯体症状和睡眠障碍等生理功能紊乱症状，病情常随心理社会因素的变更而波动。

治疗时主张用心理治疗，主要调整情绪，力争心态平衡，加之体育锻炼、理疗，有时可收到一定的疗效。而治疗的关键在于诊断的正确与否。

6. 抑郁性神经症 抑郁性神经症亦称心境恶劣障碍或神经症性抑郁，是指一种持久的心境低落状态，常伴有焦虑、躯体不适感和睡眠障碍。

抑郁性神经症的治疗，主要为心理治疗与药物治疗。其中心理治疗有疏导治疗、认知治疗、音乐治疗、发泄疗法等，有时集体心理治疗效果会更好些。药物治疗以三环或四环类抗抑郁药物为主，如阿米替林、多塞平、氯硝西泮、氯米帕明等，一般不需用大剂量，以避免不良反应而引起躯体不适。

7. 癔症 在 ICD-10 和 DSM-Ⅳ 中取消了"癔症"这一名称，而把它称为分离（转换）性障碍。癔症又称歇斯底里，是较为常见的神经症，是一类由精神因素作用于易感个体引起的精神障碍。发病常与生活事件、情感矛盾、内心冲突、暗示或自我暗示有关。

此症以心理治疗为主，例如心理开导、疏泄鼓励、支持保证、自我松弛、催眠暗示、行为疗法等。给患者以心理治疗时，须其家属配合治疗。

8. 疑病性神经症 疑病性神经症又名臆想症，是一种精神心理疾病，主要是由于患者长期处于焦虑状态所引起。

本症如为继发性，应着重治疗原发疾病。原发性者可采用支持性心理治疗，医生应避免和患者讨论症状，着重检查患者的心理社会因素；药物治疗主要是针对抑郁或焦虑情绪，可选用三环类抗抑郁药，但由于药物的不良反应作用，有时疑病诉述反而增多。

（三）神经症共同特征

1. 发病常与心理社会因素有关。

2. 患者具有某种人格特征。

3. 症状没有相应的器质性病变作为基础。

4. 社会功能相对完好。

5. 自知力充分。

（四）神经症心理治疗

神经症的心理治疗包括个体心理治疗、行为治疗、家庭治疗及其他综合心理治疗。

1. 个体心理治疗 该治疗的主要目的在于帮助患者更好地了解和理解他们自己及其症状，建立更为健康的生活态度及更为有效的应付技巧及策略。

2. 行为治疗 该治疗主要关心的是消除患者某种特殊的症状或不适应行为，建立所需的能力和适应行为，以及对环境中可能会强化或保持不适应行为的因素进行矫正。行为治疗中最常用的方法是系统脱敏法。

3. 家庭治疗 家庭治疗根植于"不健全的家庭关系是神经症行为存在的基础"的观点，因此，有针对家庭系统而不是神经症个体的家庭治疗技术。

4. 多种形式相结合的心理治疗 即可看作是一种综合治疗技术，也可以看作是一种心理治疗的发展趋势。其一，是因为心理障碍包括神经症，病因复杂、症状表现繁多各异；其二，是因为任何单一的治疗技术都有其局限性的一面。

二、应激相关障碍

应激相关障碍旧称反应性精神障碍或心因性精神障碍，指一组主要由心理、社会（环境）因素引起异常心理反应而导致的精神障碍。

应激障碍症是指人在心理、生理上不能有效应对自身由于各种突如其来的、并给人的心理或生理带来重大影响的事件,例如战争、火灾、水灾、地震、传染病流行、重大交通事故等所导致的各种心理生理反应。应激障碍症也叫作应激相关障碍,主要包括急性应激障碍、创伤后应激障碍、适应性障碍三大类。

（一）急性应激障碍

急性应激障碍通常有急剧、严重的精神打击,刺激后数分钟或数小时发病,主要表现为意识障碍、意识范围狭隘、定向障碍、言语缺乏条理、对周围事物感知迟钝,可出现人格解体,有强烈恐惧,精神运动性兴奋或精神运动性抑制。

（二）创伤后应激障碍

创伤后应激障碍又称延迟性心因反应,指在遭受强烈的或灾难性精神创伤事件后,数月至半年内出现的精神障碍,如创伤性体验反复出现、面临类似灾难境遇可感到痛苦或对创伤性经历的选择性遗忘。

1. 特异性症状　包括在遭遇创伤性事件后出现的再体验、回避或反应性麻木和警觉性增高的症状。

2. 特征

（1）暴露于创伤性事件中,个体经历或看到严重的危及自身或他人人身安全的事件。个体的反应包括严重的恐惧、无助感。

（2）持续地重新体验创伤性事件,反复发生的侵入性回忆,反复发生的梦;闪回;某些刺激可以引发强烈的心理反应。

（3）回避与创伤事件有关的任何细节线索,患者不能清楚回忆创伤的重要画面;明显丧失参与活动的兴趣;感情的疏离,孤独感严重;情感受限,感到自己没有真正的情感,对他人的情感很肤浅;对未来丧失希望。

（4）高度唤醒状态,入睡困难或没法保持睡眠;易激惹,愤怒的爆发;注意力集中困难;过度警觉;夸张的惊跳反应。

（三）适应性障碍

适应性障碍指在易感个性的基础上,遇到了应激性生活事件,出现了反应性情绪障碍、适应不良性行为障碍和社会功能受损。通常在遭遇生活事件后 1 个月内起病,病程一般不超过 6 个月。

三、心境障碍

心境障碍也称情感性精神障碍,是指由各种原因引起的以显著而持久的情感或心境改变为主要特征的一组疾病。临床上主要表现为情感高涨或低落,伴有相应的认知和行为改变及幻觉和妄想等精神病性症状。多数患者有反复发作倾向,每次发作多可缓解,部分可有残留症状或转为慢性。

（一）人格障碍

人格障碍是一组以人格结构和人格特征偏离正常为特征而不伴有精神症状的人格缺陷,是一种根深蒂固和持久不变的行为模式。人格障碍一般在少年甚至儿童期发生,直至晚年才趋向缓和。一般认为其城市发病率高于农村发病率。

1. 人格障碍的特征

（1）人格障碍症状出现较早,一般在儿童期或青少年期开始。通常认为病态人格特征出现不迟于 25 岁。

（2）不能适应周围社会环境。

（3）事情无论大小,都无责任感。

（4）智力一般正常但情感肤浅或无情。

（5）行为受原始愿望支配或受冲动所驱使,缺乏目的性,常常伤害自己或别人,有时对社会造成危害。

（6）对自己人格缺陷或违纪行为缺乏自知力。

（7）药物治疗或进行教育收效甚微。

2. 人格障碍的形成原因

（1）生物学因素。

（2）心理因素:婴幼儿时期的精神创伤,如父母离异、母爱的剥夺、长辈过分溺爱、长期亲子不和等是人格障碍形成的重要原因。

（3）社会因素:社会环境和教育对人的心理发展起决定作用。恶劣的社会环境和不合理的社会制度是造成人格障碍的"温床"。许多心理学家认为,儿童被父母抛弃和受到忽视是人格障碍发展的首要原因。

3. 人格障碍的主要类型及其主要表现特征

（1）偏执型人格障碍:其特点是主观、固执、多疑、敏感、心胸狭隘、报复心理强。

（2）强迫型人格障碍:其特点为做事循规蹈矩,墨守成规,刻板固执,吝啬小气,不会随机应变。

（3）分裂型人格障碍:其特点为情感冷淡、孤僻、从不关心别人对他的批评或鼓励表扬,回避竞争性处境。

（4）反社会型人格障碍:其特点是极端自私与自我中心,冷酷无情,有明显违反道德法规与法纪的倾向。

4. 人格障碍的矫治　由于人格障碍形成后绝大多数不易矫治,故应以预防为主。人格障碍应通过行为方式指导、适应环境能力训练、自我控制及自我松弛训练、人际关系的调整及个性的重新塑造等进行矫治。

药物治疗虽不能改善人格结构,但对情绪不稳、有焦虑表现者能起到改善症状的作用。

（二）性心理障碍

性心理障碍又叫性变态,是指对正常性行为缺乏兴趣,而对异常性行为难以控制。异常性行为指在寻找满足性欲的对象或方法方面与正常人不同,并且违反当时社会习俗,所以又称为性欲倒错。

1. 恋物癖　恋物癖的特点是通过与异性穿戴或佩戴的物品相接触而引起性的兴奋与满足。恋物癖者初发于性成熟期,大多见于男性。患者多没有固定性对象。

2. 恋童癖　恋童癖者以儿童为性活动对象。恋童癖多见于男性,其性爱的对象可能是亲属、邻居或朋友的小孩,也可能是以其他方式接触到的儿童,其性欲要求可能针对异性或同性儿童,以抚摸、露阴或强奸等形式表现出来。行为治疗特别是厌恶疗法可以帮助其纠正。

3. 露阴癖　患者多为30岁以上男性,多数已婚,但性生活一直受到压抑。露阴癖的特点是在女性面前突然裸露其生殖器或做手淫动作,使受害者惊恐喊叫而感到性满足。露阴癖发生的原因较为复杂。可采取心理治疗、行为治疗、厌恶条件反射（如注射催吐剂、意念拘捕情境等养成条件反射）、转移情志等方法治疗。

4. 窥淫癖　窥淫癖是指窥视别人的性活动或偷看异性的裸体而获得性满足。窥淫癖者主要为男性,可用行为疗法等心理治疗方法治疗。

5. 施虐狂与受虐狂　施虐狂是指通过对配偶或异性身上造成痛楚和屈辱来满足性欲;受虐狂是指通过别人（配偶或异性）对自己的打骂或屈辱来获得性欲满足。

6. 异装癖　异装癖是指穿戴异性服饰而得到性的满足。异装癖治疗时多采用心理治疗方法。

7. 色情狂　色情狂是以病态的性幻想方式来满足其性欲要求。多数是女性,性幻想对象常常是某个杰出男性。色情狂将自己导入感情误区,本人不觉痛苦,主动求治者极少,对他人妨碍不大。

8. 易性癖(性别认同障碍)　易性癖是指有些人坚决认为自己身体上的性别是错误的,因而强烈地希望自己能成为异性,以致寻求医疗的帮助,使他(她)们转换性别。

四、精神分裂症

精神分裂症是以基本个性改变,思维、情感、行为分裂,精神活动与环境不协调为主要特征的一类常见的精神病。多在青壮年缓慢或亚急性起病,临床上往往表现为症状各异的综合征,涉及感知觉、思维、情感和行为等多方面的障碍及精神活动的不协调。

(一)病因与发病机制

百余年的研究表明,精神分裂症是由生物、心理社会因素交织在一起而共同致病的,包括遗传因素、神经发育、神经生化和心理社会因素。

1. 遗传因素　遗传因素被认为是精神分裂症发病的危险因素,但是其确切的遗传模式还不清楚。基因是易感因素,多个染色体位点与精神分裂症的发生密切相关;基因并非影响精神分裂症出现的唯一因素,拥有问题基因并不代表一定患上精神分裂症。

临床遗传学研究方法包括:

(1)家系调查:可通过系谱分析来确定是否属遗传病及以何种方式遗传。

(2)双生子研究:有助于遗传与环境效应的比较,并可进一步计算疾病的遗传指数。研究表明,同卵双胞胎,如果其中一个患上精神分裂症,另外一个有1/2的机会患上精神分裂症;对非同卵双胞胎而言,若其中一个患上精神分裂症,另外一个只有1/7的机会发展为精神分裂症。

(3)种族间比较:因种族差异有遗传学基础,在某病的发病率、临床表现、发病年龄和性别等方面有显著差别。

(4)伴随性状研究:如某病常伴随已确定的遗传性状或疾病同时出现,则表明该病与遗传有关。

(5)疾病组分分析:对较复杂疾病的某个环节进行单独的分析研究,来明确是否与遗传有关。

2. 神经发育异常因素　临床研究和观察发现,在冬季出生、围产期受到各种理化因素的影响、出生时有并发症者患精神分裂症的可能性要大一些。提示脑发育异常可能是其致病原因之一。

精神分裂症是什么样的脑发育障碍,目前尚不清楚。有人认为神经元轴突和树突移行异位等可能是其发病过程的一部分。精神分裂症神经发育异常的某些证据:①非进展性的脑结构损害;②非进展性的认知损害;③细胞结构异常不伴有胶质细胞增生;④儿童期就有认知和社会功能损害;⑤神经系统软体征;⑥过多的冬季出生和产科并发症。

3. 神经生化因素

(1)多巴胺(dopamine,DA)假说:精神分裂症多巴胺假说是20世纪60年代提出的,其认为精神分裂症患者中枢DA功能亢进。但这一假说仅能解释以阳性症状为主的患者。研究发现,以阴性症状及认知损害为主的患者中脑皮层DA功能低下、异常脑结构较多。

(2)修正的DA假说:修正的DA假说认为,精神分裂症阳性症状可能与DA功能亢进有关,阴性症状可能与脑结构异常及DA功能低下有关。

4. 心理社会因素　目前认为,心理社会因素可以诱发精神分裂症,但其最终的病程演变常不受先前的心理因素左右,也尚未发现能决定是否发病的心理社会因素。环境因素会加重症状,或提高精神分裂症的发生风险。可以诱发精神分裂症的心理社会因素包括:情绪状态、人格特征、性别、养育方式、应激性生活事件、社会阶层、经济状况、种族、文化背景、人际关系等。

（二）临床症状

精神分裂症患者临床表现复杂多变,几乎均可出现感知觉、思维、情感、意志行为及认知功能等方面的异常,个体之间症状差异很大,即使同一患者在不同阶段或病期也可能表现出不同症状。

因子分析结果显示,精神分裂症患者存在以下五个亚症状群:幻觉、妄想症状群,阴性症状群,瓦解症状群,焦虑、抑郁症状群,激越症状群。不同的症状对精神分裂症有不同的诊断意义。

1. Schneider 首级症状

（1）思维化声。

（2）争论性幻听、评论性幻听。

（3）思维被夺、被插入、被广播或被扩散。

（4）强加的情感、强加的冲动、强加的行为。

（5）躯体被动体验。

（6）妄想性知觉。

2. 前驱期症状　绝大部分患者从出现轻度异常到症状明朗化常可持续数月甚至数年之久。

（1）心境变化:抑郁、焦虑、激越、情绪不稳等。

（2）认知改变:有奇怪或含糊观念,学习工作能力退化。

（3）感知觉改变:对自身或外界感知觉发生改变。

（4）行为改变:如退缩、兴趣改变、猜疑、角色功能退化等。

（5）生理功能改变:睡眠、食欲、精力、动机等发生改变。

3. 显症期阳性症状

（1）幻觉、幻听最常见:评论性、争议性、命令性幻听较常见,幻嗅、幻味和幻触不常见,一旦出现,首先要考虑是否有器质性因素。内脏幻觉（如大脑烧灼感、血管的冲动感或骨髓切割感等）可见于部分患者。

（2）妄想（思维内容障碍）,形式多种多样:被害、关系、夸大、嫉妒、钟情、非血统、宗教和躯体妄想等多见。原发性妄想、怪异的妄想诊断价值大。

（3）瓦解症状群:包括思维形式障碍、怪异行为、紧张症行为和不适当的情感。

1）思维形式障碍:包括思维散漫、思维破裂、思维不连贯、词的杂拌、语词新作、模仿语言、重复语言、刻板言语、持续语言、缄默症、内向性思维、思维中断、思维云集、逻辑倒错性思维、病理性象征性思维、病理性赘述等。

2）行为障碍:指单调重复、杂乱无章或缺乏目的性、作态、幼稚愚蠢行为、违拗、被动服从、模仿动作、意向倒错、紧张性木僵、紧张性兴奋等。

3）不适当的情感:指情感表达与外界环境和内心体验不协调。为一点小事极端暴怒、高兴或焦虑;情感倒错,即高兴的事情出现悲伤体验,悲伤的事情出现愉快体验;持续地独自发笑,幻想性质的狂喜狂悲、宗教性的极乐状态等。

4. 显症期阴性症状

（1）意志减退:从事有目的性的活动的意愿和动机减退或丧失。

（2）快感缺乏:表现为持续存在的、不能从日常活动中发现和获得愉快感。

（3）情感迟钝:不能理解和识别别人的情感表露和/或不能正确地表达自己的情感。

（4）社交退缩:包括对社会关系的冷淡和对社交兴趣的减退或缺乏。

（5）言语贫乏:属于阴性的思维障碍,即言语的产生减少或缺乏。

5. 焦虑、抑郁症状　大多数患者在疾病过程中会体验到明显的抑郁和焦虑情绪,尤以疾病的早期和缓解后期多见。精神分裂症患者的抑郁、焦虑症状可能属于疾病的一部分,也可能是继发于疾病的影响、药物副反应和患者对精神病态的认识和担心。

以阴性症状为主要表现者较少出现焦虑、抑郁情绪。

6. 激越症状群

（1）攻击暴力：部分患者可表现为激越，冲动控制能力减退及社交敏感性降低，严重者可出现冲动攻击与暴力行为。

精神分裂症患者发生攻击暴力行为的可能性比常人高四倍。但患者成为攻击暴力受害者的可能性远比常人大，精神分裂症患者发生严重凶杀行为的可能性并不比常人高。暴力攻击行为的高危因素包括：病前存在品行障碍、反社会型人格特征，共患物质滥用，幻觉妄想的支配等。

（2）自杀行为：20%~40% 的患者会出现自杀企图，约 5% 最终死于自杀。引起自杀最可能的原因是抑郁。虚无妄想、命令性幻听、逃避精神痛苦等则是常见的促发因素。自杀行为多发生在疾病早期，或在患者刚入院或出院不久时发生。

（三）临床分型

临床可将精神分裂症分为：偏执型精神分裂症、青春型精神分裂症、紧张型精神分裂症及单纯型精神分裂症（表 9-1）。偏执型精神分裂症最多见，以妄想为主要表现，有多疑、怀疑别人害自己、怀疑别人议论自己、认为配偶有外心等特点，发病晚，如治疗彻底，愈后好。青春型精神分裂症起病比较早，多在青春期发病，起病急，表现为言行紊乱，说话颠三倒四，喜怒无常，行为怪异，病情易反复，愈后欠佳。紧张型精神分裂症目前比较少见，患者表现为不语、不动、不吃饭、不说话、躺在床上长时间一动不动，预后较好。单纯型精神分裂症起病比较缓慢，患者孤僻、冷漠、不与人接触、脱离社会，一般病程至少两年，治疗效果差。

表 9-1　精神分裂症分型

类型	频度	发病年龄	起病形式	症状	病程发展	预后
偏执型	最常见	青年、中年	缓慢	妄想、幻觉	缓慢	较好
青春型	较常见	青年	较急	不协调症状	较快	较差
紧张型	少见	青年、中年	较急	木僵等紧张症状	较快	较好
单纯型	少见	少年、青年	很缓慢	阴性症状	很缓慢	差

（四）治疗与预后

多数情况下，精神分裂症在即使症状已经消退的情况下也需要全程治疗。药物往往是有效治疗的基础，也是精神分裂症治疗的基石。最常见的处方药是抗精神病药，它们通过影响多巴胺来控制症状。药物治疗的目标是以更低的剂量来有效地管理症状。心理社会支持治疗对帮助患者适应工作、提高社交应对、与他人正常沟通有所助力，对减轻症状和健康生活至关重要。

1. 药物治疗

（1）一般原则：系统而规范，强调早期、足量（个体化的最低有效剂量）、足疗程。一般坚持单一用药、个体化用药的原则；小剂量开始，逐渐增加到有效推荐剂量，药物剂量增加速度视药物特性及患者特质而定；维持期剂量可酌情减少，要个体化；密切评估药物的治疗反应和不良反应并合理地调整，高剂量时更要注意；一般情况下不能突然停药。

（2）选药原则：主要依据是患者治疗依从性、疗效、不良反应、长期治疗计划、年龄、性别及经济状况等。

英国国家卫生与临床优化研究所（National Institute for Health and Care Excellence，NICE）

指南（2009年）建议：药物治疗时要尊重患者的选择；对于抗精神病药物治疗不佳者，建议选用氯氮平治疗；对于治疗依从性不佳者，可以选择长效制剂治疗。

我国治疗指南建议：一般推荐第二代抗精神病药物作为一线药物。

（3）药物治疗程序与时间：治疗程序包括急性治疗期（至少4~6周）、巩固治疗期（4~6个月）、维持治疗期（一般不少于5年）。

（4）联合用药：联合用药以化学结构不同、药理作用不尽相同的药物联用比较合适。作用机制相似的药物原则上不宜合用。如果联用无效，则要恢复单一用药或换用其他药物。

如患者持续出现焦虑、抑郁和敌意等症状，应合用辅助药物（包括苯二氮䓬类、情绪稳定剂、抗抑郁药、其他抗精神病药物等）。

如患者已接受合适的抗精神病药物治疗，甚至包括了氯氮平，但仍持续表现阳性症状，应合用增效药物，或电休克疗法（electroconvulsive therapy，ECT），或经颅磁刺激治疗，或联用不同种类的抗精神病药物，亦可单独应用ECT。

（5）安全原则：在服药期间要定期复查对比，发现问题及时分析处理。在开始抗精神病药物治疗前均应常规检查血压、心率、血象、肝功能、肾功能、心功能、血糖和血脂。

2. 行为治疗

（1）行为治疗（社会技能训练）：能使患者获得某些有目的的技能（正确决策和解决问题、处理好人际关系、正确应对应激和不良情绪、某些生活技能等），改进个体的社会适应能力。

（2）家庭干预：①家庭为基础的行为治疗，包括指导家庭成员如何同患者相处、如何解决日常生活中所遇到的问题、如何强化和保持患者所取得的进步等。②心理教育，目的在于提高患者和监护人对疾病的理解。③家庭危机干预：指导患者及其家庭成员应付应激的方法，减轻患者压力；要求家庭能接受患者症状的存在，能确认可能诱发精神病的应激源，能预防可能导致下次急性发作的应激源，能提供避免或降低疾病发作的对策，包括复发先兆症状的识别等。

（3）社区服务：个案管理为基础的社区服务主要包括主动性社区治疗和职业康复。它的最终目的是提高患者在社区中的适应和生存能力，促进患者心身的全面康复。个案管理是在社区中由个案管理者负责协调、组织给每一个患者提供个体化服务的综合服务模式。

（潘 雨 陈树森）

复习思考题

一、选择题

1. 下列不属于人格障碍的类型的是（　　　）

A. 偏执型人格障碍　　　　　　　　　　B. 强迫型人格障碍

C. 分裂型人格障碍　　　　　　　　　　D. 反社会型人格障碍

E. 讨好型人格障碍

2. 精神分裂症的选药原则（　　　）

A. 系统而规范，强调早期、足量（个体化的最低有效剂量）、足疗程

B. 一般坚持单一用药、个体化用药的原则

C. 小剂量开始，逐渐增加到有效推荐剂量

D. 维持期剂量可酌情减少，要个体化

二、填空题

临床上将精神分裂症分为：偏执型精神分裂症、青春型精神分裂症、_____

及_____。

第十章 患者心理

第一节 患者心理概述

古希腊名医希波克拉底说过:"了解什么样的人得了病,比了解一个人得了什么病更重要。"因此,一名合格的医学生,应该理解患者的概念和患者的角色,充分尊重患者的权利和义务,更应该懂得患者的心理需求,理解患者的心理反应,熟悉各类患者的心理特征,并进行有效的心理干预,才能真正做到"以患者为中心",这也是临床医疗工作的重要环节。

一、患者概念与患者角色

(一)患者概念

对患者概念较全面的理解应该是:患有各种躯体疾病,包括生理功能障碍、心理障碍或精神性疾病的个体,不论其求医与否,均统称为患者。"患者即患有疾病的人"这种解释仅仅限于生物层面,忽视了社会、心理层面,只着眼于"病",而未放眼于整体的"人"。患病包括机体组织器官的器质性病变和生理功能的损害、个体主观体验的病感及心理和社会功能异常几个方面。现实生活中,有些人患有某些躯体疾病,如龋齿、皮肤病,他们可能不认为自己是患者,而和健康人一样照常工作,担负相应的社会责任,社会上也没有把他们列入患者行列。另外,有些人利用患者身份获取某些利益。例如为了获得经济赔偿或减免社会责任而谎称自己有病等,临床上也常将这些人误列为患者。

病感是个体患病的主观体验,常常表现为各种躯体或心理不适的临床症状,但在疾病早期或病情轻微的情况下,也可以没有病感。病感可以源于躯体疾病,也可以由心理与社会功能障碍引起。患者患病的主观体验与医师对疾病的实际判断在性质和程度上可能会有差异,在临床工作中应注意这个差异。

（二）患者角色概述

1. 角色理论　　角色理论是用角色的概念来研究人的社会行为的一种理论,主要包括角色期望、角色扮演和角色冲突等多个方面。社会角色指的是与个体社会地位和身份相一致的行为模式、心理状态及相应的权利和义务。一个人在生活中要承担多种社会角色,每一种社会角色因其社会要求不同而有其各自的特征及相应的义务和权利。社会角色包含两层含义:首先,社会中的一切行为都与各自特定的社会角色相联系,根据个体所处的角色可预期其可能发生的与角色相适应的行为;其次,一定的角色又具有相应的权利和义务,如患者既有配合治疗的义务,又有获取健康教育、治疗和康复的权利。

社会角色强调角色期望和角色扮演。角色期望是指社会、他人或自我对某一社会角色所应具有的心理与行为表现的期望,担当某一角色的人被预期应该符合社会对该角色的要求,否则就会被认为是不恰当的。例如,警察的社会角色被期望是正气凛然、大公无私和公事公办,其行为应该符合社会对警察角色的预期;科学家的社会角色被预期应该是知识渊博、勤于钻研和精益求精,其行为应该符合社会对科学家角色的预期。角色扮演是指个体根据自我对各种社会角色的理解,按照社会的期望呈现的实际行为。个体在现实的社会活动中可能会扮演多种角色,其行为应随时间和环境的不同而进行调整,这就是角色转换。例如,一个人在单位的角色是一名教师,回到家中其角色又转换为妻子和母亲,当到商店去购物的时候,其角色又转换为顾客。一个人可以同时扮演多个角色,并能保持各角色间和谐一致,当不同角色的要求之间发生矛盾,或者个人的期望与角色要求冲突时,会发生角色冲突。角色冲突是指个体的角色行为与角色期待产生不协调状态时的内心体验。

2. 患者角色　　患者角色又称患者身份,是一种特殊的社会角色,是处于患病状态、同时有求医的要求和医疗行为的社会角色。一旦进入患者角色,便会被期待有与其患者角色相称的心理和行为,承担相应的义务和权利。患者角色被期望采取实际行动来减轻自身的病状,如按医嘱服药、卧床休息、接受医学治疗等,努力使自己恢复健康。

患病时的个体被疾病的痛苦折磨,有治疗和康复的需要和相应的行为,个体需要从其他社会角色转换到患者角色。研究者从社会学的角度观察患者与周围人的互动,提出了患者角色的四个要素:

（1）减轻或免除原有的社会职责:患病后,由于精力和活动的限制,患者可以减免平日社会角色所承担的责任,免除的程度取决于疾病的性质和严重程度。

（2）患者对自己的疾病状态没有责任:患病是超出个体控制能力的一种状态,不是患者所愿意的,患者本身就是疾病的受害者,无须对患病负责。

（3）患者有恢复自己健康的责任:患病是一种不符合社会需要的状态,因此患者必须使自己尽快康复的动机和行动。

（4）患者有寻求适当帮助的责任:患病的人不会因为自己有恢复身体健康的意愿就能达到健康状态,必须依赖周围人的帮助才能使愿望得以实现,在一定程度上须信赖他人的帮助,包括家庭和社会的支持等;同时,患者必须寻求医护人员的专业帮助,尽快恢复健康。

3. 患者角色的权利和义务　　作为一种社会角色,患者角色享有其特殊的权利,并承担相应的义务。我国学者将患者的权利和义务概括如下:

患者角色的权利:①享受医疗服务的权利;②享有被尊重、被了解的权利;③享有对疾病诊治的知情同意权;④享有保守个人秘密的权利;⑤享有监督自己医疗权利实现的权利;⑥享有免除病前社会责任的权利。

患者角色的义务：①及时就医,争取早日康复；②寻求有效的医疗帮助,遵守医嘱；③遵守医疗服务部门的各项规章制度,支付医疗费用；④患者要和医护人员合作,配合诊治护理工作。

4. 患者角色的转换和适应　因为病痛的折磨,患者需要治疗及康复护理,整个过程无论是从心理还是生理上,应该从其他社会角色转换到患者角色。人的一生中都有进入患者角色的可能,甚至与患者角色终身相伴。患者原来的社会角色与患者角色特征越接近,如个性比较依赖和顺从、愿意接受别人的帮助、能相信别人,越容易接受和进入患者角色。个体从其他社会角色转换为患者角色,以及在担任患者角色的过程中,有角色适应和适应不良两种类型。

角色适应是指患者的心理与行为和患者角色的要求基本符合,如客观面对事实,承认自己患病,寻求医护人员的帮助,积极接受治疗,主动采取各种措施促进恢复健康,疾病痊愈后能及时地从患者角色再转换到原来正常的社会角色。

患者角色适应不良是指患者不能顺利地完成角色转换的过程。由于种种因素,患者在角色转换过程中会出现一些不适应反应,从而影响健康的恢复。角色适应不良时会引起一系列的负性心理反应,包括恐惧、焦虑、易激惹、自责、抑郁,甚至绝望等心理行为表现。常见的角色适应不良有以下几种情况：

（1）患者角色行为冲突：从健康人变为患者时,如果患者不能从平日的社会角色进入患者角色,其行为表现不符合社会预期时,就会引起心理冲突,患者常表现为焦虑不安、愤怒、烦恼、茫然和悲伤。如患病的母亲,病前的社会角色是一个全职妈妈,无时无刻不在孩子身边陪伴并照顾孩子起居,生病后需要休息和静养,但患者不能适应患者角色的要求,包括遵医嘱服药、休息、接受治疗等,造成母亲角色与患者角色冲突,从而引起角色行为冲突。冲突的程度随患病种类及病情轻重而有不同。正常角色的重要性、紧迫性及患者的个性特征等也会影响角色转变的进程。

（2）患者角色行为缺如：患者不能进入患者角色,虽然医师已作出疾病诊断,但患者尚未意识到自己已患病或不愿承认自己是患者,认为医生诊断有误或否认病情的严重性,没有配合医疗活动恢复健康的想法与行为。由于患病意味着社会功能下降,与求学、就业及婚姻等涉及个人利益的问题有关,致使患者不愿接受患者角色。另外,例如,某些癌症患者否认疾病的存在而拒绝接受治疗或采取等待、观望的态度等,这部分患者可能使用"否认"的心理防御机制,以减轻对患病的过度焦虑及心理压力,这类患者多不与医护人员合作。

（3）患者角色行为强化：随着躯体的康复,患者角色行为也应转化为正常的社会角色行为,但患者安于患者角色,对自己承担正常社会角色的能力缺乏信心,有退缩和依赖心理,对自我过度怀疑和忧虑,行为上表现出较强的退缩和依赖性,这就是患者角色行为强化。导致患者角色行为强化的原因包括：患者惧怕很快回到充满矛盾和挫折的现实社会角色中,以退化机制来应对现实环境；患者角色满足了患者的某些心理需要,如需要他人关注等。

（4）患者角色行为减退：个体进入患者角色后,由于某种原因又重新承担起本应免除的社会角色的责任,放弃了患者角色而去承担其他角色的活动。例如,某些需要继续治疗的慢性病患者因为家庭经济拮据而中断治疗去工作。出于某种强烈的动机或对某种需要的迫切渴求超过求医治病的需要时,患者可能会走出患者角色去承担其正常时角色的责任和义务,如一位生病住院的领导不顾自己尚未康复的身体而毅然出院,去参加公司重要会议和活动。这常常会使患者的病情出现反复。

（5）患者角色行为异常：这是患者角色适应中的一种特殊类型,多见于慢性病长期迁延不愈或治疗困难的患者。患者无法承受患病或不治之症的挫折和压力,对患者角色感到厌倦、悲观、绝望,由此导致行为异常。患者表现出绝望、冷漠,拒绝治疗,对医护人员产生攻击性行为,直至以自杀手段来解脱病痛之苦。

5. 影响患者角色适应的因素　对患者来讲,适应患者角色转变是很不容易的,许多患者开始时往往不安心扮演患者角色,需要在病情演变和治疗护理过程中逐渐适应。患者角色的适应情况影响患者的康复情况,所以帮助患者适应患者角色很重要。医生应正确评估患者在角色转换过程中存在的问题,分析其影响因素,适当给予指导和帮助,使其尽快完成角色转换。

许多因素影响患者角色的适应,疾病的性质和严重程度是影响患者角色适应的最常见因素。如果症状明显可见,常促使患者及时就医,进入患者角色;反之,则患者常漠视疾病,不易进入患者角色。患者的社会心理特征,包括患者的年龄、文化背景、自身经历、职业、家庭经济情况、医学常识水平和社会环境等都会影响患者的角色适应。个性顺从、依赖,对他人容易信赖的患者比较容易适应患者角色。医疗卫生机构情况,如医护人员的服务水平、态度、医疗环境等也可影响患者的角色适应。医护人员应帮助患者完成从正常人角色向患者角色的转换,建立良好的医患关系,帮助患者熟悉环境,适应患者角色;当患者康复后,要帮助患者从患者角色向正常人角色转换,具体指导患者逐渐增加活动,从身体上和心理上逐步脱离患者角色。另外,医院的各项规章制度对患者也是一种约束,会对患者的角色适应带来一定影响。

患者角色适应过程因每个患者的情况而异,一般情况下,在病情演变和治疗过程中,患者会慢慢地适应这一角色。许多患者开始时不安心扮演患者的角色,往往急于求成,对医疗的要求不切实际,认为很快就能根除疾病,随着病情的发展和治疗,患者逐渐适应,从而规范自己的角色行为,如关注自己的疾病、遵行医嘱、采取必要措施减轻自身疾病或症状等。

二、患者的求医与遵医行为

(一)求医行为

求医行为是人们感到某种躯体或心理的不舒服时寻求医护帮助的行为,对人类的健康维护具有重要意义。

1. 求医行为的原因　患者察觉到有病时是否有求医行为,与个体的生理、心理和社会等方面的因素有关。

(1)生理性原因:器质性或功能性疾病可导致患者主观感受到身体不适或疼痛难忍而求医。实际上不论患者所患的疾病性质或严重程度如何,患者的主观感受常常是促使患者产生求医行为的重要因素。

(2)心理性原因:因某些生活事件或心理疾患、精神障碍等使个体精神遭受刺激而导致心理紧张、焦虑恐惧,为缓解负性心理反应和精神痛苦而求医。

(3)社会性原因:因某些疾病,如传染性疾病、性病等,对社会产生现实的或潜在的危害,从而被社会或政府卫生行政部门强制采取求医行为。

2. 求医行为的类型　当个体感觉不适时,其可能的反应包括:忽视或否认、自我治疗和求医。作出求医决定的可能是患者,也可能是他人或社会。可将求医行为分为主动求医行为、被动求医行为和强制求医行为。

(1)主动求医行为:是指人们为治疗疾病、维护健康而主动寻求医疗帮助的行为,多数人会采取主动求医行为。

(2)被动求医行为:是指患者缺乏能力和条件作出求医决定及实施求医行为,而由第三者帮助代为求医的行为。如婴幼儿患者,处于休克、昏迷中的患者,垂危患者等,必须在家长、亲友或者其他护理人员的帮助下才能去求医。

(3)强制求医行为:是指公共卫生机构或患者的监护人为了维护人群或患者的健康和安全而给予强制性治疗的行为,主要是针对有些危害大的传染性疾病和精神病患者。

3. 求医行为的影响因素　求医行为是一种复杂的社会行为,受到诸多因素影响,例如患者的年龄、性别、社会经济状况、宗教信仰、对症状或不适的心理体验和耐受程度、以往求医经历、获得医护帮助的便捷程度等。概括起来,求医行为的影响因素主要有以下几方面。

(1)对疾病的认识水平:主要是指患者对疾病性质和严重程度等方面的认识。例如伤风感冒是人们最常见的疾病,由于危险性小,人们对其后果有可靠的判断,往往不求医。但被蛇、狗等动物咬伤以后,人们知道其对生命威胁较大,所以往往采取求医行为。在众多因素中,患者对疾病和症状的认识是最主要的因素。

(2)医疗保健服务方面的因素:医院的医护人员技术水平不高、服务态度差或者患者以往的求医经历不愉快都会负面影响患者的求医行为,患者非万不得已不愿去医院就诊;医疗资源匮乏会影响患者就医,例如偏远山区的患者想求医可能也会因条件所限而不能实现;另外,即使在有丰富医疗资源的城市,患者可能也会因为医疗费用太高、排队挂号与候诊时间长、检查痛苦等原因不愿意就诊。

(3)年龄:一般婴幼儿和儿童在人群中处于被保护的社会角色地位,这个年龄段人群的求医行为相对较多。青壮年是人一生中疾病抵抗力最强、患病率最低的时期,这一阶段人们的求医行为相对减少。老年人由于机体抗病能力的下降及孤独寂寞等心理因素,导致患病机会增加,其求医行为也相应增加。

(4)文化教育程度:在多数情况下,具有较高文化水平的人更能认识到疾病带来的危害,意识到早防早治的重要性,所以他们的求医行为较文化程度低的人多。知识水平低、缺乏医学常识、对症状的严重性缺乏足够认识、对于医师及医疗手段的恐惧都可能导致讳疾忌医。

(5)个性因素:敏感多疑、依赖性较强的个体求医行为相对较多,孤僻、独立性较强的个体求医行为相对较少。

(6)社会经济状况:社会经济地位高的患者,往往更关心自己的身体健康,且就医条件更便利,所以其就医率较高。而社会经济地位较低的贫困人群更关注生存需求,对疾病和健康相对忽视,求医行为相对较少。不同国家医疗卫生体制及医疗保险的覆盖程度都会影响求医行为。

(二)遵医行为

遵医行为是指患者遵从医护人员开具的医嘱或护理处方等进行检查、治疗及预防疾病复发的行为。疾病的治愈不能单纯依靠医护人员选择有效的治疗手段,还需要患者积极参与、主动配合治疗方案的实施。患者只有跟医生密切合作,严格遵守医嘱,才能尽早康复。良好的遵医行为是实现预期的治疗护理效果的首要前提。

遵医行为是一个具有生物学意义和社会意义的行为过程,影响患者遵医行为的因素主要有以下几方面:

(1)疾病因素:疾病的种类、严重程度及患者的就医方式影响患者的遵医行为。一般情况下,急症、重症、住院患者遵医率较高,而慢性病、轻症、门诊患者不遵从医嘱的情况相对较多。有研究认为,患者对疾病相关信息的掌握程度影响其遵医行为,如果能让患者认识其疾病的危害性,了解遵守医嘱能为其带来健康利益,那么将促进患者遵医行为的发生。

(2)患者的心理社会特征:患者的年龄、性别、职业因素、受教育程度、信念、社会经济地位等影响患者的遵医行为。例如,老年人可能因为不理解医嘱中的专业术语或者记忆力下降记不住或记不全医嘱,导致其遵医行为发生偏差;受教育程度低的患者对疾病缺乏正确的认识,治疗时存在一定的盲目性,不遵医行为的发生率较高;经济状况不好的患者可能想通过减少药物用量等来减轻经济负担,不遵医行为的发生率也较高。

(3)医患关系:有研究认为,患者的不遵医行为与患者对相关医护人员不满意、不信任有关,患者与医护人员接触的时间、频率、交流方式及医患模式对患者的遵医行为均有影响。医护人员的服务态度欠佳,不能跟患者形成良好的医患关系,或者医护人员专业技术水平不高,在操作过程中给患者造成不能接受的痛苦,得不到患者的信任,会影响遵医行为。

（4）治疗和护理方案本身的因素：如果治疗和护理方案形成的医嘱过于复杂，患者难以记住，就会影响患者的遵医行为；治疗和护理方案前期的治疗效果也会影响患者的遵医行为，如前期的治疗效果不明显，患者容易失去继续遵从医嘱的耐心；患者对治疗和护理方案缺乏了解，对其有疑虑或恐惧，担心会带来疼痛或引起其他不良影响，如担心药物的毒副作用，从而影响其遵医行为。有研究认为，应重视医患间的互动，使患者真正理解和接受医嘱，这样有利于患者实施遵医行为。

拓展阅读

　　遵医行为作为一个医学专用术语，更主要的是指个人行为符合医嘱的程度。人们的遵医行为是由其健康观念及种种主客观条件决定的。患病的人群遵医是必要的，健康、亚健康人群为保持或恢复健康遵医也是十分重要的。

　　随着科学技术的进步、经济与社会的发展，人们的生活方式不断改变，人类的疾病谱逐渐演变，最明显的是传染病和营养不良在疾病谱和死因谱上的位置后移，而一些慢性退行性疾病、不良生活方式和行为导致的疾病（如高血压、高血脂、心脑血管疾病、糖尿病等）移到前位。疾病谱的变化必然导致人们的健康观念更新，医学目的和医学模式随之转变，人们关注的致病因素和影响康复因素变得多样化。医嘱内容大大扩展，遵医行为随之更广泛、更复杂，因此需要建立遵医行为的综合评价指标体系。

　　不同的健康观念有不同的遵医行为模式。具体说来，评价遵医行为的指标体系应包括如下几个方面：

　　（1）良好的生活与工作方式。
　　（2）心理调适。
　　（3）疾病预防。
　　（4）疾病治疗。
　　（5）疾病、伤残的康复。

第二节　患者的一般心理特征与基本干预方法

　　人的生理与心理是相互联系、相互影响的，疾病导致患者的生理功能发生改变的同时，也会引起患者的认知、情绪、意志等心理活动过程发生一系列变化。在患病状态下，患者会出现一些和健康人不同的心理反应，其心理活动更多地指向于疾病和自身感受。不同年龄、性别及患有不同种类疾病的患者的心理变化有不同的特点。掌握患者的心理反应，给予患者适当的心理调适，帮助患者正确面对现实，有利于患者角色的顺利转换，促进患者康复。研究表明，患者在患病期间会有以下几种普遍存在的心理特征。

一、患者的一般心理特征

（一）患者的认知活动特征

1. 感知觉异常　在感知方面，患者的注意力由外部世界转向自身的体验和感受，感知觉的指向性、选择性、理解性和范围都会发生变化。进入患者角色后，由于疾病的反应和角色的变化，患者常常出现感觉异常、敏感性增强。可能产生下列几种异常：①感受性提高。患者对自然环境的变化，如声、光及温度等特别敏感，稍有声响就紧张不安；对躯体反应的感受性增高,尤其对自身的呼吸、血压、心跳、胃肠蠕动及体位等感觉都异常敏感。②感受性降低。有的患者某些感觉的感受性在患病后会降低,如味觉异常,对饮食的香味感觉迟钝。③时空知觉异常。有的患者出现时间感知错乱,分不清上午、下午或昼夜;有的患者感觉时间过得非常慢,常有度日如年之感;有的患者空间感知错乱,感觉床铺摇晃,甚至天旋地转。④幻觉。有些患者甚至会产生错觉和幻觉,如截肢后的患者出现的"患肢痛"。

2. 记忆异常　许多患者有不同程度的记忆力减退,而且有些疾病本身也会影响患者的记忆力,例如某些脑器质性病变、慢性肾衰竭等。患者往往表现为不能准确地回忆病史,不能正确地记住医嘱,甚至有些患者对刚刚做过的事、刚刚说过的话都记不住。

3. 思维异常　患者的思维能力也不同程度地受到损伤,尤其是逻辑思维能力,表现为分析判断能力下降,决策时犹豫不决、瞻前顾后。患者不能正确地判断身边的客观事物,猜疑心理明显。例如,周围人正常的说笑也会引起患者的错误理解,认为是在议论自己的病情等,导致患者厌烦或愤怒。

（二）患者的情绪特征

情绪反应是患者体验到的最常见、最重要的心理反应,患者常产生的典型情绪反应有焦虑、恐惧、抑郁、愤怒等负性情绪。情绪不稳定是患病后普遍存在的反应,患者控制能力下降,易激惹。把握患者情绪反应的特点,适时给予恰当的干预,显得尤为重要。

1. 焦虑　焦虑是个体感受到威胁或预期要发生不良后果时所产生的情绪体验。焦虑时常伴有明显的生理反应,主要表现为交感神经系统兴奋的症状,如心率增快、血压升高、出汗、呼吸加速、失眠及头痛等。引起患者产生焦虑的原因有很多,如疾病初期对疾病的病因、性质、转归和预后的不明确;希望做详细深入的检查又担心面对不良结果;检查和治疗具有一定的危险性,患者担心其可靠性和安全性,甚至有些患者对疾病诊治和护理的各个环节都心存疑虑。根据患者产生焦虑的原因及表现可将其分为三种:①期待性焦虑。面临即将发生但又尚未确定的重大事件时的焦虑,常见于疾病初期或不了解自己疾病性质及预后的患者。②分离性焦虑。与熟悉的环境或亲人分离,产生分离感所伴随的情绪反应,依赖性较强的儿童和老年人容易产生。③阉割性焦虑。自我完整性受到威胁或破坏时产生的情绪反应,常见于外伤或手术切除某肢体或脏器的患者。

焦虑普遍存在于人们的日常生活中,适度的焦虑有利于人们适应变化,可以使患者关注自身健康,对疾病的治疗及康复有积极意义。关键是区分焦虑的程度,及时识别高度焦虑和持续性焦虑,采取针对性的措施,减轻患者的焦虑,以消除高度焦虑或持续性焦虑对病情的不良影响。

2. 恐惧　恐惧是人们面对危险情境而产生的一种负性情绪反应。恐惧与焦虑不同,焦虑时危险尚未出现,焦虑的对象是不明确或是有潜在威胁的事物,而恐惧有明确的对象,是现实中已发生或存在的事或人、物。引起患者恐惧的主要因素是疾病引起的一系列不利影响,例如疼痛、疾病导致生活或工作能力受限等。患者的社会经历、年龄、性别不同,恐惧的对象也不尽相同,例如,儿童患者的恐惧多与疼痛、陌生、黑暗有关,而成年患者的恐惧则多与手术、有一定危险性的特殊检查或疾病不良预后相联系。临床上最常见的是手术患者和儿童患者产生恐惧情绪。

3. 抑郁　个体会感到悲观失望、自卑自责,生理功能方面会有精力疲惫,严重且顽固的失眠、食欲和性欲减退等多种躯体不适,社会功能方面会有活动水平下降、言语减少、兴趣缺乏及社会退缩等。轻者表现为心境不佳、消极压抑、少言寡语、悲观失望、自我评价低、对周围事物反应迟钝,重者悲观绝望,甚至有轻生意向和自杀行为。抑郁多见于危重患者,预后不良或治疗不顺利、不理想的患者,急性期通常持续数周至数月,并伴随明显的功能障碍,症状表现为严重的心境低落、自我评价降低、对日常生活丧失兴趣等。然而,并非所有患者都经历这样的急性期,某些患者的抑郁症状可以呈现为慢性、渐进的形式,而不具备明显的急性发作特征。另外,患者的个性、性别、年龄及家庭因素也影响抑郁的发生,抑郁更常见于女性、有抑郁家族史、酗酒或面临应激的患者。

抑郁会增加治疗的难度,而且长期的抑郁会降低患者的免疫力,导致病情加重甚至发生并发症。抑郁状态还会妨碍患者与医护人员的合作,影响患者与亲人朋友的关系,导致患者得到的社会支持减少。为减少或消除抑郁,要改善患者的社会交往,鼓励病友之间的接触和交往,鼓励家属提供积极的社会支持;严重的抑郁患者需要单独陪护,请专职心理或精神科医生进行治疗干预,防止患者发生自杀行为。

4. 愤怒　愤怒是在达到目标的过程中遇到障碍,或受到挫折时所产生的不满和怨恨情绪。患者往往认为自己得病是不公平的,再加上疾病的痛苦,使患者感到愤怒。同时,由于各种原因使患者的治疗受阻或病情恶化、容易发生医患冲突等都会使患者产生愤怒情绪。愤怒常伴随攻击行为,可表现为向周围的人如亲友和医护人员发泄不满和怨恨的情绪,也可表现为患者的自我惩罚和伤害,如拒绝治疗甚至破坏正在采取的治疗措施和已经取得的疗效。

防止和消除患者的愤怒情绪一方面有赖于医院加强科学管理,提高服务质量和水平,另一方面应加强护患沟通,正确对待患者的愤怒反应,给予适当的引导与疏泄,缓解其内心的紧张和痛苦。遇到患者对医护人员产生攻击行为时要冷静对待,避免与患者发生争吵,以耐心细致的解释平息患者的愤怒情绪。

(三)患者的意志行为特点

治疗疾病的过程对患者来说是一个以恢复健康为目的的意志活动。患病后患者主要表现为意志行为的主动性降低,对他人的依赖性增加。疾病本身及诊断治疗带来的不适和疼痛都是对患者意志的考验,在这个过程中患者会产生一系列意志行为的变化。

1. 意志变化　在配合医护人员诊断治疗的过程中,有的患者缺乏坚毅性,稍遇到困难或病情稍有反复就动摇、妥协,失去继续治疗的信心;有的患者不能对自己的决定和行为进行调节,表现为盲从、被动、缺乏主见,在患者的意志活动变化中最显著的是产生依赖心理。在患者角色转换过程中,产生依赖心理是一种正常的心理反应,但如果患者意志变化过于明显,变得过度依赖,则应积极予以干预。

2. 依赖行为　一个人生病后会受到亲人及周围人的关心和照顾,同时因为疾病的影响,患者的自理能力下降,容易导致患者产生依赖行为。依赖行为在患病初期患者角色转换过程中出现是必要和正常的,有利于疾病的治疗和身体的康复。但有些患者对自己的日常生活自理和治疗的参与缺乏自信心,能胜任的事情也不愿去做,事事都依赖别人,要求周围人更多的呵护和关爱,这种严重的依赖行为则对患者康复不利。过分依赖可使患者失去参与康复的主动权,放弃患者的基本职责,患者难以树立与疾病做斗争的信心。

3. 退化行为　退化行为是指一个人重新使用原本已放弃的行为或幼稚的行为来处理当前遇到的困难,表现出与年龄和社会角色不相符的行为举止。患者高度以自己为中心,认为周围的一切都应该围绕自己,对周围的事情,即使是病前很感兴趣的事也不再关心。

(四)患者的个性改变

人的个性通常是比较稳定的,一般不会随时间和环境的变化而发生改变,但在患病情况下,部分患者会出现个性的改变,可表现为依赖性增强、被动和顺从、自卑等,尤其在一些慢性迁延性疾病或疾病导致体像改变时。患者生病后自我概念会发生变化,由于疾病对患者的生活和工作影响很大,患者常常很难适应新的社会角色,会改变原有的一些思维模式和行为方式。例如:一些人患病后变得自卑、自责等;部分截肢患者可能会变得自卑、冷漠,回避社交;脑卒中后可致人格衰退,患者可能变得孤僻和退缩,严重者可能出现自伤行为。

二、患者心理问题的基本干预方法

心理干预主要针对患者的认知活动特点、情绪问题及行为和个性改变,同时还要考虑不同疾病、不同年龄和性别患者的心理生理反应特点,采取综合性的干预措施。临床上主要采用以下几种方法。

(一)支持疗法

支持疗法是从患者的角度充分理解患者的痛苦和对疾病的认识,尊重和关心患者。其主要过程和方法是帮助和指导患者分析、认识当前所面临的问题,激发和利用患者最大的潜在能力和自身的优势,使其能够正确面对各种困难或心理压力。在支持疗法的实施过程中,重要的是帮助患者发现和找到心理资源,如物质的、生理的、心理的和社会的资源等。鼓励患者倾诉,耐心聆听患者的痛苦,帮助患者疏导负性情绪并鼓励患者培养积极乐观的情绪,帮助患者建立社会支持系统,树立战胜疾病的信心,给患者提供有关的信息建立良好的医患关系。常用的技术有倾听、共情、安慰与开导、解释、建议和指导等。

(二)认知疗法

认知疗法是通过认知和情绪技术手段来改变患者对事件不合理的认知、解释和评价,进而消除不良情绪和行为的心理治疗方法。通过各种认知治疗技术,帮助患者改变观察问题的角度,赋予问题不同的解释,使患者的情绪和行为问题有所改善,努力达到纠正错误的认知、重建合理的信念和认知模式的目的。

(三)行为治疗技术

行为疗法是以学习理论和条件反射理论为依据的心理治疗技术,它认为人的问题行为、症状是由错误学习所导致的,主张将心理治疗或心理咨询的着眼点放在患者当前的行为问题上,注重当前某一特殊行为问题的学习和解决,以促使问题行为的变化、消失或新的行为的获得。常用的方法有放松训练、生物反馈疗法和系统脱敏疗法等,通过学习和训练,提高自我控制能力,减轻和消除症状。

(四)健康教育和咨询

健康教育可增加患者对疾病和自己身体状况的了解,减轻焦虑,增强战胜疾病的信心。健康教育的内容广泛,包括疾病的基本知识、紧急情况的处理和生活管理等。其目的是为患者提供有关疾病和健康的医学常识,提高患者的生活质量。

第三节 各类患者的心理特征

临床上患者患病种类繁多,病因复杂多变,病情轻重不一,病程长短各异。无论是孕育生命、分娩胎儿的孕产妇,还是处于生命两级的儿童和临终患者,以及慢性病患者、肿瘤患者、手术患者等,都处于人生的特殊阶段。他们的心理反应强烈,需要重点关注,所以他们是医务人员实施心理干预的重点人群,医务人员应了解患者心理反应的特点与规律并及时进行干预。

一、孕产妇的心理特点及心理治疗

(一)孕产妇概述

孕育生命是自然赋予女性特有的生理过程,期间充满着期待与喜悦。但是,孕产期也是女性最为脆弱的时期,伴随着一系列连续、复杂的生理变化,各种心理应激反应也表现得尤为突出。新生命的孕育与来临,使得孕产妇的家庭、社会角色随之发生变化,需要她们在心理上做出适应性调整。同时,孕产期妇女还可能因为面临高危妊娠、分娩并发症等孕产期的不确定性问题,伴有担忧、紧张、焦虑等负性情绪。因此,我们不仅要关注孕产妇的生理状况,更要关注其心理状况,帮助孕产妇逐步适应角色的转变,顺利度过人生中最为重要的时期。

（二）孕产妇的心理特点

1. 妊娠期妇女的心理特点

（1）惊讶与矛盾:得知怀孕后,无论是计划妊娠还是意外妊娠,几乎所有孕妇均会感到惊讶。计划内妊娠者主要是伴随着喜悦;意外妊娠者则是震惊,并随之出现矛盾心理。某些孕妇可能由于工作、家庭、经济不稳定或其他社会、心理原因暂时不想生育,也可能由于没有做好充分的孕前准备,如怀孕前服用药物、患病、饮酒、吸烟、接触致畸因素等,害怕这些对胎儿造成危害。

（2）接纳与期待:孕妇常与家人、朋友分享怀孕的喜悦,内心极为满足,表现出对新生儿的接纳与期待,特别是随着胎动的出现,孕妇感受到"孩子"的存在,幸福感增强,常通过抚摸、与胎儿对话等行为表现对胎儿的情感。从怀孕初始,孕妇开始逐渐调整自我,专注于胎儿和自己的健康,积极寻求孕产、照护婴儿等方面的知识,注重饮食与良好的生活习惯,定期产检。

（3）依赖性增强:孕期妇女需要更多的关注,尤其是丈夫及家人的体贴和爱护,会使孕妇内心充满安全感。孕晚期,随着胎儿的成长,孕妇行动不便,对家人的依赖心理将会进一步加强。

（4）担忧与焦虑:在孕产的过程中,孕妇往往在了解一些正确孕产知识的同时,也逐渐了解到生活环境中许多不良因素有可能对胎儿及自身产生负面的影响。由于担心不良因素可能会导致胎儿畸形、流产、死胎、早产等,孕妇往往会产生焦虑、恐惧情绪。若孕妇的担忧焦虑情绪未能得以及时调整,将会伴随整个孕期,并产生不良精神刺激,可能引发严重后果。此外,见红、腹痛、高血压等不适症状和体征,也会导致孕产妇产生焦虑、恐惧情绪。妊娠晚期,孕妇担心的重点转至能否顺利分娩,害怕自然分娩的疼痛,纠结于分娩方式的选择,孕妇常出现茫然与无助,加重焦虑情绪。

2. 分娩期妇女的心理特点

（1）矛盾心理:多数分娩期妇女会表现出矛盾的心理。一方面对即将出生的小生命抱有期待、喜悦的心情,另一方面又因为对分娩过程的恐惧、担心分娩不顺利等各种原因而感到忧虑和紧张。

（2）孤独与烦躁不安:产房陌生的分娩环境、周围待产妇痛苦的呻吟声会给产妇造成情绪感染,产程中频繁宫缩造成的腹痛、某些医务人员对产妇的痛苦表现出不以为然等,也会对产妇造成不良刺激,导致其缺乏安全感,表现为烦躁不安、无所适从、紧张恐惧,甚至大喊大叫。如果消耗过多的体力,可能会导致宫缩乏力、产程延长,危及母婴生命。部分孕妇请求医务人员帮助自己尽快解除痛苦,要求行剖宫产。

3. 产褥期妇女的心理特点

（1）满足与幸福感:产妇从妊娠期的期待、分娩期的痛苦中逐渐恢复,在产褥期会表现出完全不同的心理感受,如初为人母的兴奋、喜悦、满足感、幸福感。此时的产妇较多地利用非语言沟通方式,如对新生儿目视、身体接触等方式传递并表现出母爱。

（2）情感冲突:产褥期妇女心理处于脆弱和不稳定的状态,既能感受到初为人母的幸福,又面临着潜意识内在的角色冲突及初为人母角色适应所需的情绪调整等问题。例如,有的产妇因为理想中的母亲角色与现实的差距而发生冲突,或因为现实中刚开始承担母亲的责任而感到力不从心、倍感疲劳,或由于丈夫注意力更多地转移到新生儿身上,产妇有失落感与剥夺感。

（3）产后心理障碍:是指产妇发生的产后沮丧及产后抑郁。产妇主要表现为情绪不稳定、易哭、情绪低落、感觉孤独、焦虑、疲劳、易忘、失眠等。产后抑郁是一组非精神病性的抑郁综合征,一般发生在分娩后的两周,某些症状比产后沮丧持续时间长,可持续数周至一年,少数患者可持续一年以上。患者表现为疲劳、注意力不集中、失眠、乏力、对事物缺乏兴趣、社会退缩行为,常失去生活自理及照料婴儿的能力,或有自责、自罪、担心自己和婴儿受到伤害等,重者可出现伤害婴儿或自我伤害的行为。

(三)孕产妇的心理治疗

1. 妊娠期妇女的心理护理与治疗

(1)针对孕妇心理问题:提供心理支持,通过积极倾听、主动安慰、关心孕妇,让孕妇感到亲切、可信、被关注,从而建立良好的护患关系。应鼓励孕妇抒发内心感受和想法,根据孕妇的心理需要解决问题。对于负性情绪较为明显的孕妇,应适当告知负性情绪对胎儿的影响,劝其为了宝宝的健康,学会控制情绪。对于前次妊娠失败、此次孕期行保胎者,护士应引导孕妇相信科学的检查结果,让孕妇体会到护士十分关注其孕期的变化,并通过提供正性榜样帮助孕妇树立孕育胎儿、顺利分娩的信心。

(2)有效的孕期应对技巧:引导其保持平和恬静的心态。①分散注意力。当孕妇担心、紧张、抑郁或烦闷时,可以让她选择性地做自己喜欢的事情,如浇花、听音乐、欣赏画册、阅读、散步等,或选择性地做家务、上班等。孕妇做喜欢做的事对于保持孕妇稳定、健康的心理状态大有益处。②释放烦恼。鼓励孕妇将自己的烦恼向亲人、朋友倾诉,或通过写日记、博客,发短信等方式调整自己。③充分利用社会资源。孕妇应多与积极乐观的朋友交流,让他们的良好情绪感染自己,也可通过与配偶的沟通获得更多的关爱,满足自身孕期需要的依赖感和安全感。④减轻身体不适。孕期由于躯体不适,如孕早期的呕吐、疲乏,孕晚期的失眠、水肿等,会导致孕妇心情烦躁,护士应积极对症处理,减少上述症状对孕妇的影响。⑤心理暗示。教授孕妇积极的心理暗示方法,可有效帮助孕妇转移烦恼、宣泄积郁,从而保持孕期平和恬静的心态。

(3)动员孕妇社会支持系统:做好孕妇家属的宣教工作,注重配偶对孕妇的支持作用,为孕妇和胎儿创造温馨的孕育环境。

2. 分娩期妇女的心理护理与治疗

医务人员的不良态度是产妇产程中心理压力的来源之一。因此,医务人员在与产妇的接触中,应格外注意自己的言行,用友善、亲切、温和的语言向产妇传递信心与关怀。在分娩过程中:一方面,医务人员应认真观察,尤其注意产程进展并告诉孕妇,及时了解产妇心理动态,主动安慰,并指导正确运用产力的方法,帮助产妇保持情绪镇定、精神放松,发挥护理专业性社会支持的作用;另一方面,有条件时,借助产妇丈夫提供的支持使产妇积极地应对产程及其变化,从而缓解其孤独、恐惧感。

3. 产褥期妇女的心理护理与治疗

(1)鼓励产妇表达情绪:护士耐心倾听产妇诉说心理困惑,做好产妇心理疏导工作。可为产妇提供与其他产褥期妇女交流的机会,以减轻其心理负担和对不良躯体症状的感知。

(2)调动社会支持系统缓冲产妇的心理不适:鼓励丈夫及其他家庭成员多关心、体贴产妇。

(3)帮助有心理障碍的产妇:引导有心理障碍的产妇进行理性的归因并进行相应的心理指导,减少或避免精神刺激。必要时,请心理咨询师或精神科医师治疗。

二、儿童患者的心理特点与心理治疗

(一)儿童患者概述

儿童的年龄范围是从胎儿期至青春期,而在我国目前的临床工作中,将初生至14岁的儿童作为儿科的就诊对象,按照年龄可将其分为新生儿期、婴儿期、幼儿期、学龄前期、学龄期。儿童期是心理行为发育和个性发展的重要时期,加之独生子女教育环境的影响,使得对患儿的心理治疗尤为重要。在临床中,应根据儿童不同年龄阶段的心理行为发育特征和需求,采用有针对性的治疗措施。随着医学模式的改变,对儿童的治疗已由单纯的疾病治疗发展为以"小儿及其家庭为中心"的身心整体治疗,只有将家庭作为一个整体定义为"患者",对儿童患者的健康才能有好的促进作用。所以针对儿童患者,应优先考虑家庭的价值和需要、促进家庭合作、强化家庭整体的力量来为家庭提供支持,以创造一个良好的治疗环境,共同促进患儿早日康复。

（二）儿童患者的心理特点

大多数儿童就医时有明显的消极心理反应,其心理反应的强度和形式又因儿童的年龄、疾病性质及严重程度、人格特点的不同而有所不同。根据儿童心理及生理特点,将住院患儿分为:新生儿期、婴儿期、幼儿期、学龄前期、学龄期五个阶段。

1. 新生儿期 已具备了视、听、嗅、味、触本体感觉,这些是人的基本认知功能,其中听、味、触觉已经十分敏锐,视觉发展相对迟缓。他们的大脑发育还不完善,大脑皮质经常处于保护性抑制状态——睡眠。新生儿已经具有了愉快与不愉快的情绪体验,主要与生理需要是否满足相关。

2. 婴儿期 此期的各种心身发展是一生中最快的时期,神经系统发育指数呈直线上升。大脑功能的增强给婴儿的心理活动提供了物质基础,他们已经学会了翻身、坐起、站立、行走及手眼协调玩玩具。他们会用简单的语言、动作与人交流,表达自己的需求与情感,尤其是由于哺乳行为,患儿与母亲建立了亲密的依恋关系。对住院的反应随年龄的大小有所不同。六个月以前只要满足其生理所需,一般比较平静,较少哭闹;六个月以后开始认生,对母亲或抚育者有依恋心理,与陌生人接触时持拒绝态度,对住院反应强烈,以分离性焦虑为主,表现出哭闹不安。

3. 幼儿期 此期是儿童生长发育的重要时期。由于神经兴奋和抑制过程不平衡,且通常兴奋占优势,因此表现为易激动、哭闹、情绪不稳定。幼儿期是语言发展的关键时期,三岁时可以掌握一两千个词汇,能够熟练与人交谈,表达自己的意愿。在这个时期,他们已经断乳,并显示出"心理断乳",表现出独立自主的愿望。在两岁时,他们的情绪已经显示出大部分的成人情绪,能够理解简单的道理,但言行不一。这个年龄阶段的患儿仍受分离焦虑的影响,不过比婴儿少些,他们具备了一定的独立性,能忍受与父母的短暂分离。但是他们会因认为住院是父母对自己的惩罚而产生疑惑,对限制自己的活动而感到不满,尤其当父母不陪伴时表现更为强烈。

4. 学龄前期 此期神经兴奋和抑制趋于平衡,语言发展出现了质的变化,从幼儿期应答式外部语言发展成连贯的、自陈式语言,思维方式以具体形象思维为主,出现简单的逻辑思维和判断思维,具有极强的模仿能力。大于三岁的孩子出现了独立的意愿,开始自行其是,不听大人的话,心理学称之为"第一反抗期"。这个年龄阶段的住院患儿,心理活动开始复杂,他们更容易担惊受怕,如怕打针、怕吃药、怕被父母遗弃。住院后产生恐惧及被动依赖的心理,常表现出哭闹、拒食、压抑、睡眠不安、退化行为、攻击行为。

5. 学龄期 此期在儿童的心理发展上是一个转折点,其中最大的变化是从原来的以游戏为主的生活过渡到以学习为主的校园生活。因此,老师、同学伙伴关系对他们非常重要。同时,学习也成为他们生活中的主要内容和任务。这个年龄阶段的心理特点是有极强的求知欲和想象力,破坏力和创造力也都很强,对事物有自己的判断力,同时又容易受别人影响,情绪体验的深度和强度都加深了。这个时期的儿童已建立起道德感和美感,但还会受周围影响而变化,非常在意别人对自己的评价,并常将其内化为对自身的评价。他们的情绪仍不稳定,波动较大,自我控制能力较差,但已经具有一定的独立性。该年龄阶段的患儿,可能由于恐惧不安、悲伤胆怯、自尊心特别强等原因,出现不配合诊察和治疗的情况,但表现得比较隐匿,做出若无其事的样子以掩盖自己的恐慌。病重的患儿有怀疑、悲观失望、痛苦及对死因的探究等心理反应,严重地影响正常心理发育,甚至可导致其出现心理偏差。

(三)儿童患者的心理治疗

不同年龄的住院儿童,其心理反应的强度和形式不同。因此,应根据不同儿童的年龄特点采取不同的心理治疗方法。

1. 新生儿期 新生儿的情绪反应常用哭来表达,根据这个年龄阶段的特点,进行各种治疗操作应动作轻柔,以减少不必要的刺激。要善于观察患儿,体会不同的哭声所表达的情感和需要,找出原因,给予准确的治疗。在与患儿进行交流时,可以用亲切的目光注视患儿,用喁喁的细语、温柔的抚摸,促使患儿安静并获得满足和愉快、安全的情绪体验。近年来开展的新生儿抚触是一种与患儿沟通交流的好方法,有助于稳定患儿的情绪、提高患儿的适应能力。

2. 婴儿期 这个年龄阶段的患儿,应尽可能留母亲在医院陪护,以减轻因严重的分离焦虑所带来的不良心理反应。如果因病情或其他特殊原因,母亲不能陪护,要在治疗的同时,尽可能多抚摸、拥抱、亲近患儿,以满足他们的情感需求。另外,让患儿挑选一件感兴趣的玩具或从家中带来一件平时喜爱的玩具,鼓励他玩耍,可以转移注意力,减轻不安的情绪。也可以用患儿能听懂的语言及手势、动作、面部表情等非语言行为,了解和满足患儿的需要和情感需求。这些简单的语言、亲切的笑容、丰富的身体语言会使患儿感到愉快、满足、安全。

3. 幼儿期 在抚摸、拥抱、爱抚患儿之外,可以保持一些患儿在家中的习惯,并允许他们带一些相片、画册等,以减轻暂时与父母分离的焦虑情绪。掌握患儿的特殊嗜好、非语言行为的意义及生活习惯和方言等,能使患儿产生亲近感。给患儿读书、讲故事、指点画片,倾听其诉说,都是与病儿交流沟通的技巧。也可以通过与患儿一起游戏,增加患儿的信任,减轻他们的不安心理。通过各种交流,察言观色,了解患儿的心理变化,并经常表扬、鼓励患儿在医院中好的表现,纠正偏食等不良习惯。

4. 学龄前期 对这个年龄阶段的患儿,要允许他们宣泄自己的情感,不要责怪患儿的退化行为、攻击行为、被动心理,要尊重患儿,保护他们的自尊心,鼓励他们参与照顾自己的日常生活。通过与他们做游戏、讲故事、读书、谈一些他们感兴趣的话题,与患儿建立友谊,成为他们的好朋友,使他们尽快适应医院生活。在做治疗操作之前,做好解释,讲明道理,争取患儿主动配合。积极表扬他们在医院中的好行为,并鼓励他们发扬这种行为,护士通过各种交流、沟通过程,关注患儿的心理变化,及时给予相应的心理支持,使他们保持愉快、稳定的情绪。

5. 学龄期 通过与患儿的交谈、介绍一些书籍、讲解健康知识以满足他们的求知欲望,同时获得患儿的尊敬与信任。帮助他们与病室小病友建立新的伙伴关系,以互相鼓励、互为榜样。病情好转时,允许患儿补习功课、看课外书,以减轻焦虑心情。在做各种操作之前,做好解释,以取得其积极配合。尊重患儿,保护患儿自尊心及隐私,给患儿一定自主选择的余地。及时安慰、鼓励患儿,及时调整患儿情绪波动,尽可能创造一个轻松、愉快的环境,使他们适应医院的生活,并保持积极、乐观、稳定的心理状态。对于那些病重的患儿,要给予特别的理解与关怀,帮助他们树立信心,战胜疾病。对于那些患长期慢性病的患儿,心理护理是长期的重要任务,要通过交流,使患儿认识疾病,正视疾病,树立信心,积极配合治疗,并取得家长的配合。

三、临终患者的心理特点及心理治疗

(一)临终状态概述

生老病死是人类自然发展的客观规律,临终是生命过程的最后一个阶段。作为医护人员,在患者将到达人生终点之时,了解其生理心理反应,实施有效的临终治疗,可以提高患者临终生命质量、维护患者尊严。

（二）临终患者的心理特征

临终患者由于疾病的折磨，以及对生的依恋、对死的恐惧，故其临终心理活动和行为极其复杂。临终患者心理可经历否认期、愤怒期、协议期、抑郁期和接受期五个阶段。

1. 否认期　患者最初得知自己患有绝症时，通常是否认：表现得震惊、恐惧，不承认、不接受自己患有无法逆转疾病的事实；怀疑诊断出了差错，怀着侥幸心理，四处求医，希望证实先前的诊断有误；总希望有治疗的奇迹出现，以挽救死亡。患者的这种心理一般持续数小时或数天，个别患者会持续否认直至死亡。

2. 愤怒期　随着病情日趋严重，否认难以维持。强烈的求生愿望无法实现，极大的病痛折磨加之对死亡的极度恐惧，导致患者出现不满、愤怒的心理反应，开始埋怨自己的命运，表现得悲愤、烦躁，拒绝治疗，甚至敌视周围的人，或谴责医生无能，借以发泄自己对疾病的反抗情绪，这是患者失助、自怜心理的表露。其愤怒的对象通常是家人、亲友和医护人员，对周围一切挑剔不满，充满敌意，不配合或拒绝接受治疗，甚至出现攻击行为。

3. 协议期　患者经过否认、愤怒后，逐渐意识到其对身体不利，于是由愤怒期转入妥协期，心理状态显得平静、安详友善、沉默不语，设法阻止死亡到来，延长生存时间。此时，患者积极配合治疗和护理，情绪较为平静，希望通过医护人员及时有效的救助，使疾病能够得到控制和好转，期望医学奇迹的出现。有些患者还会自告奋勇地参加一些新药的临床试验。这时患者表现为能顺从地接受治疗，要求生理上有舒适、周到的护理，希望能延缓死亡的时间。

4. 抑郁期　患者发现身体状况日益恶化，知道自己生命垂危，表现得极度伤感。他们产生强烈的失落感和无可奈何，临床表现为悲伤、退缩、情绪低落、沉默、哭泣等反应，这是患者放弃战斗的表现。此时，万念俱灰，加之频繁的检查和治疗、经济负担的压力和病痛的折磨，使患者悲伤、沮丧、绝望，终日沉默寡言，对周围的事情漠不关心。抑郁从某些方面看是不可避免的，甚至是必需的，是临终患者从生活中脱离的一个过程。抑郁意味着放弃，个人不再为生存而挣扎了，保存仅有的能量，用一种安全、享受的方式度过余下的时间。这时患者极度沮丧、麻木、消沉，并急于安排后事，留下自己的遗言。大多数患者在这个时候不愿多说话，但又不愿孤独，希望多见些亲戚朋友，愿得到更多人的同情和关心。

5. 接受期　面对即将来临的死亡，患者无可奈何，不得不接受残酷的现实，此时的患者已不再焦虑和恐惧，表现得安宁、平静和理智，对一切漠然超脱，等待着与亲人的最后分别，等待着生命的终结。接受即将面临死亡的事实，并努力理解和实现自己生命的意义。患者心里十分平静，对死亡已有充分准备。逐渐接受死亡的患者会从周围世界撤回自己的感情，并变得越来越少地参与生活活动。这种接受的态度有助于患者安排后事，更从容地应对死亡。当然有些患者经过相当痛苦的与疾病的斗争，会变得精疲力竭，可能他们会感到死亡是一种解脱。

（三）临终患者的心理治疗

大部分患者的临终过程呈渐进性，时间可长可短，应根据临终患者的心理特征，积极创造条件，在做好生理治疗的同时，加强心理护理，使患者在心理上得到最大的支持和安慰。

1. 否认期的心理治疗　在病程的否认期中，医生应当给予理解和支持。首先，不要揭穿患者的防御机制，不要强求患者面对现实，劝说家人顺应患者的内心需要，这既是对患者的尊重，也可以使患者在心理上得到一定程度的安宁。其次，根据患者对自己病情的认识程度，医生要耐心倾听患者的诉说，使之消除被遗弃感，缓解其心灵伤痛，使其时刻感受到医生的关怀，并因势利导，循循善诱，使患者逐步面对现实。

2. 愤怒期的心理治疗　患者处于愤怒期时，医生应宽容、大度，对患者的愤怒表示理解和接纳，千万不要把患者的攻击记在心上，更不能予以反击。要充分理解患者的愤怒是发自内心的恐惧与绝望，宣泄内心的不愉快。此时，对患者要更加真诚和体贴，要疏导发怒的患者，必要时辅助药物，帮助平息愤怒情绪。此期内，要多陪伴患者，保护患者的自尊，尽量满足患者的心理需求。

3. 协议期的心理治疗 处于协议期的患者,正在用合作、友好的态度试图推迟死亡期限,尽量避免死亡的命运。此时,可以选择恰当的时机与患者进行生命观念、生命意义等问题的讨论,了解患者对于生与死的态度和当前的想法,同时也可以有针对性地安慰患者,并且尽可能满足患者的各种需求,努力为患者减轻疼痛、缓解症状,使患者身心感到相对的舒适,创造条件让患者安心地度过生命的最后时光。必要时配合药物,以控制症状、减轻痛苦。

4. 抑郁期的心理治疗 对抑郁期患者,应当认真评估患者的抑郁情况,给予同情和照顾,允许患者自由地表达其悲哀情绪。同时应让其家属多探望和陪伴,使患者有更多的时间和自己的亲人在一起,尽量帮助患者完成他们未尽的事宜,顺利度过抑郁期。

5. 接受期的心理治疗 患者处于接受期阶段,能够理性地思考即将到来的死亡,对自己的身后之事也能够理性地安排。此时,应该尊重患者的选择,尊重患者的信仰,让家属继续陪伴患者,不要勉强与患者交谈,不过多打扰患者,给予最大支持,保证患者临终前的生活质量,使患者带着对人间生活的满足走向生命的终点。

四、慢性病患者的心理特点及心理治疗

(一)慢性病概述

慢性病是指病程长达三个月以上,症状相对固定,常常缺乏特效药治疗的疾病。它具有起病缓、病程长、反复发作、疗效不显著等特点,并对患者的生活、工作、心理产生一定的不良影响,因而成为人类健康的最大威胁之一。

(二)慢性病患者的心理特点

临床观察及研究发现,慢性病患者的心理反应为:初患疾病时主要为震惊,随着治疗过程的展开,患者的期待心理受到挫折,他们往往会感伤自己将要失去的生活、将要经历的痛苦,感到无趣、绝望。随着病程的延长,患者逐渐进入患者角色,此时有些患者会表现出角色强化。慢性病患者心理变化的原因除与疾病本身有关外,还与患者的部分社会生活能力丧失、社会适应不良问题等有关。下面将依照心理反应顺序介绍慢性病患者的心理特点及其影响因素。

1. 震惊 是发病初期患者最迅速的反应。当患者感到危机来临,尤其是当危机在没有任何预警的情况下来临时,如例行查体发现疾病且已较严重,患者往往会表现为震惊。主要表现为:不知所措、行为不受自己控制,与情境分离,似乎自己成了旁观者。

2. 抑郁 慢性病由于长期迁延不愈,部分患者甚至丧失劳动能力,以致职业发展、家庭关系和经济收入均受到严重影响,患者常常感到沮丧、失望、自卑和自责,认为自己因病而成了他人的累赘。因此,对生活失去热情,加之疗效欠佳,对治疗缺乏信心。又因认为自己成了累赘,导致自信心和自我价值感降低,甚至丧失生活热情。主要表现为:忧心忡忡、沉默不语、悲观失望、愁眉苦脸、怨天尤人,有的患者不良情绪与日俱增。

3. 敏感 多疑慢性病患者或处于慢性期的患者因疗效不理想,会出现怀疑治疗方案或医护人员治疗水平的现象。常见表现为:要求其他医生会诊,或擅自到院外治疗,或抗拒治疗,甚至自行更换药物等。此外,由于长期遭受病痛的刺激,患者的注意力转移并集中到自我身上,可能的表现有:猜疑自己患了不治之症;看到医护人员低声谈话时,猜疑是在讨论自己的病情,认为自己的病情加重,甚至没有救治希望;有时对他人的好言劝慰半信半疑,甚至曲解他人话中的含义;身体某部位稍有不适,即猜测是否患病等。

4. 紧张焦虑 由于许多慢性病目前尚无令人满意的特效治疗方法,患者在应对漫长的疾病过程的同时,还要不时接受病友病情恶化或死亡的恶性刺激,这对患者来说是严重的心理冲击,可导致其出现紧张、焦虑情绪。主要表现为:烦躁、失眠、易怒、有度日如年之感。有的患者对疾病非常敏感、格外关心,渴望了解疾病的发病原因、发展趋势、治疗效果,期盼有灵丹妙药

问世,于朝夕之间疾病获得痊愈。

5. 患者角色强化　慢性病患者因长期患病,早已习惯了别人的关心和照顾,继发性的获益强化了患者在心理上对疾病的适应,表现出较强的依赖性,强烈需要他人关注,心理变得脆弱,刻意回避复杂的现实问题,长期依赖他人照料,心安理得地休养。

6. 药物依赖或拒服药心理　很多慢性病患者由于长期服用某种药物而对此药产生了依赖心理,若因病情稳定需要停用该药,或因病情需要换用他药时,患者则会表现出明显的紧张和担心,甚至出现躯体反应;也有部分患者因为担心长期服用某种药物副反应大,从而对药物产生恐惧心理,不遵从医嘱甚至偷偷将药扔掉,影响疾病的治疗。

（三）慢性病患者的心理治疗

众所周知,不是所有的慢性病患者都能很好地适应疾病,疾病必然会对其生活、工作及心理状态带来一定的负面影响,进而影响患者的生活质量。所以,采取科学的心理治疗措施,帮助慢性病患者应对疾病带来的心理社会问题至关重要。

1. 支持性心理治疗　慢性病病程长、病情容易反复,所以应充分理解和尊重患者,给予心理支持和安慰,帮助患者建立社会支持系统,鼓励患者家属亲友等共同关心和支持患者,以便缓解和消除患者的消极情绪,增强战胜疾病的信心。

（1）初次、急性发病的慢性病患者:耐心解答其疑问,询问其需求,并给予安慰及恰当的心理指导,特别对情绪不稳定、紧张、焦虑、恐惧的患者,更应多加关心、安慰、解释,以调动患者的主观能动性,积极配合治疗和护理。

（2）病程长、反复发作的慢性病患者:紧紧围绕慢性病易反复、疗效欠佳,甚至终生带病的特点,安慰、鼓励患者,调节其情绪、振奋其精神,增强其与疾病抗争的勇气。

2. 情绪管理　帮助患者学会识别和觉察情绪变化的技巧,向患者解释心理状态和疾病之间的关系、不良心境对健康的消极影响,培养积极乐观的情绪,促进机体的康复。

具体做法:①真诚交流。针对慢性病的症状,使用鼓励性语言与患者进行真诚沟通和交流,满足他们被关爱的心理需求,促使其对医生产生信任感、信赖感。②鼓励倾诉。负性情绪长期得不到宣泄,很容易加重疾病症状,因此应鼓励患者向亲友、医护人员或专业心理咨询者倾诉内心的压力与烦恼,并努力做耐心、值得信赖的倾听者;也可通过运动、哭泣、写文章或日记等方法,进行宣泄。③技术指导。教会患者运用自我积极暗示、转移注意力、自我调控等技术,纠正负性情绪,切断负性情绪与疾病症状之间的恶性循环。

五、手术患者的心理特点及心理治疗

（一）手术概述

手术对于患者而言是一种严重的心理应激,不仅会导致躯体的创伤性体验,还会导致各种复杂的心理反应,这些心理活动会影响患者的手术效果及术后的康复。因此,了解手术患者的心理特点,提供针对性的心理护理,对减轻或消除患者的消极心理反应,帮助其顺利度过手术期,取得最佳康复效果十分重要。

（二）手术患者的心理特点

1. 手术前患者的心理特点　患者最常见的术前心理反应是情绪焦虑,主要表现为对手术的担心和恐惧,并伴有相应的躯体症状,包括心慌、手抖、出汗、坐立不安、食欲减退、睡眠障碍等。患者术前焦虑的产生主要源于对手术这种有创性的医疗手段缺乏了解,害怕术中疼痛,担心发生意外,甚至死亡。为此患者常表现出矛盾心理,既想接受手术又害怕手术的开展,故有的患者寻找借口拖延手术日期或拒绝手术;有的患者因术前过度紧张,刚进手术室便大汗淋漓、心跳加快、血压下降,不得不暂缓手术。患者术前焦虑情绪的产生和程度,个体之间差异很大。

2. **手术中患者的心理特点** 术中患者的心理反应主要是对手术过程的恐惧和对生命安危的担忧。手术时,患者置身于陌生的环境中,话语不多的紧张气氛、手术中金属器械的碰撞声、对切口和出血情况的想象、内脏牵拉疼痛等均可使患者紧张及恐惧。局部麻醉和椎管内麻醉的患者,手术过程中处于清醒状态,其注意力大多集中于手术过程的各种信息上,能从医护人员的言谈来判断自己病情的严重程度及手术进展是否顺利,因而紧张、恐惧情绪极为强烈。

3. **手术后患者的心理特点** 术后由于手术创伤引起疼痛和不适,加之担心切口裂开或出血,躯体不能自主活动,患者会感到痛苦难熬、躁动,产生沮丧、失望等悲观情绪。有些因疾病术后部分生理功能丧失或体貌严重改变的患者、手术效果未能达到预先期盼的患者,术后往往会产生一系列的心理反应,包括接纳和自我认同障碍,表现为悲观、失望、丧失生活兴趣,甚至发生自伤、自杀行为。

(三)手术患者的心理治疗

1. **手术前患者的心理治疗**

(1)心理干预:首先,耐心听取患者的意见和要求,并向其阐明手术的必要性和安全性;其次,及时向患者及其家属提供有关手术的信息,如手术的简略过程,手术应注意的事项,术中、术后可能使用的医疗设施及可能出现的不适感;再次,安排家属、朋友及时探视,增强患者治疗疾病的信心,或减轻术前恐惧;最后,鼓励患者学习减轻术前焦虑的方法。

(2)强化社会支持:医护人员、家人及朋友的关心与支持能帮助患者减轻或消除负性心理,树立战胜疾病的信心。护士可通过行为评估、与患者家属沟通、心理测量等方式,了解患者获得和领悟社会支持的状况,如与家人及朋友的关系、经济状况等,积极向患者的家人及朋友提供疾病及手术的信息,鼓励并指导他们在精神、情感、经济诸方面给予患者大力支持,使患者获得温暖、信心和力量,减轻术前焦虑。

(3)保证充足睡眠:必要时按医嘱给予抗焦虑、镇静安眠药物。

2. **手术中患者的心理治疗** 患者进入手术室后,应热情接待、亲切问候,主动介绍手术室环境、先进的医疗仪器设备、经验丰富的医师及麻醉师、术中配合方法,增强患者对手术的信心。手术室应保持安静、整洁,床单无血迹,手术器械须掩蔽。医护人员谈话应轻柔和谐,遇到意外需冷静,勿惊慌失措,忌大声喊叫,以免对患者产生消极暗示,使其紧张。当患者在清醒状态下手术时,医护人员不说令患者恐惧、担心的话。对于需要做病理切片检查并等待检查结果以决定是否进一步实施手术的患者,医护人员应给予安慰。

3. **手术后患者的心理治疗** 麻醉清醒后,应立即向患者反馈手术的有利信息,给予鼓励和支持。了解患者疼痛情况,及时给予镇痛药减轻疼痛。通过心理疏导,帮助患者克服消极情绪。有的患者消极情绪的产生是因为评价手术疗效的方法有误,因此医护人员应将正确评价疗效的方法传递给患者,使患者能正确认知术后康复过程。

六、癌症患者的心理特点及心理治疗

(一)癌症概述

肿瘤是机体在各种致癌因素作用下,局部组织的某一个细胞在基因水平上失去了对其生长的正常调控,导致其克隆性异常增生而形成的新生物。根据肿瘤生物学特性及其对机体危害性的大小可将其分为良性肿瘤、恶性肿瘤两类。良性肿瘤较少出现全身症状,不向周围组织浸润,也不向全身转移,手术切除后不易复发,对机体危害小,患者预后较好。恶性肿瘤生长迅速,并向周围组织浸润,常有全身转移,全身症状明显,晚期患者多出现恶病质,手术切除后复发率高,死亡率高,是危害人类健康最严重的疾病之一,可给患者造成极大的心理压力。本篇所述癌症患者的心理特点与心理治疗主要是针对恶性肿瘤患者而言。

（二）癌症患者的心理特点

癌症被人们看作是一种最可怕的疾病，"癌症＝死亡"的错误观念深深地印在人们头脑中。所以当一个人患上癌症后会受到巨大的心理冲击，产生一系列心理反应。

一般来说，当患者得知自己被确诊患有癌症后，其心理反应大致可分为以下四期。

（1）休克-恐惧期：当患者突然得知自己患癌症后，心理受到极大的冲击，反应强烈，可表现为眩晕、心慌、惊恐，有时出现木僵状态。此期持续时间通常＜1周。

（2）否认-怀疑期：当患者从剧烈的情绪震荡中冷静下来后，便开始怀疑诊断的正确性，并在潜意识中使用否认的心理机制来减轻内心的痛苦与紧张，患者怀着希望到处检查，期望得到否定癌症的诊断。此期持续时间1~2周。

（3）愤怒-沮丧期：当癌症得到确诊后，患者会表现得易于激动、愤怒、暴躁、爱发脾气，可出现攻击行为，其生活习惯、饮食、睡眠受到影响。同时，患者又会表现出沮丧、悲哀、抑郁等情绪，甚至感到绝望，可出现自杀倾向或行为。此期持续时间2~4周。

（4）接受-适应期：患者最终不得不接受和适应患癌的事实，情绪逐渐平静，但多数患者难以恢复到病前的心理状态，常陷入长期的抑郁和痛苦之中。此期持续时间通常＞4周。

（三）癌症患者的心理治疗

及时给予癌症患者适当的心理干预，可以帮助患者减轻心理痛苦，尽快适应和认同自己的心身变化，同时配合抗癌的综合治疗，提高生活质量。

1. 告诉患者真实的信息　一旦癌症的诊断明确，就面临是否将诊断结果告知患者的问题。可让患者了解治疗过程中可能出现的各种副作用和并发症，并进行耐心解释和心理辅导，以便于患者积极配合治疗。当然，在告诉患者诊治情况时，应根据患者的人格特征、应对方式及病情程度，审慎地选择时机和方式。

2. 纠正患者对癌症的错误认知　患者许多消极的心理反应均来自"癌症＝死亡"的错误观念。医务人员应帮助患者了解疾病的科学知识，接受癌症诊断的事实，及时进入和适应患者的角色，积极配合抗癌治疗。

3. 处理患者的情绪问题　大多数癌症患者有情绪问题，而躯体疾病和心理因素的交互影响会导致恶性循环，阻断这种恶性循环的关键在于解决患者的情绪问题。对于处在否认-怀疑期的患者，应允许其在一段时间内采用否认、合理化等防御机制，让患者有一段过渡时期去接受严酷的事实。但是，长时间的"否认"可能延误治疗，故应加以引导。研究表明，对于癌症患者，真正意义上的"否认"并不多见，大多数属于情感压抑。支持性的心理治疗可帮助患者宣泄压抑的情绪，减轻紧张和痛苦的情绪。由于对死亡、疼痛和残疾等后果的担心，癌症患者常常会产生焦虑和恐惧情绪，可采用认知疗法纠正患者的错误认知，如"癌症是不治之症"等歪曲的观念，结合支持性心理治疗放松技术、音乐疗法等治疗，减轻患者的焦虑和恐惧情绪。对于严重焦虑恐惧的患者，可适当使用抗焦虑药物治疗。抑郁是癌症患者另一常见的消极情绪，严重者可能不配合治疗，甚至产生自杀意念和行为。可通过深入晤谈和对抑郁程度的评估，采用多种治疗方法如支持治疗、认知治疗等进行心理干预，鼓励和强化患者增强人际交往，并进行力所能及的活动，以促进情绪改善。对于严重抑郁的患者，抗抑郁药的使用很有必要。

4. 减轻疼痛　应高度重视癌症患者的疼痛问题，因癌症患者的疼痛往往伴有恐惧、绝望和孤独的心理反应，可能加重疼痛的主观感受。由于疼痛可以加剧患者心身交互影响，故应首先采取措施减轻和消除疼痛，然后再处理因疼痛而引发的心理问题。晚期癌症患者的疼痛应尽早用药物控制，不必过多考虑止痛药物的各种禁忌。

5. 重建健康的生活方式　宣传健康知识，倡导人们建立健康的生活方式，树立防护意识，切断不良生活方式与癌症的通道。

（纪　爽）

复习思考题

一、选择题

1. 手术患者术前最常见的心理反应是（　　）

A. 担忧、焦虑
B. 抑郁、无望
C. 敌对
D. 愤怒
E. 过度依赖

2. 某患者即将进行胆囊切除术，术前医务人员不应做（　　）

A. 必要的躯体检查
B. 提供有关手术信息
C. 听取患者和家属意见
D. 提供情绪支持和鼓励
E. 与患者家属建立医疗之外的人际关系

3. 濒死患者心理活动分为五个连续的阶段，即（　　）

A. 愤怒期、否认期、协议期、抑郁期和接受期
B. 否认期、协议期、抑郁期、愤怒期和接受期
C. 协议期、否认期、愤怒期、接受期和抑郁期
D. 否认期、愤怒期、协议期、抑郁期和接受期
E. 抑郁期、协议期、否认期、愤怒期和接受期

4. 一旦被确诊为恶性肿瘤，患者心理反应会出现以下四期（　　）

A. 否认 - 怀疑期、接受 - 适应期、愤怒 - 沮丧期、休克 - 恐惧期
B. 愤怒 - 沮丧期、休克 - 恐惧期、接受 - 适应期、否认 - 怀疑期
C. 休克 - 恐惧期、否认 - 怀疑期、愤怒 - 沮丧期、接受 - 适应期
D. 愤怒 - 沮丧期、否认 - 怀疑期、休克 - 恐惧期、接受 - 适应期
E. 否认 - 怀疑期、休克 - 恐惧期、接受 - 适应期、愤怒 - 沮丧期

5. 由既无疗效又无毒副作用的中性物质制成的、外形酷似药物的制剂属于（　　）

A. 药物
B. 安慰剂
C. 药物代用品
D. 假药
E. 糖衣片

二、简答题

1. 简述患者常见的情绪反应有哪些。
2. 影响患者遵医行为的因素有哪些？

三、案例分析

1. 张某，女，60岁，离休干部。体检发现肺癌，入院治疗。入院后，患者心情一直低落、食欲缺乏，经常去找医生问"诊断清楚了么？会不会弄错？一定要手术么？"当患者得知一定要手术治疗后，食欲和睡眠受到严重影响，急于知道手术怎么做，手术痛不痛，有没有危险，手术后是不是肺癌就治好了，等等。术前一天，患者一两个小时就去找一次医生护士，反复询问"手术有没有问题？会不会有意外？"遇到这种问题，你应该怎么做？

2. 李某，女，20岁，本科文化程度。来询者主诉，经常做一些无意义的动作，伴沮丧，失眠三个月。其母陈述：过完年后，也就是近两个月，总走不了路，向前走几步，再向后退几步；最近发展到不敢开关门，把手伸到门把手边上，马上又离开，一会儿又慢慢靠近门把手，但一会儿还是又把手拿开，半天开不了门，半天走不出一步去；并且反复洗手。遇到这种问题，你应该怎么做？

3. 2008 年 5 月 12 日,在汶川地震发生数小时之内,一位六旬老人在失去 14 岁的儿子后表现出情绪麻木、沉默无语。因老来得子,老人对自己的小儿子呵护倍加,视如珍宝。地震结束一周后,老人仍存在焦虑情绪和茫然之后的恐惧,对于丧失儿子这一沉痛打击,存在浓重的愧疚感与悲伤、哀悼反应,经常放声大哭:"我就那么一个儿子,儿子都死了我活着还有什么用啊!"在避难救护所生活十天以后,焦虑反应、抑郁情绪更加严重,承受不了后整日胡言乱语,时好时坏,还经常头疼睡不着觉,每天一闭眼就会想到逝去的儿子和地震时房子垮塌的画面。目睹儿子的遗物,就会感到异常痛苦,心情暴躁。遇到这种问题,你应该怎么做?

4. 某医院儿科病房里,某天收治了一位 6 岁的患有肾病综合征的女患儿。该患儿从入院就诊到进入病房,一直紧紧依偎着其母亲,不允许其母亲离开自己。当母亲不得不离开时,该患儿便哭闹不休,拒绝进食和睡觉,医护人员对其进行检查时有反抗行为,极不合作。患儿刚入院时,有高度浮肿,治疗一段时间后浮肿无明显消退,后得知患儿经常偷吃榨菜。同时,由于激素作用,出现了向心性肥大的副作用,患儿产生自卑感,拒绝继续服药治疗。遇到这种问题,你应该怎么做?

第十一章 医患关系与医患沟通

第一节 医患关系

一、医患关系概述

    医患关系是在临床诊疗过程中形成和建立起来的一种特殊形式的人际关系，是医疗关系中最基本、最重要的人际关系，是一切医疗活动的基础。

    然而在当代，因为各种原因，医患关系日趋紧张，从口舌之争到暴力伤医，医患关系已经逐渐成为社会群体关系中最难处理的关系之一。因此，我们应该从社会、心理及医患双方等多方面思考影响医患关系的因素，为构建和谐的医患关系共同努力。

    医务工作者与患者因健康利益而紧密相连，也就是说，医患双方有着共同的目标和利益。随着医学的发展，医患关系也由单纯的诊疗关系转变为更为复杂的利益关系和社会关系，在这种情况下，如何正确认识医患关系的内容和本质，赢得患者的信任，构建良好的医患关系，是每一位医务工作者都应思考的重要问题。

二、医患关系的类型

    根据患者的个体差异及所患疾病的性质，双方在医患关系中扮演角色及在双方的交往活动中所发挥的作用不同，可将医患关系分为三种模式。这些模式不在于哪一种最优越，而在于何种情况下何种模式更有利于患者的诊疗和健康（表 11-1）。

    1. 主动 - 被动型　这是一种受传统生物医学模式影响而建立的医患模式，也是一种单向性的、最常见的、以疾病的治疗为主导思想的医患关系模式,其原型是"父母 - 婴儿"。这种关系是由患者对医方的绝对信任、医方对患者在诊治上不容置疑的权威造成的。在这种关系中,医生处于主动的、主导的地位,以"保护者"的形象出现在患者面前,而患者完全处于被动的、接受医疗的从属地位。这种医患关系的模式适用于无自主能力的患者,如严重休克患者、婴幼儿、智力障碍及某些精神疾病患者。

2. 指导 - 合作型　这是一种以疾病治疗为指导思想而建立的医患关系。这种医患关系的特点是"医生告诉患者做什么和怎么做",模式的原型是"父母 - 少年"。在这种模式中医务人员仍处于相对的主动地位,有一定强度的权威性,但患者可以向医生提供有关自己疾病的信息,也可以向医生提出自己对疾病治疗的观点和意见。这种模式的主导作用是"教会患者做什么",医生以"指导者"的形象出现在患者面前,为患者提供必要的指导和咨询。这种模式适用于处于恢复期的患者。

3. 共同参与型　这是一种以生物 - 心理 - 社会医学模式及健康为中心的医患关系模式。这种医患关系的特点是:医生、护士以"同盟者"的形象出现在患者面前,"医生帮助患者自我恢复";患者也处于积极主动的地位,对疾病的治疗和康复过程有较强的参与意识和行动。这种模式适用于患慢性病且具有一定文化水平的患者。

表 11-1　三种医患关系模式及其特点

模式	医生的地位	患者的地位	临床模式应用	生活原型
主动 - 被动型	绝对主动	被动接受	休克患者、昏迷患者、婴幼儿	父母与婴儿
指导 - 合作型	主导地位	合作	恢复期患者	父母与少年
共同参与型	帮助患者自我恢复	进入伙伴关系	慢性病且具有一定文化水平患者	成人之间

三、医患关系的特点

医患关系的实质是医护人员以自己的专业知识和技能帮助患者摆脱病痛、预防疾病、保持健康的过程。医患关系符合一般性人际关系的特点,同时,因为医患关系是一种特殊的人际关系,所以又有其自身的特点。医患关系有以下特点:

1. 医患关系是一种信任关系　所谓信任关系,就是医患之间相互尊重、彼此信赖的关系。医患关系的维系需要建立在相互信任的基础上。信任关系是医生顺利完成诊疗工作的基础,没有医患相互间的信任,就不可能建立以医疗活动为中心的工作关系。许多医疗实践已表明,缺乏诚信、平等的医患关系,是患者不配合治疗的主要因素,也是医疗护理过程中患者感到不满意,使医疗投诉增加的主要因素。

2. 医患关系是一种治疗关系　医患关系对患者的健康具有双重作用。良好的医患关系能够有效地减轻或消除患者来自环境、诊疗过程及疾病本身的压力,有助于治疗和加速疾病康复的进程。相反,紧张的医患关系会加重患者的心理负担,甚至可能导致患者情绪变坏,严重影响治疗和康复。因此,医护人员必须明白,医患关系是一种特殊的、应该谨慎维系的治疗性关系,应采用真诚、理解、信任、接纳、温暖和通情达理的态度,给患者以积极的关注,帮助患者保持良好的情绪和积极配合治疗的行为。

3. 医患关系是一种工作关系　通常人与人之间的交往和友谊关系的建立是自发的,非强制性的。而医患关系的建立是对医护人员的职业要求,具有一定的强制性。不管医护人员是否愿意,或患者的身份、年龄、素质、职业如何,医护人员都应与患者建立良好的工作关系。医患之间的情感联系,应服从于医疗活动目的与任务要求,以治疗疾病、维护健康为目的的医疗活动是医患交往的核心内容。

四、影响医患关系的因素

（一）社会因素

1. **市场经济的影响** 中国目前是社会主义市场经济体制，医院不可避免地受到市场经济及体制等因素的影响，卫生资源分配取决于消费者的收入水平，收入差距的两极分化会导致卫生资源的分配不公、医疗费用的上涨。低收入者相对获得较少、较低质量的卫生服务，而高收入者可以获得较多、较高质量的卫生服务。

2. **法律法规的影响** 目前，我国还没有针对医患关系的性质与调整的适用法律法规，对医疗纠纷的处理，医法两家难以达成共识。对医疗行为中经常面对的知情同意权的法定主体地位，履行告知范围、标准、要求、界定、医疗特权的范围、免责等问题，都尚缺乏法律条款或明确的司法解释，以至于医疗主体在医疗行为与医疗纠纷的司法实践中时常遭遇困惑和尴尬。医务人员法律意识淡漠、缺乏维权知识，在处理医疗投诉和纠纷时不按法律程序办事，情感用事，也使医疗纠纷的处理更加困难。

（二）医患双方因素

1. **医患双方角色意识的差异** 医疗实践证实，不少医患冲突是由医患双方对医疗行为所具有的不同角色意识导致对问题的不同归因所引起的。由于医患双方各自的权益不同、专业知识背景差异及价值观念的不同，面对医疗纠纷时，就会影响医患关系的和谐。患方的角色思维是看自己的权益是否受损，医方是否有责任，怎样才能获取最佳的治疗。而医方的角色思维是看行为结果是否符合专业的标准，是否与技术水平和设备性能有关，是否是疾病的演化趋势。因此，双方的角色意识差异，就影响了医患关系的和平协调。

2. **医患双方不同的心理需求** 无论医生还是患者，人人都有被尊重的需要，尤其是患者处于疾病状态，时常焦虑不安，有时还担心被人歧视，这种被人尊重的需求就会更为强烈，情绪也更为敏感。如果医生不了解患者的这种需求，以一种高高在上的优越感对待患者，患者会感到不被尊重，就很难建立良好的医患关系。同样，医生也需要患者的理解和尊重。医生担负着人命关天的重任，工作压力大、责任重，但由于社会对医生的偏见，有些患者对医生极端不信任，处处提防，极大地伤害了医生的自尊心，这些都不可避免地会影响到医患关系。

五、建立良好医患关系的基本原则

1. **平等、尊重原则** 医患关系应建立在平等和相互尊重的基础上，在诊疗活动中处于主导地位的医护人员应尊重患者的人格和权利，主动了解患者在诊疗过程中的感受和体会，维护患者的利益，平等地与患者进行交流，以保证医疗过程的顺利进行。

2. **义务性原则** 建立医患关系的目的是促进患者的健康、满足患者的需要，而非医患双方个人情绪的需要。因此，它有别于社交性人际关系。与患者建立治疗性的工作关系是医护人员应尽的义务和责任，不应以有代价和有无报酬为条件，也不应以是否获取某种利益为前提。

3. **诚信原则** 信任是建立良好医患关系的基础，医患交往中应诚实、不欺诈、遵守诺言，以取得患者的信任。医护人员拥有专业的医学知识和医疗处置权，了解疾病的进程与发展，因而在医疗活动中应遵守医疗规则，及时履行告知义务，不应因某些个人利益愚弄患者，在出现医疗差错或事故时要勇于承担责任，以真诚之心为患者服务。

4. **短暂性原则** 医患关系是发生在特定的时间、地点及人物之间的关系。这种关系随着医生、护士、患者和时间的改变而改变，是无法重复的。在医患关系的互动过程中，医护人员通常掌握治疗互动的主动权,根据诊疗、护理的需要与患者安排会谈的时间、地点与次数等。当医患双方结束诊疗关系后,这种关系也就随之结束了。

拓展阅读

1. 处理好医患关系对医方的意义

(1)有利于调动医务人员的积极性和创造性:良好的医患关系可促进医务人员主观能动性的充分发挥,使其主动与患者进行沟通与交流。处理好医患关系也能消除医护人员对患者的不信任,从而拉近医患的距离。

(2)有利于促进我国医学事业的发展,减少医学人才的流失:医生本就是高风险、高压力的工作岗位,然而频频发生的患者家属伤害医护的事件,让一部分人不愿从事医生的职业。更为痛心的是,这些事件还导致了一部分国内医生出国就业。医患关系问题的有效处理能重新聚拢这些医学人才,使我国的医学事业更上一层楼。

(3)有利于重新树立起医生在人们心中崇高的形象:众所周知,医生的职责是救死扶伤、治病救人。然而近年来所发生的医患纠纷中,个别医护人员抵制不了经济的诱惑为整个行业抹黑,使人们对医生越发的不信任。因此,建立和谐的医患关系,有利于让医学回归"医为仁术"的本性,找回医患世界中久违的温情。

2. 处理好医患关系对患者的意义

(1)有利于保障人民的健康,提高人民的生活质量:"生老病死"是每个人都无法摆脱的命运,人们总会有生病的时候,总是有需要和医生打交道的时候,医患关系问题得到很好的解决最有利的自然是人民,可使人们在为疾病担忧的同时不需要去烦恼其他的因素,还能得到医生的关心与问候,从而感受到温暖,更有信心抵抗病魔。

(2)有利于增加患者就医的依从性:良好的医患沟通会使患者感知到与医生之间的信息不对称,感受到医生在医疗知识、诊断方法、治疗方案等各方面的优势,更加认可医生的专业性,提高患者对医生的信任度、就诊满意度,从而进一步提升其对诊疗方案的依从性,获得更好的医疗服务体验和医疗效果。

(3)有利于消除人们对医生、对社会的不信任感:现在人们一旦得病,最先担忧的不是能否治好,而是医院里是否有关系。这追根究底是人们对医生、对社会的不信任。处理好医患关系,消除人们的疑心,可让人们感受到医护人员的努力与尽责,感到社会的和谐与公平。

第二节 医患沟通

沟通是建立良好医患关系的必要条件,了解医患沟通的基本概念、掌握沟通技巧,对协调和处理好医患关系有重要意义。

一、医患沟通定义

医患沟通(doctor-patient communication)不仅是长久以来医疗卫生领域中的重要实践活动,而且是当代经济社会发展过程中凸显出来的医学学术范畴。

医患沟通有广义与狭义的区别。广义的医患沟通,是指医学和医疗卫生行业人员,主要围绕医疗卫生和健康服务的法律法规、伦理道德、政策制度、服务范围与医疗技术人才标准和方案等方面,以非诊疗服务的各种方式与社会各界进行的沟通交流,如制定新的医疗卫生政策、修订医疗技术与服务规范和标准、健康教育等。狭义的医患沟通是指医疗机构的医务人员在日常诊疗过程中,与患者及其亲属就诊疗、服务、健康、心理和社会相关因素,将医学与人文相结合,主要以医疗服务的方式进行的沟通交流,它构成了单纯医学科技与医疗综合服务实践中的基础环节,发生在所有医疗机构每次医疗服务活动中,是医患沟通活动的主要构成。简单说来,就是医患双方为了治疗患者的疾病,满足患者的健康需求,在诊治疾病过程中进行的一种交流。它的重要价值在于科学指引诊疗患者伤病,并提高医疗卫生服务整体水平,使患者和社会满意。

医患之间的沟通不同于一般的人际沟通。患者就诊时,特别渴望医护人员的关爱、温馨和体贴,因而对医护人员的语言、表情、动作姿态、行为方式更为关注、更加敏感。这就要求,医务人员必须以心换心,以情换真,站在病患的立场上思考和处理问题。

医务人员与患者之间可以通过语言和非语言的交流,分享信息和交流感情。

二、医患沟通形式

1. 内容性沟通　指为了提供或获取信息而进行的沟通。内容性沟通主要强调诊疗的内容,较少强调医患的关系。常见的内容性沟通有入院时的交谈、病史采集时的交谈和健康教育时的交谈等。

2. 问题性沟通　信息不对等是医患之间产生误解和滋生矛盾的重要因素之一。因此,在沟通中,医方应主动向患者传递与其诊断、治疗、护理和康复相关的信息,让患者了解各项处置的目的、效果、风险及费用等。针对患者最关心的信息进行开诚布公的交流,不掩饰、不回避,正确表达各自的意见与看法,并对有争议的问题进行讨论,以达成一致的意见,与患者建立起战胜疾病的同盟关系。

3. 关系性沟通　医患沟通的基础不是简单地运用技巧,而是情感上的互动和心灵上的碰撞。这就要求医务人员要有一种悲天悯人的行医情怀,在相互信任的基础上进行情感互动,包括相互之间的理解、合作、支持与同情等。通过沟通达到心灵上的默契、情感上的共鸣。此外,良好的情感沟通也可以起到心理治疗的作用。

三、医患沟通功能

1. 有利于医务人员收集病情资料　医护工作者诊疗疾病时离不开对患者病情资料的收集。在诊疗过程中,医护人员除了通过常规检查手段获得患者身体状况的资料外,还需要了解患者的生活习惯、心理状况、住院需求、社会背景及对医疗护理工作的意见等。这些资料的获得必须通过沟通来实现,离开沟通就很难获得有价值的临床资料。掌握好沟通的技巧,可提高收集临床资料的效率和质量。

2. 有利于维护患者的权利　尊重患者权利是维护患者利益的根本保障。随着我国经济的发展、社会的进步、法制的健全,人们对权利问题日益关注,患者权利意识也日益觉醒,知情同意权是患者的一项重要权利。

患者知情同意的过程也是医患沟通的过程。通过这个过程,医生对患者进行告知,同时了解患者还存在哪些问题和困惑;患者也需要通过与医生的沟通,了解自己疾病的诊疗情况,需要做哪些检查,用什么药,有什么风险和意外,等等。这些信息只有通过医患沟通交流才能获知,所以,加强医患沟通有助于更好地维护患者的知情同意权。

3. 有利于建立和改善医患关系　在人类社会中,任何类型的人际关系都是在人际交往的基础上建立的,医患关系也是如此。通过医疗信息的传递和心与心的情感交流,医患之间可以建立彼此信任的人际关系。当医患关系发生冲突时,通过坦诚的交流和有效的沟通,找到解决问题的途径,可以化解矛盾,改善关系。

4. 有利于提高医务人员的素质 注重沟通、增强沟通技巧意识和提高沟通能力、做好与患者的交流沟通工作,是医生良好职业素质的体现。在诊疗工作中,医生通常决定着什么是应该做的事情。这就需要医生在复杂的疾病治疗中分清主次缓急,抓住关键要害,提升患者的认知、取得患者的同意,让他们能够理解、接受并配合诊疗工作。只有患者真正被说服了,认识到决策的合理性、正确性、可行性,他们才能主动地、全力以赴地支持医务人员的工作,只有调动患者及其家属配合的积极性,才能高效地实现医疗目标。因而,医生应具备良好的语言沟通表达能力,提高了这种能力,也就提高了医生的职业素质。

5. 有利于疾病的治疗或辅助治疗 通过有效的沟通在医患之间建立起来的信任关系,本身就具有一定的治疗作用。因为这种关系能满足患者的需要,使患者心情舒畅、机体功能增强,可以达到治疗的效果。同时,沟通也是一种影响他人的重要手段。它可以改变他人的观念、心态和情绪,使患者自觉地配合治疗,达到辅助治疗的目的。

四、医患沟通方式

(一)言语沟通

包括口语与书面的沟通。口语的沟通可利用"面对面"的交谈、电话、录音机及电视等方式传递信息。书面沟通则可利用信件、文件、记录、书籍等方式传递信息。人与人之间38%的沟通是运用语言进行的,它的优点是能将信息清楚、精练、迅速地传递给对方,不足之处是语言会受个人意识的影响,且随个人的文化程度、社会背景、经济水平等因素不同而产生不同的信息传递效果。例如,在对待疾病与健康的问题上,许多人具备了一定的健康知识,但对医务人员的专业名词却不一定了解,这就影响了医患之间的沟通。因此,有效的沟通应建立在彼此能懂的语言上,这是极其重要的一点。医务人员应评估患者的教育程度和理解能力,以便选择患者能听懂的语言和合适的词语来传递信息。这一点对理解能力较差的小儿、盲人、聋哑人和老年人尤为重要。

(二)非言语沟通

非言语沟通是非语词性沟通,包括面部表情、目光、身体姿势、肢体动作和行为、空间距离和方位等方面。在会谈信息的总效果中,语词占7%,音调占38%,而面部表情和身体动作占55%,面部表情和身体动作都是非言语沟通的方式。在医患沟通中医生如能准确识别、理解并运用非言语信息,对提高医患沟通效率有重要帮助。比如,经历痛苦的患者发出呻吟或尖叫是有声的非言语沟通,而护士脸上的微笑或皱眉则为无声的非言语沟通。此外,非言语沟通可以是有意识的,也可以是无意识的。这种无意识的外部信息有时在因病而变得敏感脆弱的患者心里可能被放大十倍乃至百倍,如在对危重患者进行抢救时,医生因疲倦或无奈而无意识的摇头、叹气,对患者及其亲人的影响可能是致命的。因此,非言语沟通在医患沟通中起着重要的作用。

五、医患沟通技巧

(一)言语沟通

1. 交谈的一般技巧 交谈是一种特定的人际沟通方式,通常涉及提问和回答,并带有互通信息或增进治疗效果的目的,常用的技巧如下:

(1)提问:提问是交谈的基础,交谈者提出合适的问题是有效沟通的重要技巧,提问的方式有以下两种。

开放式提问:这种提问比较笼统,能诱发患者说出自己的感觉、认识、态度和意识,有助于患者真实地反映情况。因此,在谈话开始阶段最好用这种提问方式。常用的句式为"怎么""哪些""什么"等。如"您好像很不愉快,您现在有什么感觉?""您今天感觉怎么样?""您睡不着时,经常服用哪些药物?"开放式提问有助于患者开启心扉、精神发泄,支持他们表达被抑制的情感,也有利于收集有价值的病史资料。

封闭式提问:这种提问方式比较具体,只需要简单的一两句话就能说明具体问题或澄清某些事实。封闭式提问常用于采集病史、收集资料及获取诊断性信息时。其优点是患者可以很快地、坦率地做出特定的反应,医护人员可以很快回答,效率较高。这类问题不需要患者深入思考,同时又为医护人员提供了有价值的信息。其缺点是不允许患者解释自己的情感、思想或提供额外的信息,会抑制沟通,降低患者的控制感。

在交谈的过程中,什么时候运用开放式提问,什么时候运用封闭式提问,应根据交谈的目的具体情况具体分析。一般来说,了解患者健康问题的阳性资料时运用开放式提问,而在核实或澄清患者的反应时运用封闭式提问。

（2）重复:重复是医患沟通的一种反馈机制,通过重复,医护人员可以让患者了解自己在倾听他的讲述,并理解他所谈的内容,从而增强患者交谈的自信心。重复的潜在原理是当患者感到他的话有效果或被理解时,就会感到被鼓励,从而继续讲述,并进一步思考。形象地说,医护人员的重复对患者来说犹如回音壁。医务人员对患者回答问题时所做出反应的关键就在于重复或复述,它有助于医患更深入地理解和证实对方的认识、态度及反应。重复常用的方法是医生、护士将自己的反应加在患者语言之前,如"根据我个人的理解,您说的是……""我听到您刚才说……""听起来似乎……"使用这样的开头语可帮助医护人员移情入境,并通过表达自己重复患者谈话的意向来帮助患者。

（3）澄清:澄清是将患者的一些含混不清、模棱两可、不够完整的表达弄清楚,同时试图得到更多的信息。澄清的常用语句是"您想表达的意思是……""我不明白您所说的,能否告诉我……"总之,澄清有助于找出患者问题的症结所在,有助于在交谈时增加参与者沟通的准确性。

2. 交谈的特殊技巧

（1）称呼患者的技巧:称呼是医患沟通的开始,初次交往对患者使用礼貌、恰当的称呼可以给患者留下良好的"第一印象",对以后的交往产生积极的影响。因此,在医疗活动中,医护人员称呼患者要有所讲究,应根据中国人的风俗习惯及患者的年龄、身份特征、性别、职业等情况因人而异,力求准确恰当。称呼的最佳效果是让对方产生认同、接受、愉快的感受。当然,称呼患者也要与医护人员自身的年龄、身份相适应。在不确定的情况下,可使用中性的礼节性称呼,如阿姨、先生、女士、首长、同志、师傅等,应避免直呼患者床号或呼名带姓,这些称呼会导致患者反感,影响医患沟通。

（2）解释病情的技巧:解释性语言能帮助患者认识疾病、解除恐惧的心理、缓解紧张的情绪、改善行为方式和心理状态,从而达到减轻病痛和提高治疗效果的目的。解释性语言多用于对患者病情、检查、治疗、处置的效果及可能发生的并发症等医疗、护理问题的解释。比如,对因呼吸功能减退需要上呼吸机辅助呼吸的患者,医生必须在使用前用通俗易懂的语言说明呼吸机的工作原理、用呼吸机辅助呼吸的意义、戴机期间可能发生的风险、需要患者配合的注意事项等,并耐心解答患者及其家属提出的问题,使其理解并接受治疗。对病情危重需要监护隔离治疗的患者,医护人员除了向家属交代病情外,还可利用电视、电话等探视系统,定时向等候在监护室外面的家属通报病情、沟通信息、解答疑问。运用解释性语言时,要注意尽量使用婉转的修饰语言,避免直截了当使患者难以接受,如把"无法医治"说成"好的慢些",把"不良"可以说成"不够满意",把"癌症"说成"肿块"或"占位性病变"等。总之,是否给患者解释病情,解释到什么程度,以什么样的语言方式解释,要根据患者的特点和疾病的种类、病情的程度等而定。

（3）劝服患者的技巧:具有丰富的专业知识和良好的技术特长的医护人员在患者及家属

心目中享有一定的威信,这种内在的号召力,容易使患者产生信赖感和服从感。患者到医院求医、住院、诊疗的目的是解除疾病的痛苦和威胁,他们总希望明确地了解自己患的是什么病、病情的轻重程度、有无特效疗法、预后如何、需要多少费用等,有些患者为了尽快康复,特别重视医护人员的嘱咐和要求。因此,在医院特殊的医疗环境中,运用劝服技巧,对患者及家属健康信念的建立、卫生行为的改变具有重要的作用。劝服的技巧是要求医务人员站在患者的角度,积极倾听患者的叙述,采取接纳的态度,建立密切的医患关系,避免不成熟的建议或承诺。劝服患者时,要充分考虑不同类型患者的特点,让患者有提问的机会,并通过科学的事实有理有据地解答患者的问题,增强语言的说服力。劝服中应保持语言的朴素,避免说教和劝告的语气,因劝告能将相互作用的中心点转移到医护人员的需要和观点上,而不是基于患者的需要和观点,而说教不能促进相互关系,只能使沟通停滞。因此,在"一对一"的面谈中,使用会话式的劝服,其效果是不可低估的。

（4）履行告知义务的技巧:医务人员将患者的病情、医疗风险、医疗措施如实告知患者,是一种法定的义务,也是患者行使知情同意权的前提。首先,在履行告知义务时要明确告知的范围,即在实施手术、特殊检查或特殊治疗时,必须征得患者的同意,并应取得其家属或者关系人的同意和签字。其次,要知道告知的三点要求。一是要客观、详细地向患者及其家属解释病情,让患者知道自己将要做何种检查、可能出现的医疗风险及应注意的事项;让患者知道自己享有的权利和应尽的义务及应遵守的医疗规章制度;告知履行签字的手续和发生医疗纠纷时应当依法解决的相关程序等。二是给患者以心理支持,减轻患者的心理压力。在履行告知义务时力求使用通俗易懂的语言,介绍病情时忌用"不可能""一定会""没事"等不负责任和不确定的阐述。三要表现出积极的治疗态度,用积极的心态影响患者,使其树立战胜疾病的信心,主动配合治疗,克服治疗带来的不良反应。

3. 交谈时的注意事项

（1）正确称呼患者、主动自我介绍。

（2）安排适宜的交谈环境,根据患者的需要调整适当的交谈类型及过程,尤其对具有沟通障碍的患者,如聋哑人或危重患者,应修正交谈步骤。

（3）保持适当的距离、姿势、仪态及眼神接触。

（4）禁止使用伤害性语言。在医患沟通中,伤害性言语应被视为大忌。常见的伤害性言语有:①强迫,"不让你动你就别动";②威胁,如"你再不做手术就不行了";③嘲讽,如"你多吸点烟,冠心病就好了";④指责,如"你要是平时多注意一点能生这个病吗";⑤压制,如"要是对谁不满意,你就出院"。

（5）防止出现下列干扰交谈进行的不当沟通方式:突然改变话题,不恰当的保证,过分表示自己的意见,连珠炮式的提问,对患者的问题答非所问,对患者行为加以猜测和过早下结论等。

（6）尊重患者隐私及拒绝回答问题的权力,避免使用批评、威胁或阻碍沟通的语言。

（二）非言语沟通技巧

1. 面部表情和目光　主要是脸部肌肉的运动,这些运动能表示个人的情感,如恼怒或快乐,软弱或坚强,振奋或压抑。医生应善于通过面部表情表达自己,更要细心体察患者的面部表情变化。"微笑是最美好的语言",医生的微笑可以转化为患者心底的一缕阳光,尤其是面对不同文化背景和疾病的患者及家属,适度表现微笑这一重要的肢体语言十分重要。另外,要善于运用目光接触反作用于患者,使其受到鼓励和支持,促进良好交往。临床上医生和患者交谈时,要用短促的目光接触以检验信息是否被患者所接受,从对方的回避视线、瞬间的目光接触等来判断对方的心理状态。

2. 调节动作　包括眼、面部及头的运动。例如,谈话中向对方点头则表示"说下去",说话时用眼始终看着对方意味着可继续交谈,而看别处则意味着谈话该结束了。由此可见,调节动作可帮助交谈者控制交流的进行。

3. 声音表情　就是指人们说话时声音的强弱、所强调的词、所用的语音语态、说话的速度、流畅性及抑扬顿挫等,它会起到帮助表达语意的效果。医务人员应留意判断并重视这些信息在会谈中的意义。在言语沟通中,语调表情并不是孤立存在的,它与语词及其他非言语信息相互渗透、相互结合,共同发挥作用。在与患者沟通时,要注意语速和语态,要以亲切的语言和平缓的语速与患者沟通。

4. 仪表举止　仪表是人的容貌、体形、神态、姿势、服饰发型等的综合表现,在一定程度上反映一个人的精神面貌,对人们的初次交往来说极为重要,即所谓"第一印象"往往会"先入为主",并且还会影响以后的交往。医生的举手投足都影响着沟通。因为在医患接触时,患者首先感受的是医生的举止、风度、语言等外在的表现,和蔼可亲的言谈举止可使患者产生尊敬、信任的心理,增强战胜疾病的信心。医师必须养成举止谦和、文明礼貌的行为习惯。

5. 适当的距离　指人们怎样理解和利用沟通过程时的距离。距离在人际互动中发挥着重要作用。人际交流的距离主要有以下三种:①亲密的,0.5m 以内,可感到对方的气味、呼吸,甚至体温。在医疗活动中,常在给患者做某些治疗或护理操作时用此距离,如给患者检查眼底、为患者换药、做口腔护理等。②朋友的,为 0.5~1.2m。③社交的,即相互认识的人之间的距离,为 1.2~3.5m。

医患会谈的距离应根据双方的关系和具体情况来掌握。正常医患之间的会谈,双方要有适当的距离,约一个手臂的长度,以避免"面对面"的直视。这种位置使患者和医生的目光可以自由地接触和分离,而不致尴尬和有压迫感。医护人员对患者表示安慰、安抚时距离可近些。此外,医生和患者间的年龄、性别、身份不同也应该有不同的会谈距离和方式。

6. 触摸　心理学研究表明,医患肢体接触的动作常常会对患者产生良好的效果。例如,为呕吐患者轻轻拍背,协助动作不便者轻轻翻身以变换体位,搀扶患者下床活动,双手握住患者的手以示安慰或祝福,这些都是明显表达医护人员善意的接触性沟通。

医疗服务的环境中,医护人员对患者直接实施医疗行为时,通常会有肢体接触。如果医护人员善于运用肢体接触,比如做身体检查时手法轻柔,寻找病灶时接触位置准确等,就能够传达医护人员对患者的关怀,从而快速地与患者建立起信任关系,对患者疾病的治疗、身心的康复发挥最直接、最关键的作用。

7. 倾听　专心倾听患者的诉说,不仅能减轻患者的心理负担,消除紧张、焦虑的不良情绪反应,还有利于良好医患关系的形成与发展。倾听的技巧有以下几种。

（1）专心致志地听:与患者谈话时,心神要保持专注,保持目光的接触,不能有分心的举动,如精神涣散、看表、与他人谈话或打断对方的谈话等。

（2）及时作出反应:对患者所谈的有关对疾病的态度、认知、期望、反应、要求等问题,可根据实际情况及时作出恰当的反应,如表示理解、同情、支持,给予帮助、解释等。作出反应时切忌流露不耐烦或反感的神态,或者作出不负责任的许诺和结论。

（3）检查和核实自己的感觉:一边听患者陈述,一边观察其非言语的信息,以便对患者所谈的问题有全面深入的了解。如有模糊不清的问题,可通过进一步的询问,把问题澄清。

8. 身体姿势　身体姿势常能传递个体情绪状态的信息,能反映交谈双方彼此的态度、关系和交谈的愿望。记住一些特殊姿势及其在不同环境下代表的含义是必要的,如微微欠身表示谦恭有礼等。患者真正的感觉经常由于医生凭主观意志判断而被忽略,医生可通过认真观察患者的身体动作迅速了解患者的感觉。合理使用肢体语言能以最有效的方式使患者感到医生对他们的关心与重视。医务人员应读懂患者身体姿势的含义,引导会谈的方向,控制节奏,理解体谅患者并及时纠正其不良的心态,以利于有效沟通。

看看北京康复医院的医生是如何与患者沟通的

沟通看似是一件微不足道的小事，却深度影响着医患和谐。多年来，北京老年医院康复医学科围绕沟通做文章，让沟通赋能医疗服务，迸发出大效能。

走进北京老年医院康复中心大厅，各式各样的康复器材映入眼帘，10多名患者正在康复治疗师的指导下进行康复训练。午后的阳光透过玻璃照进大厅内，现场氛围温馨。

"再把手抬高一点。来，两只手交替向上做爬墙动作。对，做得真好，真棒！"康复治疗师小贾一边指导着70岁的冯大爷做动作，一边给他加油打气。冯大爷今年1月因车祸伤到了大腿和胳膊，来到北京老年医院接受康复治疗。"受伤后大腿和胳膊完全动不了，做完手术也担心自己会变成废人，心情别提多沮丧了。多亏了康复医学科的各位医生、护士和康复治疗师不厌其烦地陪我说话、开导我、鼓励我，让我增强信心、坚持康复训练。现在恢复得很好，医生说再康复一段时间就可以出院了。"冯大爷说。

"康复医学科与其他科室不同的地方在于，医护人员需要长期与患者'面对面'进行接触式治疗。特别是康复治疗师，从早到晚与患者近距离接触。在这个过程中，与患者保持良好的沟通尤为重要。"北京老年医院康复医学科主任高亚南说，"功能康复相当于重新学习一项技能，只有医患沟通顺畅，患者的依从性和康复效果才会好。"

康复医学科患者年龄跨度比较大，年轻的十几岁，年长的近百岁。"一把钥匙不能打开所有的锁。对不同的患者，要有不同的沟通方式和沟通重点，既要在情感上一视同仁，又要在具体沟通中因人而异。"高亚南说。

为提高医患沟通效率，康复医学科综合考虑患者身体和心理状态、家庭和职业背景、主要需求等，将患者分为四类人群：第一类是存在认知功能障碍的老年人。这种情况下需要重点与其监护人沟通，说明患者阶段性的康复目标、出院后的康复方案，解答其疑惑。第二类是认知功能正常，可以自己做主的老年患者。这类患者康复的主动性不强，需要跟患者建立良好的沟通关系，引导患者建立合理预期，在康复训练中以暖言暖语进行鼓励。第三类是以职业病、颈椎病、运动损伤为主的人群。这类患者心理状态良好，需要的是医护人员在专业上让他们信服，要多花一点时间沟通疾病特点、治疗方案。第四类是工伤患者。这些患者因受伤可能影响工作生活，通常伴有焦虑、抑郁情绪，刚进医院时属于情绪的爆发期，需要第一时间安抚，帮助他们找回信心。

高亚南介绍，该科室专门对医护人员和康复治疗师进行沟通方式和沟通技巧培训。每周五召开小组会，除了介绍患者病情外，还会介绍患者的工作生活状况，分析其心理状态和需求，提示医护人员有针对性地沟通引导，强化医患信任。

"最难的是和老年患者沟通，"从事康复治疗工作20多年的理疗师李文杰说，"一些老人对未来持消极态度，配合度不高，与其沟通起来比较困难。为此，我们与老年患者的沟通以鼓励为主，会经常说'您表现太好了，真不错，继续努力'这样的话。经过实践验证，这种方式是非常有效的。在沟通过程中，更重要的是投入情感，让患者真切感受到被关爱。在朝夕相处的过程中，我们和患者成了家人、朋友，沟通也更加顺畅，患者的依从性和康复效果也大大提升。"

工伤患者向康复治疗师诉说着自己的家庭和工作情况，聊着家常；门诊医生和年轻患者仿佛师生一般，讨论着疾病治疗康复方案；老年患者的身边，总有正能量满满的康复治疗师陪伴……在北京老年医院康复医学科，这些情景已成为日常。

"在与患者的沟通中，医护人员始终秉持'我们是一体的、我们是一家人'的理念。去年,康复医学科被评为2023年度北京市卫生健康系统接诉即办工作突出贡献单位。"高亚南说,"虽然从短期看,医护人员的工作量增加了,但从长期看,节省了沟通成本,提高了沟通效率,提高了患者的满意度。"

2024年3月,国家卫生健康委员会、国家中医药管理局、国家疾病预防控制局发出《关于进一步加强医疗机构投诉管理的通知》,提出落实"以患者为中心"服务理念,提升医务人员沟通能力,从源头上减少患者投诉量。

沟通,这件看起来微不足道的小事,对促进医患和谐有着举足轻重的作用,需要医疗卫生机构花心思做好。沟通,是医护人员为患者提供服务的一部分。当医护人员接触患者的那一刻,服务便开始了。沟通顺畅与否、效能如何,在很大程度上决定着患者对医护人员的认可程度,影响着患者的依从性。

做好医患沟通,下好这盘"先手棋",既需要医护人员拥有患者视角,提升人文素养,提高沟通能力,也需要医疗卫生机构从文化建设、制度安排、管理培训等方面为医护人员提供支持,激发其主观能动性。

（孔明月）

复习思考题

一、单选题

1. 近年来医患关系紧张的直接原因是（　　　）

A. 经济发展转轨、社会转型造成的利益格局调整及新旧观念的碰撞

B. 医患双方自身全面认知的不足

C. 医学事业的进步与发展

D. 现代医学模式的转变

2. 患方的权利不包括（　　　）

A. 享有合理限度的医疗自由

B. 知情权和同意权

C. 在医方告知的情况下,患者对自己的诊疗作出选择

D. 隐私权

3. "花了这么多钱,一点问题都没查出来,真不值",面对这样的问题,应该怎样解决（　　　）

A. 任何时候都应根据适应证选择检查,并让患者知情

B. 应告诉患者每种检查的局限性

C. 应根据患者的需要来选择

D. 根据患者的经济情况选择必要的

4. 不属于医患沟通基本原则的是（　　　）

A. 让患者主动表达　　　　　　　　　B. 少用说理方式

C. 采用开放式交流　　　　　　　　　D. 不用非语言交流

5. 不是医方义务的一项是（　　　）

A. 医疗费用支付请求　　　　　　　　B. 忠实

C. 注意和报告　　　　　　　　　　　D. 附随

6. 患者需要医方的主要信息有（　　　）

A. 医技情况   B. 职业情况

C. 预后转归   D. 公平仁爱

7. 关于医疗费用公开的必要性表述错误的是（   ）

A. 是建设卫生系统良好的社会形象、改善医患关系的必然要求

B. 是医院推行行风建设、提高医院管理质量的必由之路

C. 可以有效抑制医疗费用的快速增长,减少医院的不合理收费

D. 及时与患方进行沟通

8. 良好的医患沟通能够融洽医患关系,不准确的是（   ）

A. 沟通使医患形成共同认知   B. 沟通使医患建立情感

C. 沟通使医患互相满足尊重的需要   D. 沟通使患者获得应得利益

9. 从临床实践情况看,医患关系可分为（   ）

A. 主动被动、主动主动、共同参与   B. 主动被动、主动主动、指导合作

C. 主动被动、指导合作、共同参与   D. 主动被动、主动主动、指导合作、共同参与

二、填空题

1. 医患沟通的形式为 ＿＿＿＿＿、＿＿＿＿＿ 和 ＿＿＿＿＿。

2. 医患关系的模式包括 ＿＿＿＿＿、＿＿＿＿＿ 和 ＿＿＿＿＿。

3. 医患关系既是 ＿＿＿＿ 关系,又是 ＿＿＿＿ 关系,还是 ＿＿＿＿＿ 关系。

4. 人际交流的距离主要有 ＿＿＿＿＿、＿＿＿＿＿ 和 ＿＿＿＿＿。

5. 主动 - 被动的原型是 ＿＿＿＿＿。

三、简答题

1. 医患沟通的技巧包括哪些内容?

2. 处理好医患沟通有何重要意义?

3. 谈谈你有哪些医患沟通的技巧。

四、病例分析题

患者男性,41岁,已婚,驾驶员。一年前,患者逐渐出现头昏、疲乏,有时头晕,精力不足,就诊于神经内科。医生首次看患者后说:"这种情况可能有脑胶质瘤,或脑梗死,一旦患了这个病,可能肢体瘫痪、失去记忆等,需要做脑磁共振检查。"患者听说脑胶质瘤,想到脑子长瘤子,想到母亲五年前死于脑梗死,几年不能下床,生活需要别人照顾的痛苦情景,浑身发软,心跳加快,注意力不能集中,开始失眠。他在医生的安排下住了院,接受了脑磁共振检查,结果示有小的脱髓鞘改变。虽然医生告诉他没有发现胶质瘤,但患者时常出现紧张、恐惧感。头部有一点不适立刻心慌、紧张、恐惧、出汗,无法控制。明知没有脑瘤,但经常出汗、心悸、肌肉颤抖,食欲明显减退,体重也下降了。晚上不能入睡,白天头晕、肢体发麻,听到某人生病住院就会出现这些症状。患者说,原来从未生过病,母亲去世对其心情有一些影响,但没有像现在这样。医生对他说的话他记忆犹新,从此,肿瘤、脑梗死、瘫痪、痴呆这些联想挥之不去,下意识地感到无法轻松和平静。

问题:根据本章所学内容,如果你是医生,你该如何与患者进行沟通。

第十二章　心理干预与心理治疗

第一节　心理干预概述

心理干预是解决医学当中存在的心理学问题的重要治疗手段之一。社会多重因素导致心理服务需求增长,心理干预的思想越来越"社会化",心理干预逐渐进入保健、疾病控制和文化传播等多领域范围内,并且成为制订科学、合理的卫生政策的内容之一。现阶段心理干预的形式具体包括:对普通人的心理健康促进教育;对存在心理问题的高危患者进行预防性干预;通过使用心理治疗的方式,对已存在心理障碍的患者进行临床干预等。

一、心理干预概念

心理干预是指在心理学的理论指导下有计划、按步骤地对治疗对象的个性特点、心理活动或心理行为问题施加影响,使之朝向预期目标发生改变的过程。心理干预作为医学心理学的重要部分,是解决心理健康问题不可或缺的方法与举措。

二、心理干预的分类

根据心理干预服务的对象和工作形式,可将其分为团体干预和个体干预。

（一）团体干预

是指医者与患者之间一对多或者多对多形式的干预,包括针对特定人群、特定小组或者家庭的干预形式。最新研究证实团体认知行为配合心理干预有助于改善卒中后吞咽困难患者的消极情绪和睡眠质量等。

干预的内容和方法:需要将整个群体作为干预治疗对象,寻找该群体的共有特征,干预的内容和方法取决于被干预群体的共同特点及其共同关注的问题,干预中注重的是团体中成员之间的相互关系及角色关系。同样,为了确保干预的效果,群体干预中常常需要制订规则和条件。为人熟知的家庭心理治疗就是这种形式的心理干预。

（二）个体干预

是指医者与患者之间一对一形式的心理干预方式,主要针对的是存在心理行为缺陷或需要心理帮助的个体。

干预的内容和方法应根据个体的需求、存在的心理问题性质来决定,干预中强调干预者与被干预者之间的合作共赢的关系。为了确保干预的有效实施,保障医患间合法权益,临床心理治疗中常常需要签订治疗协议或建立治疗联盟。

三、心理干预的技术

如需要可与被干预者共同生活,融入其生活当中。因为此时的被干预者有着抑郁、恐惧、烦躁和焦虑等明显特征,与被干预者进行心与心的交流,让他接纳治疗者是最重要的。

可以用积极的小故事来开导被干预者,例如临床或生活中成功化解心理问题的病例,或者交流一些能够互相敞开心扉的话题,让被干预者诉说心中的烦恼与惆怅,慢慢地变得开朗,问题便迎刃而解。

第二节　心理治疗

一、心理治疗概述

心理治疗也称精神治疗,是指治疗者和患者间在拥有良好的治疗关系基础上,由专业心理治疗从业者运用心理治疗的有关理论和技术,改变患者的异常行为、错误的认知活动、情绪障碍和矫治各类心理问题,促进其人格向健康、协调的方向发展的过程。心理治疗是以帮助患者为目的,具有专业技巧的人际沟通过程。

声明:由于心理学发展历史较短,至今没有明确统一的关于心理治疗的心理学定义,不同学者根据自己的经验和知识来理解心理治疗,并尝试建立某种心理治疗理论,为心理治疗提供不同形式的描述,但基本内容大同小异。

（一）心理治疗的专业特点

1. 需由心理治疗专业人员承担　应由理论专业知识和实践技能知识丰富的医务人员来实施,与其他治疗具有的共性为科学性。虽然治疗方式看似简单,但不代表任何人都可以胜任。

2. 强调多种交流方式　包括言语和非言语的交流,正向的肢体语言、书面语言、口头语言、环境语言四种语言方式都会对患者产生积极的影响。

3. 能够促进心身疾病的康复　因为心身疾病包括由心理因素造成的躯体症状和躯体疾病

造成的心理症状,躯体因素和心理因素相互影响,心理因素是引发疾病的其中一个"原因"。

4. 要建立在良好的医患关系的基础上　在心理治疗中,应由双方共同使用某些仪器或技术,治疗应建立在"人"这个要素上。在治疗过程中,始终要注意到医患双方都是有感情、有思想、有心理活动的人。只有建立良好的医患关系,患者在治疗中的主观能动性才能更好地发挥出来,这一点也是治疗的关键。

5. 机制是改变患者的心理活动达到治疗疾病的目的　简单来说,就是通过改变或影响患者的认知、情绪、行为方式等来达到治疗目的。

拓展阅读

古代的人们虽然不能对心理问题有科学的认识和作出合理的解释,但在远古的神灵医学模式中,心理治疗就已经存在,如行医施巫、祭祀神灵、顶礼膜拜、还愿恕罪、宗教仪式等过程就是运用了心理学的相关内容,如宣泄、暗示、保证、安慰等,使得一些躯体不舒服的症状也随之减轻和消失。

进入中世纪后,医学和科学的发展被神学与宗教阻止了前进的脚步,精神病患者被认为是魔鬼附体才会出现异常的行为方式,采用锁绑、烧灼、吊打等极其残忍的方法来驱除所谓的附在身上的魔鬼,阻碍了心理治疗的应用和发展。直到1792年,在法国精神病学家 Pinel 的倡导下,去掉了精神病院中患者的铁链和枷锁,对待患者有了人道主义,心理治疗逐渐得以恢复和发展。

在近代,Freud 被认为是推动心理治疗发展、为心理学作出很大贡献的学者。在19世纪,Braid、Janet、Charot 和 Freud 等学者对18世纪末开始流行的催眠术进行了细致的研究,并将它作为治疗精神疾病的主要手段之一。Freud 创立了精神分析法,这一整套心理治疗的理论和方法成为心理治疗史上的一个里程碑,被精神科的医生们广泛应用,甚至影响到司法、艺术和教育等多个领域。随着心理学的发展,Freud 的弟子们对传统的精神分析方法提出了异议并进行了修正,但 Freud 的理论对心理界的影响是至关重要的。

近几十年来,心理治疗在国外蓬勃发展,特别是 Eysenck、Wolpe 等学者创立了行为疗法,通过"学习"这一理论改变不合适的行为,因其治疗效果较好而被人们所重视。随着心理学的发展,出现了很多心理治疗的学派,如日本的森田疗法、Erikson 的合理情绪疗法、Rogers 的询者中心疗法及随着现代科学技术的发展而产生的生物反馈疗法等。

现代心理治疗的方法在我国开始于20世纪前半叶,当时仅在精神病学领域有较小的发展,而且主要使用 Freud 心理分析学派的理论和治疗方法,但其不符合我国人民的心理状态,治疗成果并不理想,影响较小。20世纪50年代起,中国学者开始对神经衰弱患者的心理治疗进行大量的研究,特别是自1958年起,心理治疗机构与神经衰弱患者进行了贯彻心理治疗原则的综合快速疗法,在短期内(1个月左右)获得了令人满意的疗效。后来又把这一疗法综合进消化性溃疡、高血压和精神分裂症的治疗,也获得了理想的效果,从而形成了具有中国特色的"悟践心理疗法"。我国学者结合中国具体实际创造了许多心理治疗方法,如"认识领悟疗法""疏导疗法""漂浮疗法",均具有较好疗效。

(二)心理治疗的机制和治疗功能

心理活动可以致病,但心理治疗是否真的能作为治疗疾病的一种方法呢?一部分人对心理治疗还持有半信半疑的态度。心理治疗为什么能治病?能否解决疾病的根本问题?下面和大家介绍心理治疗防治疾病的机制。

1. 心理治疗的机制　心理治疗有不同学派，各学派虽对心理治疗的机制解释有所不同，但都离不开以下几个方面。

（1）语言的作用：语言文字能够表达心理活动。这里所指的语言是个广义的概念，它包括有声的语言、无声的语言和文字。

人与动物的一个根本区别是人类拥有语言文字。人类通过语言既可以形成条件反射，又可以协调认知思维活动、回忆过去、着眼当前和面向未来，可以有目的地改变所处环境、创造物质财富，并使人们的精神世界多姿多彩。人们的思维活动具有很大的创造力，而任何思维过程都必须借助语言来进行。

语言所表达的内容被人们理解和接受后，便会引起心理活动的改变，包括对信息内容的评价，判断它与以往的经验和认识的异同、能否符合自己的需要，由此能引起情绪活动和行为的改变。

我们常说心理的实质是人脑对客观世界综合性的能动反映。客观世界对一个人所形成的刺激作用，实际上是由客观世界所提供的信息来起作用的，这些信息基本上都是通过语言文字或其他符号性的东西来表达的，大脑在接受到这些信息之后，就要进行加工处理，这还是要通过语言活动来进行。

语言与心理活动的关系紧密相连，既解释了语言的致病作用，也解释了语言的心理治疗作用。

（2）高级神经系统条件反射的建立与行为：学者巴甫洛夫首先发现，大脑的高级神经系统建立神经联系形成的条件反射使人和动物具有运动行为。要改变现有行为或建立新的行为都可以通过建立新的条件反射来实现。行为主义疗法就是利用巴甫洛夫原理，改变患者异常的行为方式，纠正病态行为的一种心理疗法。

（3）脑的生理活动与心理活动的关系：心理是脑的功能，脑通过神经系统支配躯体各系统、器官。因此，大脑的各种心理活动（如认识、注意力、记忆、思维、情绪等）都能影响躯体的生理功能。解剖学和生理学的研究中发现，各个系统和内脏器官活动的调节中枢包括基本中枢和高级中枢两个部分，其中高级中枢位于大脑，直接受心理活动的影响。心理活动与生理活动两者相互影响，生理活动既是心理因素导致疾病的原因，也是心理活动对其体内的生理生化过程产生有利影响、促使疾病恢复的基础。

2. 心理治疗的治疗功能

（1）激发和保持患者需要获得帮助的心理。

（2）使患者疏泄消极情绪。

（3）提高患者对环境的"主宰感"。研究表明，个人若能够控制和支配周围环境，则能使自身思维和行为的积极性更好地发挥。

（4）提供新的学习机会和经验。学习过程中，必须有情绪体验才能推动真正有效性学习。

二、心理治疗的分类

心理治疗学派较多，现从以下四个方面分类介绍。

1. 根据学派理论可将其分为精神分析疗法、行为主义疗法和人本主义疗法等。建立在不同学派理论基础上的心理治疗方法将在以后的章节中加以详述。

2. 根据形式可将其分为个别心理治疗和集体心理治疗。个别心理治疗是治疗者与患者单独谈话或行其他方法的治疗。集体心理治疗是把病情相似的患者分成数小组，由治疗者同时向整个集体实施的治疗。

3. 根据患者意识范围的大小可将其分为觉醒治疗和催眠治疗。觉醒治疗是指患者的神志处于清醒状态，根据医生表达的信息，患者能主动地进行积极思考，有意识地调整自己的情绪。

催眠治疗是指患者处于意识被催眠状态,通过接受医生的暗示等方式进行的治疗。

4. 根据心理现象的实质可将其分为言语治疗、非言语治疗和行为治疗。言语治疗是指治疗者与患者之间通过言语交往的形式达到治疗目的的心理治疗方法,如询问、解释、鼓励、疏导等;非言语治疗主要有音乐疗法、绘画(书法)疗法、雕塑疗法、心理戏剧疗法等;行为疗法就是行为主义疗法。

三、心理治疗原则

(一)治疗关系的建立原则

与他人建立密切联系是一名成功的心理治疗者应具备的专业能力。在心理治疗中,治疗者与患者之间的关系有以下几个特点:

1. 单向性 治疗者与患者、来询者一旦建立治疗关系,它就是单向性的,一切为了患者、为了来询者的利益。它不同于友谊的双向互利关系。

2. 正式性 治疗者的目的和职责就是给患者提供帮助。这种关系并非儿戏,而是一种严肃的医患关系。它是正式建立的关系,一切活动均不能超出这种关系约定的目标与范围。

3. 时限性 治疗关系要以达到目标为终结。如果以后再有心理方面的问题,还可以重新建立治疗关系。

4. 系统性 心理治疗对象明确、目标鲜明,治疗者要采取一系列目的明确、计划周密、针对性强的措施帮助患者解决问题,增进患者自我理解、改善行为及更有效地适应与应对环境。

(二)心理治疗的原则

不论进行何种心理治疗,治疗者均应遵守下列原则:

1. 信任原则 患者与治疗者建立良好的医患信任关系,在此基础上患者才能毫无保留地吐露个人心理问题的细节,为治疗者准确诊断、设计和修正治疗方案提供可靠的依据。这是心理治疗的一个重要条件。

2. 回避原则 心理治疗中往往要涉及个人的隐私,交谈内容十分深入。因此,不易在熟人之间做这项工作,亲人及熟人均应在治疗中回避。

3. 保密原则 心理治疗往往涉及患者的各种隐私,为保证患者亲身经历的真实,保证患者得到正确及时的指导,同时为了维护心理治疗本身的声誉及权威性,必须在心理治疗工作中坚持保密原则。治疗者不得将患者的具体材料公布于众。

4. 针对性原则 指在决定是否采用心理治疗及采取何种治疗方法时的一项重要原则,应根据患者存在的具体问题及治疗者本人的技术熟练程度、所具备的设备条件等,有针对性地选择一种或几种方法。针对性是取得疗效的必要保证。

5. 计划原则 实施某种心理治疗之前,治疗者应收集患者的有关材料,并事先设计治疗程序,包括手段、时间、作业、疗程、目标等,并预测在治疗中可能出现的变化情况及针对突发情况准备采取的对策。在治疗过程中,应详细记录各种变化,形成完整的病案资料。

6. 综合原则 各种生物、心理与社会因素相互作用,影响人类的身体健康状况,因而在决定针对某一疾病采用某一治疗方法的同时,要综合考虑利用其他各种可利用的方法和手段。此外,各种心理治疗方法的综合使用,也有利于取得良好的疗效。

四、心理治疗的对象与范围

心理治疗在临床实践中逐渐得以发展,其对象和范围十分广泛。

1. 心身疾病 导致疾病发生的原因有很多,通过心理治疗可以改善或消除致病的心理社会因素,减轻、缓解这些因心理因素导致的心理应激反应,对重建心理和生理的平衡有着非常重要的作用。

2. 社会适应不良 当面对复杂的社会环境出现焦虑、退缩、回避或激越等状态时,行为表现者会出现社会环境适应困难,这类人群同样适用于心理治疗。

3. 慢性病患者的心理问题 因慢性病病程长、无法达到疾病的全面康复,患者往往容易出现心理问题,使疾病症状复杂化。改变其行为和认知、促进慢性病的康复是心理治疗的主要目的。

4. 心理应激障碍 各种原因引起的心理应激障碍。

5. 焦虑障碍 临床多表现为广泛性焦虑症、强迫症、疑病症、恐怖症、惊恐障碍、癔症及自主神经功能失调等。

6. 行为问题 日常生活中出现的进食障碍、儿童品行障碍、性心理障碍、成瘾行为、睡眠障碍、口吃等都可以进行心理治疗。

五、心理治疗的基本过程

心理治疗从业者在进行心理治疗时依据的理论虽有所不同,治疗方法和目标有所差异,但实际操作的基本过程大致相同。其过程主要包括开始、中期和结束三个阶段,每个阶段治疗任务各不相同。

1. 开始阶段 实施治疗的先决条件是激发患者的治疗动机,使患者意识到自己是整个治疗过程的积极参与者,有责任有义务向医生提供信息并完成治疗期间的治疗性作业,共同思考治疗目标。此期会谈中,治疗者通过面谈、观察、问卷、心理测验、生理心理评估、医学检查收集临床资料,以了解患者的主要心理问题,并进行诊断、制订治疗方案并签署治疗协议书。

2. 中期阶段 一般在心理治疗中所用的时间最长。治疗者制定出治疗计划,采取"个体化的治疗措施"(针对目标行为的、患者需要并且能够接受的、治疗者能够熟练运用的治疗措施)帮助患者解决心理问题,达到预期的治疗目标。心理治疗的过程并非一蹴而就,来询者在治疗过程中会遇到多重因素的干扰,这些因素很有可能成为终止治疗的原因。治疗者需要找到治疗方法突破这些阻抗和干扰以继续进行治疗,还可以利用阻抗,因为阻抗提供了有关患者的人格类型、潜在态度、焦虑源等各方面的信息。

3. 结束阶段 治疗的最后阶段是解决结束治疗所产生的问题,并帮助患者迁移和巩固治疗效果。要避免患者对心理治疗师产生依赖,虽然我们强调患者做自己的心理治疗师,学会调控心理状态,但随着治疗即将结束,患者可能怀疑自己能否独立前行。患者还会因治疗结束即将与治疗者分离而感到难过和害怕,治疗者也可能出现分离性焦虑。治疗者应谨慎行事,切忌"一刀切",既不要超越治疗的界限,也不要把结束作为联系的终止。可通过延长治疗的间隔时间,偶尔网络、通信联络,定期回访等减轻来访者对结束的恐惧,也为后续的评估提供机会。

第三节 精神分析与心理动力学治疗

精神分析治疗的产生和传播既开创了现代心理治疗的先河,也影响了西方的文化和社会生活。经典的精神分析理论包括人格结构理论、意识层次理论、释梦、心理防御机制理论和性心理发展阶段理论,具体内容见第二章。

一、精神分析与心理动力学治疗基本技术

早期的心理创伤是导致患者存在心理疾病的原因,是自我运用所有力量协调本我和超我的不平衡后产生的。精神分析疗法就是运用精神分析的理论指导患者恢复自我的治疗方法,

其可使患者重新平衡本我和超我,恢复心理健康。治疗者可通过特殊的治疗设置,采用梦境分析法、移情及反移情分析法、阐释法、自由联想法、阻抗分析法等治疗方法,促进患者潜意识中心理冲突和不成熟防御方式的理解和调整,达到缓解症状、促进患者人格成熟的目的。精神分析的基本技术包括:

1. 释梦 弗洛伊德认为,梦是潜意识内容的象征性表达,释梦是自由联想的进一步延伸。在睡眠中自我防御机制较弱,被压抑的观念、情绪、需求和动机会在梦境中浮现出来,因此通过对梦境的解析可以揭开潜意识,同时也能够帮助患者顿悟一些未解决的问题。解析梦的主要任务就是在患者能回忆出的显梦中将其隐藏的潜意识挖掘出来。

2. 自由联想 就是让患者毫无压抑地将所有内心想法不加审查地、不作任何隐瞒地立即诉说出来,无论这些想法多么可笑、可耻、痛苦或者非逻辑性,都要鼓励患者尽可能回忆童年时期所遭受的精神创伤。通过患者的自由联想可以了解患者一直被压抑的欲望、冲突、过去的经历,封存在记忆深处但很强烈的消极情绪,通过联想的顺序可以了解各事件的关联性,而联想中断处常提示可能存在着引发患者焦虑的某种或一些原因,治疗者通过引导患者领悟自己内心的心理动力和心理的障碍点,从而达到治疗的目的。

3. 阻抗分析法 阻抗是患者抵制痛苦治疗过程的各种力量。治疗者可以通过观察患者在自由联想中的停顿和语结等表现来探索阻抗之所在。在适当的时机,治疗者要探索患者因为什么采取阻抗,以及他想掩饰或者防御的是什么。成功解释阻抗及患者的内心体验可以成为理解患者过去内心冲突的契机。过去没有得到满足的愿望与情感体验,如果是痛苦的一般不会成为不可解决的冲突,对其过度防御才构成不能解决的冲突。处理阻抗的原则:弗洛伊德提出"先于内容解释阻抗"或"表面解释"的原则。当患者出现阻抗时,要与其说明正在进行阻抗,须让患者认识及体验自己在阻抗时的状态,如果患者认为他们在治疗中的各种反应是合理的话,他们不可能与治疗者一同去解释阻抗。

4. 移情分析法 移情是指患者将过去经历中对自己有重要影响的人物(如父母)的情感在与治疗者的关系里再现出来,表现为对治疗者产生强烈的情感反应。解释移情在治疗中至关重要。治疗者在整个治疗过程中必须保持头脑清醒,处于理智状态,不要认为患者的所有评论都是客观、公正的,因为有时患者被自己对治疗者的喜爱、讨厌的情感吓到而不敢表现出来,有时却没有意识到自己强烈的负面情绪反应反而伤害了治疗者,这时就需要治疗者帮助患者正确理解移情,把患者的注意力引至自身,让其了解和暴露自己的想法。

当产生移情时,患者过去经历的情绪、人际关系等不仅仅停留在过去(不仅仅是一种过去的记忆),而是通过与治疗者之间的交流表达出来,表现为不由自主地将其已经遗忘的经历或记忆呈现在与治疗者此时此刻的交流互动中,把移情当作新的现实经验,呈现出过去和重要人物(如父母)的感情、冲突、态度、交往模式,但患者对此却是完全无意识的。

5. 反移情分析法 患者对治疗者产生爱慕、依恋、钦佩甚至性冲动,这种情况称为正移情(温情的态度);对治疗者表现出失望、攻击、不满、愤懑等,这种情况称为负移情(敌对的态度)。反移情是治疗者对患者的移情反应,是治疗者潜意识发生冲突的结果。与移情处理方法相似,通过与治疗者交流,让其将敌对的态度表现出来,并做好正向的、积极的处理。

拓展阅读

现代精神分析的整合观点认为:"反移情"会扰乱治疗者在治疗过程中的分析判断,但如能正确地运用反移情,则可以将它作为一种有效的治疗手段。治疗者在成长过程中也会经历一些创伤,治疗者将自己经历的创伤沉淀在潜意识中,可以通过精神分析和督导将这些情感净化,再以感情理解患者,可以使患者产生被共情的感受而得到自尊和继续治疗的勇气。治疗中移情与反移情相互作用,治疗者分辨情感来源,能更清晰地了解患者存在于潜意识中的冲突。治疗者投入感情,既能使治疗者对患者保持必要的关注,也更容易通过对自己反移情的体验和辨认,理解患者的内心世界。正常、适当的情绪反应是精神分析疗法中重要的治疗手段。

6. 阐释 是揭示患者潜意识的思想和行为含义的一种方法,具体地说,就是对患者在梦、阻抗、自由联想、治疗关系和各种行为中表现出来的潜意识素材及其潜意识的含义加以指出和说明的过程。在治疗师的解释下,患者能更清楚地了解自己目前的状态、情感和行为方式,知晓自己内心深处的欲望和动机,并了解当前心理活动是否能实现潜意识和愿望。解释可以帮助患者克服对于治疗的抗拒,通过自由联想和梦的分析使被一直压抑的心理资料得以不断地展露出来。更广义地说,通过解释的方法能使患者使用多种方式看待自己的思维、情感、欲望及行为,种种方式可以使患者从以前的旧的认知框架中剥离开来,带来新的领悟。

二、精神分析与心理动力学治疗过程和简介

精神分析疗法是精神分析理论指导下的心理治疗,又可以叫作"深层心理治疗""探索性心理治疗""精神动力心理治疗""领悟心理治疗""精神分析性的心理治疗"等。精神分析疗法重视过去的生活经历,尤其是心理创伤事件对患者心理功能的作用与影响,其基本要领就是帮助患者把潜意识挖掘出来。

精神分析治疗主要通过交谈的方式进行心理治疗。首先,治疗者要与患者建立起分析性的工作联盟,建立后,与患者一起回忆、挖掘其早年的心理创伤,探索患者的潜意识欲望和内心冲突,以及伴随的情感,探讨"力比多"的分配与转移、自我功能及心理防御机制,解决治疗过程中出现的移情与阻抗,对患者的潜意识症结和心理冲突进行解释,以获得领悟和修通。

精神分析治疗的设置:弗洛伊德的心理会谈由最初6次/周逐渐缩减为5次/周,近年来,一些国家已经减到3~4次/周,每次一小时左右,整个疗程往往持续一年以上。这种来源于弗洛伊德的频率高、治疗过程长的治疗方式,被称为"经典的"或"标准的"精神分析治疗。治疗方式一旦确定,就应当维护其方式保持稳定。稳定的治疗方式本身就具有治疗的意义。

三、精神分析与心理动力学治疗适应证

精神分析疗法的适应证包括癔症、恐怖症、强迫症等各种神经症,性功能障碍及性变态,某些心身疾病,心理因素导致的躯体障碍等。不适合儿童或已出现精神错乱症状的精神病患者。

第四节 行为疗法

一、概念

行为疗法是在行为理论指导下进行的一类心理治疗方法。在治疗同盟的前提下,应用学习的原则来纠正或克服精神和心理功能障碍。该方法特别强调患者目前所存在的心理问题及社会人际交往因素,不太注意过去因素对心理疾病的影响。目前,行为主义疗法在心理治疗领域占有主导地位。行为主义的治疗技术繁多,主要包括系统脱敏法、厌恶疗法、正强化、生物反馈疗法、示范法等。

1. 系统脱敏法 由南非心理学家沃帕(Joseph Wolpe)于1958年创立,其问世源于对动物

的实验性神经症的成功治疗。沃帕认为人的神经症,如焦虑症、恐怖症、强迫症等,是通过条件反射形成的,也同样能够通过去条件作用而治疗。该疗法分三个步骤:第一,患者自主地进行放松肌肉训练;第二,建立焦虑层次,不同情节状况下患者会产生不同的焦虑程度,从可以引起最轻微焦虑到能够引起最强烈的恐惧,顺次将各种情景按层次排列;第三,让患者在肌肉松弛的情况下,从最低层次开始,想象产生焦虑的情景。根据两种相反的情绪或行为不能同时并存的理论,学习用放松的心身状态克服焦虑恐惧。

2. 厌恶疗法　通过惩罚的治疗方式消退患者不良的行为习惯。将令患者厌恶的刺激与对患者有吸引力的不良刺激相结合形成条件反射,以消退不良刺激对患者的吸引力,使症状消退。一般用于戒烟、戒酒、戒毒、性变态和行为怪僻的改善和消除等。常用的厌恶刺激有电击法、橡皮筋法、阿扑吗啡法等。由于此法是给患者带来不愉快的体验,应用前要征得患者及其家属的同意及配合。

3. 正强化　也称阳性强化法,应用操作性条件反射原理,及时奖励正常行为,漠视或淡化异常行为。正强化法的基本治疗程序是:

(1)确定希望改变的目标行为。

(2)观察希望改变的目标行为发生的频次、程度和后果,尤其是要确定目标行为的直接后果对不良行为的强化作用。

(3)设计一个新的结果并用于取代原来不良行为产生的结果。

(4)实施强化,即当患者出现适当行为时及时给予强化,促使行为朝向目标方向发展。

正强化法主要用于增加儿童孤独症、癔症、慢性精神分裂症及神经性厌食症、贪食者的适应性期望行为。

4. 生物反馈疗法　受古代瑜伽术的影响,在现代自发训练一类的放松疗法基础上,应用操作性条件反射原理创立的一种内脏生理活动自我控制疗法。即人借助仪器认识自身在一般情况下不能被感知的微弱生理信息变化,并学会有意识地调节控制的一种治疗。也就是说,通过患者自身学习来改变自己的内脏反应。目前,生物反馈疗法作为一种心理生理的自我调节技术已得到广泛的应用。一般临床上常用的生物反馈技术有三种:肌电反馈、自主神经反馈和皮层反馈。其治疗适应证为原发性高血压、心律失常、哮喘、胃酸过多、过敏性结肠炎、口吃、儿童多动症、紧张性头痛、焦虑症、骨骼功能的康复训练、糖尿病等,适用范围较广。

5. 放松疗法　是按一定的练习程序,学习有意识地控制或调节自身的心理生理活动,以调整因紧张刺激而紊乱的功能。属于这类疗法的技术很多,如渐进性放松、自主训练、松弛反应等。其共同点是松、静并且自然。

6. 替代学习疗法　是让接受治疗者利用榜样的示范作用进行模仿,故又称示范治疗或模仿治疗。学习者无需有意识地模仿外显行为,也不需要给予奖励的形式强化所希望的目标行为。班杜拉认为这是人类社会的一种基本学习形式,是社会性的学习。属于这类疗法的有示范法、自信训练法、行为契约法、集体依随法、习惯转换法等。

二、有关行为治疗的一些理论

1. 行为评估　注重影响目前行为的因素,而不是对过去可能的诱因作详细分析,即强调此时此刻。

2. 异常行为　即使异常行为是生物源性或躯体疾病所造成的,也可以通过对患者及其环境的相互作用进行治疗干预来取得改善。

3. 治疗策略各不相同　强调个体化治疗,以适应不同需要、不同情况和不同特点的患者。

4. 副作用　治疗性干预可能会产生一些未曾料想到的副作用,虽然这些副作用并不会对症状的缓解起到不利的作用,但往往会影响到治疗的效果,甚至会导致疾病反复出现。

5. 学习原则 认为正常行为和适应不良行为均是通过学习获得的,"取其精华,去其糟粕"指的就是可以通过习得正常行为而获益。

6. 特异性(目标行为) 最好能了解影响患者心理状态事件的过程,而不是听他们述说主观感受,这是行为评估和治疗的基本特点。

7. 直观性 外在行为和人际行为比认知和情感水平的行为容易改变,因此治疗的起初目标常为外显性行为,而认知和情感的改变则放在以后的治疗计划中。

三、行为治疗的一般原则

行为治疗强调让患者学会矫正自己的行为。治疗者的工作是帮助患者确定哪些是需要做的、哪些自助技术是需要学习的,并且在每次治疗间歇期发布一些家庭作业,让患者坚持无休息练习以巩固新习得的行为。另外,患者治疗动机需较强烈,并且能够认识到治疗者的方法能够快速解决自身现存的问题。各种行为治疗技术的应用应遵循以下几项基本原则:

1. 循序渐进式 通过布置的一系列练习作业使患者在处理简单的问题中获得自信心,并达到最后可独立处理严重问题的目的。

2. 行为分析 观察症状和行为表现是行为治疗的重要组成部分,可以使用评定量表或记日记的方式来记录什么时候出现症状和行为类型(Antecedents, A),诱因和可能的促发因素(Behaviors, B),出现的后果及可能的强化因素(Consequences, C)。这种对于事件出现的有关行为进行详细检查的方式称为行为分析 ABC。当然,在治疗期间,日记和量表也可作为治疗效果进展情况和重新考虑是否修改治疗方案的一种检查工具。

3. 实践或练习 将行为作业看成实验来实践完成,从是否达到目标的角度出发,作进一步的治疗。如果达到目标则意味着成功,但没有达到目标并不意味着失败,而是有机会更多地了解和认识问题,同时考虑下一步的治疗方案。

第五节 认知疗法

一、认知疗法的概念

认知疗法是来询者情感及行为被认知过程影响的理论学说,通过认知、行为治疗技术改变患者不良认知,使患者行为和情感得到适当改变的一类心理治疗形式。不良认知包括不合理、歪曲、消极的信念和/或思想。

二、认知与情绪的关系

认知与情绪是连续、不可分割的心理过程,当个体对知觉对象进行信息加工时,就对其产生了情绪情感。认知与情绪相互影响。

（一）认知对情绪的影响

1. 认知结构的作用 认知结构的复杂程度影响着情绪体验,表现之一就是能从事物的多个方面对客观事物进行分析与评价。认知结构越复杂,个体越能从多方面进行分析及评价事物问题,那么其所产生的情绪体验就越温和;认知结构越简单,个体对事物进行评价时所产生的情绪体验就越强烈。

2. 认知的作用 认知在情绪中的作用在于判断、评估刺激物是否符合个体的需要,从而产生积极的或消极的情绪。认知对情绪有三种作用:

（1）对引起唤醒原因的认知分析。

（2）对情绪刺激的评价和解释。

（3）对情绪的命名及对所命名情绪的再评价。

归因的作用：对行为结果的不同归因决定着个体的情绪反应。例如，当被问道："如果你因为晚起后收拾打扮晚出来20分钟而错过和朋友们的见面机会，或者如果你因为乘坐的汽车故障晚点20分钟而错过和朋友见面的机会，对于此两种情况，你认为哪种情况下可能更感到遗憾？"多数人都会认为前者更遗憾，情绪反应会更强烈。这是因为人们把行为的失误归因于当事人对于时间规划的不合理。

（二）情绪对认知的影响

情绪对认知产生的影响主要表现为情绪对认知的干扰、情绪对记忆联想的启动作用及心境对记忆提取的影响等。

1. 情绪对认知的干扰　情绪对认知的干扰作用在生活中经常会遇到，例如，在学习期间与室友或是朋友发生争执时，由于情绪波动可能会打断认知活动，无法继续学习。学者西蒙通过信息加工的观点对情绪干扰认知过程做出过解释。他认为，情绪具有报警作用，情绪可以使个体离开当前的目标而去追求另一个更为重要的目标。因为大脑的容量是有限的，即在同一时间内个体只能追求有限的目标。情绪所起的报警作用（例如紧张、恐惧或亢奋）就在于能提高对紧急目标的注意。

2. 情绪对记忆联想的启动作用　情绪对记忆联想的启动作用被认为是情绪对认知影响的主要表现。在记忆中，情绪相似的记忆内容倾向于联系在一起，激活一个项目就会启动另一个性质类似的项目，这些项目可以是积极的，当然也可以是消极的。积极项目是指由积极的心境激活的项目，消极项目是指被消极心境激活的项目。项目的激活或启动可以是自动的，不需要做艰难努力；也可以是控制的，即有意识地运用某种策略、受目的驱使努力等。

3. 心境对记忆提取的影响　如果个体希望将积极的心境长时间地保持或者想摆脱消极的心境，就要有意识地从记忆中提取出积极情绪，即控制启动积极情绪项目。例如，毕业生找工作面试，可以提取在校期间参加虚拟面试取得了优秀表现的记忆，这种记忆可以激活愉快的情绪，愉快的情绪可以帮助求职者对抗因面试而引起的焦虑及不安。心境影响着对记忆材料的提取，同样也会影响推理、加工方式及决策过程。

认知理论学者认为，情绪的产生由三部分组成，分别为外界刺激、机体的生理变化和认知过程作用的结果。相关学者通过实验证明个体对生理反应的认知性解释对情绪体验起着非常重要的作用。

三、认知疗法中较常见的两种学说

（一）艾利斯的认知领悟疗法

艾利斯的认知领悟疗法也被称为"合理情绪疗法""理性情绪疗法"。该理论认为，使人难过产生消极情绪的并不是事件本身，而是对事件不正确的解释和评价。事件本身无所谓正确与否，但当人赋予它自己的偏好、欲望及对事物的评价时，便产生了各种烦恼与困扰的消极情绪。认知领悟疗法旨在纠正患者的不合理信念或观点，激励适应的合理信念，结合矫正技术，改变患者的行为和认知。拥有了正确的信念，便可以愉快地生活。

拓展阅读

合理情绪疗法的完整治疗模式由 A、B、C、D、E、F 六个部分组成。

A（activating events）指发生的事件。

B（beliefs）指人们对事件的观念或信念。

C（emotional and behavioral consequences）指个人的观念或信念所引起的情绪及行为后果。

D（disputing irrational beliefs）指对个体的不合理信念进行辩论或劝导干预。

E（effect）指治疗和/或效果。

F（new feeling）指治疗或咨询后来询者的新感觉。

艾利斯认为，引起情绪反应或行为后果（C）的真正原因并非事件（A）本身，而是人们对事件的不合理信念（B）（想法或解释），不同的B可以引发不同的C。因此，要改善人们的不良情绪及行为，就要劝导干预（D）。认知在心理活动中扮演着重要角色，因此认知理论的思想也被广泛应用于临床心理治疗。

（二）贝克认知疗法

贝克认知疗法是20世纪70年代中期出现的一种新型的心理治疗方法。贝克认知疗法是在临床治疗抑郁症患者时逐渐建立的。抑郁症患者存在认知歪曲现象，因此治疗的重点是减轻或消除导致障碍的认知行为和情感因素、纠正不良认知模式。由于该疗法鼓励患者将负性认知作为尚待检验的假设或预测，所以认为认知治疗实质上是认知行为治疗。目前贝克认知疗法已在临床广泛应用。

1. 基本原理

（1）情绪障碍和负性认知互相影响：这种恶性循环是情绪障碍得以延续并且复发的主要原因。打破恶性循环就成了治疗的关键。

（2）认知过程是情感和行为反应的桥梁和纽带：人的情绪怎样发展与其想法或"认知"有密切的联系。

（3）认知歪曲大多体现在情绪障碍的患者中：正是这些认知歪曲使患者情绪苦涩。发现和改变这些认知扭曲，会使患者的情绪得到改善。

2. 贝克认知疗法理论中几个重要的概念

（1）负性自动想法：指患者在特定环境下自动呈现在脑海中的想法，瞬息即逝，极大多数患者往往觉得这些想法很有道理，对其情绪影响很大。存在抑郁情绪及自我损害行为者往往存在负面的认知方式。抑郁症患者的活动减少是由于其悲观和失望，他们认为自己的一切努力都不会成功，从而不愿做任何事情。抑郁症患者常认为自己缺乏应对和处理不同问题的能力，因而产生逃避困境的念头。自杀行为是这种逃避念头最明显的体现。

（2）以偏概全：指患者得到的消极结论往往远远超出现有处境。患者存在非此即彼又称非黑即白的绝对性思考方式，此方式用两极法看待事物，将事物的发展看成一个连续体，看问题比较极端；强迫自己达到绝对的标准，完不成过高的期望往往成为自己沮丧的主要原因。如认为没有全面成功就是失败，所以会让自己失去自信，面对不了失败。

（3）过度引申：因一个事情的失败全盘否定自己的未来。

（4）随机推断：指缺乏事实依据，毫无根据地下结论，没有证据，随机推断结果。

（5）个人主义：把什么错误都归于自己，自责心太重，导致自己接受不了失败。

（6）过度夸大和缩小：指过分夸大自己的失误、缺陷、缺点的重要性，而贬抑自己的优秀成绩和优点。

（7）潜在的功能失调性假设或图式：是一种比较稳定的心理特征。患者对某些重大事件表现出脆弱性，由此派生出大量负性自动想法，以至于情绪低落、紧张，加强了负面想法。由于失调性的认知假设是潜在的，通常不再进入意识接受审查。

3. 贝克纠正不良认知的基本技术

（1）识别自动性思维：自动性想法是介于外部事件与个体对事件的消极情绪反应之间的

那些思想,多数患者是意识不到在消极情绪发生之前会存在着这些想法的。在悲观、生气和焦虑等负性情绪之前出现的特殊想法,患者首先要学会自己识别。医生可以采用提问、指导患者角色扮演或想象来帮助患者识别自动性想法。

（2）识别认知性错误:抑郁或焦虑的患者经常带有悲观情绪,他们通常采用消极的方式来看待和处理事物。一般来说,患者特别容易犯概念性错误。基本的认知性错误有夸大或缩小、任意推断、全或无思维、选择性概括、过度引申,大多数患者是可以学会识别自动性想法的,但识别认知性错误却相当困难。为了更好地让患者识别认知性错误,治疗者应该认真倾听和记下患者诉说的自动性想法及不同的情景所出现的问题,然后要求患者归纳出一般规律,找出共性。

（3）真实性检验:识别认知性错误以后,治疗师接下来的工作是鼓励患者将其自动性想法作为假设看待,与患者共同设计严格的现实性检验方案,让患者自己判断他的思维和认知是错误的,这是认知疗法的核心。

（4）监测苦闷或焦虑水平:患有慢性焦虑症的患者经常认为自己的焦虑和苦闷会永恒地存在,但据临床观察,焦虑的发生是有波动的。只要患者认识到焦虑开始、峰值和结束的过程,人们就能够比较容易地控制自己的焦虑情绪。

（5）去注意:多数焦虑和抑郁患者会感到周围所有人都在关注他,他的一言一行都受到点评。治疗方式为让患者进入公共场合,然后记录发生不良反应的次数,结果他发现几乎很少有人会注意他的言行,这样就会使患者逐渐摆脱自己是"注意焦点"的概念。

第六节　以人为中心疗法

一、以人为中心疗法的概述

以人为中心疗法(person-centered therapy)又被翻译为来访者中心疗法、以患者为中心疗法等。以人为中心疗法最初被称为非指导性疗法。它是由美国人本主义心理学家卡尔·罗杰斯(Carl Ransom Rogers)于 20 世纪 40 年代在对精神分析疗法的批评中发展兴盛起来的一种"咨询方法"与"心理治疗"。他对以人为中心疗法的基本假设是:当患者处于一个适合的、恰当的气氛和心理环境时,他们就可以产生自我理解,从而改变对自己和他人的看法,进而产生自我导向行为,并在最终使心理达到健康的水平。它是一种生活哲学,不仅仅是一项简单的心理治疗技术或方法。人本主义观点是由一些既不赞成心理动力学理论,又不满于行为主义心理学观点的心理学家们提出的心理学主张。这些心理学家以存在主义哲学及现象学为理论基础,构成了心理学中的"第三种势力"。

（一）罗杰斯的人格理论

罗杰斯假设人身上有一种力量,是统御人的生命活动最基本的驱动力量,他将其称为"实现趋向"。实现趋向包括两个方面:①心理方面,表现为人特有的自我实现趋向。这种趋向赋予人强大的生存动力,坚持追求发展。②生物学方面,指一切生物共有的成长、成熟趋势。他的观点为:在人类有机体中有一个中心能源,它是有机体的实现、履行、维持和增强的趋向,这是一切有机体的共有属性,是体现生命本质的、任何生物天生就赋有的东西。

（二）人的主观世界——现象场

在罗杰斯看来,每个人都是生活在自己的主观经验世界之中的,这个世界被称为"现象场"。每个人都是独立的个体,因此"现象场"是截然不同的。这个主观的世界对于反应人才是真正的现实,因为他的行为、感受、思想直接由这个主观世界决定。正是由于这个原因,才使得不同的人对同样的刺激、同样的事件做出完全不同的反应。只有个人自己才能完善地、真正地了解自己的"现象场",其他人(包括治疗者)永远不可能像当事人那样准确地了解当事人。因此,治疗过程要由当事人自己来主导。

(三)人性基本可以信赖

罗杰斯坚信:人性基本是可以信赖的。与人亲近及交往是每个人都需要的。有证据表明,一个人若与他人有密切的信赖关系,可减少心理障碍产生的机会。人有不需要治疗者直接干预就能了解自己及解决自己困扰的极大潜能。只要可以提供适宜的环境气氛,建立有治疗功能的良好关系,使当事人体验到那些被自己否定和扭曲的感觉,学习接纳自己,增进自我觉察,他们就能向自我规划的方向发展。

(四)机体智慧和机体估价过程

罗杰斯曾运用以人为中心的理念去处理国际冲突来促进世界和平。他表示:人是理性的,对自己负责,能够自立,有正面的人生取向。人性的发展与生物进化相似,具有一定建设性的方向,他把这种倾向叫做"造型倾向"。个体具有的机体智慧表现为:他能通过一种"机体估价过程"来评价什么是不好的(阻碍实现趋向)、什么是好的(符合实现趋向),他也承认人有侵犯冲动和多种复杂的心理冲突,但解决这些冲突不应采取心理防御的态度。在人类的世界里,感受或体验是机体估价的直接体现形式。

(五)自我

"自我"是罗杰斯心理失调理论的基础,也是人格理论的核心。自我指对自己心理现象的知觉、理解和评价,是一个人"现象场"中分化出来的一部分,在一个人的"现象场"中具有重要意义。罗杰斯认为,自我不等于自我意识,而是自我意识与自我评价的统一体。自我的结构与内容包括:

1. 一个人对自己的认知与本人的实际情况可能是不相符的,高估自己容易使人自傲,而低估自己会使人自卑。

2. 自我是指自己心理现象的感知觉、自我理解及评价。以人为中心的"自我"是本人能够意识到的自我。

3. 理想自我和现实自我之间是否存在差距及差距存在的程度,可以作为一个人心理健康的重要指标。理想自我和现实自我差距太大,容易使人产生焦虑;相反,将两者之间的差距缩小,会使人感到幸福和快乐。

(六)价值条件

"父母是孩子的第一任老师"。儿童寻求积极经验的过程中,能够感受到被尊重及关怀,而这些感受能否得到满足取决于"他人"。父母(也包括他人)的尊重和关怀是有条件限制的,这些条件体现着父母和社会的价值观。罗杰斯把这种条件称作为"价值条件"。

二、以人为中心疗法基本方法

(一)策略

1. 创造氛围　使用简单的策略和治疗技术,把治疗重点集中放在创造一种良好的医患关系氛围,使得双方能够自由地探索内在的感受。

2. 两种形式　可以是医患之间一对一交流进行治疗,也可以是"交朋友"形成会心小组进行团体治疗。

3. 常用的技术　同感、倾听、真诚、对质、尊重、观察等。

(二)主要治疗技术

1. 情感阐明　随着被治疗的患者对自我的探索不断深入,他们的思维方式和情感自然表达会出现混乱现象,这就要求治疗者能够整体地感受和注意患者的言行举止,理解患者试图表达的真实内容,并能够帮助患者清晰地表达自己的情感。

2. 情感回应　患者阐述自己的情感形式和内容,治疗者通过复述的方式与患者交流,主要表达自己对患者讲述内容的理解。

这里需要注意的是,治疗者对患者表达情绪及内容的态度是治疗过程能否顺利进行的首要决定因素,而治疗者的理论知识与治疗技术则是第二位的。治疗者的态度和治疗关系建立的核心条件主要有以下三个方面:

(1)无条件积极关注:指对所有患者一视同仁,不带有价值差异地表达对所有患者的基本尊重,对患者的接纳、关怀与理解是无条件的。创造出一种利于当事人转变自我概念的环境,无论当事人此时此刻的感受如何,治疗师都应予以理解。

(2)真诚一致:是指真诚与真实。治疗者在与患者沟通时,使当事人感受到治疗师对自己的态度是真诚的,然后任随自身内部的感受和对事物的态度开诚布公地表达和思想流露,毫不怀疑地对治疗师不作任何保留地表达自己真实的内心感受,就能使当事人发生内在的改变,并向建设性方向转化。

(3)设身处地地做到共情理解:是一种理性的并能深入主观世界了解患者感受的能力。同感的了解开始于全神贯注地倾听患者的表达。有经验的治疗师能完全进入当事人的内心世界,不仅能理解当事人自己意识到的部分,甚至对当事人自己尚未察觉的潜意识也能觉察出来,并把这种理解传达给当事人。

三、以人为中心疗法的治疗目标

1. 探索成长　以人为中心疗法的目标是既要解决患者存在的问题,也要帮助患者在心理上成长,这样他们就更有能力克服现在及将来所要面对的形形色色的问题。

2. 除去防御　患者必须先除去在社会化过程中形成的保护自己的面具,从虚假的背后显现出一个现实、真实的人,并且信任自己、愿意逐渐成长。

3. 建立关系　治疗的目的是建立安全与可信任的治疗关系,使当事人能减少对外人的防御心理,真实地自我探索,进而察觉阻挠成长的各种障碍,从而变得更开放、更愿意进步、更能信任自己及更愿意按照内心的标准去生活。

四、以人为中心疗法适应证

1. 个别治疗和团体治疗　原则上,任何需要治疗的来询者均适用,无论是正常人还是心理存在障碍的人。不适合无法用口语沟通的当事人。

2. 被广泛应用到治疗以外的领域　如以人为中心的亲子关系、教导与学习、人际关系培训,同样也适用于国际关系的研究等。尤其适合用在危机处理的开始阶段,在行政管理中也具有较大应用价值。

五、以人为中心疗法技术的作用及评价

这些技术常可以减轻或消除患者在治疗情境中的恐惧与不安,帮助他们不设防地正视自我所存在的问题,让以前存在的否定情感全部显露出来,并开始逐渐尝试接纳这些消极情感,将这些情感与自我建立联系,形成共同体,并及时对自我作出总结。

通过治疗者的治疗进程,患者防御心理逐渐减弱,患者将会进一步地剖析自我,接受从前感到恐惧的情感,不再依附于别人的价值观念来获得安全感。随着治疗进展,患者学会相信自己的情感和行为,逐步接近真实的自己。以人为中心疗法对人性有正面而乐观的看法,重视人的内在主观经验,强调当事人积极主动的角色及自我负责与自我指导能力,相信人具有成长、健康和适应的能力。

六、以人为中心疗法的治疗结果

1. 自主　使当事人增加自信和有能力自主,性格较健康。
2. 应对　使当事人较少压抑自己的经验,尽量克服压力。
3. 接纳　使当事人能够对自己和本身的感受及对他人接纳。
4. 实际　使当事人对自己有切合实际的看法和积极的评价。
5. 适应　使当事人行为上表现成熟,适应能力增强。

第七节　森田疗法

一、森田理论

森田疗法是日本著名精神医学家森田正马博士(1874—1938 年)在 1920 年左右创立的一种专门针对神经症的特殊治疗方法。森田疗法是森田本人根据亲身经历和治疗神经症的 20 年临床经验发展起来的,并且具有鲜明的东方文化特色的一种临床治疗技术。由于该疗法在临床实践中效果明显,逐渐得到了精神医学家的承认,并且受到欧美等国家医学界同行的重视和发展。随着医学的发展,森田博士的森田理论及治疗方法被其弟子进行了修订及发展。高良先生在发展森田理论方面,提出了"主观虚构性"和"表面的防御单纯化"等新概念。所谓"主观虚构性"就是指神经质者难以冷静、客观地判明自己的实际情况,往往受到情绪的影响,患者主诉症状往往与实际情况有着很大的差异,尤其是像神经质者被指出其并没有相应的器质性损害时,会产生相当的不满,认为治疗者医术不精湛。修改后的森田疗法被称为新森田疗法。森田疗法的理论根据如下:

(一)精神交互作用

森田疗法的核心理论为精神交互作用学说。其中,注意和感觉的交互作用是神经症形成的重要原因。当注意集中于某种感觉,就会使该感觉处于一种刺激过敏状态,这种感觉的敏锐性又会使注意力越发地集中,持续固定在这种感觉上,形成恶性循环。这一系列的精神过程,称为精神交互作用。

(二)疑病素质

森田认为,神经质的个体具有疑病倾向,他们对自己心理和身体方面的不适特别敏感,甚至对这种不适感会深层次地感觉,这种过敏感觉又会促使其进一步注意及体验这种感觉,并产生痛苦的情绪,主观上认为自己有病,但这种疑病倾向也会随着环境的变化而变化。

(三)神经质

森田在表达神经症时采用的是神经质,而不用神经症这一概念(后改为森田神经质)。森田的神经症理论简单地说是一种素质论,神经质的倾向任何人都有,倾向强烈者被称为神经质。森田神经质包括普通神经质(神经衰弱)、强迫观念(恐惧症)、发作性神经质(焦虑症)。森田理论认为,每个人都有自我内省、疑病、理智的倾向,当这种倾向超过了某一个度时,便成为神经质。神经质源于先天性素质的改变,并且先天性素质受环境的影响而改变。

(四)生的欲望和死的恐怖

森田认为,神经质的个体"生的欲望"过分强烈。"生的欲望"是指食欲、自我保护等本能欲望过分强烈,也包括想获得社会承认、被人尊重等社会欲望格外强烈。而"死的恐怖"则是指神经质的人在追求欲望的同时,害怕失败、害怕生病和对死亡恐惧的心理。

根据以上理论,森田提出了治疗神经症的两点原则:

(1)要求患者把心思放在应该做的事情上,比如坚持运动、学习、工作等一些日常生活上,而不去考虑在做事情的过程中自身感受是怎么样的。

（2）"顺其自然"就是接受和服从事物运行的客观法则，具体是要求患者正视自身的消极体验，接受各种症状的出现，不强求改变，把心思放在应该或者正在从事的事情上。这样，患者的消极体验发展到顶点之后才会自然地减轻和消退。

二、森田疗法基本方法

按照发展阶段和自然生活状况，均可将森田疗法分为两大类，按发展阶段可将其分为经典的森田疗法和新森田疗法，按照自然生活状况可将其分为自然生活状况下的门诊治疗和严格根据程序化的住院治疗。下面以住院式治疗为例，介绍不同时期森田疗法的治疗要点。

1. 强制性静卧期　此为第一期，治疗一般以 4~7 天为宜。要求患者除必需的活动外（如大小便、进食）要绝对卧床休息，保持安静的环境，禁止与他人会面、谈话、读书、吸烟或从事任何娱乐活动。此期的主要目的是：让患者暂时脱离对于四周的顾及和烦恼等事宜，排除善恶是非等理想标准的要求，成为无拘无束的自我，从根本上解除患者因外界环境造成的精神烦闷，使其产生解脱烦闷的体验；其次是使心身疲劳得到调整，要求患者对待不安应保持"既来之，则安之"的心理状态，使患者体验到如果让苦闷任其自然发展，那么烦闷和痛苦就会通过情感的自然规律逐渐消失。如果需要可将此期延长至 10~15 天。

2. 轻工作期　此为第二期，治疗一般以 4~7 天为宜。与第一期相似，同样控制不必要的活动，卧床时间限制在 7~8 小时，白天必须到户外接触温暖的阳光和呼吸新鲜的空气。晚饭后休息前需要将当天发生的事情以日记的方式记录，早晚睡觉前需要阅读两次治疗者指定的书籍。对于睡眠的多少，要顺其自然，不要强求。此期主要是促进患者心身的自发活动，患者为了个人健康，越来越渴望参加较重的劳动，以此为标准转入第三期。·

3. 重工作期　此为第三期，治疗一般以 1~2 周为宜。患者可进行重体力劳动和读书等。主要指导患者在非强制要求下养成对工作的持久耐力，并且在获得自信心的同时，使之反复体验工作中取得成功的乐趣与喜悦，以唤起其对相应工作的兴趣，从而培养其持续保持对工作有兴趣的勇气。如果患者开始感到工作忙碌起来就可转到下一期的治疗了。

4. 复杂的生活实践期　此为第四期，治疗一般为 1 周左右。此期主要目的为让患者早日回归家庭、回归社会。开始进行适应外界变化的训练，为回到实际的日常生活中做准备。允许患者看科普类的书籍，而不准看哲学类等深奥难懂和娱乐性的读物。读书只求随意，陶冶情操，不追求记忆和理解。同时允许患者进行外出购物等适当的活动，当患者隔离了一段时间后突然开始接触社会会产生一种崭新的心情体验。把自己的一切都看成病态、被病态所束缚的患者，洞察到自己存在的顺其自然的常态，可从根本上促使其自然治愈。

总之，第一期是驱动反思期，第二期是自发活动期，第三期是激发兴趣期，第四期则是适应社会环境生活变化的训练期。经过系统完整的反思、休息、劳动和治疗，患者最终可摆脱神经症的困扰，走向新的生活。

三、森田疗法的特点

（一）不问情绪只重视行动

森田理论认为人的情绪不可能由自己的意志所左右，而行动可由自己的意志所支配，强调通过改变患者行动，使患者情绪也得以恢复，用"事实唯真""顺其自然""依照健康人那样做，便成为健康人"等原则来进行指导，从而达到治疗的目的。

（二）不问过去

森田疗法与精神分析疗法存在差异，森田疗法最大的不同就是不追溯过去的事情，而更加重视现在正在发生的生活。通过现实生活去获得体验性认识，启发和引导患者"从现在开始"，回到现实中去追求健康人的生活态度及心理态度。

（三）患者在现实生活中接受治疗

森田疗法在现实环境中方可达到治疗的目的，一方面让患者作为正常人过普通人的生活，另一方面给他们以生活指导的治疗，通过在现实生活中处理各种问题，从而使患者从自己症状的束缚中解放出来。

（四）强调症状只不过是情绪变化的一种表现

森田认为神经症的症状是由于情绪变化导致的，是把正常情绪的变化视为病态而已。

（五）身教重于言教

森田疗法强调患者做事情需要头脑与行动结合去处理问题，亲身实践，所以由此，医生的示范作用就显得尤为重要。

（六）性格修养

通过对生活方式训练的治疗方法，从而指导患者努力发扬自身性格的长处，避免短处，逐步陶冶其性格。

四、中国森田疗法实施和研究的现状

当前，中国的心理治疗较普遍性的特点是采用整合性的治疗方式，因此多数（约 80% 以上）的医院和精神科采用森田疗法与其他心理治疗如精神分析疗法、行为疗法、认知疗法等相结合的方法，多数精神科的医生还在不同阶段采用少量相应的药物。

中国的森田疗法是治疗者们一边深入学习森田理论，一边实践，在实践中不断探求并扩大其适应证的成果，中国的森田疗法除了用于非森田神经质以外的神经症，还普遍用于抑郁症、精神分裂症的恢复期、人格障碍及心因性疾病等。

中国森田疗法的实施方法中，住院式均按四期进行，但各期的天数不尽相同：

第一期（卧床期）为 5~14 天，个别的有 20 天，平均 9~10 天。

第二期（轻作业期）为 3~15 天，平均 8~9 天。

第三期（重作业期）为 14~60 天，平均 20~27 天。

第四期（社会康复期）为 7~60 天，平均 11~17 天。

总平均住院日为 1~3 个月。

中国的森田疗法的治疗效果：据统计，采用住院式治疗方式的患者病情好转率可达 80% 以上，门诊式可达 70%。在治疗的患者中，存在恐惧的患者较多，而治疗效果最好的是抑郁性神经症和疑病症，其有效率可达 90% 以上，其次是焦虑症（80% 以上），再次为强迫症、恐惧症等（达 70% 以上）。

中国的学者在临床应用森田疗法的同时也进行了心理学方面的研究。在临床疗效的观察、评定上采用了多种心理测查方法，采用较多的为 90 项症状自评量表（SCL-90）、抑郁自评量表（SDS）、焦虑自评量表（SAS）、明尼苏达多相人格调查表（MMPI）、内田 - 克雷佩林心理测验、康奈尔医学指数（CMI）等。这些心理测验的采用，进一步证实了森田疗法的有效性。

五、有关森田疗法的国外研究

森田疗法历经 100 多年的临床实践，被证明是一种有效的心理治疗。对它的临床及实验室研究在不断扩大和深入。对它的研究可分为以下三大流派。

第一流派为精神病理学，此项研究促进了中国与西欧在森田疗法上的交流。

第二流派为心理学方面的研究。森田疗法的治疗家们把心理测验用于临床，证实了森田疗法对减轻症状、改善人格状态及人际关系的有效性。

第三流派为生物学的研究。在该领域里主要是进行生化和电生理学的研究。这些研究证实了森田疗法可改善神经系统的紊乱,绝对卧床可纠正神经症患者生物节律的障碍等。

有关森田疗法的研究可概括为两个方面:一是森田疗法的理论没有大幅度修改,基本概念更明确化;二是在治疗技巧上,为了使治疗更有效,门诊及住院式均加入了一些其他内容。另外,还确认了其在一般精神病房也可实施。

拓展阅读

森田疗法用语

1. 不仅用脑去理解,更重要的是通过实践行动去理解　意思是既要思考又要行动,如果只是思考,什么也不会产生,因而要行动,不断地做出成绩,要通过亲身体验去理解。

2. 恐惧突发　意思是越想摆脱恐惧,恐惧心理就越发厉害。产生恐惧时要不退缩,宁可有恐惧心理存在。

3. 不安常在　人要活着,总会伴有不安。期望越大,不安就越甚,不安是必然存在的。你要摆脱不安,它却穷追不舍;你和不安抗争,它就一味地加剧。要与不安做好持久交涉的准备,对于不安应该是来者不拒、顺其自然、继续做自己该做的事。

4. 外表自然,内心健康　意思是像健康人一样地生活就能健康起来。对情绪不予理会,像健康人一样去行动,这样,情绪自然而然就变成健康的。

5. 顺其自然　意思是不关心自己的情绪和症状,要着眼于自己的目的去做应该做的事情。对待不安应"既来之,则安之","对情绪要顺其自然,仍然去做应该做的事情",而不是出现了不安就任凭这种不安去支配行动。

6. 顺从自然　与"顺其自然"同义。不是要屈服于大自然的意思,而是说,对于由不得自己的事情,即使怎样着急也无济于事。同样,自己的心情受现实的影响,这时就应该老老实实地接受现实,自己的情绪无论是好是坏,唯有行动要一如既往地坚持下去。

7. 以行动为准则　唯有行动及成果才能体现一个人的价值。从这个意义上,森田认为对情绪要"既来之,则安之"。要为实现既定目标去行动的生活态度,称作行动为准则。

8. 睡眠的多少,要顺其自然　如果身体需要睡眠,即使在极其喧嚣的环境下也能入睡,在极端的情况下,甚至能边走边睡。与此相反,如果身体不需要睡眠,无论在床上躺多久也无法入睡。要紧的是情绪要放松。对于睡眠的多少,要顺其自然。只要睡上5~6小时,精力就会得到恢复,足以坚持第二天的工作。

9. 烦恼即解脱　解决烦恼的方法不是企图逃避,毋宁任其烦恼。这样,烦恼的心情就会消失,解决问题的办法自然也就有了。

10. 心随万境转,转处实能幽　这是摩挈罗尊者的话,意思是:人的心境随着境遇不同而千变万化,甚至可以说,这种现象实在是玄妙。在森田疗法中,这句话赋予的含义是:情绪易变是非常正常的事情,情绪恶劣时不要悲观,情况顺利时也不要高枕无忧,要着眼于行动,努力去干。

11. 日新又日新　尽管看上去,每天的生活内容千篇一律,但今天和昨天总是不一样的,今天就是新的一天。今天比昨天,明天比今天应该过得更充实。

12. 不安心即安心　即使感到心神不安,也要泰然处之,那么这种不安就会逐渐消失,即使有不安也如同没有一样。

13. 唯事实为真实　意思是"只有事实才是真实的"。对无能为力的客观事实,就要承认自己无能为力。与顺其自然是同义语。

第八节 暗示和催眠疗法

一、暗示疗法

（一）概念

心理暗示为心理学的术语之一。暗示疗法是利用言语、动作或其他治疗方式,使患者在不知不觉中受到积极的暗示,从而不自主地接受治疗者的一些观点、态度及指令,来消除其心理上的压力和负担,减少或消除疾病症状,达到加强某种治疗方法效果的目的。暗示是人类固有的普遍心理特性,是我们人类最简单的条件反射,生理、心理活动相互影响、相互作用,暗示能对人的躯体和心理状态产生巨大的影响。

暗示疗法治疗方法很多,临床常用的有情境暗示、言语暗示、药物暗示等。此外,心理医生对患者的安慰、鼓励、解释、保证等也都含有暗示的成分。

（二）暗示疗法分类

1. 他人暗示　是治疗者利用患者对其的信任和指令服从给予暗示,这种暗示可以改变患者异常的心理状态,减轻或消除其心理的或生理的症状,提高正确认知及处理事物的能力。

2. 自我暗示　是患者通过对自身的认识及思维等心理活动的调节来改变其心理消极状态的方法。

（三）适应证

暗示疗法的临床应用非常广泛,包括癔症性黑矇、癔症性截瘫、癔症性失语、焦虑性神经症、恐怖性神经症等神经症及症状,哮喘、瘙痒、疼痛、心率过速等心身障碍和心身疾病,口吃、遗尿、厌食等行为习惯障碍,阳痿、性冷淡等性机能障碍性疾病。后两种疾病类型以心因性者居多,因此治疗效果较为明显。

危害身体健康的可控因素也可以使用暗示疗法去除,如吸烟饮酒等严重损伤身体的不良习惯,要让患者真正从心理上认识烟瘾、酒瘾的危害性,产生戒烟、戒酒的欲望,树立戒烟、戒酒的信心,达到戒除心瘾的目的。

（四）治疗作用

暗示可以分为两个过程:一是通过语言或动作的刺激,使受暗示的人观念发生变化的过程。这一过程即他人刺激阶段,也就是他人暗示,是暗示作用发挥的前提条件。二是在他人暗示的作用下,被暗示者产生行动的过程。这个过程是暗示作用真正发挥的过程,是必须经过的过程。此过程主要是把外界刺激转变为自我意识观念,并把这种观念付诸行动,也就是自我暗示。暗示作用的发挥必须要经过这样两个连续的过程。如果是他人暗示,当患者接受了暗示者的语言或动作并且形成自我观念,产生效果,这样的暗示才能起到治疗的作用。简单来说,暗示的本质是患者自我观念转变为正确行为的过程。

二、催眠疗法

催眠疗法（hypnotherapy）是心理治疗的方法之一。人们常把这种治疗方法称为催眠术。它是运用暗示的方法,使患者产生一种特殊的意识状态——催眠状态,以消除病理心理障碍的一种心理治疗方法。在催眠的促使下被治疗者注意力高度集中,并会被催眠师引导进入一种特殊的意识状态,只能和催眠师保持单独的交往和联系,并顺从地接受催眠师的指令及暗示,从而产生治疗效果,无所不谈其内心深处,将被压抑的情感释放,回忆早已被认为“遗忘”了的童年经历和致病的精神创伤,这样就为医生提供了一个有针对性的治疗方向。

（一）催眠的理论

巴甫洛夫认为催眠是清醒和睡眠之间的移行相。催眠是一种单调重复刺激,用以描述睡眠现象的内容。催眠的使用有着严格的医疗要求,一般只有经受过专业训练的心理医生和精神科医生在有研究治疗需求并被对方同意时才可以使用,催眠是一种与睡眠有关的条件刺激,能使大脑皮质产生选择性抑制,形成一种只与催眠师单线交往伴有外界感觉缩小的特殊的意识状态,在使用时必须注意。目前,临床对催眠现象的研究已趋于综合性解释模式,认为催眠过程是一个复杂的生理、心理、神经活动过程。

有一些学者将催眠理论分为生理学理论和心理学理论。以下为大家主要介绍心理学理论相关内容。

1. 暗示说　指当某些人处于某种特定的环境及情绪背景下,对外界的影响或观念常常只能无条件地接受。

2. 条件反应说　是从经典条件反射而来。条件反射还出现泛化与分化的现象,这是大脑皮质实现复杂的分析综合机能的基础,强调脑机制。

3. 角色扮演　由于催眠者的诱导,受催眠者过度合作地扮演了另外一个角色。

4. 人际学说　哈特(1979年)提出催眠是一种状态,在这种状态中受催眠者放弃了自主性,感到对催眠者的指令有一种遵照履行的责任感,作为受催眠者应该配合催眠者。

5. 不同的心理结构的理论　催眠的理论必须把心理上的因素、主观因素与其他各种因素联合起来。其结构包含两种不同的、既可分开又有联系的层次。这两个层次是神经生理基本结构、动力心理学的结构。两者类似于计算机的硬件和软件。这种理论将脑的神经生理功能与心理功能之间的相互关系有机地结合起来,但未能阐明这两个层次之间如何发生影响,因此仍有待验证。这种理论观点被认为是心理 - 神经生理 - 生物学的综合模式,得到了大多数人的认可。

（二）催眠治疗前的准备

1. 催眠术前的心理准备　治疗前的心理准备工作是必须进行的一项治疗项目,不论受催眠者是自愿还是被动接受催眠疗法,都要了解其社会背景、文化程度、催眠感受性的强弱。

2. 催眠感受性的测定　催眠感受性是患者进入催眠状态的难易程度,对催眠暗示性刺激量的敏感程度。容易进入催眠状态者,其催眠感受性强;不容易进入催眠状态者,其催眠感受性弱。

确定患者催眠感受性强弱的方法有很多,包括四肢放松法、闭眼法、按摩法、摇手法、摆手法、躯体摇摆法、举手法、注视转睛法、嗅觉检验法、后倒法、前倾法、通电法等。

（三）催眠的分类

1. 按语言性暗示配合不同的感官刺激分类

（1）言语暗示加听觉刺激。

（2）言语暗示加视觉刺激。

（3）言语暗示加皮肤感受刺激。

2. 按人数分类

（1）集体催眠。

（2）个体催眠。

3. 按距离分类

（1）远距离催眠。

（2）近距离催眠。

4. 按意识状态进行分类

（1）觉醒状态下催眠。

（2）睡眠状态下催眠。

（3）麻醉药物状态下催眠。

5. 按从观念运动开始的催眠法分类

（1）后（前）倒法和扬（降）手法。

（2）两手合、分催眠法。

（3）两手和／或身体摇动催眠法。

（四）催眠治疗的一般程序

催眠师首先需要对患者明确诊断,需要深入了解患者的病史、做详细的体格检查和必要的实验室检查。如果是一名男性施术者对女性患者催眠,可允许其陪同者坐在室外椅子上陪伴,以减少患者的心理紧张、增加安全感。等到一切准备工作完成后,就可进行催眠的诱导。

（五）催眠的诱导方法

1. 观念运动催眠法　双手合分法或身体摇动催眠法。

2. 放松法　身心放松法、抚头放松法、惊愕法、凝视法、言语结合听觉法。

（六）催眠的程度

催眠的程度因人而异,相关学者把催眠深度排列为三期,分别为运动支配时期、知觉支配时期和记忆支配时期。目前很多人把催眠的程度分成三个等级,分别为浅度、中度、深度。

（七）催眠唤醒法

如果正确地进行催眠并慢慢地让受催眠者醒来,那在清醒之后,受催眠者一定自觉良好,感觉到自己经过了很好的休息,变得更加清醒了。催眠者常用的唤醒方法包括计数法、敲钟法、定时法、拍手暗示法等。

（八）催眠的次数

催眠的次数可根据病情而定,不建议过于频繁,通常隔日一次,随着患者心理状态逐渐稳定,间隔时间可逐渐加长,每次催眠治疗时间一般为 30 分钟～1 小时。

（九）催眠疗法的适应证与禁忌证

1. 催眠疗法主要适应证

（1）想提高学习效率、培养学习兴趣、增强记忆力及注意力的人群。

（2）神经症及某些心身疾病:减轻或消除心理应激,改善患者的情绪和睡眠,提高社会适应能力和身体的免疫功能,防治各种心身疾病。

（3）各种不良习惯:如吸烟、酗酒及儿童多动、偏食等行为异常等,催眠疗法可起到矫正的作用。

（4）性功能障碍:如男性的早泄、阳痿,女性的痛经、经前期综合征及更年期综合征等,催眠疗法可起到治疗的作用。

2. 催眠疗法主要禁忌证

（1）伴有严重心血管疾病者。

（2）精神分裂症或其他严重精神类疾病。

（3）对催眠治疗有严重的恐惧心理,经治疗者解释后仍持怀疑者。

第九节　家庭治疗

家庭治疗（family therapy）是心理医生在接待有心理问题的患者时所采取的心理治疗措施,但这项治疗不是针对患者自己,而是针对患者的家庭,通过与某一家庭成员有规律地接触与交谈并利用各种方法来改善患者的家庭环境,以通过家庭成员影响患者的方式减轻或消除症状。比如改善家庭成员中人与人之间的关系、纠正家庭中某些人的不正确的言谈举止,来达到最终解决患者的心理问题的目的。

健康的家庭应有健全的"家庭成员角色分配结构",包括适当的领导、组织和权力分配、角色清楚且适当、良好的交流与联盟关系、互相提供感情上的支持等。家庭治疗学者认为,应由专业人员协助辅导,经由家庭治疗来改变患者家人的心理功能,从而改变患者病态的现象或行为,且不能单从治疗单个成员着手,而应以整个家庭系统为对象。

一、家庭治疗的病情了解

家庭问题常会影响到个人,使个人产生这样或那样的心理问题障碍。

1. 个人心理问题是家庭问题的表现,个人心理问题背后存在着或大或小的家庭问题。

2. 个人心理问题与家庭问题共存,两种问题可能没有因果关系,但相互之间的影响会使个人存在的问题加重化。

3. 个人的心理问题可能源于过去的家庭问题对本人产生一定的负面影响一直在持续,并会对现在的家庭结构产生负面作用。

二、家庭治疗的基本原则

1. 淡化理由与道理,注重感情与行动　由于家庭是一个特殊的群体,家庭成员之间的关系问题与社会关系有所不同,单靠说理或追责是不能解决问题的。假如有什么问题发生,不能像对待外人似的,不能通过惩罚自己的配偶或子女来解决问题,而应该用感情打开彼此的间隙,因为很多事情要考虑亲情的一面。在一家人里判断谁是谁非,争输赢,不但恢复不了感情,有时甚至会伤害彼此亲情。家庭成员之间的关系是靠感情来维系的,不是靠是非。家庭成员之间能彼此理解、互相关心、互相挂念,让对方感觉到诚恳的关心与爱护,那么问题就可以解决、误会就可以消除。

2. 无视缺点,强调优点　家人每天相处若只会看到对方的缺点和不足,忽略优点和长处,就会导致态度改变、关系恶化。心理医生的功能是帮助家庭成员互相看到对方在做事情时所表现出来的善意、互相发现对方的优点,淡化事情中错误的、消极的一面,从而帮助家庭成员减少摩擦、维持良好的感情。

3. 心理医生只提供参考意见,不能代替家庭成员作决定,只为家庭成员分析问题的利弊和可能产生的结果。唯一例外的是,假如有一方受到伤害,则需要立即采取紧急措施。

三、家庭治疗的模式

1. 策略性家庭治疗　策略性家庭治疗是全面了解家庭的层次和结构、联盟关系和其他复杂的互动行为,对于问题的本质有动态性的了解,并建立一套有程序的治疗策略,解决当前存在的家庭问题,着手更改认识上的基本问题,以求有层次地改变家庭问题并阻止适应不良行为的发生。

2. 结构式家庭治疗　结构式家庭治疗方法的重点应该放在家庭的组织、关系、角色与权利的执行等结构方面,使用各种各样的具体的方法来纠正家庭结构上的错误问题,并将家庭系统僵硬化的、模糊的界限变得清晰并具有渗透性,以促进家庭功能的健康发展。如可用"家庭形象塑造"的技巧纠正各成员所扮演的不正确的家庭角色,改善成员之间的沟通方式,纠正权威的分配与执行,以及情感上的亲近与否,增进亲人之间的感情。

3. 分析性家庭治疗　分析性家庭治疗是以动态心理学理论分析的角度了解家里各成员的深层心理、行为动机与人际关系的本质,并以人格发展的理论来分析个人心理及亲子关系的发展,主要着手了解并改善各成员的情感上的表达与愿望,促进家人的心理健康。

4. 行为家庭治疗 行为家庭治疗是以行为主义学习理论为基础,以家庭为单位开展的治疗,着眼点放在可观察的家庭成员之间的行为表现,建立具体的提高或改善的行为目标,充分运用学习的原则,给予彼此适当的奖励与惩罚,促进家庭行为的改善。

四、健康家庭的标准

1. 在家庭环境中,所有人员都能轻松自如地交谈、理性地沟通和积极地表达各自的意见,主动学习健康知识,并能共同处理家庭事务,不断地摄取家庭成员间如何沟通的知识,向共同的目标迈进。

2. 每个家庭成员都把自己的家庭看成是一个生活在一起的小团体,大家彼此之间相互合作,共同努力去维护这个团体的稳定和发展。在家庭中,父母是最主要的搭档,责任重大。虽然父母或夫妻在职业、性格上会有一定的不同,但是在家庭环境里,他们需要彼此互相理解、互相配合,特别是针对子女的教育问题,要有相同的步调和原则。

3. 全家虽然要保持一个亲密的整体,但是又必须允许每个人都能独立自主地发展,要做到既能和也能分。特别是子女长大后,父母要帮助他们逐渐摆脱对家庭的依赖,养成良好的生活习惯,讲究个人卫生,开始走向自己的生活世界。

第十节 团 体 治 疗

团体治疗又称集体治疗,从字的含义上理解,是相对于医患治疗关系中一对一心理治疗模式而言的,由 1~2 位治疗者主持,以团体为对象的心理治疗,并且心理问题相似的患者为一个团体。治疗者用各种心理治疗技术,并利用团体成员之间的相互作用与影响,达到减轻或消除患者的症状并改善其人格和行为的目的。集体中的成员共同参与,减少孤独感,使患者成长,勇于担当改变自身所带来的风险,小组成员间相互鼓励,建立一种真实的关系。

一、团体心理治疗原理

1. 群体的相互学习 团体成员间可以交流信息,观察其他人的适应性行为,纠正自己在团体中的异常行为表现。

2. 团体的情感支持 在这种治疗环境下,每个个体都可以感觉到自己被他人所接纳,不再觉得自己是病态的、是特殊的存在,发现自己和别人的相同之处,进而能够建立信心与治疗的希望。

3. 重复与矫正"原本群体经验"与感情 在团体治疗中,成员会不自觉地重复表现原本养成的心理反应及行为,重复遭遇类似的情况,在治疗者的科学处理帮助下,纠正过去遗留下来的不良行为心理特征,心理问题便得以矫正。

4. 群体的正性体验 在这个团体中,成员间互相帮助,既可以体会到互相帮助的人生道理,为别人着想,又可以发现自己也是不可或缺的一部分,自己是重要的,从而促进患者提高自信心。

二、团体心理治疗的基本方法

团体心理治疗是以聚会的形式开展的,每周一次左右,每次时间应该控制在 1.5~2 小时,治疗次数可视患者的实际问题和具体情况而定,一般在 6~10 次,多数集体治疗分为以下四个阶段。

（一）治疗初始阶段

根据治疗者持有的心理理论确定团体治疗的性质和目的，选择参加团体治疗的对象。治疗者不了解患者个体情况时，可以先进行几次个别治疗，了解其存在的心理问题。

（二）关系形成阶段

这一阶段开始了团体治疗的首次聚会，治疗者的任务是使各个成员对彼此的情况有所了解，促进团体关系形成，同时还要使他们对团体的结构和团体治疗的性质有一定的认识。

（三）正式治疗阶段

这一阶段的各个成员通过团体获取其他成员所提供的信息和资料，并且能够做到接受和支持；发现和体验到自己和他人的相同之处，在相互帮助的氛围中去帮助别人，通过与其他成员的相互反馈来进行彼此的效仿和学习。同时，各个成员更可以去获得感情上的净化，能够有机会处理自己人生的一些创伤，加上自身的实际经验和感受到团体成员之间的凝聚力，成员们会在各种互助的过程中取得良好的治疗效果。

（四）结束阶段

在团体治疗结束前，治疗者往往需要和团体成员一起总结团体工作，组织讨论通过团体心理治疗的方式每一位患者都有哪些收获、原来不适应的情绪或行为是否感到有所改善、人际交往能力是否得到提高、还存在哪些未解决的问题。这种总结式的讨论往往会强化患者在治疗过程中所获得的积极的集体经验，并帮助患者在治疗后更好地适应现实生活。

三、团体心理治疗的目标

团体心理治疗的目标大致分为：一般目标、每次会面的目标和特定目标。

1. 一般目标　指所有团体心理治疗所具备的目标，如提高信心、减轻症状、培养与他人正确的相处模式、加深自我了解等。

2. 每次会面目标　随着团体的发展，每个成员进步与否、进步程度不同，需要制订的每次见面目标也要不同。

3. 特定目标　指每个团体要达到的特定目标，如"走出情绪低谷""戒烟"等。

团体的目标要具有一定的导向性、维持能力和评估功能，对团体目标清晰理解有助于组长选择相关活动，使团体活动朝一定的方向聚集。

四、团体心理治疗的适应证

现代团体治疗有三种类型，分别为团体心理治疗、人际关系训练和共同成长小组。团体心理治疗的重点是补救、康复，组员可以是精神病患者，也可以是有心理问题的神经症患者；人际关系训练和共同成长小组的重点是成长和发展，参加者是普通人，目的是改善关系、发挥潜能。团体治疗已经广泛应用在学校、军队、医院、企业、监狱等领域，适用于不同的人群。

（赵蒙蒙）

复习思考题

一、选择题

1. 心理咨询的对象，大多来自（　　　）

A. 有心理社会因素困扰的正常人　　　　B. 有心身疾病的人

C. 患者的家属　　　　　　　　　　　　D. 精神病患者

2. 在吮指癖小儿的手指上涂苦味剂属于（　　　）

A. 冲击疗法   B. 厌恶疗法

C. 系统脱敏疗法   D. 松弛疗法

3. 首次就将恐高症患者带至 16 层楼顶,属于下列哪一种心理治疗方法(   )

A. 系统脱敏疗法   B. 松弛疗法

C. 冲击疗法   D. 厌恶疗法

4. 心理治疗的功能(   )

A. 激发和保持患者需要获得帮助的心理   B. 单向性

C. 时限性   D. 系统性

5. 下列哪项不是心理治疗的原则(   )

A. 信任原则   B. 回避原则   C. 保密原则   D. 投射

二、填空题

1. _____是心理治疗中最重要的一条原则。

2. _____是心理治疗师必须始终坚持的一条原则。

3. 一般来讲,一次治疗的时间最好控制在_____小时内。

4. 心理治疗主要适用于治疗_____因素起主导作用而引起的心理问题。

5. 根据心理治疗对象的数量和性质,可把心理治疗分为_____、_____和家庭系统治疗。

6. 个体心理治疗的理论和方法起源于_____方法。

7. 目前常用的心理治疗方法有_____、_____、_____、_____、_____。

8. 心理治疗也称_____治疗,是指在良好的治疗关系基础上,由经过专业训练的治疗者运用心理治疗的_____和_____对来询者各类_____问题进行矫治的过程。

9. 不论进行何种心理治疗,治疗者均应遵守下列原则:_____、_____、_____、_____、_____。

三、名词解释

1. 心理治疗

2. 行为疗法

3. 认知疗法

4. 以人为中心疗法

四、简答题

1. 简述心理治疗的原则、内容和形式。

2. 简述心理治疗职业化进程中面临的主要问题。

3. 心理治疗师在知识、技能、个性特征及职业道德方面应具备的职业素养有哪些?

4. 心理治疗师保持中立的态度应做到哪几点?

5. 简述心理治疗的治疗功能。

6. 简述行为治疗的一般原则。

7. 简述以人为中心疗法的基本方法。

8. 简述以人为中心疗法的治疗结果。

9. 简述森田提出的治疗神经症的原则。

10. 简述森田疗法基本方法。

11. 简述森田疗法的特点。

12. 简述暗示疗法分类。

13. 简述催眠的分类。

14. 简述催眠治疗的一般程序。

15. 简述催眠疗法的适应证及禁忌证。

16. 简述家庭治疗的基本原则。

17. 简述团体心理治疗原理。

18. 简述团体心理治疗的基本方法。

19. 简述处理移情的原则。

第十三章　心理护理

第一节　心理护理概述

心理护理是指护理人员应用心理学的方法，通过人际交往，以行为来影响和改变患者的认知、情绪，以促进患者康复的护理过程。心理护理在系统化整体护理过程中占有重要地位。它通过护士与患者之间的密切交往，解决患者的心理困扰；协调各方面的人际关系，调整患者的心理适应，使之配合医护处于接受治疗、护理的最佳状态，有利于促进身心康复。心理护理与生理护理密切结合，共存于整体护理的模式中。

一、心理护理的特点

（一）心身统一与心理能动性

人具有生物性和社会性，是心理和生理的复合体。随着医学模式的发展，人们越来越重视心理因素、社会因素、文化因素对人类健康和疾病的影响。心理社会因素可以引起躯体的疾病，而躯体疾病又可产生不同的心理反应，彼此相互循环影响。从护理学角度讲，生理护理与

228

心理护理是相互结合、相互依存的。

人对客观事物的反映是一个能动的过程。做好心理护理,可使患者感到安抚和激励,在情绪上由焦虑转为安定,在意志上由懦弱变得坚强,在信念上由悲观转变为自强,在心理控制上由盲目转变为自觉,在对待治疗态度上由被动转变为主动,最终达到促进患者适应环境,配合治疗、护理的目的。

（二）社会性

心理护理也受社会因素的影响。因为社会因素可以通过多种渠道作用于患者的心理,使患者情绪改变而影响病情,所以心理护理时还要关心患者的社会因素的变化。

（三）个体性与深刻性

心理护理的个体性表现在它必须根据每一个患者的心理需求,用适当的方法给予恰当的帮助,而不能对患者采用固定的护理模式。患者的心理活动,需要通过观察、分析、综合、推理、判断来认知,这些过程的难度较之躯体护理要大得多,因此心理护理具有深刻性。

（四）广泛性和情景性

心理护理服务的范围很广,涉及全社会各类人群。患者的个性不同,文化及家庭背景千差万别,心理障碍也不一样,这就决定了心理护理的广泛性;另外,患者的心理活动是随着环境变化而变化的,因此心理护理也必然随着情景的变化而有所不同。

（五）技术无止境性

心理护理的内容十分丰富,其技术是随着社会的发展而发展的,因此它的知识和技术是无止境的,这就需要护理工作者在心理学、伦理学、社会学及心理治疗和心理卫生等多方面不断积累知识与技能,只有这样才能做好心理护理工作。

临床实践证明,心理护理只有与生理护理紧密地结合在一起,才能将其增进人类身心健康的独特功能更深入地渗透、融会贯通于护理全过程中。心理护理在临床具体实施时,它既可以与其他护理操作同步进行,也可以作为一种专门方法而独立展开,但绝不可能完全脱离其他护理方法而孤立地存在。心理护理只有在护理全过程的各个环节中与其他护理方法有机地结合,才能更充分地发挥其特殊效用,更突出地体现其护理方法的自身优势。

二、心理护理程序及方法

心理护理程序的思维模式与过程紧紧围绕着整体护理而进行,它是一个综合的、动态的含有决策和反馈功能的完整过程,是科学确认、解决患者心理问题的护理工作方法。

（一）心理评估的范围

评估是实施心理护理的首要环节,它的核心是广泛搜集资料,将患者现存的或潜在的心理社会问题和异常生理信息有机地结合起来,为下一步进行系统分析和提出护理问题做好充分准备。

对新入院的患者,初次评估的范围应包括:入院资料、患者对健康状况的感知、营养与代谢、排泄功能、活动与锻炼、睡眠与休息、感知和认知、认识自我、角色关系、承受应激能力、价值观与信仰和医院环境。护理人员在评估过程中要善于识别患者现存或潜在的心理社会问题,当发现问题存在于哪个范围时,可将评估的焦点转移至那个范围,这样有助于对发现的问题深入了解。

1. 入院资料评估　入院资料作为心理评估的基石,涵盖患者的个人背景与核心状况,为评估提供关键依据。在基础信息中,婚姻状况、职业、教育、生理缺陷等常能提示存在危机的可能。婚姻状况对人身心健康影响较大,一年之内任何婚姻变化都可能成为主要的应激源,严重者会成为终身的应激源。近期丧偶、离婚者,其躯体或精神疾病及死亡的发生率明显高于其他人群。职业可反映患者社会角色方面的信息,在市场经济和人才竞争的环境中,工作、职位、经济收入等是稳定人心的基本要素,也是最容易影响心理健康的压力源。疾病不仅会对患者的经济状况带来影响,也会不同程度地影响患者的工作,而严重的疾病或伤残可使患者永远不能承担原来的工作角色,这对患者而言将是很大的心理打击,对失业和下岗的人更是雪上加霜。教育可反映患者的受教育水平和智能情况,并可提示患者在接受健康教育时接受信息的能力。生理缺陷往往影响患者的自信,从心理方面讲,他们又十分需要得到他人的尊重。上述情况都可能引起患者现存或潜在的心理问题,同理,也是一些比较敏感的话题,护理人员在收集评估患者入院资料时,应注意关注这些敏感信息,在与患者交谈涉及上述信息时,应深入浅出地引导患者主诉,并注意观察患者的态度和反应,如患者对此问题很敏感,此时不要强行询问,而应暂时转变话题,以降低患者的敏感性。

2. 感知和认知能力评估　这一部分的内容是心理社会评估的重要方面,主要评估患者目前的意识状态和认知能力,其范围包括定向力、意识水平、语言沟通、情绪、记忆、思维过程和仪表行为。

（1）定向力、意识水平的评估:在评估定向力和意识水平时,主要是考察和发现患者是否有思维混乱和意识障碍。有的情况下,患者的思维混乱是由意识障碍引起的,如发现患者有任何思维混乱时,护理人员应提问明确反映定向力和意识水平的问题,如时间、人物、地点等。

（2）语言沟通的评估:这部分的评估是在与患者交谈过程中观察和感受到的,主要包括患者说话时的语言是清晰还是含糊或错乱、语速是急速还是很缓慢、非语言沟通方面是否有明显变化等。

（3）情绪评估:情绪的评估通常是护理人员在与患者交谈过程中进行的,主要评估患者的情绪反应是否超出正常范围、是否与当时讨论的问题相协调,如发现患者有焦虑或抑郁等反应,可应用量表帮助评估,以确定患者焦虑或抑郁的程度和水平。常用的量表有焦虑自评量表、抑郁自评量表、汉密尔顿焦虑量表、汉密尔顿抑郁量表。

（4）记忆的评估:记忆的评估主要是考察患者对信息的记忆、分析和处理能力。当处于焦虑、抑郁、无效应对或某些脑器质性疾病早期时,往往出现短期记忆受损的现象,即对新发生事件的回忆能力部分或完全丧失,如刚服用了药或交代了某件事,但过一会儿就不知道是否发生过这些事。严重脑器质性疾病者可发生长时记忆损害。

（5）思维过程的评估:思维过程的评估主要是通过患者的陈述来判断其逻辑性、表述问题的意义及大脑有组织的思维过程。严重精神障碍患者,如精神分裂症及情感性精神病等,常可有这方面的异常表现。

（6）仪表与基本行为的评估:仪表的评估可从衣着的整洁度、饰物的搭配、发型、精神面貌等方面获得整体印象。基本行为的评估主要观察患者目前的姿态和举止的自然状态和习惯,以确定患者通常的行为方式。

3. 认知自我评估　认知自我评估反映的是患者关于疾病对个人与家庭影响的认识和评价,这部分信息的意义在于,它不仅可提示和帮助护理人员识别较多的现存的或潜在的心理社会问题,而且还有利于进一步证实患者自理能力、家庭料理能力和知识缺乏方面的信息。与这部分内容有关的护理问题一般有:焦虑、恐惧、无能为力、无望、适应能力受损、自我概念紊乱、患者或家属无效应对及精神困惑等。针对上述护理问题常出现的心理社会诊断涉及信任、自尊、身体形象、控制感、丧失、内疚及亲密关系等诸多心理状态。

4. 角色关系评估　角色关系评估的目的为:患者出现高水平应激状态而又不能有效应对时,护理人员利用社会支持系统的帮助以减轻患者的压力。因此,护理人员必须了解社会支持系统中谁对患者最重要、谁能帮助患者的信息。在社会支持系统中,家庭情况、沟通方式、人的发展阶段和人际关系模式是角色关系评估的要点。所以,护理人员应着重了解以下有关家庭情况、沟通方式、人的发展阶段的信息,为启动社会支持系统做好准备。①患者的家庭关系模式（人口、居住方式等）及成员间的联系频率与沟通方式，此信息可提供家庭系统的积极因素与消极因素；②患者在家中的地位，此信息可反映患者的人格特征；③患者住院前家庭的主要变化，此信息可反映有无重大的负性家庭事件影响；④患者是否有失去亲人的情况及亲人死亡的时间，并了解已故者在患者心目中的重要程度；⑤患者是否有知心朋友，朋友间相互沟通程度与方式及对患者的影响力；⑥患者如住院发生并发症能否得到亲人及知心朋友的支持。在了解上述情况的同时，护理人员应观察患者的情绪反应，并获得与此相关的联系与变化。

5. 应激承受能力评估　通过上述内容的评估，护理人员不仅与患者和家属的沟通已经比较熟悉和自如，而且对患者现存的或潜在的问题已经基本明了，此时就进展到评估患者和家属对疾病带来的变化的应对能力方面。评估应关注两个方面：

（1）患病前一年内应激水平：这是一个容易被忽视的问题。如认真询问这段历史，可发现患者病前一年内生活中的变化。有研究已证实病前一年内高水平应激与疾病有直接关系，如忽视这部分信息，就难以正确循证疾病的触发因素。可运用"生活事件评定量表"分析病前一年的应激水平。

（2）了解正常的应对能力：直接询问或设计问题来获知患者在正常情况下面对严重应激时的处理方式和技巧，如忽略、退缩、愤怒、吵闹、摔打东西、喝酒、焦虑、抑郁等，其效果如何。护理人员应评估患者在正常情况下面对严重应激时的处理方式和技巧对患者目前状态是否有帮助，在护理计划中应支持患者的那些可行的处理方式。由于人们对应激的应对方式不易发生明显改变，这也提示护理人员要考虑如果患者曾经历重大应激，并出现了抑郁反应，那么抑郁症就可能成为患者现存的和潜在的主要危机。

6. 价值观与信仰评估　这部分评估主要是通过对患者的民族、文化背景、生长环境、宗教信仰等信息资料的研究，评估这些因素是否与患者的健康行为有关，了解患者因民族、宗教信仰不同而固有的行为习惯，有利于护理人员更注意尊重和照顾他们的生活及饮食习惯，理解某些宗教信仰对他们灵性安慰的重要性和特殊意义，并使之成为促进患者康复的积极因素。

7. 睡眠与休息评估　心理因素和情绪的变化对睡眠方式和睡眠质量有直接的影响，严重者则导致失眠等睡眠障碍。护理人员需要了解患者的正常睡眠习惯，并针对患者的情绪了解近期的睡眠和休息状况及相关的影响因素，尽力协助患者克服医院环境变化对其睡眠和休息的影响，努力为患者创造幽静的环境。必要时可运用医院紧张性事件评定量表评估患者住院期间受到的紧张刺激程度，有针对性地制订护理计划。

（二）进行护理诊断

1. 定义与范围　护理诊断是关于个人、家庭或社区现存的或潜在的健康问题及生命过程的反应的一种临床判断，是护士为达到预期结果选择护理措施的基础。北美护理协会推广的护理诊断已发展到148条，从分类的情况看，有1/3左右属心理社会因素（表13-1）。可见，心理社会因素对人健康的作用是非常明显的。

2. 深入理解护理诊断的含义　诊断的意义并不仅仅在于为患者的护理问题下一个诊断定义，更重要的是要真正理解每条诊断定义的含义，即有哪些支持诊断的依据。如果我们为患者提出的护理问题是"自我形象紊乱"，那么首先就要知道这条诊断是指患者处于对自己身体的知觉方式混乱的状态。其诊断依据是反映患者缺乏自我形象信心的表现，包括：①对现存的或察觉的身体结构或功能的变化有言语或非言语的否定反应，表现出害羞、窘迫、内疚、厌恶等；②不愿查看或触摸身体的部位；③掩饰或过分暴露身体部位；④社交参与改变；⑤总是想着身体改变或丧失的事；⑥拒绝去核实查证现实的变化；⑦甚至有自毁行为。对护理诊断含义的深刻理解有助于护理人员体察患者心理问题的多面性和复杂性，也有利于制订切合患者实际的护理计划。

表 13-1 与心理社会因素有关的护理诊断

序号	护理诊断	序号	护理诊断
1	社交障碍	26	恐惧
2	社交孤立	27	绝望
3	语言沟通障碍	28	自我形象紊乱
4	有孤立的危险	29	自尊紊乱
5	角色混乱	30	自我认同紊乱
6	有父母不称职的危险	31	感知改变
7	父母角色冲突	32	条件性自我贬低
8	父母不称职	33	长期自我贬低
9	有照顾者角色障碍的危险	34	思维过程改变
10	照顾者角色障碍	35	知识改变
11	家庭作用改变	36	记忆障碍
12	母乳喂养无效	37	功能障碍性悲哀
13	家庭失能性应对能力障碍	38	预感性悲哀
14	家庭妥协性应对能力失调	39	创伤后反应
15	家庭对应：潜能性	40	精力不足
16	社区对应：潜能性	41	无能为力
17	个人对应无效	42	有婴儿行为紊乱的危险
18	社区对应无效	43	婴儿行为改变
19	防御性应对	44	决策冲突
20	不合作（特定的）	45	特定性寻求健康行为
21	抉择冲突（特定的）	46	潜在性暴力行为
22	精神困扰	47	无效性否认
23	睡眠形态紊乱	48	性生活形态改变
24	调节障碍	49	性功能障碍
25	焦虑	50	强奸创伤综合征

3. 护理问题的结构、排序与描述 护理问题的结构一般包括三部分,即健康问题、产生问题的原因、症状或体征。一位患者可能有多个护理问题,护理人员应列出患者面临的所有问题,根据功能范围提出护理问题,按轻重缓急给护理问题排序,以便优先解决最紧急的问题,并将问题、原因、症状都反映出来,如"睡眠紊乱,与环境改变、噪声有关,表现为入睡困难、惊醒、早醒"。护理问题的描述应确切、规范、具体,应采用现象学的方法加以描述,而并非是"综合征"式的"贴标签"法。一项护理诊断只针对一个护理问题,护理诊断的内容应从生理性、心理性、社会性多角度全面考虑。

（三）实施心理护理计划

心理护理计划是针对个体心理健康问题制订的综合干预方案,是护士直接对患者实施心理护理的行动指南。制订心理护理计划首先要针对患者的每项护理问题确定目标,目标有短期的,也有长期的,短期目标是为达到长期目标而制订的阶段目标,长期目标是最终要达到的目的,通常需要有多个短期目标的渐进完成才能更好地实现长期目标。目标的实现取决于实施有效的护理措施。护理人员在制订护理计划时要考虑患者的可接受性,要与患者的实际情况相符合,以患者参与和护患互动的方式共同制订措施与目标,相信会收到好的效果。护士首先向患者及其家属说明制订措施和目标的意义,然后针对患者的具体问题向患者推荐多种有效的措施供患者自己选择,使患者乐于接受,成为计划实施的主动参与者。

拓展阅读

选择护理措施时一定要依据护理诊断中所确定的原因,如患者焦虑的原因是不了解手术结果,那么护士所采取的措施就是使患者弄清手术的结果,以减轻焦虑的程度。主要措施有以下几个方面:

1. 支持性心理治疗是心理治疗的基本技术,也非常适用于心理护理。它具有支持和加强患者心理防御功能的特点,能使患者增强安全感、减少焦虑和不安。常用的方法有解释、鼓励、安慰、保证和暗示等。其中以解释最重要,做好解释工作,需要在解释前详细地收集资料,在解释时应用科学的原理和通俗易懂的语言。另外,在解释时,尤其注意与整个医疗护理计划内容相符,如果与医生的意见不一致,易产生误会,使患者失去对医务人员的信任。解释还可以针对患者的家属、亲友或单位领导,以取得他们的配合,甚至还可以动员已经被治愈的患者或有相同经历的患者进行现身说法,以提高效果。

2. 松弛训练是通过指导患者如何放松来消除紧张与焦虑的一种方法。护士可指导患者在遇到严重的应激状态时,把注意力集中于躯体的某一部分,尽量使这部分肌肉放松,直至产生沉重和温热感,然后再把注意力引向躯体的其他部分,如此反复进行,可使心情平静、心跳规律、呼吸松弛而舒适。

3. 治疗性沟通是一种使用沟通交流的技巧来达到治疗性作用的方法。在护理过程中,护理人员与患者的沟通非常频繁,这种沟通是有目的的、以患者为中心的,故称为治疗性沟通。在治疗性沟通中,应注意沟通的方式,尽量让患者感到舒适,尊重患者,态度真诚。在交谈中注意主动地倾听,让患者倾诉自己的苦恼也可使其精神轻松、愉快。

在治疗性沟通中,护士要确定互动的界限,因为这种关系和一般的社会关系不同,应维持一种比较客观的态度。在治疗性沟通中,护士应以客观的态度来判断,以理智的态度来体会患者的感受并帮助患者。

(四)心理护理效果评价

评价是对护理措施、计划目标的检验。它是随时发生的、动态的、贯穿于整个护理过程的,所以不要刻板地认为其是护理程序的最后一个步骤。心理护理效果评价的步骤:

1. 列出执行护理措施后患者的反应。

2. 将患者的反应与计划目标进行比较。

3. 寻找没有实现目标的原因,修订计划目标。

4. 发现新问题,制订新的护理计划。

第二节　患者的心理问题与心理需求

一、患者的一般心理问题

心理是人对客观环境的反映,心理活动会随环境的变化而呈现相应的特征。患者在疾病的状态下,处于医院的特殊环境中,会出现一些和健康人不同的心理现象,这被称为患者的心理反应。引起患者特殊心理活动的原因大致有两个:一个是源于疾病,躯体损伤和疾病造成患者心理上的变化;另一个源于医疗活动,医疗环境、治疗手段、医疗知识(如医生对疾病可能导致后果的解释)等方面的因素都能影响患者的心理。这些因素可能成为一种应激源,使者感到可能丧失或即将丧失某些有价值东西的威胁,因而感到痛苦、焦虑,心理应激引起心理反应,表现为种种消极心理和行为。患者认知、情绪、性格等方面都会产生某种程度的变化。

（一）常见的心理变化

1. 认知功能的变化　是指在患病或接受治疗期间,患者的认知活动会发生一系列转变。一般来说,健康人往往对自己的身体状况不太注意,一旦遭受“疾病”这一刺激,人们很可能同时选择性地接受自身认为与疾病有关的问题,对自身的注意力会随之增强,感受性提高,感觉异常敏锐。如有的患者对异常的声、光、温度等外界刺激敏感,产生异常感觉;有的患者对自身体位、卧床姿势、枕头高低、被子轻重有明显感觉,由此可能翻来覆去而影响入睡,甚至会产生心跳、呼吸、皮肤温度等主观感觉的异常;有些患者品尝不出食物的香味;另一些患者由于情绪应激的影响可能对某些刺激极为敏感,以致产生错觉和幻觉;有疑病倾向的患者可以强烈地觉察到内脏器官的活动,如心跳、肠管的蠕动等;枯燥的住院生活可以使患者产生“度日如年”的错觉。有些患者可发生定向障碍。

准确感知、记忆和思维的前提条件是适当的心理平衡,而疾病所引起的心理与生理应激反应会破坏人的心理平衡,因此疾病可以直接或间接地损害患者的认知功能,甚至会造成认知功能障碍。有时候,在心理、生理应激反应同认知功能障碍间甚至可形成恶性循环,使患者陷入难以自拔的困境。

患者的记忆常可受到疾病应激的影响,有些患者不能准确地回忆病史,不能记住医嘱,甚至刚说过的话,刚放在身边的东西,患者也难以记起。思维,特别是逻辑思维的能力也可受到损害,患者在病中分析判断力下降较明显。一些患者在医疗问题上往往表现得犹豫不决,即使是面对不太重要的选择。对此医务人员要给予理解和同情,针对患者存在的问题,耐心细致地给予疏导解释、支持和帮助。

2. 情绪活动的变化　在各种心理变化中,情绪变化是多数患者在病中不同程度地体验到的最常见、最重要的心理变化。

（1）情绪活动强度的变化:在许多情况下,患者对消极情绪刺激的反应强度大于正常人。例如,对于一个已经由于疾病影响而处于焦虑状态中的人来说,微弱的刺激便足以让他变得惊恐不安。少数患者情绪反应减弱,甚至对多数刺激无动于衷,这意味着患者可能病情严重或有严重心理障碍。

（2）情绪活动的稳定性:有些患者变得易激惹,情感脆弱易受伤害,有时甚至会为一些微不足道的小事或“毫无道理地”激动不已,或气愤争吵,或悲伤哭泣。

（3）人格和意志行为变化:一般来说,人格具有稳定性的特点,然而“稳定”是相对的,在某些条件下(如患病),一个人的人格也可能发生变化。例如,一些人患病后变得过分依赖或易激惹,可以说这些患者的人格变得较少独立性、较多依赖或易感情用事、性情不稳定;另一些患者提出过分的要求或要求过多,明知无用也要求医护人员或家属去做某些事,以寻求心理安慰,可以说他们的意志缺乏自制力,不善于抑制同自己的治疗目标相违背的愿望、动机与行为,也可以说他们的人格变得以自我为中心,放纵自己。

不仅疾病本身,诊断治疗程序也会引起痛苦与不适,患者是需要忍受的。另外,许多疾病同不良行为或生活习惯有关,改变它们便成为这些疾病治疗方案中的一个重要组成部分。这些挑战可激发许多患者的意志,但也会引起一些患者意志的不良变化。有些患者不能对自己的决定和行动予以合理的调节,表现为盲从、被动或缺乏主见;有些患者则缺乏坚毅性,稍遇困难便动摇、妥协,失去治疗信心;还有的患者变得缺乏自制力,感情用事。总之,配合医护人员医治疾病,力求达到复原的目标,这是对患者意志的考验。

由于疾病使患者的自理能力下降,加之渴望得到周围人帮助与关心,患者可产生依赖心理与行为,这对于患者接受、顺应治疗及护理是有益的,也是正常的心理反应。然而如果患者变得过度依赖,这可能是意志变化的一种表现,应予以干预。

（二）常见心理问题

1. 择优　患者为了满足安全的需要,一旦得病,就希望尽快得到医疗水平高的医师的治疗,争取早日康复,恢复工作能力。需要手术治疗和需要做诸如腰椎穿刺、骨髓穿刺、气管切开、静脉切开的患者,更迫切希望能得到高水平的医生和护士的医治和护理,他们祈求医生妙手回春,把希望寄托在医护工作者身上。

2. 审慎　患者一旦知道自己患病以后,会立即把注意力由外部世界转向自身的体验和感觉。这使他们往往只关心自己身体功能状态,对身体各种症状的感觉增强。患者感到不舒服,这种不适的感觉有时是局限的,有时又是模糊不清的。有些患者还有很多怨言,对人冷漠无情,脾气变得急躁,易激动,甚至与病友、医护人员发生冲突。所有这些都是患者与命运抗争却不能自拔而极其愤怒的情绪宣泄,是一种与疾病对抗的消极的自我解脱。护士应谅解他们,择机与其交谈,听其叙说苦衷,纠正其不正确的认识,调整其情绪以增强其抗病能力。

3. 焦虑　焦虑反应的心理活动状态很复杂,一般说来会导致心理活动增强,以致忐忑不安,出现失眠,伴头痛。言语变化方面:有人变得越说越快而不间断;有人声音提高;有人变得吞吐犹豫,因选择词汇困难而口吃;有人注意力不集中,对简单的问题也不能回答。他们对医务人员:有的坦白承认自己紧张;有的则极力否认焦虑的存在,他们不提任何问题,也避免谈论自己的病情;还有人故作姿态来掩饰自己的焦虑;有的人则以敌意和攻击来反映自己所感受到的威胁;也有人提出不合理的特殊照顾要求。医务人员要以同情的态度和足够的耐心对他们进行有效地引导,给患者倾诉和哭泣的机会,这有助于患者疏泄积累的紧张和焦虑情绪。患者的焦虑一般分三类:

（1）期待性焦虑:面临即将发生但又未能确定的重大事件时的焦虑反应。常见于尚未明确诊断或初次住院的患者、不了解自身疾病性质和预后的患者等。

（2）分离性焦虑:患者住院,不得不与熟悉的或心爱的环境和人分离,包括配偶、子女、亲朋、同事、家庭和单位等,这些都属于患者原来的心理状态的支柱,一旦与之分离,患者便会产生分离感而伴随情绪反应,特别是依赖性较强的儿童和老人。

（3）阉割性焦虑:这是自我完整性受到破坏或威胁时所产生的心理反应,也属于一种分离性焦虑。最易产生这类反应的是要进行手术切除某脏器或肢体的人,他们的阉割性焦虑很强烈;但也有人认为抽血、人工流产、穿刺等检查或治疗是躯体完整性的破坏,从而产生阉割性焦虑。

4. 抑郁　抑郁是一组以情绪低落为特征的情绪状态。在抑郁状态下,个体会有悲观、失望、无助、冷漠、绝望等不良心境,并产生消极的自我概念,如自我评价下降、自信心丧失、有自卑感及无用感,在行为方面个体会有活动水平下降、言语较少、兴趣减退、回避他人的特点,在生理功能方面还会出现睡眠功能障碍、食欲减退、性欲减退、内脏功能下降及自主神经功能紊乱的症状。抑郁的消极心境大致表现在三个方面:一是想到当前产生无用感和失助感,对任何事情总是想到消极的一面,觉得自己无能、无用,是家庭和社会的累赘,或感到自身处于孤立无援的境地,感到无助;二是考虑到将来感到无望,对未来总想到最坏的,认为自己必将失败、不幸或不治而亡,未来毫无希望;三是反省过去,自责自罪,常因过去的一些小事而过分自责,觉得自己罪孽深重、不可饶恕。

在重危疾病、病情加重、严重器官功能丧失、预后不良、疗效不佳、疾病对生活有较大影响等情况下,患者最易出现抑郁情绪。另外,抑郁情绪还和患者的个性特征有关。

5. 孤独感　与分离感相联系,患者易感孤独。一个人生病而离开家庭或工作单位,住进病房,周围接触的都是陌生人,自然会产生一种孤独感。特别是较小病室,更易产生孤独感。老年患者也易产生孤独感。夜班护士经常可以发现,有的患者连续打信号灯找护士,也有些患者莫名其妙地在值班室门口站着。除了其他原因外,就是他感到孤独,希望有人陪伴、对话,以求心理上的安慰。训练有素的医护人员应该充分理解患者心理,决不训斥患者多事,而且应轻声询问患者需要什么,去给他理一理枕头、盖一盖被子,使患者得到心理安慰。应当看到,这样做得到安慰的不是一个患者,而是整个病房的人。

与孤独感相联系的,还有被遗弃感。由于暂时或不同程度地丧失生活自理能力而自卑、自感无助于家庭和社会,反而成为家庭和社会的累赘,患者会感到孤独和被遗弃,甚至情绪忧郁而萌发轻生念头。对于此类患者,组织患者亲属和同事来探视、照顾,十分重要。

6. 愤怒　愤怒多发生在一个人在追求某一目标的道路上遇到障碍、受到挫折的情况下。如果一个人认为障碍是不合理的,是有人故意设置的,便不仅会产生愤怒,还会产生愤恨和敌意。患者往往认为自己患病是不公平的、倒霉的,加上疾病的折磨,常常感到愤怒;也可能是对自己不能自理生活而恼火。这种莫名的怒火,可能是潜意识的。他可能向周围人,如亲朋、病友甚至医护人员毫无理智地发泄。医护人员要有足够的耐心和容忍力来应对此类患者。

患者求医的目的是实现复原或康复的目标,在此过程中可能使患者受挫的障碍主要有:

(1)自然环境不利,如遥远的路程、不便的交通、不良的医院环境等。

(2)家庭障碍,如家庭关系紧张、经济负担沉重等。

(3)与所患疾病有关障碍,如患无法治愈的疾病、本人期望值过高制订无法实现的目标(某些整容手术)。

(4)医患间的冲突,这是造成许多患者愤怒的主要原因。医护人员虽然为患者摆脱疾病对健康的威胁做了许多工作,但也在检查和治疗中直接和间接地给患者带来了一些痛苦(虽然有些是难免的),加之有些人对患者缺乏尊重、关心与适当的沟通,有些患者便将治疗效果不佳归因于医护人员技术水平低、工作不负责任,医、护、患间的冲突由此便产生,医护人员便成了患者愤怒的主要目标。

从心理适应的角度看,愤怒反应可以缓解患者内心的紧张和痛苦。但愤怒不能消除障碍,有时还会造成医、护、患的关系紧张局面,使医护人员和家属减少同患者接触与联系,这对患者是不利的。

7. 猜疑与怀疑　猜疑是一种消极的自我暗示,是缺乏根据的猜测,会影响人对客观事物的正确判断。一些患者对诊断表示疑问,主观上不愿意得病,常有"我实际上没有病""我怎么会得这种病"等想法。猜疑还可以泛化涉及整个医疗过程,对治疗、用药、检验等都做猜疑反应。听到别人低声细语,就以为是在议论自己的病情,觉得自己的病势加重,甚至没救了;对别人好言相劝也半信半疑,甚至曲解别人的意思;总担心误诊、怕吃错药、打错针等。由于缺乏医疗常识和主观感觉异常,胡乱猜疑、胡思乱想、惶恐不安,于是产生种种质问,诸如"我为什么得这种病""为什么同样的手术他是良性的我是恶性的"等。有患者怀疑临床诊断的正确性,认为治疗措施不对症下药,此类患者到医院就医常常是抱着"试试看"的态度,他们在就诊前可能道听途说了一些肤浅的医学常识,甚至对自身疾病事先作了"自我诊断",并确信不疑。当医护人员的诊断与其"自我诊断"发生矛盾时,他们会怀疑临床诊断的正确性,进而对医护人员处理不感兴趣,不按处方服药,自服并不对症的药物。这种现象常发生于慢性病患者,且多见于那些虽多次就诊,但一直未得到正确诊断的患者。对此类患者,医护人员应该向其讲述有关本病的病因、症状表现及实验室检查阳性结果等,肯定诊断的依据,使患者相信诊断的正确性,消除患者的错误认识,激发其自觉的遵医行为。

8. 退化 或称幼稚化,其行为表现与年龄、社会身份不相称,退回到幼儿或学龄前儿童时期的模式。主要表现形式如下:

(1)自我中心加强:一切以自我为中心,以一切事物和人际关系是否有利于自我存在为前提,病前可考虑并照顾他人的需要,现在则主要为自己。随病情好转有可能去关心病友和周围事物,自我中心减弱是此类患者病情好转的一个信息。

(2)依赖性加强:患者生活或自理能力降低和丧失,需要依赖医护人员的帮助,需要家人照料,这是正常现象。依赖不足容易造成创伤或不良后果,依赖过分则不利于患者树立战胜疾病的信心。依赖性加强常伴有主观感觉异常,一会儿这样,一会儿那样,无所适从。特别是接受暗示性和自我暗示加强,容易接受他人暗示,但又可能内心产生矛盾,情绪易波动。

(3)兴趣狭窄:全神贯注于自己的身体机能,对以往曾经感兴趣的事物表现冷淡,更无增添兴趣的动机。这时吸引他对周围产生兴趣而转移其对自身的专注是十分重要的。

退化并不完全是有害的反应。适度的退化是一种重新整合过程,通过退化,患者可以重新分配其能量,以促进痊愈和康复。医护人员需要重视的是当患者病情趋于好转时,要吸引他从事力所能及的活动,使他为逐步转化为原有社会身份而做好准备。

9. 依赖 人一旦患病,自然就会受到家人和亲友的关心照顾。此时患者往往对自己日常行为、生活表现出自信心不足,变得被动、顺从、娇嗔和依赖性增强,情感亦变脆弱,甚至带有幼稚色彩。只要亲人在场,事事都要依赖亲人去做,本来自己能干的都不干。一向自负好胜的人变得没有信心,一向意志坚强的人变得没有主见。这时他们希望更多的亲友来关心他,从中得到安慰和温暖。否则,患者就会感到孤独、自怜。此时护士应帮助患者增强自信心,关心患者,帮助患者发挥战胜疾病的主观能动性。

10. 恐惧 恐惧是企图摆脱某种不良后果或危险而又无能为力时产生的紧张情绪。恐惧常导致回避或逃避行为,能使有机体避免接触某些对个体有危害的事物,对保存个体有积极意义。研究表明,最容易引起成人恐惧的刺激有七种,即蛇、高空、暴风雨、医生、疾病、受伤和死亡,其中后四种与医疗环节有关。个体在恐惧时会有血压升高、心悸、呼吸加快、尿频尿急及厌食等生理反应。

在许多情况下患者会出现恐惧情绪。一些非常规的检查和治疗,如胃镜检查、截肢、摘除器官、骨髓穿刺等都会给患者带来痛苦,引起恐惧反应。据调查,内科新入院患者几乎都有不同程度的恐惧和焦虑。针对患者出现的恐惧情绪,医护人员应仔细了解恐惧的对象,给患者作恰当的说明与保证,使患者有安全感,以战胜恐惧情绪。

11. 否认心理 否认心理的表现是患者怀疑和否认自己的患病事实。

(1)否认疾病存在:有些患者在毫无思想准备前提下,对医护人员作出的病情诊断难以接受,他们常以自己的主观感觉良好来否认疾病存在的事实,多见于癌症等预后差的疾病。

(2)否认疾病的严重性:某些患者虽然能接受疾病的诊断,但仍存在不同程度的侥幸心理,误认为医护人员总喜欢把病情说得严重些,对疾病的严重程度半信半疑,因而不按医嘱行事。

否认可在一定程度上缓解患者心理上的应激,避免过分的担忧和恐惧,是对有害情境的一种自我防御方式。但是,不顾事实的否认也会对疾病治疗起到贻误和消极作用。例如,有位癌症患者,明知患病却矢口否认,拒绝治疗,半年后因癌症转移而死亡。对那些延误诊治的患者进行调查时发现他们大多有否认倾向。

12. 期待 患者的期待是指对未来的美好想象的追求。一个人生病后,不但躯体发生变化,心理也经受折磨,因此患者期待得到支持和同情、得到认真的诊治和护理,急盼早日康复。这种期待心理促使患者四处求药、八方投医。他们寄托于医术高明的医生,寄托于护理工作的创新,寄托于新方、妙药的发明,幻想医学奇迹的出现,总之是期待康复、期待生存。那些期待较高的患者,往往把家属的安慰、医生与护士的鼓励视为病情的减轻,甚至是即将痊愈的征兆;当病情加重时,患者期待高峰过后即将出现好转;当已进入危险期,患者也期待起死回生、转危为安的可能。期待心理是一个人渴望生存的精神支柱,是一种积极的心理状态,对治疗有益。当医务人员以实际行动向患者所期望的目标努力,而且病情也向期待的方向转化时,会更加鼓舞他们与疾病作斗争的意志;但当期待的目标落空时,患者就会陷入迷茫之中,情绪消沉,直至精神崩溃,这是要加以预防的。有所期待,有治愈的希望,这有助于患者调动主观能动性与疾病作斗争。

研究表明,若一个医护人员被患者认为缺乏同情心,将影响其对患者的咨询行为。患者会不再对此医护人员提问题,更多见和更为严重的是他们不与此医护人员讨论个人存在的问题。这一发现说明了医护人员与患者相互作用的双向本质。因为患者是从技术能力和同情心两个方面来审视一个医护人员的,所以他们只愿意对理解自己的医护人员进行交谈和接受劝告。

二、患者的心理需要

需要是一种非常重要的心理现象,它既可以通过动机影响人的行为,也可以直接决定情绪产生的性质和强度。在临床工作中,护理人员一般容易注意到患者情绪和行为的变化而忽视患者的需要。实际上,了解并满足需要是解决患者心理问题的根本途径,也是心理护理的主要内容。

1. 需要尽快就医 患者到医院求治心切,希望尽快了解就诊的手续和办理各项手续的所在地,缩短候诊时间。医院门诊部一般应设有问询处,应标明患者需进行的辅助检查并给出辅助检查应履行的手续和场所,避免患者往返奔走,浪费精力,延误就诊时间。护士应热情接待患者,维持好候诊室秩序,仔细观察就诊患者的面容,分清病情的轻重缓急,对年老体弱、病情严重者,应给予优先照顾,使患者产生安全感。

2. 需要有一个安静、安全、清洁卫生的诊疗环境 医院是一个特殊的社会场所,人们一般都是因病不得不来的,因为来门诊求诊时,往往要接受一些痛苦的检查,因此患者在进医院大门时,就产生了恐惧、害羞、担心等不安情绪。护士应态度和蔼、热情负责地接待患者,督促检查门诊环境的清洁卫生,使患者感到医院环境舒适、秩序井然、可以信赖。在检查妇女患者身体时,护士人员(女)应陪伴在旁,注意遮盖患者不必要暴露的躯体,以消除其紧张情绪,使患者乐意接受检查。

3. 需要尊重和受到平等的对待 尊重是人的基本需要之一,患者并不因为患病而丧失尊重的需要,患者希望在医疗过程中被认识、被理解、被重视,希望受到平等的对待。但是,由于医患之间患者一方常处于被帮助、被支配的地位,相对来讲处于劣势,临床上不尊重患者的现象屡见不鲜。如一些医院以号代人,不尊重患者起码的姓名权;一些医生使用非常规的治疗手段前未告知患者或征得患者的认可,剥夺患者的知情权等。因为暂时脱离了正常的社会角色,所以患者原来满足尊重需要的途径暂时缺乏,使患者变得自尊心更强、更敏感,尊重的需要更强烈。一些原来社会地位较高的患者,常有意无意地显示自己的身份地位,以求得医护人员的重视;而原来社会地位较低的患者则不希望原有身份影响医护人员对他们的态度,要求医护人员一视同仁。

当患者不被尊重时会有不满或愤怒的反应,这不仅影响正常的医患关系,也是患者心理问题的来源。因此医护人员应当尊重患者,避免做伤害患者自尊心的事。

4. 需要得到高水平的或自己熟悉的医生诊治　护士应尽可能地给予满足,也可采用暗示言语,使患者对诊治医生充分信赖,遇到疑难杂症时,应及时安排专科门诊就诊。

5. 需要被关怀、被接纳、保持感情交流　患者存在各种生理心理方面的障碍,处于痛苦和困境之中,非常需要得到亲人、朋友及医护人员的关心、帮助和照顾。患者对亲友是否探视、医务人员态度如何等都比较在意。在新的治疗环境中,患者希望与周围的医护人员和病友形成较为稳定的人际关系,希望被环境中的其他人接纳。这是马斯洛需要层次论中爱与归属的需要在患者身上的体现,在关怀与被关怀、接纳与被接纳过程中实现感情交流。

6. 需要提供信息　患者需要了解自己生的是什么病、疾病会发生什么变化、应该采取什么治疗手段、疾病的后果如何,但往往不能从医护人员处得到足够的信息。有人针对儿科进行的研究发现,有 1/5 的母亲未能得到孩子生什么病的信息,有一半的母亲不知道孩子的病程有多长,这种情况在门诊及住院患者都有。

患者入院后在适应新环境时需要大量信息。首先,需要了解住院生活制度、治疗程序、疾病进展与预后、如何配合治疗等;其次,需要及时得知家人的生活、工作情况;最后,还需要得到单位、领导和同事的工作及事业等方面的信息。总之,患者需要得到来自医院、社会及家庭的信息刺激和情感支持。

7. 需要明确诊断　患者对自己所患的病,迫切地希望得到明确的诊断,常表现为焦急、忧虑,希望医生对他能高度注意。在患者诉述病史时,医护人员要全神贯注,切忌在患者诉述时,闲谈与其无关的内容;在检验报告结果出来后,医护人员可与患者一起,分析病情,研究其病理生理发展情况,对疾病作出明确的诊断。

8. 需要得到妥善治疗　诊断明确后,患者的需要即转为尽快地得到有效的治疗,渴望治疗有奇效,要求开新药、好药。护理人员应充分谅解患者对治疗的迫切心理,教导患者应以科学的态度面对,根据疾病的性质、病程和转归,积极鼓励患者密切配合治疗,提高患者与疾病作斗争的信心和勇气,促进其早日恢复健康。

9. 需要保持社会联系和交往　患者的正常活动与交往因疾病受到不同程度的限制,因而出现人际隔离和信息隔离的现象,使患者产生对社会联系和交往的需要。尤其是住院患者,脱离了原有生活环境,社会联系与交往大都中断,这种需要会更加强烈。患者对社会联系和交往的需要常以主动寻求社会联系、了解社会信息、建立人际关系等活动表现出来,医疗机构应提供相应条件,满足患者需要。

10. 需要安全和早日康复　每一个患者住院期间最主要的心理需要是安全,不出事故,早日康复,恢复正常的生活和工作。所以,医护人员对任何可能影响患者安全感的行为都要加以避免,任何新的诊疗手段和护理操作都应事先对患者作好解释,消除患者顾虑,增加其安全感。当患者感到医护人员都了解、尊重、帮助和照顾他,在选择最佳方案为他治疗,他就会感到安心,主动配合医护人员的治疗和护理,这种积极的心理状态,有益于患者的康复。

拓展阅读

就医患者的心理需求分析

1. 求高效　时间就是金钱,对每一个患者来说,都希望尽早治愈疾患而不愿长时间卧床。

2. 求安全　任何患者（含疗养患者）都不希望旧病未愈又添新病，因此他们对选择一个完全陌生的地方有迟疑的态度，需要治疗方法及疗养环境的安全性。

3. 求便利　患者希望就医过程尽可能简单、快捷，包括挂号、缴费、取药等环节的便利化，例如通过在线预约、移动支付等方式减少患者排队等候的时间和不便。

4. 重价格　患者在就医过程中，往往会权衡治疗的效果、服务的质量及所需承担的经济成本。需要注意的是，虽然价格是一个重要的考虑点，但患者同样关注服务质量、信息透明度及就医体验等方面。

第三节　护患关系与沟通技巧

一、护患关系

（一）护患关系的概念和特点

护患关系（nurse-patient relationship）是指在护理工作中护士和患者交流互动所形成的一种特殊的人际关系。说它特殊，是因为护患关系有别于一般人际关系的建立和发展过程，其关系发展并非出于护患间的共同需要和相互吸引，而是因为职业的需要，是在对护理对象的躯体、心理和社会需求作出反应的过程中建立起的一种相互影响的关系。这种特殊的人际关系有以下几个特点。

1. 有明确的目的性　护患关系是为直接满足患者需求存在的。在护患关系中，交往双方的目标是明确并且一致的，都是为了满足患者健康的需要。护士对患者的照顾既有权利，又有专业与法律的责任。护士运用临床护理技能、心理学知识及个人品质帮助患者，与患者共同努力，使患者产生内省，以达到认知、情绪和行为方面的改变。在此过程中，也可促进护理人员自身的发展，以利于今后的工作和生活。

2. 以患者为中心　护患关系是以患者为中心的，患者的利益始终是护患关系的焦点。在护患接触过程中，护士应能设身处地地为患者着想，理解患者的身心痛苦，产生共鸣，即尝试与患者一同思考，而不是代替患者思考。每一个患者都是独特的个体，都可因观念、思维方式、文化背景、家庭条件等方面的不同而有其独特性。护士在与患者的交流互动中应注意了解和接受患者的个体特点，在与治疗和护理计划不发生矛盾的情况下，允许患者保留个人习惯，并尊重和保守患者的个人秘密，以构成良好的护患关系，促进患者的身心健康。

3. 以相互信任为基础　护患间的信任是建立良好护患关系的基础。护患关系开始时，两者是陌生的。面对护士的计划，有些患者可能有抵触情绪，主要原因是对护士的怀疑和不信任。如果护士的行为能表达出对患者关怀的真诚态度和过硬的业务能力，患者则会减少抵触情绪。当患者意识到护士有兴趣、有耐心、有能力帮助他们，理解他们的价值观念，尊重他们的隐私时，才能与护士谈及情感或其他敏感问题，并积极参与康复计划。信任关系是护士很好地完成护理工作所必须的。但在信任关系的基础上，护士也应避免过度的情感卷入，以防双方出现不适当的情绪变化，影响患者的康复和护理工作的开展。

4. 治疗性互动　护患关系从两个陌生人有不同的目的和兴趣开始，为了共同的目标——患者的健康，而互相理解、支持，并共同努力解决一切健康问题，所以它是一种治疗性互动。在护患关系的互动过程中，护士有责任掌握治疗性互动的主动权，引导患者参与康复计划，充分发挥患者的主观能动性，以"同盟者"的形象出现在患者面前，为患者提供合理的建议和方案，力求以护患双方的相互支持、精诚合作等营造一个促进患者全面康复的最佳人际氛围。

（二）护患关系过程

护患关系的建立有不同的发展时期,现结合国内实际情况,将这个过程分为相互重叠、相互连贯的四期,即前认识期、认识期、运作期和结束期。

1. 前认识期 本期发生在护理人员与患者直接接触之前。此时护理人员的任务是尽可能充分地收集有关患者的健康资料,了解患者的病情,为建立良好的护患关系做好准备。

2. 认识期 本期是护患接触并建立关系的初始期。本期的目标是护患彼此熟悉并建立初步的信任关系。时间虽短（可能仅见一次面,交谈数分钟）,但可为以后的关系发展和成功沟通打好基础。护理人员应努力通过关注、真诚和尊重的态度,给患者以良好的"第一印象",以取得患者的信任和配合。第一次见面时给对方一个合适而亲切的称呼显得很重要。

3. 运作期 在医疗护理工作中,护患关系过程的运作期是至关重要的一个阶段。这一阶段主要指的是从患者入院接受治疗开始到病情稳定或康复出院为止的时间段。在此期间,护士与患者之间的深度沟通与协同合作对于提升治疗效果、改善患者体验具有重要意义。

在运作期,护士需要全面了解患者的病情、病史、生活习惯及心理需求等信息。通过详细询问和观察,护士可以掌握患者的实际情况,为后续的治疗和护理提供有力支持。同时,护士还需要向患者介绍医院的环境、规章制度及治疗方案等内容,帮助患者尽快适应新的环境,减轻焦虑和恐惧感。

在深度沟通方面,护士应注重倾听患者的诉求和意见,尊重患者的权利和尊严。在沟通过程中,护士要保持耐心和细心,用通俗易懂的语言解释医学知识和治疗方案,帮助患者更好地理解自己的病情和治疗过程。同时,护士还要关注患者的心理变化,及时给予心理疏导和支持,帮助患者树立战胜疾病的信心。

协同合作是护患关系运作期的另一个重要方面。护士需要与医生、药师等其他医疗团队成员保持密切沟通,共同制订和执行治疗方案。在患者康复过程中,护士还需要指导患者进行康复训练,帮助患者逐步恢复生活自理能力。此外,护士还要关注患者的营养状况、睡眠质量等方面的问题,为患者提供全方位的护理服务。

4. 结束期 本期是指患者需要护士帮助的健康问题已获解决,护理目标已经达成而要终止护患关系的阶段。本期的任务是护患共同评价护理目标的达成度,预计关系结束后患者可能面临的新问题,协助患者制订对策以解决这些问题,同时妥善处理护患双方已经建立的情感和情绪,顺利地结束关系。结束期护患之间的关系沟通一般来说比较简单、顺利,因为此时患者的健康问题已经解决或基本解决,大部分患者已经比较独立,可以自行处理问题,只有少数或个别患者可能因为关系结束后面临的问题较多、较复杂,或者在心理上对护理人员有较大的依赖性,而使结束期关系沟通也较为困难和复杂。对此,护理人员要持慎重态度并妥善处理。

（三）影响护患关系的因素

护患关系既具有一般人际关系的某些特点,又有其独特性,它受许多因素的影响,如护士与患者的文化背景、价值观念、对健康的认识,患者对护士角色的认同、受教育水平、人格,患者的病情,患者对护理的期望,护士的态度、同情心和业务水平,等等。

1. 文化和价值观念的差异 不同的国家、地区和民族有不同的文化。有些文化习惯直接影响健康,如产妇在产褥期的饮食、卫生和活动等,民间有很多习惯,有些可导致极端行为,造成产妇危险。典型的例子是盛夏高温,不许开窗,产妇还要盖被子,结果是产妇中暑甚至死亡。对待具有影响健康的特殊文化习惯的患者,护士要进行宣教,使他们了解有关的知识和自己习惯行为的后果,但不能以强加于人的态度和方式对待患者,否则会影响护患关系,而达不到预想的目的。

具有类似文化背景的人也可能有不同的价值观念,有些价值观念和人的健康紧密相连。如有人过分强调休息的作用,术后本应早期下床活动,但他们担心活动会延长伤口愈合的时间,会"撕开"刀口,认为手术已大伤元气,所以必须充分休息加以补偿。一旦活动后有不适或其他问题,他们会认为是早期活动造成的。也有人认为护士这么说是缺乏同情心,不关心和体贴他们。面对这样的患者,护士首先应站在患者的角度去理解这些价值观念和行为习惯的含义和它们对患者的重要性,客观地讲解有关的科学道理,让患者在理解的前提下选择改变自己的行为。

2. 患者及家属对护理服务的期待 患者及家属带着种种不同的期待来寻求医疗和护理服务,如果他们的期待过高,现有条件不能达到期望,他们会很失望,或认为护士业务水平不够,或认为护理人员对他们不够尽心尽力,进而导致对护理人员的信任度下降。如果患者或家属对护士的期望并不是很高,到医院后得到预想不到的帮助,他们会很感谢护士,认为护士对他是关心的、理解的,这会增进和改善护患关系。

护士一接触患者就要向患者及其家属介绍护士的工作责任,让他们知道护士能为他们做什么,这样能使他们在最大程度上利用护理资源,同时有助于患者及其家属对护理人员建立客观的期待,更能促进信任的护患关系的建立。护士还应实事求是地引导患者及其家属认识疾病和预后,理解治疗和护理原则,避免由于期待过高造成患者的失落、不信任等反应。当然,也应防止因期望过低导致的悲观失望和对参与制订及实施护理计划无动机等现象。护士与患者沟通时绝对不能敷衍,不能为了给患者带来暂时的安慰说些不符合实际的话,如"过几天你的病一定会好""这个药你吃了会有效的"等。因为这些肤浅的安慰是不负责任的,会误导患者产生过高期待。护士应引导患者说出最困扰他的或他最关心的问题,根据所了解的问题,实行有针对性的帮助。

3. 人格的差异 护士和患者都不可避免地带着自己的人格色彩进入护患关系,人格差异会使他们的处事、对人的态度及方法不同。有些患者外表冷淡,对护理人员的帮助反应不明显,如护士不了解他的人格特征,不能站在患者的角度去理解他,则会误认为患者对自己的努力不感兴趣或不信任护士。更严重者会以同样的态度去冷淡患者,不再去积极地关怀患者,会形成护患关系中的恶性循环。

护士进入工作状态后,应在最大程度上保持理性,认识自己和服务对象的人格特征,在复杂的情况下把自己的认知和情绪分开。这样才能较准确地评估和理解患者。护士更不能因不喜欢某些患者的人格特征而疏远或冷淡他们。

4. 护士的个性品质 培养良好的个性品质,是搞好护患关系的根本途径。大量研究表明,在护患交往中,优秀的护理人员会表现出许多良好的个性品质,其中主要有:

(1)真诚:真诚是建立良好护患关系不可缺乏的品质。真诚表现在护士真心真意地帮助患者,能坦率地向患者说明能给予的和不能给予的帮助,能用适当的方式表达自己真实的感受。真诚能赢得患者的信任和理解。在临床护理工作中,护士会面对患者提出的各种各样的要求,有些是与健康相关的,也有些是私人性质的,有些是合理的,也有些是不合理的。对于患者的这些要求,有利于健康的或合理的,护士应提供最大帮助,不利于健康的或不合理的,应坦率指出不能给予帮助。

(2)体贴:体贴是一种爱心的体现。护士在言行上,主要体现在能理解患者的痛苦和感受,设身处地地为患者着想,了解和满足患者的需要。

体贴能带给患者温暖,常常会使者产生好感、亲近,甚至感动。有个成语叫"体贴入微",它说明了体贴常常表现在细小的事情或言行举止中。如为睡熟的患者拉上窗帘、盖好被子等。体贴很容易做到,因为常常只需护士举手之劳;也难以做到,因为体贴需要有爱心,要细心地观察、了解患者的需要。

(3)尊重:尊重不仅是一种态度,也是一种价值。在行为上,主要体现在对所有患者一视同仁,能接受患者的不同观念、习惯等。患者来自不同的文化背景和不同的社会阶层,无论他们是知识分子、干部、经理,还是工人、农民,无论他们的地位和修养如何,都应受到人格的尊重。护士不应存有偏见或轻视冷落某些患者。尊重患者是赢得患者好感、获得患者信任的重要因素。尊重是相互的,尊重患者,也会赢得患者的尊重。当然,尊重并非纵容患者或听之任之。对某些不讲理、行为有损于他人的患者,应采取合理的、非对抗性的方式加以劝导、制止,而不能采取谩骂或其他攻击性的行为。

(4)责任心:责任心是对工作的态度。在行为上表现为对工作认真,对患者的健康负责。责任心是获得患者信任的最基本条件。护理是一项关系着患者生命与健康的工作。在工作中,护理人员应一丝不苟,从打针、发药、取标本,到良好护患关系的建立,都应认真、谨慎,对患者负责,来不得半点马虎。一位护士如果工作马虎,无论他的态度如何友好,也不可能得到患者信任。

二、护患沟通与技巧

沟通是人际交往最主要的形式,护患关系的建立与发展,是在沟通过程中实现的。有效的沟通将产生良好的护患关系,缺乏沟通或无效的沟通会导致护患之间形同陌路或发生冲突。因此,理解沟通的含义对护理人员来说是非常必要的。

(一)沟通的概念和过程

沟通是指两个或多个个体之间通过语言、文字、符号、肢体语言等方式传递信息、思想和情感的过程。它不局限于口头交流,还包括书面沟通、电子沟通等多种形式。沟通的目的是使双方能够相互理解、达成共识,并在此基础上实现共同的目标。

沟通过程通常包括以下几个环节:

1. 信息发送 这是沟通的起点,发送者需要将想要表达的信息、思想或情感转化为具体的符号或语言形式。在这个过程中,发送者需要清晰地思考自己的意图,并选择合适的表达方式。

2. 信息传递 发送者将信息传递给接收者,这个过程中可能会受到各种因素的影响,如噪声、距离、传播媒介等。因此,发送者需要确保信息的准确性和可靠性,以便接收者能够正确理解。

3. 信息接收与解读 接收者在接收到信息后,需要对其进行解码和理解。这个过程受到接收者的背景知识、经验、情感等因素的影响。有时,接收者可能会对信息产生误解,这时需要发送者进行澄清和解释。

4. 反馈与调整 在沟通过程中,接收者可以向发送者提供反馈,表达自己对信息的理解和看法。发送者可以根据反馈调整自己的表达方式和内容,以更好地实现沟通目标。

通过以上四个环节的循环往复,沟通得以顺利进行。一个有效的沟通过程需要发送者和接收者共同努力,保持开放、诚实、尊重的态度,以实现信息的有效传递和理解。

(二)人际沟通的特征

1. 人际沟通必须发生在人与人之间 可以是两个人一对一交谈,可以是一个人面向群体演说,也可以是三人或三人以上交错式的讨论,还可以通过文字符号进行局部沟通等。

2. 信息是人际沟通的核心 通过沟通所传递的信息可以是语言的,也可以是非语言的(如表情、手势等);可以是有声的(如讲话、音乐等),也可以是无声的(如书面文字等);可以是直接的(如"面对面"的沟通),也可以是间接的(如通过电话、书信进行沟通等);可以是内容的表述,也可以是情感、态度、情意的表达。也就是说,人际沟通无论采用什么样的载体(代码),无论通过什么样的渠道和方式进行,都必须有一定的信息量。准确的信息传递的结果是信息的增值。例如,甲、乙各有一条信息,通过沟通相互交换,结果是甲、乙都各拥有了两条信息,即沟通双方的信息不仅没有减少,反而都增值了。

3. 沟通所使用的代码（信息载体）及其规则必须是沟通各方都认同的 例如，必须用双方都能听懂的语言等。沟通各方对于代码所负载的信息内容可以有不同的看法，甚至可以有极大的分歧或完全相反的意见，但对于所使用的代码及其规则必须认同，否则沟通将无法进行。可见信息与代码是两个不同的概念，对代码的认同绝不等于对信息的认同。

4. 人际沟通各方必定是相互影响的 沟通中每个人既影响他人，又受他人影响。因为沟通既包括信息的发出，也包括信息的接收。单有信息发出而无人接收，沟通便等于没有产生。沟通只要收到信息，必然受到影响而有所反应（变化），赞成也好，反对也好，接受也好，拒绝也好，都是接收信息后受到影响而产生的反应和变化。有时接收者对于接收的信息保持沉默，这种沉默的表现对于信息发出者来说也是一种反馈，会影响他的心理和沟通态度，他会因对方沉默采取相应的对策，例如调整沟通内容或方式等，以使沟通继续下去，或放弃与对方的沟通。这种调整或放弃，也是受到影响的表现（变化）。

5. 沟通必须在某种环境或气氛下进行 环境中的许多因素会对沟通产生有利的或不利的影响。沟通者应努力克服或排除不利的影响因素，利用或创造有利的影响因素，以助沟通。

（三）沟通的方式

根据沟通过程中所运用的符号系统的不同，沟通方式可分为语言沟通和非语言沟通。

1. 语言沟通 运用语言符号所进行的人际沟通称为语言沟通。在人类的社会系统中，语言沟通是人们使用最广泛的一种沟通方式。这种沟通方式不受时间和空间的限制，是其他任何沟通方式不可替代的。临床上进行患者的健康评估、实施护理计划、评价护理效果等，都离不开语言沟通。语言沟通可分为口头沟通（交谈）和书面沟通。

（1）口头沟通：口头沟通是借助于发音器官实现的。在日常生活中，口头沟通是最常用的沟通形式。交谈、讨论、开会、讲课等都属于口头沟通。在人际交往中，口头沟通可以直接、迅速地交流完整的信息，并可及时获得对方的反馈，并据此对沟通进程进行调整。口头沟通在大多数情况下是"面对面"的，此时，除了语调信息的传递，其他非语言的信息，如表情、姿势、辅助语言等，也有助于理解沟通的内容。在所有沟通方式中，口头沟通是最有效、最富影响力的一种。护士在与患者进行交谈时，应牢记讲述清晰（clarify）、认真倾听（listen）、鼓励表扬（encourage）、表示感激（acknowledge）、反应与重复（reflect and repeat），简称"CLEAR"。

具体表述为：

1）与患者交谈时，语言要简明清晰，使用患者能理解的词汇。

2）耐心倾听患者的叙述，并仔细观察、分析患者语言和表情深层的意思。

3）在交流中恰当运用表扬与鼓励的技巧，以有效地帮助患者认识问题，并提出解决问题的办法。

4）语言要文明，交谈开始前要向患者问好，交谈完后要感谢患者的合作。

5）用语言和非语言表达方式对患者的感受进行反应，适当重复患者的话语，表示对他们的问题已经领会清楚了。

6）在交谈中不断获取患者的反馈信息，要求患者重述重点内容，以确保他们已经理解了交谈内容，必要时复述指导。

（2）书面沟通：书面沟通的信息载体是文字、符号、图画等，可以书面保存和电脑储存，因此可以不受时间、空间的限制，不会因人际直接接触的终止而中断或消失。书面沟通的信息发出者是写作人，接收者是阅读人。因此，阅读和写作（包括打字、电脑输入、绘画等）是书面沟通的两种主要行为。在护理工作中，书面沟通具有不可取代的重要作用。鉴于书面沟通在护理工作中的特殊作用，医护人员在进行书面沟通时，必须遵循以下原则。

1）准确性原则：护理工作中书面沟通直接关系到患者的健康和生命安全，各种护理文件的书写、记录等都必须做到真实可靠、准确无误，应排除任何没有根据的主观推测和个人偏见。

例如,书写护理记录时,对于各项护理操作都必须严格按实际进行,完成的时间、情况如实填写,而不能机械地照护理计划中预先设定的时间和项目填写。再如,护士每天给患者测量体温等,有时患者不在,就应等患者回来量过再记录,不能凭空想当然,"大概没问题",就乱记一个正常值。这样如果患者情况有异常,就会耽误治疗,造成伤害。准确无误、实事求是也是医护人员最基本的素质,应努力做到。

2）规范性原则:护理工作中的各种文件、表格的设计,大多有通用的格式,其项目及书写方式都有一定的规范,这些都是护理科学性的体现。例如,每个护理诊断都有其特定的诊断依据和相关因素,是严密的科学体系,书写时必须合乎规范。护理目标必须是患者的行为目标,必须是能够通过直接观察或测量等加以确认的,不能随心所欲地乱写。其他如医学术语和数据的运用、计量单位的书写等,都必须合乎规范,才能使沟通顺利进行。如果随心所欲、各行其是,必然影响沟通,造成不良后果。

3）完整性原则:护理文件资料应该是一个严密的整体。例如在护理病历中,每确立一个护理诊断就必须有相应的护理目标和护理措施,每设立一项护理措施就必须有相应的实施记录和效果评价等,前后相呼应,不能有所缺漏。一份完整的病历不仅是治疗护理过程的实录,而且是处理医疗护理纠纷的法律依据,因此不能涂改,眉栏、页码等都必须按规定填写完整。

4）科学性原则:以上准确性、规范性、完整性等原则,都是科学性最起码的要求。任何护理文件及护理论文、总结报告等,若在准确性、规范性、完整性等方面有问题,其科学价值就会大为降低。另外,科学性还有更深层次的含义。因为护理专业本身就是一门科学,所以制订护理文件必须符合护理专业本身的科学原理和科学原则,特别是写学术论文时,凡未经查实的数据不应使用,技术上不过关、理论上不成熟或未经验证的材料,不应轻易下结论。以上都是就写作（书写）方面而言的。在阅读方面,则应具有仔细、认真的态度,避免错误的或片面的理解。

2. 非语言沟通　运用除语言信号以外的一切其他信号所进行的人际沟通,称为非语言沟通。根据非语言信号的不同来源,可将非语言沟通的形式分为表情体态、人体触摸和空间环境三大类。

（1）表情体态:非语言沟通中的表情体态信号包括仪态服饰、面部表情和动作姿态三方面,是非语言沟通中使用最为广泛的一种形式。只要人们开口说话,都会有意无意地运用表情、体态来辅助声音、语言传情达意。有时甚至在不开口说话的情况下,也能运用表情、体态传递一定的信息。如对某件事,微笑着点头表示赞同,摇头表示不赞成;又如握手、点头、躬身等都可直接而明显地代替礼貌语言传达信息。有声语言作用于人们的听觉器官,不具有视觉上的可观性,而表情、体态作用于人们的视觉器官,以其立体的、动态的表情、动作、姿态构成一定的立体图像来传递信息,更鲜明。

为促进有效的护患沟通,护士应持端庄、稳重的风度,伶俐、敏捷的举止。直立时,双手前握,或自然下垂;端坐时,双手重叠,放于膝上。切忌斜倚在床头柜上,也不要随意靠在病床上,给人以懒散、懈怠之感。与人交谈时,神态应自然大方,不要将双臂交叉于胸前,或双手插于口袋内,避免跷起二郎腿,更不要跷起脚尖冲着他人,不要用手挖耳朵、鼻孔或玩弄手指。行走时,步态应平稳、安静、轻快,切忌重步急奔或婀娜而行,也不要慌张急迫或步履拖沓等。护士应注意培养自己的良好职业行为习惯。

（2）人体触摸:人体触摸是非语言沟通的特殊形式,包括抚摸、握手、依偎、搀扶、拥抱等。其所传递的各种不同信息,是其他沟通形式所不能取代的。研究表明,触摸在人类的成长和发展过程中起了重要的作用。心理学家还发现,常在亲人怀抱中的婴幼儿能意识到同亲人紧密接触的安全感,因而啼哭少、睡眠好、体重增加快、抵抗力较强,学步、说话、智力发育也明显提前;相反,如果缺少或者剥夺这种皮肤感觉上的"温饱",让孩子长时间处于"皮肤饥饿"状态,则会引起孩子食欲不振、智力迟缓及行为异常,如咬手指、啃玩具、哭闹不安,甚至将头和身体乱碰乱撞等。其实,就是较大的孩子,也很喜欢自己的身体依偎着亲人,喜欢亲人抚摸他的手和头,此时被抚摸的孩子往往温顺得像只"小绵羊"。因此可以说,触摸对婴儿来说是最早和最基本的人类沟通方式,早期的和不断的触觉感受对他们的智力发展及人格成长有一定的影响。

在医疗护理工作中,触摸与护患沟通关系密切。触摸是评估和诊断健康问题的重要方式。如为患者测血压、进行皮肤护理时的触摸、握住患者的手臂、搀扶他步行时的触摸,都给患者提供了"我在关心你,我在帮助你"的信息。有时,在不适用语言表示关怀的情况下,可用轻轻的抚摸来代替。触摸可减少患者的孤独感,可使不安的人平静下来。对听力或视力有障碍者,触摸可引起对方的注意,起到加强沟通的作用。通过触摸老年患者,可帮助他们感受温暖。在重症监护室,触摸可使与家属失去联系的患者感到医护人员就在他们身边,关心照料着他们。在儿科病房,必要的抚摸、拥抱可使烦躁、啼哭的婴幼儿安静下来,并能促进婴幼儿的身心得到较好的发展。事实证明,伴有语言沟通的抚摸比单独语言安慰对孩子可起到更好的镇静作用。因此,触摸是用以补充语言沟通及向他人表示关心的重要方式。

(3)空间环境:心理学家爱德华·霍尔将人际交流双方之间的距离分为亲密距离、个人距离、社交距离和公众距离四种。

亲密距离(50cm以内):一般只有感情非常亲密的双方才会允许彼此进入这个距离。在此距离谈话常是低声的,或者是耳语。话题往往是非常私人性的,甚至议论一下天气也会带有强烈的感情色彩。在这个距离内,人们的沟通不仅限于言谈话语,也包括身体接触,如保护、安慰、爱抚等,因此这是一种知心密友、父母与子女之间或情人之间的关系的距离。如果不具备这种关系的人无缘无故进入这种距离,便会造成"空间的侵犯",会使人十分不快。

在医疗护理工作中,某些护理操作必须进入亲密距离方能进行,如口腔护理、皮肤护理等。此时应向患者解释或说明,使患者有所准备并给予配合,否则会使患者产生不安和紧张。当患者要与你谈及他们的隐私时,应保持在私人距离之内,你可以把椅子移到他的旁边,这样可以使他们感到亲切,同时有安全感。

个人距离(50~120cm):这也是比较亲近的交谈距离,如促膝谈心等,适用于亲朋好友之间的交谈。如果一般关系的人进入这个距离交谈,往往表达了希望进一步发展关系,传递了"套近乎""讨好"等信息。如果一方靠近,而另一方迅速离开这个距离,则表达了对于发展关系的拒绝态度。在医疗护理工作中,护士在与患者交谈、了解病情或向患者解释某项操作时,常采用这个距离,以表示关切、爱护,也便于患者听得更清楚。

社交距离(1.2~4m):这是正式社交和公务活动常用的距离。此时双方已从握手的距离拉开,惟一的接触是目光的接触。在这个距离,说话的音量应中等或略响,以使对方听清楚为宜。在医疗护理工作中,医护人员站在病房门口与患者说话、在查房中站着与患者对话等,常用此距离。另外,医护人员之间在讨论病案或作健康评估时,也常用此距离。

公众距离(4m以外):这是人们在较大的公共场合所保持的距离,常出现在作报告、发表学术演讲等场合。此时一人面对多人讲话,声音响亮,非语言行为如姿态、手势等常比较夸张。在医疗护理工作中,医护人员对患者或群众进行集体的健康宣教时、在大交班中面对整个病区医护群体做交班报告时或在给实习生讲课时,常采用此距离。

在现实生活中这些距离范围并不是固定的,尤其是个人距离,是由社会规范和交流者的特异性行为共同决定的。也就是说,交流双方的距离与人们的种族、文化、性别、地位、年龄、个性和心理素质等有关。对医护人员来说,在不同的情况下,要保持对距离的敏感性,重视距离在沟通时的有效性或舒适感中所起的作用,通过距离的选择表现对患者的尊重、关切和爱护。

运用非语言信号进行沟通需要有敏锐的观察力。一个人在人际交往的过程中,不但需要理解他人的有声语言,更重要的是能够观察出他人的非语言信号,并且能在不同场合中正确使用这些信号。有时,当我们说某人有"洞察力"时,实际上我们是在说他会"察言观色",或是有能力观察出别人的非语言信息,并能将这种非语言信息与语言信息作比较。当我们说"预感到某人说了谎"时,实际上我们是发现了他的非语言信息和语言信息的矛盾。

我们可以把非语言沟通的技巧总结为"ROLES",即:relax(放松、自然、大方,即态度认真、行为端庄大方、礼貌待人);open and approachable(坦率、平易近人,即与患者保持合适距离);lean towards client(身体倾向服务对象,即身体微倾向患者);eye contact(目光接触,即面带笑容,并与患者目光接触,以领悟患者交谈时的感受和情绪);sit squarely and smile(面对面坐、微笑,即给人以和蔼可亲、平易近人的感觉,并且以诚相待)。

(四)常用的沟通技巧

1. 倾听 倾听是沟通技巧中最重要的,要学会听,耐心地听患者的诉说。对"听"字,我们中国有一种解释:中国的繁体字中,"听"字有一个"耳"字,说明是听的时候要用耳朵听;"听"字下面还有一个"心"字,说明我们听的时候还要用心听;"听"字里面还有一个"目"字,说明我们听的时候要看着对方的眼睛。关于倾听,德国文豪歌德曾经说过,对别人诉说自己这是一种天性,认真对待别人向你诉说他自己的事,这是一种教养。关于倾听,美国的口才艺术家卡耐基先生曾经说过,如果你想成为一个谈话的高手,必须先是一个专心听讲的人。

沟通可以使人的心与心的距离更加接近。对护理来讲,要求护士在跟患者沟通时要学会倾听。护士要全神贯注地听患者的诉说,其实在这么做时,实际是向对方传递一种信息——我很关注你。比如说一位手术前患者,他会不停地向护士诉说他的紧张和害怕的心情,他会不停地问护士手术的过程。但当患者停止说话时,护士如果突然问,你担心那个手术吗?这时,患者马上会意识到,护士刚才根本就没有注意听他说的话。患者会立即失去交流的欲望,出现不满的情绪。所以说,倾听是很重要的。

听的过程中,护士要学会通过患者的表情、动作来理解患者表达的内容,体会患者的感受。根据一些研究者的统计,10% 的听者能做到有效的倾听,护士要做到有效的倾听必须关注以下几个技巧:注意力集中,保持跟患者眼神的交流,不轻易打断患者的谈话,适当地给患者反应并观察患者的情绪。

2. 提问 提问包括封闭式提问和开放式提问,临床更建议用的是开放式提问,可以提升患者交流的欲望。比如问患者"这几天您感觉怎么样?""您有什么需要我们帮助吗?""您对手术有什么想法吗?"开放式的提问可以加深护患沟通的效率,更能体现良好的沟通。

3. 重复 患者说话后,护士可以重复患者说的主要问题,达到鼓励患者继续表达的目的。

4. 澄清 等患者说后,护士可以这样讲:"我想您刚才说的意思是这样吧……"用这种方式来核实患者给你表达的意思。

5. 共情 共情是深入到患者的精神世界,从内心去体会患者的感受。如果一个人不能很好地理解别人,体验别人内心真实的感情,就没有办法使自己的交往行为具有合理性。

比如有一个患者说:"我真没有想到我自己会得这么重的病。"这时护士应该用共情的方法告诉患者:"哦,我知道,这个意外让您感到无法接受,我理解您的内心感受和您现在的绝望。"接下来护士应该用支持性的语言来帮助患者,这就是共情的作用。

6. 沉默 沉默本身也是一种信息的交流,沉默是可以超越语言力量的。有句话叫"此时无声胜有声"。护患之间的这种沟通,有的时候沉默可以给彼此一点点思考和组织语言的时间。

随着现代医学模式的转变,医务人员的服务理念发生了很大变化,一切以患者为中心,一切为了患者,一切服务于患者的服务宗旨已深入人心,让患者满意是医护工作的目标。如何与患者进行有效的交流与沟通,是摆在我们面前的一个重要课题。俗话说:良言一句三冬暖,恶语伤人六月寒。更何况是面对受到疾病折磨的患者呢?所以护士不仅要掌握扎实的护理知识和操作技能,还要掌握一定的沟通技巧。护士与患者接触最多,护理过程实际上就是护士与患者沟通的过程。

第四节　临床各科患者的心理护理

一、门诊心理护理

门诊是医院服务患者的第一站,是医院重要的服务部门。门诊患者由于文化程度、社会背景各异,所患疾病的性质不同及忍受病情的程度不一,患者的心理需求和心理反应也不相同。护理人员应根据患者的心理需求和心理反应,给予及时、恰当的心理护理,以满足患者的心理需求,使患者对所患疾病有全面而又正确的认识,提高战胜疾病的信心,更好地配合诊疗。

(一)门诊患者的心理特点

门诊患者因疾病的威胁,大多数情绪急躁、紧张不安,希望及时得到医护人员的照顾和保护。他们渴望挂号时间短,能够尽快就医;就医时医生能认真、耐心地倾听自己的陈述,能够有医术高、经验丰富的名医为其做全面、详细的全身检查和特殊检查;希望医生对其病情作出迅速而正确的诊断;希望疗效显著,能在短时间内消除疾病;希望得到医护人员重视、尊重、同情和关心。初诊患者由于对医院的环境不熟悉,表现出特别的焦虑;复诊患者,尤其是病程较长的患者,因疗效不显著,往往对治疗的信心不足,表现出忧虑。因此,若医生草草问诊,检查时间短,挂号、取药时间长,诊断不明确,或疗效不显著,患者的急躁、焦虑情绪就会加重。

(二)门诊患者的心理护理

1. 主动热情地接待患者　初诊患者由于对医院的环境不熟悉,对所患疾病不了解,如何挂号、挂哪一个专科的号等问题往往使患者手足无措。护理人员应主动向患者介绍就诊的程序,了解患者的需求,给予患者及时的指导和帮助,让患者顺利地挂号和就诊。

2. 耐心细致地进行分诊　患者的共同心理是希望尽快就医,护理人员应充分理解患者的心情,主动询问患者来诊的目的及症状,密切观察候诊患者的病情,分清轻重缓急,对年老体弱的患者优先安排就诊。复诊患者应尽量安排原医师诊治,以保证治疗的连贯性。疑难杂症应安排经验丰富的医生诊治。告诉患者要耐心地等候,减轻患者的焦虑、急躁情绪,使候诊患者有顺序地入室就诊。

3. 做好疾病相关知识的宣教　患者经医生诊治后,门诊护士应上前主动询问患者的诊断,及时介绍该病的相关知识,如发病原因、主要临床表现、治疗原则、饮食与休息等方面的注意事项,耐心向患者解释所做检查的目的、如何配合检查、所用药物的作用与不良反应、用药的注意事项、疾病的基本疗程及预防知识、复诊的时间等。

4. 创造优美、方便的就医环境　门诊部人群流动量大、嘈杂,应设立咨询服务台,保持候诊室安静、整洁,各诊室标志清楚,护理人员注意维持良好的就诊秩序等。

5. 态度和蔼　尊重、同情、关心患者。

二、急诊心理护理

急诊室是医院的一个重要科室,是抢救急、重、危患者的重要场所。急诊患者大都是起病急、病情重、生命危在旦夕需要抢救的人。急诊危重患者抢救成功与否,一方面取决于医护人员的诊疗技术,另一方面取决于患者及家属的配合情况。因此,良好的心理护理可有助于疾病的诊断和治疗,使患者转危为安。

（一）急诊患者的起病方式

1. 急性起病,如急性阑尾炎。

2. 慢性病急性发作或慢性病加重,如哮喘突然发作、慢性胆囊炎急性发作、肝硬化腹水加重。

3. 意外事件,如溺水、中毒、车祸等。

（二）急诊患者的病情特点

1. 急　急性发病、意外事故等都是突如其来的,发病前可无任何预兆,患者毫无思想准备。

2. 重　一般情况下,急诊患者病情较重。

3. 危　不少急诊患者生命垂危,不立即抢救就有死亡的危险。

（三）急诊患者的心理特点

1. 焦虑、恐惧　由于患者突然起病,大多病情严重、生命危急,患者没有足够的思想准备,大多数患者表现为严重的焦虑不安,极度害怕和恐惧,害怕死亡、害怕残疾、害怕失去功能。他们都渴望得到良好的医疗照顾,挽救自己的生命。患者往往情绪急躁,对医护人员的态度生硬、粗暴。

2. 敏感、多疑、易激动　多见于慢性病急性发作或慢性病加重的患者。患者常通过观察医护人员的言行来猜测自己病情的严重性。他们希望自己的家属、亲人陪伴,来分担精神上的痛苦。

3. 抑郁、悲观　常见于病情危急的患者。

（四）急诊患者的心理护理

1. 快速、热情地接诊　急诊患者就诊时,护理人员要主动、热情、快速地接待患者,耐心地询问病情,体贴、关心患者,解除患者的恐惧、焦虑心理。

2. 高度负责,认真抢救,增强患者战胜疾病的信心　护理人员要沉着、冷静、技术娴熟地抢救患者,保持抢救过程井然有序,以增加患者对医护人员的信任,增加患者的安全感。

3. 及时有效地进行心理疏导　护理人员应针对每位患者的心理状况,主动关心患者,及时进行心理疏导,对于其所患疾病的治疗给予积极肯定,支持、鼓励患者,避免消极的暗示,使患者身心放松,感到安全。医护人员之间交谈病情,或医护人员向家属交代病情时,应注意回避患者。若治疗后病情有轻微好转,或基本稳定,应及时告知患者,以增强其治愈疾病的信心。

4. 给予家属充分的尊重、理解和支持　护理人员要充分理解家属、亲友和同事对患者的关切和重视,对他们提出的合理要求应给予适当的考虑。不合理的或与医疗工作相矛盾的要求,要正确对待,耐心地做解释工作,不要轻易地拒绝。

5. 合理安排就诊顺序　急诊患者虽然都是急诊,但病情轻重不一。每位患者及家属均认为自己的病最重、最难忍受,希望得到医护人员尽早的诊断和治疗。护理人员在理解患者及家属心情的同时,合理安排就诊的顺序,优先抢救生命垂危的患者,根据先后顺序及病情的危急程度,有条不紊地安排就诊、抢救。对患者一视同仁,以取得患者及家属的支持与信任。

6. 营造和谐的人际关系　急诊室由于人员流动性大,人际关系复杂,而且多数患者可能出现言语、行为方面的退行行为,如大声呻吟、大吵大闹。护士应热情、耐心地照顾患者,启发和帮助患者正确地对待疾病,对脾气暴躁的患者,要态度温和、诚恳。运用语言技巧,反复解释、说服,告知情绪对疾病的影响,使患者积极地配合诊治。

三、内科心理护理

内科疾病种类众多、病因复杂、病程长短不一、病情轻重不等,而且不少疾病诊断明确但至今无特效治疗方法,加之由于患者的年龄、性别、职业、文化程度、家庭情况等社会家庭文化背景的不同,故可产生一系列的个性化的心理问题。这些心理问题在疾病的发展和转归过程中起着不可低估的正、负效应。在表现形式上，多以负性情绪反应为主，可表现为情境性心理失调及人格性心理偏差等心理问题。正确和及时的心理护理行为的介入，可有效地疏导患者不良的心理反应。因此，对内科患者具体实施心理护理时，必须坚持个性化的基本原则，因人、因时、因病制宜。本节主要从内科疾病不同时期的分类方面，系统地分析与概括内科患者的心理，以便于我们在临床工作中有的放矢地开展心理护理工作。

（一）内科急性病患者的心理特点和心理护理

1. 内科急性病患者的心理特点　内科急性病患者是指那些发病急、病情发展迅速，需要立即诊治及抢救的患者。这些患者大多病势凶猛，可为初次发病，也可为慢性病急性发作，常伴有机体组织结构的损伤或功能改变，如急性中毒、高热、咯血、休克、急性肾炎、急性心力衰竭等。内科急性病患者的心理活动是复杂的、多种多样的。瞬时袭来的病情的发生和发展构成一个强大的紧张刺激源，可以摧毁一个人的自我应对机制，导致患者出现心理异常。一向自以为健康的人会因为认知上的猝不及防，产生特定环境的心理失调和人格性心理偏差。而那些慢性病突然急性发作的患者，容易产生恐惧、悲哀、失助、绝望等消极情绪而使病情加重。因此，把握住内科急性病患者的主要心理特点，是做好心理护理的前提。

（1）强烈的求医心理：求医心理是指当人们感觉到身体不适，有了疾病感觉或出现某种症状，主动请求医疗机构或医护人员给予帮助的心理活动。而内科急性病患者的这种求医心理显得更为强烈，迫切需要医务人员诊治。强烈求医心理来源于两个方面：①疾病本身带给机体巨大痛苦和不适，希望尽可能快地去除这些痛苦和不适；②心理上对疾病甚至死亡的恐惧感，他们认为到了医院自己的生命就掌握在医生手里，把求生和疾病向好的方面转归的希望全寄托在医护人员身上。

（2）恐惧：是一种人们对危险情况或对自己预期将要受到的伤害而产生的较高强度的负性情绪反应，是人们企图摆脱、逃避某种情景而又无能为力时所产生的情绪（恐惧时机体内部表现为呼吸急促、血液循环加速、心跳加快等，外部表现为面色苍白、眼睑张开、全身僵直等植物神经功能紊乱征象）。恐惧心理源于以下几方面：①急性病来势凶猛，自觉症状明显，缺乏心理准备。患者产生一种对死亡的恐惧心理，同时担心医生抢救不及时可能危及生命。②环境因素，肃穆的医院环境，紧张的抢救场面，从未见过的抢救设备和方法，如吸氧、心电监护、气管切开等，短时间内许多不熟悉的医疗护理操作，如血气分析、动静脉插管等。③特殊检查的痛苦和意外，为了进一步明确诊断，急诊进行一系列检查，如X线透视、B超、计算机X线断层扫描（CT）、电子纤维镜等检查，患者害怕在进行这些特殊检查时会非常痛苦和出现意外事故。④诊断结果，如急性暴发性肝炎的患者，在确诊之前就听说肝炎有传染性，而且治愈率低、死亡率高。患者非常恐惧证实此诊断结果。⑤缺乏医学知识，恐惧感可能导致患者处于惶惶不可终日的境地，不仅严重影响其康复，而且可能给他们自身的疾病造成一些干扰或混乱，甚至可能对患者造成致命性伤害。如对急性心肌梗死患者而言，极度恐惧就是一种致命性打击，可能成为导致患者病情恶化的直接诱因。

（3）焦虑：人在即将面临危险或受灾祸威胁的情况下，在主观上引起的一种紧张和不愉快的情绪。主要包括以下几种：①精神紧张、不安、易激惹；②自主神经功能亢进，如胸闷、心慌、出汗、颤抖等；③行为反应，回避、寻求安全保护等。焦虑与恐惧不同，它不是出现在面对危险之时，而是发生在危险来临之前。焦虑时产生的生理反应，内部表现为心跳加快、血压升高、口干多汗、骨骼肌紧张，常有"透不过气""心好像要跳出来"等主诉；外部表现为愁眉苦脸、睡眠不佳、多噩梦或夜惊、来回踱步、坐立不安及难以自控地重复着无意识的小动作或刻板动作。焦虑心理主要源于以下几个方面：①起病急，自觉躯体症状（如发热、呼吸困难、疼痛等）明显；②急性病急剧地改变了患者的心理、生理、社会状况，需要患者迅速地适应患者角色，调整其行为，而患者往往没有思想准备，在家庭和社会生活中未了结的事情太多；③患者对于急性病的病因、转归不了解,担心所患疾病难以治愈;④担心检查、治疗方法给自己身体带来不适和痛苦;⑤担心住院后会传染其他疾病。适度的焦虑反应可以调动机体的心理防御机制,对患者来说可以提高警觉性,进入患者角色;但过度的焦虑会导致心理上不平衡,影响患者认知功能,妨碍疾病的治疗和康复。特别是那些因病痛而身心健康欠佳的患者,当他们出现烦躁不安、失眠、颤抖、呼吸急促等急性焦虑反应的症状时,会认为自己患有严重疾患,随之而来的进一步的焦虑,犹如"雪上加霜",可加剧上述症状,形成心理和生理上的恶性循环。

(4)情绪休克:是人对机体内外严重刺激所产生的一种心理防御反应。在超强度刺激源的作用下,患者经过短暂的应激状态后,心理防御机制濒临"崩溃",各种心理反应的阈值升高,反应速度明显下降,反应的程度减弱,表现为异常的平静与冷漠,表情木然,少言寡语,对各种医疗处置反应平淡、无动于衷等,任由医护人员救治。应该注意,情绪休克不是没有心理反应,而是一种遭受沉重心理创伤的强烈的心理反应。这些患者多存在持续数天的情绪休克期,之后出现各种形式的其他心理反应。

2. 内科急性病患者的心理护理

(1)医护人员应具备优秀的品质和高尚的医德:医护人员在为患者诊治时,应态度和蔼,给患者以亲切感,动作敏捷,分秒必争,沉着冷静、有序,抢救技术精湛,操作技能娴熟。对患者负责,热情,镇定自若,忙而不乱,使患者产生信任感和安全感。

(2)做好解释工作:①急性病患者由于病情的突然发生发展,没有心理准备,急切需要了解病情。护士应根据患者的个性差异,在个体分析的基础上,向患者耐心解释病情,以及病情的发展及预后,本着客观的原则,以患者能接受为准,注意讲解方式和技巧,减轻患者的消极情绪反应;同时做好家属的说服工作,避免家属对患者的不良影响,加重患者的消极情绪。②做好各项抢救性操作及检查前的解释工作。有些检查、操作,如急诊胃镜、肠镜、气管切开、数字减影血管造影(digital subtraction angiography,DSA)等,会给患者带来一定的痛苦和不适。护士应对患者及其家属做好解释工作,说明此检查的目的、流程及可能引起的不适,这样一方面能减轻或消除患者的消极情绪,另一方面能很好地取得患者的合作。③向患者解释周围环境的情况,包括人力因素和物力因素,让患者充分了解抢救的实力和物力,从而让患者感到医院是可信赖的、安全可靠的,消除患者的消极情绪。

(3)关怀安慰患者:经常巡视病房。护士应尽可能地多接触患者,随时随地观察患者的病情及生活行为,特别注意每个细小的生活行为的改变;多与患者交谈,及时发现心理问题,及时分析和疏导;根据需要有针对性地给予患者心理支持,以利于协调其机体的内环境,有利于康复。在条件允许的情况下,可以留下家属陪护,给予患者更多的社会心理支持。

(4)做好基础护理工作:调动患者主体作用,发挥患者的主观能动性。当患者病情缓解后,患者总觉得自己之前病情严重,所以仍不敢有任何活动,护士应针对患者的这种心理反应,做好解释工作,根据患者的病情缓解情况制订切实有效的活动计划。对患者力所能及的活动进行肯定和鼓励,从而调动患者的主体作用,有利于疾病的康复和消除消极心理。

(二)内科慢性病患者的心理特点及心理护理

1. 内科慢性病患者的心理特点　内科慢性病多半是累及实质脏器的疾病,一般病程在3~4个月或更长时间,迄今尚无特效治疗方法,如各类心脏病、高血压、糖尿病、系统性红斑狼疮等。内科慢性病源于以下三种情况:急性期治疗不及时,迁延而成;起病隐匿、渐进,至发觉时已成慢性;医疗技术日新月异的发展,使许多危重致命性疾病得到缓解,患者得以长期带病生存。内科慢性病易复发,疗效欠佳。内科慢性病患者病情顽固,有的甚至终生带病,可给患者的心理带来沉重负担,因此此类患者形成了特有的心理状态。

(1)抑郁:是一种忧愁、担心、思虑的情绪反应。患者的临床表现有:①心境低落,追悔过失;②兴趣减退或丧失,无愉快感;③精力减退,持续疲劳;④精神运动性迟滞或激动;⑤自我评价下降,自责、自罪、内疚;⑥联想困难,思考能力下降;⑦自杀意志或行为;⑧食欲不振,体重减轻;⑨失眠、早醒或睡眠过多。当一个人将他的生活变化评价为丧失的时候就可能出现抑郁心理。抑郁主要源于以下几个方面:①患慢性病,病情多次反复,久治不愈,患者担心日后身体健康状况和对家庭、社会造成负担而抑郁;②患诊断不明的疾病,因长时间不能明确诊断而使患者产生抑郁心理;③经济拮据,因长时间治疗负债累累而使患者抑郁;④其他社会家庭问题,如事业上的危机感、家庭婚姻的矛盾等。长期的严重抑郁对患者是很不利的。严重的抑郁反应又往往导致失助感和绝望情绪,常是患者萌生轻生意念或产生自杀行为的直接原因。抑郁的症状还会增加医生为患者作出诊断的难度,也会降低患者的免疫功能,还会减少患者所能获得的社会支持,妨碍患者同医务人员的合作。患者是否发生抑郁反应,与机体的素质及年龄等因素有关。有报道表明,那些因自身素质易产生抑郁反应的个体,到中年以后抑郁倾向会更加明显。

（2）习惯性心理:是一种对过去的行为不自觉地产生依赖的心理状况。人的心理活动并不全都能很快适应客观环境的变化,中间需要一个过渡阶段。习惯性心理主要表现在内科慢性病患者入院和出院这两个环节上。由于长期的健康状态生活的习惯定式所造成的心理状态,致使许多内科慢性病患者在患病初期总幻想自己并没有患病,他们虽来到医院里,实则还未进入患者角色。患者的这种习惯心理反应不利于配合治疗,不利于安心养病。随着病情的持续,患者慢慢觉察到康复是一个长期的过程,需要休养、服药、打针和被照料。这一心理适应过程有利于慢性病的治疗,使患者能面对现实、配合治疗,患者角色也会因为解除某些责任或约束而使患者得到某些利益,即"继发性获益"。可是,当患者一旦适应了患者生活,又往往产生对患者角色的习惯性。在这一心理适应过程中,产生了心理上对疾病的习惯性,总认为自己的病需要长期的休养和治疗,即使躯体疾病已经康复,心理上也总感到"虚弱"。他们一直认为自己是"患者",无法活动,无法工作,这种患者角色的作用成了康复治疗的巨大障碍。

（3）揣测心理:久治不愈或反复发作的慢性病患者,往往顾虑重重,怀疑自己患有不治之症,表现出紧张不安。这种揣测心理常常导致患者反复检查,到处就医,经济损失巨大,病情的细微变化直接影响到患者的情绪,导致患者易喜怒无常。这种患者听说的病名多,接触的医生多,经常翻阅关于自己所患疾病的书籍,但常常一知半解,即俗话说的"久病成医"。有些患者根据自己的感觉或对照某些文章自行诊断。揣测心理严重地影响患者的身心健康,使本来可以早日治愈的疾病变得恢复缓慢,甚至导致病情恶化。

（4）用药心理反应:药物是治疗疾病的主要手段,而内科慢性病患者需要长期依靠药物治疗。药物治疗中患者的心理活动有药物依赖心理、抗药心理。有些患者相信药物能够解决一切问题,特别迷信某种药物,认为靠它才能治病,而忽视包括改变生活方式和心理调整在内的其他干预或治疗措施的作用,过分依赖药物。造成药物依赖的原因是复杂的,既有生物学(药理)原因,又有社会原因(如社会危机)和心理因素。有些患者长期服用某种药,对某种药产生惧怕心理,以至于拒绝服药或偷偷地把药扔掉,这叫作抗药心理。引起抗药心理的原因有以下几种:①用药的方法问题,长时间的局部肌内注射、静脉注射,药物对局部软组织和血管壁的刺激作用,增加了患者的痛苦;②药物本身的不良反应和过敏反应,特别是对胃肠道的不良作用;③药效不明显,长期大量的药物治疗使患者产生抗药心理;④对疾病完全丧失信心亦可出现拒绝用药;⑤影响形象,如因激素可引起向心性肥胖而导致部分患者对激素产生抗药心理;⑥怀疑或发觉药物给错,当患者发现所给药物不同于往常服用的药物时,可能拒绝用药,这是出于安全心理的反应;⑦迷信新药,有的患者片面地认为新药就是好药;⑧对药物不信任,有的患者未服药前就受亲属或朋友说药物效果不理想的影响,使患者对药物不信任。

2. 内科慢性病患者的心理护理

（1）帮助患者面对现实,使患者积极接受治疗:要向患者说明"既来之,则安之"的道理,让他们正视疾病,不要追悔过去,应积极配合当前的治疗,说明坚持治疗、完成疗程的重要性。

（2）帮助患者做好带病生存的思想准备:一般来说,不少慢性病虽然进程缓慢,但却是不可逆的,如肾病等。因此,帮助患者树立带病生存的思想是心理护理的一个目标。在这个前提下,可帮助患者克服原有习惯,改变一些行为,例如向肝硬化患者宣教护肝饮食、向肾病患者宣教低盐饮食。

（3）帮助患者树立信心:建立和强化社会支持系统,通过健康教育让患者亲友、同事了解患者的病情与心理变化,懂得社会支持对患者心理健康的重要性。

（4）帮助患者摆脱依赖心理,以尽早达到心理上的康复:既让患者好好休息,又鼓励其进行适当的活动;既要劝患者安心养病,又要鼓励他们为日后恢复工作或社会生活进行准备,产生要"康复"的动机。

（5）密切注意患者入院、出院这两个环节的心理变化:护士要帮助患者尽量在心理上缩短这两个环节的习惯性过程,尤其在康复期,要调动患者的主观能动性,进行适当的活动和锻炼。

（6）护理人员应以高度的责任感密切注意患者的用药心理反应:亲自帮助患者服药,做到"看药入口"。对于患者提出的干扰治疗的不合理要求,要以科学的道理说服患者。在药物治疗过程中,要耐心解释、讲解使用药物的药理作用,劝说其服从医嘱,不要盲目乱投医,从而激发患者良好的心理效应而提高药物疗效。

四、外科心理护理

（一）术前心理护理

1. 术前患者的心理特点　外科疾病（如胃穿孔、骨折、烧伤等）多数起病急,病程进展快,而且大多数需要手术治疗。患者在这种刺激下通过交感神经系统的作用,肾上腺素和去甲肾上腺素的分泌增加,可引起血压升高、心率增快、四肢发凉、全身发抖、精神紧张。术前患者的心理特点如下:

（1）恐惧、焦虑反应:由于患者对疾病和即将实施的手术缺乏认识,因此恐惧和焦虑是手术前患者普遍存在的心理状态。术前之所以普遍存在焦虑心理,是因为:①患者对手术的意义、目的和预后缺乏足够的认识;②周围环境的不良刺激;③以往手术、刀割伤的体验,担心过去的痛苦重演;④担心手术医生的技术是否过硬。患者术前焦虑的心理主要表现在两点:一是害怕,怕出血、怕疼痛、怕发生麻醉意外、怕死亡;二是担心,担心手术是否顺利、术后有无并发症及后遗症等。患者会对手术产生种种猜测,到处打听有关手术的问题,向同病种病友了解手术的有关细节,急切盼望用手术解除痛苦,同时又表现为情绪不稳、茶饭不思、睡眠障碍。一旦确定了手术日期,手术前的情绪更为紧张,即使服用安眠药仍难以入睡。有些心理反应严重的患者,当看到手术室推车来接他时,立即出现心跳加快、血压上升、面色苍白等一系列生理变化。

（2）悲观、忧郁反应:外科手术在一些情况下为了抢救患者的生命,不得不摘除某些器官或改变某些器官功能,如直肠癌术后的人工肛门等。术后脏器组织的破坏给患者心理上、生活上带来了沉重的负担,患者可表现为闷闷不乐、忧郁压抑的心理,严重者甚至有悲观失望、"生不如死"的感觉。由于每个人的个性及手术性质、部位不同,产生的反应轻重不等,表现不一。

（3）猜疑心理:由于手术可能使患者的生活、工作规律发生改变,因此患者对任何事物均较敏感,而且将信将疑,甚至处于偏执和否定的矛盾中。对别人的一言一行、一举一动都细心观察,听到别人的低声细语会误以为是在讲自己的病情严重或无法医治,别人关心自己时会误以为是暗示自己不久于人世,或担心误诊,表现为自卑感,对生活缺乏信心,性格孤僻。

（4）安全心理:患者为了满足安全的需要,希望具有高水平的医生为自己手术,希望有经验的护士为自己护理。

（5）生与死体验心理：若手术风险极大，患者可产生一种面临死亡的威胁感，手术确定后患者即流露出即将与亲人永别的悲伤情感，进手术室时此种情感最为强烈。

2. 术前患者的心理护理　手术患者的心态是复杂的、多变的，患者大多带有消极心理，这样不仅降低了机体对手术的耐受性，而且影响患者对手术的积极配合，增加了术后并发症的发生率，也影响了机体的康复，故掌握患者的心理特点进行有效的心理护理尤为重要。

（1）认真做好术前教育：临床实践发现，术前多种形式的健康教育对减少患者恐惧、焦虑，增强患者自信心，促进机体恢复有显著作用。接受过术前宣教的患者比未接受术前教育者更为合作，焦虑、忧虑程度更轻，住院次数更少，卧床时间更短，术后并发症发生情况更少。

术前教育的内容包括以下几个方面：①说明术前准备的内容、目的、意义，取得患者对各项检查操作的合作；②向患者及家属说明手术的目的、意义、预后，使患者对手术有比较全面的了解，争取家属协助医护人员给患者良好的帮助和护理；③术前训练患者在床上大小便、翻身、深呼吸、有效咳嗽，告知训练时的注意事项，说明目的及对术后的意义；④演示用手固定伤口的方法，以减轻咳嗽及活动时的疼痛；⑤向患者及家属说明术后放置引流管的作用及保护措施；⑥告知患者术后活动下肢的方法，说明活动对于预防下肢静脉血栓形成的重要性。

（2）稳定情绪：许多外科疾病因发病突然，患者缺乏思想准备，如骨折、胃穿孔、阑尾炎、烧伤等，导致患者焦虑、紧张、恐惧不安，患者急切地祈求医生妙手回春。对于这些患者，护士迅速做好术前准备的同时，要耐心地解释手术治疗的程序，让患者情绪稳定，配合治疗。

（3）心理疏导：术前患者的不良心理状态直接影响手术的效果，因此护士应通过心理疏导使患者保持平静而乐观的情绪，消除术前患者的焦虑、紧张情绪，使患者增加信心、保证睡眠，以便主动配合医护人员共同渡过手术关。护理人员要做到关心体贴患者，主动说明手术的目的和意义、手术的安排及安全措施，使之认识到手术的必要性和医护人员的可靠性。护士应从患者的角度、治疗的目的、患者自身的健康利益出发，给予实事求是的解释，使患者愉快接受手术。

（二）术中心理护理

一般经过术前指导的患者，手术中大多数能和医生配合，但也有部分患者因为手术室的特殊环境、气氛而更加恐惧，甚至难以自制，表现为全身发抖、面色苍白、四肢发冷、虚汗、血压上升、心率加快。因此患者到手术室后，医护人员应做好以下几点：

1. 语言轻柔，安慰患者　医生、护士、麻醉师始终以和蔼的态度为患者做术前准备和术中操作，注意意识清楚的患者的情绪变化，及时安慰患者，调整患者的心理。

2. 注意言语举止　医护人员之间的言语谈吐应该小心谨慎，以免给患者造成不良刺激。

3. 增加安全感　患者进入手术室后，对医护人员的言语举止变得异常敏感，所以医护人员在手术过程中要举止大方，言语亲切，随时安慰患者，操作中全神贯注，不谈笑风生，不在患者面前谈论有关病情和预后，以此来增加患者的安全感。

4. 减少不良刺激　洗手护士要稳、准、轻、快，熟练地配合手术，尽量缩短手术时间，减少患者痛苦。手术结束后告诉患者病灶已切除，使他安心，并亲自护送患者回病房，与病房护士进行详细的交接班。当患者看到护理人员认真负责、热情地工作时，会感到满意和欣慰。

（三）术后心理护理

1. 做好解释工作，解除患者顾虑　术后患者都十分关心手术的确切效果。患者从麻醉中醒来，医护人员应当和颜悦色地告诉他手术已成功切除了病灶，即使术中不顺利，或肿瘤扩散，无法切除，暂时也不能告诉患者。胸、腹部手术后，要鼓励患者在床上适当活动，进行有效咳嗽、排痰。术后患者生怕切口疼痛或刀口裂开，不敢活动，甚至强忍咳嗽，这时要让患者用术前训练的咳嗽方法咳嗽，鼓励排痰，并告知患者适当的活动可以促进肠蠕动的恢复、促进血液循环、加快切口的愈合，这种及时的信息交流，可使刚刚经历了手术创伤的患者消除顾虑，树立信心,有利于治疗。

2. 减轻患者的疼痛 术后疼痛是普遍存在的。疼痛的程度与手术部位、切口方式、个体的疼痛阈值与耐受力等很多因素有关。患者如果过于专注于疼痛,导致情绪紧张,就会使疼痛加剧。因此,护理人员应体谅患者,告诉患者伤口疼痛是有办法解决的,比如术后六小时内给予药物止痛,可以大大减轻术后疼痛,咳嗽时可用手按着伤口。另外,要鼓励患者树立坚强的意志,提高耐受力。

3. 克服忧郁心理 乐观的情绪对患者的术后恢复是非常有利的。护理人员应经常巡视病房,了解患者的思想动态,准确分析患者的性格特点,帮助患者解除忧郁情绪;生活上细致周到的照顾,如给患者喂饭、为患者书写家信,使患者感到护理人员犹如自己亲人,患者内心感到温暖,就会积极配合治疗。

4. 树立正确的人生观 患者过了手术关,最关心的是疾病是否根治及预后怎样,特别是有些患者为了保存生命,不得不摘除某些器官、截肢或改变某些器官功能。这些术后的伤残缺损就给患者心理上、生活上带来了沉重的负担,医护人员应针对患者的心理状态,给予深切的同情和热忱的劝慰,向患者宣传生动事例,让相似病情的病友现身说法,启发患者,调动其积极心理因素,提高患者自身内在的康复能力。此外,不可忽视家属对患者的影响,要求家属了解患者的病情,理解患者,帮助患者,使患者勇敢地面对现实,正确对待人生。

五、妇产科心理护理

(一)妇科心理护理

1. 妇科患者的心理特点

(1)羞怯心理:相当多的妇科患者感到羞怯,尤其是男医生检查时,羞怯心理更为突出,因此有的患者忍受着病痛,不去就医,拒绝检查,致使患者产生矛盾心理,整日忧心忡忡。

(2)害怕、担心、抑郁:妇科疾病常涉及生殖器官,如阴道、子宫、卵巢等,患者常担心这些器官的疾病影响家庭生活和生育能力,特别是未婚和已婚尚无子女的患者,心理负担更为严重;常担心会改变女性的特征,害怕影响夫妻生活;担心手术会造成内分泌失调,使体形改变或过早衰老;担心留下后遗症影响体力,不能胜任自己的工作。

2. 妇科患者的心理护理

(1)尊重、关心患者:针对女性患者的羞怯心理,护理人员应关心患者的疾苦,尊重患者的隐私,正确对待患者的羞怯心理,为患者保守秘密。同时,帮助患者提高自我意识、心理素质和应变能力,帮助她们学会自尊、自重、自爱、自强。护理操作过程中,要尊重与体贴患者,掩盖好乳房、腹部,尽量不外露臀部、会阴部等,从而使患者从紧张、恐惧、羞怯中解脱出来。

(2)理解、同情患者:女性患者对疾病引起的变化较为敏感,容易急躁、发脾气,攻击医护人员,或拒绝治疗。护理人员要克制自己的情绪,杜绝与患者发生冲突,以同情理解的心情,耐心地安慰患者,避免伤害患者的自尊心。

(3)做好疏导、解释工作:女性患者患病后较多考虑子女、家庭及今后的工作和生活。护理人员要抓住各种机会,及时给予疏导。同时,做好家属的工作,使家属充分体谅患者,使患者得到安慰和支持,摆脱顾虑,促进身心健康的恢复。

(4)介绍妇科疾病的相关知识:针对相关医学知识缺乏的患者,护理人员要系统介绍有关的解剖、生理、病理知识,以及检查、治疗的必要性,如何配合治疗,以增强患者的安全感和信任度。

(二)产科心理护理

1. 妊娠期孕妇的心理护理 ①向孕妇解释恶心、呕吐是妊娠初期的正常生理反应,一般情况下3~4个月后会消失。耐心鼓励她们进食,使她们情绪稳定。②讲解妊娠、胎儿宫内生长发育的规律,孕期的具体特点和可能出现的征象,讲解产前检查的目的、意义,减轻孕期产生的恐惧、焦虑。③向习惯性流产的孕妇说明自然流产主要是由于胚胎发育不良,情绪紧张、焦虑不安可引起子宫收缩,造成流产。④根据孕妇的性格类型和性格特征,有针对性地进行心理指导。对具有不良性格的孕妇,应有的放矢地进行心理咨询及心理治疗,解除孕妇的思想顾虑,使其增强自信心。⑤美化室内环境,关心体贴孕妇,使孕妇心情舒畅、精神愉快,建立孕期最佳身心状态。

2. 分娩期及产褥期的心理护理 ①加强"分娩生理"的卫生宣教,向孕妇讲解产程中的几个阶段、产程中可能遇到的问题、宫缩与分娩的关系。告知产妇宫缩可促进产程顺利进展,消除产妇的紧张恐惧心理。②减少恶性刺激,在未正式进入产房前,可让产妇尽可能待在休养室,以避免待产妇之间因相互影响产生恶性刺激;可给产妇听轻音乐,分散其注意力。③建立融洽的护患关系,护理人员要态度和蔼,仪表端庄,言语诚恳;要耐心听取产妇提出的问题,取得产妇的信赖和支持,增加产妇的安全感。④护理人员注意观察产妇的产程进展情况,了解产妇的心理动态,解答、安慰、鼓励并指导产妇无痛分娩。⑤产房布置家庭化,以分散产妇的注意力。⑥鼓励产后 6 小时翻身,12 小时下床适当活动,以帮助宫缩,促进恶露排出。⑦指导产妇哺乳,给予及时的饮食卫生指导。

拓展阅读

产后抑郁的六大原因

1. 内分泌变化的影响 妊娠后期,孕妇体内雌激素、黄体酮、皮质激素、甲状腺素也不同程度增高,孕妇会产生幸福愉悦的感觉,但是孩子出生后,这些激素迅速下降,造成体内内分泌发生变化,从而产生抑郁症状。

2. 自己或孩子生病 研究表明,疾病导致的极度紧张也会诱发抑郁症。早产、产褥期的疾病或合并症可给产妇带来极大压力,容易诱发产后抑郁。她们一方面担心早产宝宝今后的健康问题,另一方面自己心理上也没有完全做好做妈妈的准备。

3. 家人的压力 丈夫或其他亲属对孩子的性别不满意及丈夫的不良表现容易给产妇带来压力,使产妇感到委屈。

4. 睡眠不佳 很多产妇无论白天还是晚上都是自己带孩子,容易产生委屈、烦躁、易怒的情绪,甚至在繁忙的夜晚和寂寞的清晨,产生对丈夫和无辜宝宝的怨恨。

5. 经济原因 有的家庭可能在产妇怀孕期间在经济上陷入了困境,产妇担忧有了孩子后的生活问题。

6. 有些问题往往出现在产前 有些产妇产前就曾患抑郁症,这样的产妇容易在产后复发抑郁。还有的产妇对是否要孩子的问题十分矛盾,或者由于某些家庭或社会压力才要的孩子,这样的产妇在产后更容易心理失衡。

六、儿科心理护理

一般认为儿童的年龄范围为从出生至 14 岁,包括新生儿期、婴儿期、幼儿期、学龄前期、学龄期。儿童在不同时期的心理与行为的发展奠定了未来性格的基础。如果儿童时期缺乏良好的教育,不能保持身心的健康,不仅会造成各种行为障碍,而且会发展成各种病态心理,严重者会发展为心身疾病或精神疾病,有时也有可能发展成为反社会行为。

儿童在患病后,确实需要更多的关注和照顾,但是过度照顾或者不顾儿童的需要强行施治则不利于儿童的康复。例如,孩子得了病,父母亲等家长往往对孩子的态度发生了很大变化,表现出过去少有的关心与溺爱,在照料中放弃了教育,忘记了与孩子交往的正确原则,对儿童的心理会产生不良影响。在住院期间护士往往要求儿童顺从与被动,这会引起儿童反感与抵触,甚至失去了自我控制的能力,倒退到乳儿被动水平。

儿童是社会的未来。儿科护士肩负着治疗者、母亲、教师、监护人等不同角色,在治疗和护理患儿的时候,应给予热情与关爱,了解儿童各时期的心理与行为发展特征,按不同年龄特征,采取相应的教育与训练方法,减轻或消除儿童患者的心理反应,才有可能使患儿迅速康复。

（一）住院儿科患者主要的压力来源

1. 离开亲人及接触陌生人 因住院需要,儿童被迫与亲人、朋友分开,原有的舒适及稳定被不安全感及害怕所取代,还需承受陌生的医护人员给予各种强迫性检查及治疗。

2. 疾病本身带来的痛苦和创伤 儿童生病住院时,疾病本身可带来种种不适,如疼痛、发热、虚弱等。

3. 陌生的环境,缺乏安全感 奇怪的病床、推车,各种各样的医疗器械取代了家中温馨、熟悉的环境。各种器械声、嘈杂声和消毒水的异味等使患儿缺乏安全感。邻床病友的形象,痛苦、恐惧的面容对患病儿童亦构成不良刺激。

4. 因治疗而限制了日常的活动及对检查治疗的恐惧 住院给患病儿童增加了许多以往没有的限制,如输液时不能下地自由活动、抽血前必须空腹等。另外,各种检查治疗如腰椎穿刺术、骨髓穿刺术、打针、吸痰等对患儿的威胁,使患儿产生恐惧。

5. 对疾病的认知局限而产生的情绪反应 儿童因本身认识能力不足,或因身体不适而产生情绪反应,有可能将疾病与惩罚联想在一起而导致焦虑、恐惧,甚至因不当的幻想而失眠、做噩梦。

6. 身体形象的改变所造成的情绪影响 随着疾病及治疗的进展,接踵而来的是身体外观的变化,如药物的不良反应造成的脱发、满月脸、水牛背等,甚至身体某系统功能丧失或某部位丧失知觉,均使患儿产生害怕及焦虑的情绪。

7. 中断学习,脱离伙伴 学龄儿童住院会被迫中断学习、脱离朋友。如适应不良,将会产生退化性行为,不但无法获得新技能,而且难以巩固原有的知识,从而导致学习迟缓、退缩,有自卑、挫折感,与小伙伴社交困难。

（二）儿童患者心理护理举例

1. 焦虑

（1）相关因素:①环境改变/住院;②疾病困扰;③对诊断、检查、手术等不了解。

（2）预期目标:患儿适应环境,消除焦虑感。

（3）护理措施:①评估焦虑的程度、焦虑的行为和语言表现;②鼓励父母陪伴,护士尽可能多地陪伴患儿;③介绍病室环境及周围的小朋友,鼓励患儿与同室病友交往、做游戏,转移注意力;④与患儿交流耐心、细心,语调轻柔,语速放慢,尽量解答患儿提出的问题;⑤生活上细心、周到地照顾;⑥组织患儿到娱乐室看电视、图画、书等。

2. 恐惧

（1）相关因素:①离开父母/环境改变;②治疗;③疼痛。

（2）预期目标:患儿恐惧心理消失,情绪稳定。

（3）护理措施:①寻找患儿恐惧的来源,记录患儿表达恐惧的行为和语言;②鼓励父母多陪伴患儿,护士尽可能抽出时间陪伴患儿;③鼓励患儿说出害怕的事情,肯定他的感受,并表示理解;④晚间留地灯,随叫随到;⑤耐心细致地解释患儿提出的问题;⑥避免突然的疼痛刺激;

⑦介绍环境及周围小朋友,鼓励患儿做游戏、唱歌谣;⑧进行检查治疗时,应预先告诉患儿其过程、目的,抚摸患儿的头,握住他的手,给予关心支持。

3. 语言沟通障碍

(1)相关因素:①脑组织灌注障碍,继发于休克、脑外伤或脑肿瘤;②气管切开、插管等;③文化困难(如说不同的语言);④麻痹、疲乏。

(2)预期目标:患儿能理解和使用改变了的语言形式,能进行有效的沟通。

(3)护理措施:①评估患儿的语言理解力及妨碍明白或使用语言的情况,如是否能明白说的话,是否能明白写的字和图片、手势;②把信号灯放在伸手可及处,预计患儿的需要能得以满足;③鼓励家属探视,有条件可陪伴,借助患儿家属做翻译,增加交流机会;④鼓励患儿说话,当患儿说话时应注视患儿,专心听,获得成功时给予表扬;⑤提问时语言尽量简明易懂,可结合手势,给患儿充分的时间回答,最好是一个问题,能以"是"或"否"回答更好;⑥设计简单易学的沟通技巧,如通过图片、实物、手势等沟通,循序渐进。

七、老年患者心理护理

(一)老年人的心理变化及影响因素

1. 心理变化 随着年龄的增长,人的各器官和组织发生变性、萎缩,代谢下降,功能衰退,从外形上看,须发变白,皮肤松弛、皱褶、干燥,出现老年斑。有的老人驼背,步态不稳,动作缓慢、迟钝,出现"老态龙钟";有的老人出现机体老化,心、脑、肾及内分泌腺变化,尤其表现为大脑功能衰退。老年人的心理也有很大变化。

(1)感知功能衰退:感知觉是人脑对客观事物最基本的反映。由于老人脑组织萎缩、细胞功能下降、大脑皮层退化,加之眼、耳、鼻、皮肤等感觉器官的老化及病变,导致老年人的视、听、嗅、味、触等感觉能力下降,从而引起反应迟钝、注意力涣散、依赖性增强,随之出现老年人心理上的消极、冷漠、孤单、抑郁、悲观等。

(2)思维能力下降:思维是人脑对客观事物间接的概括的反映,其过程由概念、判断、推理组成。老年人常表现为思维过程减慢,主要是因为记忆力减退,对一个概念识记、理解、保持往往需要较长的时间,而且难免出错。另外,老年人长期形成的习惯性的思维方式和行为方式使老年人固执、自以为是、墨守成规,不易接受新事物、新观点,跟不上时代的发展;有时表现为与社会隔绝,与年轻人之间存在"代沟",看不惯年轻人的穿着打扮,听不惯现代歌曲;有时感到"四处碰壁",易受挫折,易冲动、多疑,童心复萌,如爱吃、恋玩、表现天真。

(3)记忆衰退:记忆是人脑对过去经验的反映。记忆由识记、保持、回忆和再认四个部分组成。它包括对信息的储存和提取。随着组织器官的老化,老年人的记忆力逐渐衰退。其特点为:机械记忆力及近期记忆力差,如走出门分不清东西南北,刚放下的东西又忘了,刚见面的人名字想不起来,有时要说什么,话到嘴边又会立即忘掉,爱唠叨、重复、埋怨、急躁;远期记忆较近期记忆好,过去的事情、经历的事记忆较好(如老年人喜怀旧,回忆往事,且历历在目),有时也会产生错构,常会将两件事、多件事的情节混在一起。

(4)性格与行为的改变:性格是个体对客观现实稳定的态度及与之相应的习惯性的行为方式。简言之,性格表现为个体在对待所处环境中的人和事物,以及自身主体的关系上的态度和行为。如遇事怎么想,如何去行事。老年人的性格虽是中青年期的延续,但可发生一些变异,如年轻时在战场上冲锋陷阵、出生入死、表现果断的老同志,老年时可能变得顾虑重重、优柔寡断。有些老年人饱经风霜,看破红尘,不愿与人交往,独居、孤僻、难以接近。

(5)情绪、情感的变化:情绪是人对客观事物态度的反映,情感一般指个体通过社会化过程发展起来的特殊的心理现象。老年人的情绪变化是多种多样的,可因各人所处的环境、社会地位、文化素养、职业、价值观及生活经历不同而表现各异。有些是对一般刺激趋向冷漠,喜怒哀乐不善于言表,或对重大刺激反应特别强烈,难以控制;有的老年人情感变得幼稚,不稳定,甚至像小孩一样,因小事兴高采烈,稍不顺心则生气哭泣。长期独居者常有严重的抑郁。

2. 影响老年人心理的因素 人类健康和疾病是一种社会现象,疾病的发生、发展和转归不仅受到生理、生物因素的影响,而且受到社会因素的制约。尤其是老年人,由于社会角色的改变,经济来源、人际关系亦随之发生了改变,所有这些都会影响老年人的心理。

(1)环境因素:环境是人类进行生产和生活的场所,是人类生存和发展的物质基础,既包括机体的内环境,也包括自然的和社会的外环境。正常情况下,人体与环境之间保持着一种动态平衡的关系。这种平衡一旦被打乱,即会影响人的健康。随着科学技术的进步,自然资源被滥用和消耗,使环境的生态平衡紊乱。工业粉尘、汽车尾气、沙尘暴等构成了严重的大气污染,工业废水、废渣、生活垃圾造成了可怕的水和土壤污染,扰人的噪声、使人无法觉察的辐射等严重影响了人体的健康。由于老年人脏器老化,抵抗力下降,受到的伤害更为显著。家居环境不仅能为老年人提供生活的安全性、方便性,也能直接影响老年人社会心理的满足度与生活质量。老年人的居住环境应根据其身心特点合理设计,确保安全。

(2)家庭经济因素:老年人退休后,家庭则成为其生活的主要环境。退休前老人的收入较好,在家中是主要成员,扮演着重要的角色;退休后,由于经济收入的减少,或者医疗费用得不到保障等,则会因为经济拮据而日益担忧。如果子女下岗、生活无保障、家庭关系不和睦,则老人更会心情抑郁、担心害怕、焦虑不安。

(3)文化因素:文化程度可直接影响一个人对社会环境的适应性。文化程度较高的老年人能够减少和避免不良的生活行为方式,幽默风趣、谈笑风生不减当年,遇逆境时能理智地考虑问题,识大体,善自排解。老年人的思想道德修养直接影响其对事物的判断及对衰老、死亡的理解,从而影响老年人的生活方式和生活态度,如有的老人对死亡十分恐惧,而有的人则很淡然。有的老人退休后还热衷于发挥余热,积极参与社会活动,而有的人只蜷缩在家中。

(4)人际关系因素:老年人离、退休后感到自己在社会上和家庭中的地位降低,这些改变将直接影响老年人与他人的互动行为。如在社会交往中,社会角色发生变化,老人从主导地位一下子变成从属地位,开始对社会不适应。在家庭中,随着子女的独立、成熟,有时也不像以前那样唯命是从。如果子女对老年人缺乏关心、尊重,使老年人原已不平衡的心态更进一步倾斜,就容易产生不良心理反应。

(二)老年患者的心理反应

尽管衰老是一种自然规律,但老年人却希望自己健康长寿,也不愿别人说自己衰老。因此,老人一旦患病,就觉得对健康产生了重大威胁,故而易产生比较强烈的心理反应;而老年人对疾病的态度通常是宁愿被动地接受,也不愿主动寻求有效的治疗,这样更加快疾病的进展。老年患者的心理反应一般有如下几种:

1. 否认心理 有些老年人由于害怕别人讲自己年老多病,或者害怕遭到家人的嫌弃而拒绝承认有病,不愿就医,故尽管患病,仍勉强操劳,以示自己无病。

2. 自尊心理 老年人一般自我中心意识较强,固执、自怜、自弃、坚持己见,喜欢别人恭顺他、服从他,尤其要求自己的儿孙们百依百顺,稍有半点不如意,便不高兴或发脾气;不愿服从别人安排,尤其不重视年轻医护人员的意见,有时甚至突然拒绝进行治疗和护理;有时又争强好胜,做一些力不能及的事情,如独自外出购物,走路不要搀扶;坚持原有的饮食习惯,这样就可能引起一些意外的事故发生,如骨折、心脑血管病发作等。

3. 幼稚依赖心理 有的老人患病后表现天真,提出不现实的要求,情绪波动大,稍不如意就与护士、病友发生冲突,容易哭泣。有的老人则小病大养,不愿出院,对家人和医护人员过分依赖,自己能做的小事总要别人帮助。

4. 怀疑心理 一些老年人一旦患病就变得异常敏感,极力捕捉医护人员的表情、语言中的细微变化,听到别人低声细语就和自己联系起来,怀疑自己的病情、治疗和预后。

5. 悲观、抑郁心理　所有老年人都希望自己健康长寿,怕衰老、怕死亡。老年患者由于病情反复、治疗效果不明显而易产生悲观情绪,感到自己已到末日。他们有许多想做的事情又力不能及,故更加自卑,无价值感。

6. 焦虑、恐惧心理　老年人因病住院、诊断不明时,情绪常很紧张;当得知所患疾病时,又担心预后不好,恐惧死亡的来临,常激动、易怒。

（三）老年患者的心理护理

老年人患病住院,除了家属的关心照顾外,护理人员应在了解老年人的生理、心理变化的基础上,根据老年人不同的心理特点及需求,予以相应的护理。

1. 尊重老年患者,满足老年患者的情感需求　部分老年人性情比较怪癖、固执、世故、自尊心强、生活懒散,对周围事物反应迟钝,不易合作;老年人特别害怕孤独,总喜欢同自己的儿孙们聚居;与旧日的同志与朋友相聚之时喜欢追忆往日之事,反复唠叨有的人和事,炫耀年轻时值得自豪与自慰之事;希望他的过去得到社会的认可,希望受到重视和尊重。护理人员要了解老年人的心理状态,要富有同情心,要学会尊重患者,称呼要恰当,如“张老”“王老”“奶奶”“爷爷”“大娘”,这些称呼能博得老人的欢心,言行要有礼貌,举止要文雅。非原则之事应尊重或尽量多迁就老年患者,不可强词相争而激怒他。对待老年人要口勤,查房时多问候,听他们讲话要专心,要耐心听取他们的讲述,不要嫌弃他们啰嗦。回答询问要慢,切忌对他们冷淡、不理睬或故意疏远。要经常陪伴老年人,减少他们的心理烦恼,如忧伤、孤独、失落和被遗弃感、不安全感,努力取得老人的信赖,使老人把自己当作亲人。特别是病情较重的老年人,要争取有家属在旁陪伴,以慰老人之心,尽儿女义务,使他们感到自己生存的价值。

2. 耐心热情、认真负责,解除老年患者的疑虑、恐惧心理　护理人员要给老年患者热情的关怀、认真的照顾,尽可能安排一些患者与老年患者互相交谈,向他们讲解疾病的相关知识、如何配合治疗和护理、疾病的预后,从而解除他们的疑虑和恐惧心理。

3. 安排恰当的娱乐活动,调节老年患者的情绪　根据患者的情况,安排老年患者下象棋、散步、打太极拳等活动,以调节患者的情绪。

4. 恰当控制和引导谈话　与老年患者谈话应掌握技巧,事先应有计划,突出谈话的主题、内容、目的、方式等。说话要以老人为中心,以目标为导向。“摄入性”谈话要以搜集老年人各方面的资料为主;“治疗性”谈话要以辅助治疗、对患者施加良性心理影响为主。对老人来说,如果谈话不加以控制和引导,内容零散,漫无边际,会使老人失去兴趣,护士也毫无收获。控制、引导交谈应讲究技巧,应能占据主动位置,随时对出现的问题灵活应变。最常用的方法是释义引导,即在得到老人同意的情况下对老人谈话的内容进行深层次的解释,其解释要符合老人的意思。在得到老人认可的情况下,根据原意再引出一个新的话题,以进一步探究老人内心深处的心理问题。要注意提问题的方式,对老人忌讳的话语应予回避。

5. 生活上给予照顾,增加患者的自尊感　饮食上要充分考虑老年患者的特点;生活上要注意将常用的物品放在患者易于取用的位置,厕所、走廊设置扶手,让患者感觉方便,不必经常求助于护理人员。

（四）老年患者心理护理诊断举例

1. 语言沟通障碍

（1）概念:老年人表现出不能与他人进行正常的语言交流。

（2）诊断依据:①不会理解或不能使用通用的语言;②不能正常发音、讲话(发音困难、发音不清、讲话受限);③不恰当的或无反应的反馈;④听力下降(丧失);⑤思维混乱,语无伦次。

（3）相关因素:①听力障碍;②大脑语言中枢病损(感受性失语和表达性失语);③与各种医疗措施限制有关,如气管切开、气管插管;④社会环境、语言文化的差异等。

（4）预期目标：①患者建立有效的交流方式（手势、书写等），表现为可接受信息，表达思想准确；②患者表现出能主动与他人进行交流。

（5）护理措施：①护士采用温柔的、礼貌得体的语言和体贴入微的照顾感化老人，使他们从心理上得到温暖；②主动与老人交谈，尽量使用易于理解的语言，讲话速度要慢，发音清楚。

2. 无效性否认

（1）概念：个体有意或无意地采取一些无效的否认行为，试图减轻因健康状态改变而产生的焦虑或恐惧。

（2）诊断依据：①拖延或拒绝接受检查、治疗；②有意忽视某些症状、危险；③恐惧或中度以上焦虑；④拒绝谈论疾病带来的痛苦；⑤表白自己不害怕所面临的疾病威胁。

（3）相关因素：①认识反应迟钝；②老人比较麻木，病情重而不觉察或满不在乎；③与癌症等慢性病久治不愈时产生的消极反应有关；④与感受或观察到疾病的刺激过量有关。

（4）预期目标：①患者能自觉且有效地配合检查、治疗、护理；②患者能说出存在的问题、担心，并得到解答和帮助；③患者的焦虑程度降低到中度以下。

（5）护理措施：①耐心倾听老人的诉说，评估其心理承受力，鼓励其讲出真实感受；②介绍其与患有相同疾病且治疗成功的患者相识；③解答疑问，适时、主动地提供有关信息，运用沟通技巧帮助其澄清心理问题；④密切与家属联系，消除来自家庭、社会的负面影响。

3. 焦虑

（1）概念：患者面临不明确的、模糊的或即将出现的威胁或危险时，所感受到的一种不愉快的情绪体验。

（2）诊断依据：①反常的情绪和行为，害怕、无助感、自责等；②自述忧虑、担心、紧张、对自己过分注意；③注意力不集中，重复无目的的动作；④出现脉搏加快、呼吸急促、血压升高、恶心、呕吐、失眠、口干等症状。

（3）相关因素：①与预感到健康受到威胁有关；②与疾病诊断不明、治疗的不良反应、用药疗效欠佳有关；③与环境不适应，不能满足其特殊要求有关。

（4）预期目标：患者能说出焦虑的原因，并能运用有效的应对方法，表现出焦虑减轻。

（5）护理措施：①充分理解老人焦虑的心态，帮助其分析原因，协助其解决存在的问题；②开展健康知识教育，让老年人理解、消除心理压力；③帮助老人总结、探讨面对挫折的经验和方法；④指导患者有效地运用放松技术；⑤对患者的合作与进步给予及时的肯定与鼓励。

4. 恐惧

（1）概念：患者面临某种具体而明确的威胁或危险时所产生的一种心理体验。

（2）诊断依据：①自述惊慌、恐惧、心神不宁；②出现哭泣、逃避、警惕、挑衅性行为；③活动能力减退，冲动性行为和疑问增多；④躯体反应有脉搏增快、呼吸短促、血压升高、瞳孔散大、厌食等。

（3）相关因素：①身体部分或全部功能减退或丧失；②麻醉、手术、介入性或损伤性检查、癌症晚期；③环境刺激（如同室病友去世）；④死亡威胁。

（4）预期目标：①患者说出引起恐惧的原因；②患者能运用有效的应对技能、方法；③患者主诉恐惧感减轻，恐惧行为减少或消失。

（5）护理措施：①护士采用温柔的、礼貌得体的语言和体贴入微的照顾感化老人，使他们从心理上得到温暖；②鼓励患者表达自己的感受，帮助老人分析原因；③减少和消除引起患者恐惧的各种医源性因素；④健康教育耐心细致，让老人理解一些治疗、检查的必要性；⑤进行精心的生活护理，加强安全设施。

5. 预感性悲哀

（1）概念：指个体在实际失去人、物、健康、工作、自尊和身体形象前发生的一种悲哀。

（2）诊断依据：①患者对可能发生的失去表现出悲痛心情；②日常活动改变,丧失生活兴趣,吸烟量增加,出现退缩和矛盾心态；③过度异常情绪反应,如否认、自责、恐惧、抑郁、敌视等；④生理功能改变,如食欲减退、睡眠障碍等。

（3）相关因素：①与即将丧失身体的某部分（如乳房、子宫、脾等）有关；②与即将丧失（部分）自理（或生理）功能有关；③与恶性肿瘤有关。

（4）预期目标：①患者能表达悲伤的感受；②患者及家属能主动参与决策；③患者的饮食、睡眠及日常活动有所恢复。

（5）护理措施：①鼓励患者、家属说出悲伤感受,主动提供信息,增强患者信心；②帮助老人早日进行角色转换的心理适应,尊重老人,指导老人有规律地生活；③协助患者及其家属寻找有效的支持力量；④观察老人的各种异常情绪变化及持续时间,及时给予安抚、解决；⑤注意识别患者的病理性悲哀反应,如自杀、妄想、焦虑症等。

（张贺亮　闫　岩）

复习思考题

1. 什么是心理护理？其主要特点有哪些？
2. 简述对患者感知和认识评估的内容有哪些。
3. 简述心理护理的实施程序。
4. 结合自己的实践经验,说明常见的造成患者负性心理状态的原因有哪些。
5. 简述患者常见的心理变化。
6. 患者常出现的焦虑反应有哪些？
7. 患者出现退化行为的主要表现有哪些？
8. 护患关系的特点是什么？
9. 简述护患关系的过程。
10. 护患沟通的方式有哪些？各应遵循哪些原则？
11. 结合自身经验讨论非语言沟通的重要性及其作用。
12. 如何做好门诊、急诊患者的心理护理？
13. 如何做好内科慢性病患者的心理护理？
14. 如何做好手术前后患者的心理护理？
15. 如何做好分娩期产妇的心理护理？
16. 如何创造条件满足学龄期患儿的情绪需要？

第十四章　心理康复

第一节　康复心理学的概述

　　康复（rehabilitation），在英文中 re 指重新、又一次、再一次，habilitation 指得到能力、资格、地位或者适应状态，故康复原意指"重新获得能力""恢复原来的权利、资格、地位、尊严""恢复原来的良好状态"等。随着社会、经济、文化的快速发展及生活质量的不断提高，康复的概念已经逐渐趋于完善，结合世界卫生组织（World Health Organization，WHO）与我国康复事业的发展，总结出康复的概念是：综合、协调地应用医学的、教育的、职业的、社会的等一切可被利用的方法和手段，减少病、伤、残者的身体、心理和社会功能障碍，以便发挥功能障碍者机体的最高潜能，使他们能重返社会，提高他们的生活质量。

　　康复医学（rehabilitation medicine）作为现代医学中一门独立的医学学科，诞生于 20 世纪 40 年代，迄今只有 80 余年的历史，是人类社会需要和医学科学进步的共同结果，是患者的迫切需要，是现代科技发展的巨大促进，是经济发展的必然产物。康复医学是指运用医学的手段与方法，对功能障碍者机体进行研究并实施预防、评定和治疗，以促进功能障碍者机体功能最大限度恢复的一门医学学科，其核心思想是全面康复。

　　随着现代医学的飞速发展及医学模式的不断完善，生物 - 心理 - 社会医学模式的诞生再次强调社会心理因素的作用，使得现代康复医学朝着更全面、更完善、更科学、更系统的方向发展,其核心思想也从躯体康复向全面康复、整体康复转变,这就必然导致康复心理学的形成和发展。

一、康复心理学的概念及发展简史

(一)概念

康复心理学(rehabilitation psychology)是康复医学的重要组成部分之一,是心理学的一个特殊领域,是针对功能障碍者在康复过程中的心理现象的研究。康复心理学是利用心理学中的相关知识及技能来帮助功能障碍者最大程度克服消极的心理因素,发挥功能障碍者心理活动中的积极因素,唤起其乐观、积极的情绪,调动其主观能动性,发挥其机体的代偿能力,使其丧失的功能和能力获得改善或恢复、心理创伤得到愈合、社会功能获得恢复、最大限度地提高生活质量,并且使其能享有与健康人一样的权利的一门学科。

作为近几十年发展起来的一门新兴学科,康复心理学的发展不是偶然的,是新的医学模式,即生物-心理-社会医学模式选择的结果,是社会进步发展的必然结果,是科学的发展及多学科的理论和实践指导的产物,是在康复医学和心理学相互交叉、相互渗透的基础上发展起来的一门学科。

随着社会发展,社会对康复心理学的需求日益增加。康复心理学将心理学理论和技术融合于康复治疗,研究内容包括康复治疗中出现的各种心理学问题,如应激源引起的功能障碍者机体生理反应及行为方式与康复的关系、康复治疗过程中心理学问题的系列评估、康复治疗中有关的心理行为治疗问题等。康复心理学的最终目标同康复医学相同,均是使功能障碍者实现全面康复、重返社会。康复人群的心理障碍不仅影响功能障碍者本人的系统康复,也影响着照料者,更影响其自身权利和责任的发挥。所以,康复心理学是研究康复领域中有关心理问题的一门学科。

(二)国际康复心理学发展简史

康复心理学起源于美国,康复医学出现后,康复心理学应运而生,并伴随着康复医学的发展逐渐地发展起来。从时间范围看,康复心理学发展的历程大致可分四个历史时期:萌芽期、形成期、确立期、发展期。

1. 萌芽期 公元后至1910年以前的阶段,康复医学初期的运动疗法、作业疗法、电疗法和光疗法已经开始萌芽,同时残障人士的职业培训、聋人与盲人的特殊教育及精神病的心理治疗等工作也已开始。伴随着康复医学的萌芽,康复心理学也开始崭露头角。

2. 形成期 在此阶段,康复医学面对的主要病种有截肢、脊髓损伤、脊髓灰质炎后遗症、周围神经损伤、脑卒中后偏瘫、小儿脑瘫等。第二次世界大战后,战争遗留了大量的伤残病残人士,与此同时人们也遭受了心理上的巨大打击,一系列心理社会问题由此产生。这又进一步促进了社会对康复医学及康复心理学重要性的认识,从而加速了康复心理学的形成和发展。

3. 确立期 为使功能障碍者尽早回归家庭和社会,在躯体上、心理上及社会职业等方面得到全面康复,美国政府采取了一系列措施,成立了各种各样的康复机构,使得康复医学迅猛发展。经过美国腊斯克(Howard A. Rusk)和英国古特曼(Ludwig Guttmann)等学者积极实践和大力倡导,康复医学成为一门独立学科。与此同时,由战争而引起的情感创伤和行为学问题同样需要心理学家医治,应运而生了康复心理学的相关的工作机构。康复心理学工作机构的建立表明了康复心理学的正式确立。

4. 发展期 20世纪50年代初期,随着康复中心的增加,康复心理学得到了公认和发展。同时产生了康复心理学的组织,美国心理学会成立了"失能的心理因素全国理事会"。在此基础上,1956年美国心理学会成立了第22分会——康复心理分会。康复心理分会的目标有八项:①鼓励会员推广和交流与康复有关的心理学学术成果和资料;②召集心理学同道们更好地为康复患者服务;③发展康复患者与其组织的联系;④与其他有共同目标的组织合作;⑤向群众宣传康复患者的心理和社会因素;⑥向立法与管理机构解释;⑦促使康复心理学成为一个独立的职业专科;⑧努力为康复心理学家们创造合适的训练标准和方案。随着社会的发展,心理康复服务逐步从机构走向社区和家庭。心理康复工作者在工作中主要研究康复患者及其家属的行为、经历、态度,评定康复治疗的有效性,评估康复患者及其所处的环境,设计和实施康复方案并控制整个实施过程。在临床康复心理实践中,康复工作者主要处理各种社会心理和实际问题,诸如社会活动状态、情绪好坏、家庭关系、日常生活、就业和独立等。经过80余年的发展,康复医学从一个跨科性的学科变为一个学科群,康复心理学已成为康复医学学科群中的一个重要学科。

拓展阅读

康复心理学是一门研究康复领域中有关心理问题的学科。它是康复医学和心理学的交叉学科,它把心理学的系统知识应用于康复医学的各个方面,主要研究伤、病、残者的心理现象,特别是心理因素对残疾的发生、发展和转归的作用等。康复心理学是康复医学的一个重要组成部分。经过长期的发展,康复心理学的发展过程越来越科学、越来越规范,目前提供相关康复心理咨询的人员均经过专门的科学化训练。康复心理学在我国的发展经历了诸多坎坷,在它未来的发展方向上也越来越被要求与我国的医疗发展实际相适应、与康复治疗过程相匹配。

(三)我国康复心理学发展简史

1. 起步阶段 20世纪40年代末50年代初,我国心理学家黄嘉音教授在精神科尝试运用心理学原理对患者的病因进行分析和解释,并进行了支持疗法的实践,使我国的康复心理治疗迈出了第一步。新中国成立后,老一代医学心理学工作者创立的对神经衰弱的"快速综合治疗方法"受到学术界和社会的重视。此阶段,苏联学术界的观点在我国心理学中占据统治地位,西方发达国家的心理学理论和方法受到冷落。

2. 停顿阶段 1966—1977年,整个心理学基本处于停滞阶段,康复心理学的发展也停滞不前。

3. 发展阶段 1978年以后,我国改革开放的政策为康复医学、康复心理学的发展提供了条件,政府的支持和社会的需求使得高等医学院校普遍开设了康复医学、医学心理学等课程,全国各省部级医院、康复中心、高等医学院校附属医院建立了康复病房,许多医务工作者在心脑血管疾病、老年疾病和精神病等康复领域进行了大量实践和研究。随着国际国内的学术交流增加,西方发达国家的心理治疗理论和技术,如系统脱敏法、合理情绪疗法、交互作用分析法、整合式心理疗法和人本主义理论等受到国内学者的青睐。由于心理咨询和心理治疗领域内容等不断多样化,康复心理测验、治疗和咨询得到不断发展,1994年中国康复医学会成立康复心理学专业委员会,推动了我国的康复心理工作。2008年"汶川大地震"发生后,从政府、机构和志愿组织等各个层面开展了大量的心理救援和心理康复工作,对我国康复心理学的需求、研究、人才培养等方面起到了积极的推动作用。2009年,《康复心理学》的正式出版,成为我国康复心理学发展的重要里程碑。

(四)我国康复心理学的发展现状

我国康复心理学虽然在不断地发展,但在学术观念、机构设置、从业人员、教学科研等方面与西方发达国家相比差距还很大。其一是医患双方观念陈旧,医务工作者往往重视抢救生命而忽视康复,重视生命因素而忽视心理因素在疾病康复中所起的作用,大多数患者对心理问题没有相应的认识和重视,缺乏求医常识;其二是专业人员和机构少,缺乏完善的专业教育标准和资格认证制度等,职业化程度差;其三是在研究方法等方面,曾经一度盲从苏联,然后一度盲从欧美,本土化研究在 2008 年后才逐步开始。虽然我国康复心理学起步较晚,但在我国政府和卫生部门的高度重视之下,广泛吸取国际现代康复心理学的技术和系统理论,已取得了飞跃发展和显著成就,逐步建立起了具有中国特色的康复心理学体系。

拓展阅读

目前,我国的心理康复专业人员及相关的专业机构较少。相关数据显示,目前我国每百万人口有 13.3 个心理学工作者,而其中硕士学位人员占比不足 19%。而早在 1991 年,美国的统计资料就显示美国每百万人口大约有 550 个心理学工作者,其中 87% 的心理学从业人员具有心理学或者哲学博士学位。

二、康复心理学的研究对象、内容和方法

(一)康复心理学研究对象

康复心理学的研究对象主要包括各类残疾人及各种慢性病患者(即功能障碍患者)。残疾人指因各种原因导致视听力、言语、智力和精神等方面功能丧失或者不正常者,其正常生活、工作能力受到一定影响。各类慢性病如心身疾病、重大应激等均可导致患者躯体及心理能力失常,他们都是康复心理学研究和服务的对象。一些特定人群,如儿童残疾者、老年残疾者、女性残疾者,由于其自身的社会心理和生理的特殊性,需要重点关注。

残疾儿童是康复心理学的重要研究对象之一。我国 2006 年第二次全国残疾人抽样调查主要数据公报显示,0~14 岁的残疾儿童为 387 万人,占全国残疾人口的 4.66%。儿童期个体的生理和心理尚处于快速发育阶段,由于大脑结构和相关功能的发展正在完善之中,大脑缺乏对自主神经和情绪活动的有效调节,极易受到体内外各种因素的影响导致心身疾病。残疾儿童有着较健康儿童更敏感更脆弱的心理世界,其生活经历也更坎坷挫折,甚至不能像健康儿童那样正常地生活学习。

老年残疾者也是康复心理学的重要研究对象之一。目前全球人口老龄化的问题越来越受各界关注,联合国标准是 65 岁老人占总人口的 7%,即将该地区视为进入老龄化社会。我国以 2020 年 11 月 1 日零时为标准时点进行了第七次全国人口普查,结果显示 65 岁及以上人口共计 1.9 亿人,占总人口的 13.50%。从老龄化程度看,2000 年中国 65 岁及以上人口占比超过 7%,开始进入老龄化社会,2021 年 65 岁及以上人口占比超 14%,开始进入深度老龄化社会,2022、2023 年 65 岁及以上老年人口占比分别为 14.9%、15.4%。我国"未富先老"的人群结构问题日益突出,老龄化成为当今社会的一个重要问题。老龄化带来老年病患者的增加,老年人及老年患者的心理康复已成为重要的研究课题,根据老年人生理心理特点对老年患者进行心理康复具有特殊的意义。

(二)康复心理学研究内容

康复心理学主要研究康复对象的心理问题的表现及其特点、康复对象心理问题对康复者及其照料者心理的影响、各种应激源对机体的刺激作用及与康复的关系、康复全过程的心理学评估、康复心理治疗和行为的原理和方法、康复治疗方法对心理活动的影响等,其宗旨是解决康复对象的心理障碍及行为问题,帮助其逐渐接受现实,适应现实,逐步回归家庭和社会。

1. 研究心理行为与功能障碍的关系　心理与功能障碍关系复杂,可相互影响,互为因果。心理行为与功能障碍的关系包括心理行为因素对功能障碍的影响和功能障碍对心理行为的影响。功能障碍者的个性、应对方式及周围健康人群(特别是家人或者朋友、同事)的态度直接影响其心理变化,从而影响其康复。了解康复对象在康复过程中的心理规律,可为心理康复提供科学依据,充分调动功能障碍患者的主观能动性,促进其身心功能的康复。

2. 开展临床咨询　即对功能障碍者开展综合性的临床咨询工作,给患者以心理康复支持。心理咨询的重点是危机干预,帮助某些患者度过短期内出现的情绪危机。特别是帮助他们克服紧张、焦虑、抑郁等常见心理问题,改变患者的认知,协助其改善人际关系,适应工作和社会,减少因疾病和不幸造成的痛苦和不安。

3. 研究各种心理行为治疗技术的康复应用　各种心理行为技术几乎都可以应用在康复医学中,其中行为学相关技术的应用最为广泛。康复心理学的心理治疗主要解决的是因残疾而发生的心理行为问题和因心理行为因素而造成残疾改变的问题。涉及的心理问题包括两大类,即病残前的心理问题和病残后的心理问题。虽然所有心理治疗都有共同点,即情感发泄、解释、教育和学习,但仍可将其区分为四个种类:

(1)以理性情绪为主的治疗目标是协助功能障碍患者了解情感和行为的原因。

(2)短期危机干预的目标在于解决特定条件下的特殊问题。

(3)认知重建则是设法改良功能障碍患者的想法和行为。

(4)行为技术则包括自我调整疗法、松弛训练、生物反馈技术运动疗法、瑜伽疗法等。

在康复工作中,心理治疗形式中的集体治疗比个别心理治疗有某些好处,具有特殊意义。许多具有类似问题的功能障碍患者定期集中进行心理治疗,在治疗过程中互相交流经验心得,将有利于提高疗效,同时由于每个成员都有机会得到其他成员的心理上的支持和鼓励,使患者在治疗过程中保持稳定和坚定的信念,因此集体治疗具有积极意义。

4. 康复心理评估　即应用心理测验的手段评定功能障碍患者心理行为变化情况和心理特征,了解其心理障碍的性质和程度,掌握康复过程中的心理行为变化情况,研究其心理变化规律。康复心理测验种类多样,包括智力测验、个性测验、情绪评定、心理评定、神经心理和神经影像评估、功能状态和生活质量评估、人格与病理心理评估、司法心理学评估等。康复心理测验可为康复心理学专业人员提供一个有规律的参考系统,以便估计达到最高程度康复的心理趋向。

(三)康复心理学研究方法

康复心理学与其他学科的研究方法基本相似,以下简要介绍其常用方法:

1. 观察法　观察法指研究者直接观察和记录康复个体或团体的行为活动,从而分析研究两个或多个变量间存在什么关系的一种方法。分为两种:

(1)自然观察法:即在自然情境中对研究对象的行为直接观察记录,而后分析解释,从而获得研究对象行为变化的规律。

(2)控制观察法:即在预先设置的情境中进行观察。

2. 调查法　调查法指通过对康复人员晤谈、访问、座谈、问卷调查等方式获得资料并加以分析的研究方法,包括晤谈法或访问法、座谈法、问卷调查法。

3. 测验法　即心理测验法,指以心理测验作为康复个体心理反应、行为特征等变量的定量评估手段,据其测验结果揭示康复对象的心理活动规律的一种方法。心理测试作为一种有效的定量手段,在康复心理学工作中使用得很普遍。

4. 实验法　实验法指在控制的情境下,研究者系统地操纵自变量,使之系统地改变,观察因变量随自变量改变所受到的影响,以探究自变量与因变量的因果关系,掌握由果溯因、知因推果的科学规律的一种方法。实验法被公认为最科学的一种研究方法,唯有实验法能完整体现陈述、解释、预测、控制这四个层次的科学研究目的。

5. 系统心理康复疗法 系统制订医疗康复计划,对丧失能力的康复对象除采用物理治疗、工娱治疗和体育疗法等使其尽量恢复功能外,同时给予心理治疗和心理护理,加速康复进程,使其心理的适应功能得到恢复,达到康复所需要的最佳心理状态的目的。

三、康复心理学在康复医学中的地位

康复心理学涉及康复的各个方面,它与康复各领域的关系都非常密切,因此心理康复在康复中占有非常重要的地位。康复内容包括医学康复、教育康复、职业康复、社会康复等方面,康复的目标是全面康复、重返社会。康复心理学在高层次的功能康复中有着重要的作用和影响。所以,康复心理学是现代康复医学的一个重要分支,是所有康复工作者必须掌握的基本理论。康复工作者必须具备心理康复这样的整体康复观念。

近20年来,社会的进步和发展为康复心理学的发展创造了条件,科学的发展也为康复心理学提供了多学科的理论和实践指导,康复心理学在功能康复中的作用也日益显现。功能康复需求的五个层次中,最高层次是取得良好的生活质量,只有通过良好的心理康复才能实现这一最高层次的康复需求。在社会康复、教育康复、职业康复等方面,有关康复心理的咨询因其实用性而受到人们的重视。同时实践证明,在运动疗法、作业疗法、言语矫正及康复护理等方面,心理康复也可起到积极的作用。

（一）心理康复与医学康复

首先,医学康复对象中的残疾者、老年病患者、慢性病患者均有不同程度的心理功能障碍,在对其躯体功能障碍进行医学康复的同时必须进行心理障碍的康复,否则达不到全面康复的目标。其次,心理障碍和生理功能障碍二者相互影响,在进行康复时二者缺一不可,如果只注重一方面的康复而忽视了另一方面,就不会得到满意的效果,因为身心是统一的。

从康复的基本原则也可以看出康复心理学的重要性。功能训练原则要求对人体的功能、运动、心理活动、日常生活、职业活动和社会生活进行恢复,并重视上述各项功能的检查和评估,其中心理评估占有重要位置。只有心理功能得到很好的康复,机体才会在主观上发挥最大潜能,促进自身其他功能得到康复。重返社会原则是使被康复者通过功能和环境条件的改变而能重返社会,成为社会上有用的人,重新参加社会生活、履行社会职责,实现自我完善和个体价值,满足个体应有的需要。重返社会要在全面康复的基础上来实现,没有全面康复则难以保障残疾者完满地重返社会。人类文明经历了数千年的发展,社会化程度越来越高,这就使得人的社会需求越来越高,个体除了要满足各种生理需要之外,还要满足政治、经济、文化、社交、就业等各类心理社会需求。有时候,在满足这些需求时,社会心理因素的作用可能比躯体因素的作用更大。只有在心理康复良好的状态下,人类才能体验到幸福、愉快,体会到自身的价值,体会到人生的意义,才能对社会产生良性反应。如果心理方面得不到康复,生理功能再健康,个体也不能很好地适应社会环境。

（二）心理康复与教育康复

在康复医学中,教育康复也是较为重要的一方面。全面康复的目标是使康复对象重返社会并能自立。康复对象理应分享人类文明成果,除了某些无法改变的功能障碍外,社会应帮助其最大限度地恢复剩余功能,并与其他人一样能正常学习、工作、生活,特别是接受教育。但由于伤残的现实,伤、病、残者在接受教育时要付出较常人更大的辛劳和代价。他们除需克服躯体功能障碍外,更重要的是需克服心理障碍,战胜自我,所以心理康复就显得格外重要。

教育康复的重要性很早就被注意到了,这方面工作的开展也已有数百年的历史。心理康复在教育康复中的作用也日益被人们所关注。首先,教育康复的对象大部分是伤残儿童,在进行教育康复时应对其智力、能力、行为、人格特征等心理方面作出适当的评估,以便确定教育方式和内容,对这些特殊的群体采取特殊的教育,同时在教育过程中应帮助残疾者提高自信心,克服各种挫折等心理障碍,采取必要的心理治疗。其次,康复对象除有不同程度的生理功能障碍、社会心理功能障碍外,他们常会遇到很多社会、生活、教育等方面问题,他们在家庭、社会中常受到歧视和不公正的对待。这些身心障碍和各种压力又会使其丧失信心,并引起焦虑、抑郁等不良情绪反应,使得康复对象难以全面康复。因此在教育康复之前,非常有必要做大量的心理康复工作,以消除或减少各种社会心理因素的不良刺激,帮助他们建立合理的认知体系,树立信心,与各方面康复工作者一道进行好教育康复工作,为教育康复的顺利进行打好基础。

智力落后者主要是感知觉的反应速度、言语和操作、抽象思维、概括能力等方面有不同程度的障碍;肢体残疾的患者,常有情绪障碍、社会需求失衡及社会动机和意志力等个性心理特征方面的问题。因此需要准确评估康复对象不同的心理状况。教育康复的内容和方法也要尽可能符合康复对象的心理特点。教育康复的另一方面重要内容是解决康复对象在生活、学习和适应社会过程中所遇到的问题。而解决这些问题时都要根据评估结果,针对不同的情况制订不同的方案,并采取不同的措施。此外,还要注意康复对象的个性心理特征,如气质、性格等,如属于意志力方面的问题,应帮助其坚定信心,增强意志的自觉性、自制力、坚韧性,最终顺利完成教育康复的工作内容。在教育康复的方法方面,也应有针对性,要充分利用心理学理论和原理,采取符合康复对象心理特点的教育方式。总之,只有将心理康复和教育康复有机地结合起来,才能更好地实现全面康复和重返社会的最终目标,使康复对象得到应有的社会地位和真正意义上的平等权利。

(三)心理康复与职业康复

康复对象因身心功能障碍,所从事的社会劳动受到多方面的限制。职业康复就是帮助康复对象,使其像健全人一样平等地参加社会劳动,克服自身障碍,全面康复,重返社会,实现自身的价值。其中,职业训练、就业及对其提供咨询指导等是职业康复的重要方面。在进行职业康复前需要进行心理康复方面的评估。通过康复评估,掌握康复对象的生理功能状态和心理功能状态,如前面谈到的心理活动及个性心理特征等方面的情况,有利于有的放矢地进行职业咨询。

在职业咨询中,首先应对其职业兴趣、文化程度、曾受过的教育和所掌握的技能专长、对将来职业的希望、就业适应能力等做全面细致的了解。咨询方式类似于心理咨询,而其中很多内容就是心理咨询的工作内容。

在就业前的训练方面也应做好很多心理康复工作,一般包括:①一般能力的训练,如口头指示的遵守性、书面指示的遵守性、记忆速度、记忆质量、热心度、注意深度、思考深度、机械理解、手指的灵巧性、手腕的灵巧性、细小工具使用的能力、两手协调能力、提醒别人的能力、示范能力与管理能力等;②工作态度与成绩,如按时出勤、遵守时间、理解职业前训练、对事情的兴趣、自理能力、技术熟练程度、提高度、独创能力、计划性、判断能力、自觉性、耐久力、工作的自立性、变换工作的适应性、反复操作的适应性、保管工具的能力等;③工作耐性的训练,如立位、坐位、步行、起立、搬运能力、匍匐、扭转、抗干扰能力、对尘埃耐受力、对高温或寒冷等恶劣环境的忍耐力等;④社会性训练,如个人修养、自信心、协调能力、信赖感、对别人理解度、被别人理解度、交流频度、交流内容等。从以上就业前训练中不难发现,心理康复与职业康复密不可分。心理康复是职业康复的重要基础,心理康复又给职业康复的顺利完成提供指导。只有在心理康复与职业康复及其他专业相互配合下,才能达到康复的最终目标。在职业康复的操作中,心理学理论和原理,特别是行为理论具有重要的指导意义。心理治疗的技术也被广泛应用于职业康复中。总之,职业康复与心理康复应并行发展,互相协同,互相作用,最终达到互相促进。

(四)心理康复与社会康复

心理康复在社会康复方面所起的作用也是很大的。人的社会性决定了人要生活于社会、依存于社会。社会因素的刺激会对人体生理功能和心理功能产生不同影响,特别是社会心理因素作为一种应激源通过心-身机制对健康产生的影响。社会康复要求康复对象能以平等的权利和机会重返社会,自立、自主地参与社会活动,特别是在升学、就业、住房、交通、医疗、福利、文娱、体育、政治、经济、文化生活等方面,康复对象应受到同等对待,不受歧视。同时,康复对象也应承担社会责任和义务,为社会的各项事业作出应有贡献。

社会康复涉及面非常广泛,包括婚姻家庭生活、升学就业、技能培训、消遣娱乐、文化社团活动、公共服务、政治经济生活等方面。其中每一方面都可能产生大量的心理问题,需要进行心理康复。

在基本生活领域方面,康复对象的衣、食、住、行、婚姻家庭、繁衍后代等基本的生活要求应与健全人一样得到满足,他们应和其他人一样承担社会和家庭义务,也同样应享有平等权利。他们由于有不同程度的身心障碍,更需要家庭和全社会的关心、支持、爱护、抚育和尊重。然而有些时候,康复对象得到的却是歧视、虐待和遗弃。这些不良的社会刺激往往会加重康复对象的身心功能障碍。要想改变这种状态,除了需要消除不良因素和营造良好生活环境外,还应加强心理康复的工作,尽可能减少负性生活事件刺激,帮助康复对象增强适应能力。

在政治生活方面,社会康复应使康复对象得到法律的保障,享有各项权利。实现社会康复的最终目标是要使康复对象的高层次需要(如自尊、社会地位等)得到满足。社会康复结果的好坏,很大程度由心理康复的状态反映出来。

在经济生活方面,应保障康复对象的劳动权利,尽可能地提供就业机会,使其能自主、自立地重返社会,参与社会活动,使其能体会到自身价值的存在和得到社会的认可。

在文化生活领域方面,长期以来,由于种种原因,康复对象未能很好地参与文化生活和接受教育。社会康复就是要使康复对象享有接受教育的权利,享有参与文化、艺术、体育、科研、教育等社会文化生活的权利,使得康复对象能和社会的其他成员一样分享人类文明成果,使康复对象能够在文化生活领域实现自我完善的目标。

在社会生活环境方面,康复对象由于存在多种生理和社会心理的功能障碍,无法与健全人一样利用社会的各项设施。因此,要改善社会环境,推行无障碍技术,如在公共设施方面考虑残疾者的实际需要,根据残疾人的生理和心理特点在城市住宅、公共建筑、道路、交通等设计方面方便残疾人。

在社会保障方面,全社会有责任、有义务为残疾人提供社会保障、社会福利、社会保险、社会救济。一些社会福利机构可以提供一些帮助。而在这些社会保障中不仅是要保障和满足康复对象的物质需求,同时还要保障其精神需求。通过对这些需求的保障,康复对象可真正感受到全社会对其的关心和爱护,感受到人类生存的真正意义,感受到自己仍然是社会的成员,没有被社会所遗弃。

综上所述,心理康复与康复的其他各方面均有密切联系,在康复的全过程中占有重要地位。在全面康复的目标中,一定要重视心理康复,要意识到康复对象是一个有生理功能和心理功能的"完整"的人。心理康复的成败直接影响到整体康复过程,心理康复的不顺利会影响康复的其他方面的顺利进行。

第二节 康复患者的心理反应

一、康复患者的心理活动特点

(一)不同影响因素下的心理活动特点

1. 受认知活动的影响 认知和评价是人类日常生活中的重要心理活动。认知是接受信息,评价是对信息的性质作判断。认知评价对康复患者的心理活动起着重要作用。

（1）否认：一般来说，否认对疾病的康复不利。例如：有些癌症或白血病患者往往抱有侥幸心理，怀疑自己的检查、化验报告结果是否由于医务人员不小心，与癌症或白血病患者的报告调换了，因而不及时求医诊治，延误了病情，失掉了可能康复的机会。在健康心理学和康复医学中，已把患者的否认心理和不遵医嘱行为列入专门研究课题。

（2）偏见：多见于文化水平较低、缺乏卫生科学知识人群。他们对卫生、保健和康复的理解和态度，受到陈腐传统观念和某些错误理论的影响，以致做出很多愚昧的、不利于康复的行为。例如：拒绝麻醉；认为手术常死人、手术后有并发症；截瘫患者，有小便潴留，应做膀胱造瘘，但由于患者拒绝手术，最后死于尿毒症；也有不愿下床活动和锻炼的患者，由于长期卧床，引起肢体的肌肉萎缩及各种心理和生理功能退化。

（3）偏信：有偏见，就易偏信。不相信医师的科学指导，反而对非专业人士所谓的"灵丹妙药"和"祖传秘方"坚信不疑，也有人虽不全信，但往往抱着"试试看"的心理，结果上当受骗，延误治疗康复。

（4）依赖：由于过分强调自己的患者角色身份，可出现对医师、护士和家属的依赖。表现为在治疗和康复过程中，被动、不重视自我调节和自我训练，从而阻碍主观能动性的发挥，不利于及时康复。

（5）固执：受偏见的影响是人格特点的反映，少数人也可能受其特殊地位的影响。他们坚持己见，自以为是，摆布医师、护士和家人，干预诊断、治疗和康复方案，因而往往打乱康复方案的实施。这些人常有敏感、多疑的特点，一旦违反其意志，就发脾气，采取不合作态度。

（6）宿命观：一些患者在不幸面前，往往有自怜、自责或罪孽感，误认为生病是命中注定，是祖宗不积德的报应，罪延子孙，合当受罪；有的甚至自卑、自责，没有求治和康复的信心与要求。在康复中，必须去掉宿命观，振作精神、不懈拼搏，才有利于康复。

2. 受情绪的影响　一般来说，积极的认知评价产生积极的情绪体验，同样，消极的认知评价将导致消极的情绪体验。但即使负性刺激引起了消极的情绪体验，也不一定会长期影响心理健康，因为愤怒、焦虑、悲伤等消极情绪本身是人类适应环境的正常心理反应，若没有这类情绪反应，人就无法适应千变万化的环境，特别是当这些情绪波动是短暂的、轻度的时，人体完全可以通过情绪调节系统使情绪活动恢复正常。但在负性认知评价作用下，情绪调节屏障遭到破坏时会出现剧烈或长久的焦虑、抑郁等负性情绪反应，严重影响患者的心理健康。

康复患者中有些是因为急性生活事件或急性发病导致残疾，这样应激刺激在极短的时间内达到极高程度，可以突然性地突破情绪心理防线，使机体丧失适应能力，进而导致躯体生理学方面的变化。另外，有些康复患者是患了慢性病，存在持久性的劣性刺激。当劣性刺激接踵而来，或某种劣性刺激导致长期的不良心境时，压抑的情绪反应得不到必要的疏泄等，以持续累积的方式逐渐攻克情绪防线，使机体损失自我调节功能，失去心理平衡，导致自主神经系统活动的紊乱和身体器官或组织的病理性改变。

康复患者最明显的心理变化是情绪障碍。由于残疾多伴有形象的破坏，因而患者易出现对自我形象的不满意，自卑、羞愧、孤独，不愿参加社交活动，自我封闭，由此引起空虚感、孤独感、焦虑、抑郁、悲观绝望，甚至自暴自弃，失掉康复信心，出现各种躯体不适感和疼痛症状。抑郁严重时，可以有厌世和轻生的行为。

（1）焦虑：焦虑是应激后最常出现的情绪反应，是人预期将要发生危险或不良后果时所表现出的紧张恐惧和担心等情绪状态。在心理应激条件下，适度的焦虑可提高人的警觉水平，伴随焦虑产生的交感神经系统的被激活可提高人对环境的适应和应对能力，是种保护性反应。但如果焦虑过度或不适当，就是有害的心理反应。康复患者常常会担心疾病无法好转，治愈遥遥无期，进而整天心烦意乱，惶惶不安。

（2）恐惧：恐惧是一种企图摆脱已经明确有特定危险并会使人受到伤害或生命受到威胁

的情景时的情绪状态。恐惧伴有交感神经兴奋、肾上腺髓质分泌增加、全身动员。有些康复患者没有信心和能力战胜疾病，只选择回避或逃跑，这时过度或持久的恐惧就会对人产生严重不利影响。

（3）抑郁：表现为悲哀、寂寞孤独等消极情绪状态，伴有失眠、食欲减退、性欲降低等。康复患者常因身患重大疾病或长期慢性病痛而导致整日闷闷不乐，对周围事物都不再感兴趣，悲观绝望，以至于可能产生自杀行为。

（4）愤怒：愤怒是与挫折和威胁有关的情绪状态，由于目标受到阻碍，自尊心受到打击，为排除阻碍或恢复自尊，常可激起愤怒。愤怒时交感神经兴奋，肾上腺分泌增加，因而心跳加快，心排血量增加，血液重新分配，支气管扩张，肝糖原分解，并多伴有攻击性行为。有些康复患者在患病后会愤愤不平、埋天怨地，气愤为何偏偏是自己生病，甚至有时会因此对周围的人有言语或行为上的攻击。

3. 受人格的影响　对挫折、残疾和病痛的反应强度，对不幸遭遇的态度及自我评价的高低，都与人格特点有一定的关系。同样的疾病发生在不同人身上，其病情表现、病程长短、转归都可能不同，患者表现出的心理特征也有很大区别。具有疑病人格的患者敏感、多疑，对不适和病痛的耐受性低下，往往夸大疾病伤残的严重程度，对治疗康复缺乏信心，导致康复过程的延缓。癔症人格的患者感情脆弱，在挫折和不幸面前情绪极不稳定，对不适感则过分小心谨慎，拘泥于程序和治疗常规，固执、偏见，治疗程序略有变动，就对康复怀疑、信心动摇。

4. 受应对方式的影响　遭遇身心残疾或罹患慢性病的患者，有的人能采取积极有效的行为方式，有的人则采取自罪或自责、自伤甚至自杀等行为方式。个体采取的应对策略与其人格特征有着密切关系。一般来说，具有内向和情绪不稳定特征的人，其应对策略的有效性明显低于外向伴情绪稳定特征的人。在一项关于军校大学生应激应对策略有效性的研究中发现：应对策略无效将导致身心健康水平下降；应对策略有效与否有着重要的人格结构基础；应对策略的失败，将主要导致强迫、焦虑和恐怖的负性情绪发生。

5. 受家庭态度的影响　患者的父母、配偶、子女对他们的态度有一个演变过程，不同阶段有不同态度。这些不同的态度，就会对康复有不同的影响。有了残疾者或有了后遗症患者的家庭，全家都会感到不幸，并会伴有一种内疚感，认为家庭成员中某某人不幸、残疾或病后有后遗症，都是因为大家对他关心不够，求治不及时，护理不周到，错失治疗良机才造成他遭此不幸，大家是有责任的。为了弥补良心的谴责，对残疾人和患者开始时百般贴心照顾，不惜花钱，四处求医。这一时期，容易养成患者的依赖思想。如果医治无效，有的全家人开始绝望、灰心丧气，以至于出现一种无可奈何的沮丧感，从此对康复失去信心，不再积极寻求康复之道，甚至采取放弃态度。更有甚者，把家庭的一切不幸和苦恼都怪罪于患者，把患者作为家门不幸的替罪羊，此时会抱怨、虐待甚至遗弃患者。

6. 受社会因素的影响

（1）社会对患者的态度：人们对患者有不同态度。同情和爱护会给患者以温暖、支持和康复的信心；怜悯虽无恶意，但会伤害患者的自尊心；嘲弄、侮辱是恶作剧行为，是不道德的，会使患者有屈辱感、愤怒或自怜，易导致消极情绪，不利于康复。而虐待、遗弃残疾儿童或慢性病老人属犯罪行为，这是剥夺了患者康复的机会。

（2）企图保障个人利益：有些患者为了长期享受优抚、劳保或不愿降低残疾补助金等级，虽然病好应当出院，但他们仍夸大不适感，制造新症状，甚至抵制康复，以争取长期住院来获得个人利益。

（3）社会性干扰：家属或单位出于某种动机出面阻止治疗和康复措施。应该出院者如能及时回归社会，有利于适应环境，获得康复，但其所在单位和家属怕增加负担不愿来接患者出院。殊不知，应该出院而不能出院的患者会由于长期住院导致社会性剥夺而出现心理退化现象。对那些希望出院的患者来说,长期被禁锢于医院中,无异于判处无期徒刑,因此患者苦恼、痛苦,病情恶化,甚至因绝望而自杀。

(4)缺乏社会支持系统:社会为患者提供支援的水平,社会保险、福利和康复医疗机构的条件,有无足够的训练有素的康复医学家、康复心理学家、社会工作者及为患者服务的志愿人员,都影响康复对象的保障感和安全感。

7. 受医源性因素的影响

(1)医务人员的态度简单、生硬,刻意强化症状,会使患者焦虑、悲观。

(2)治疗操作草率或不熟练、粗暴,可增加本来可以避免的痛苦,使患者惧怕手术、不愿注射等,形成康复医疗中的心理阻力。

(3)药物治疗的程序复杂、时间太长,康复工具设计笨重导致使用时不舒服,都会使患者放弃或中断治疗,以致达不到康复的效果。

(4)药物副作用太大,用药前又未向患者说明,当副作用出现时,患者由于不能耐受而无法坚持治疗,影响康复。

（二）产生的行为

受以上因素的影响,康复患者可能会有以下行为:

1. 逃避与回避 康复患者在亲朋好友探视时会被怜悯同情,而那些身体残疾的患者在外出时更是会被陌生人另眼看待,为了摆脱由此产生的自卑和愤怒,有些康复患者往往会拒绝外出或会客,整日独自待在家中,以摆脱情绪应激,排除自我烦恼。

2. 退化与依赖 退化是当人受到挫折时,放弃成年人的应对方式而使用幼儿时期的方式应付环境变化或满足自己的欲望。退化行为主要是为了获得别人的同情、支持和照顾,以减轻心理上的压力和痛苦。退化行为必然会伴随产生依赖心理和行为,即时时处处依靠别人关心照顾,而不是自己去努力完成本应自己去做的事情。退化与依赖多见于病情危重经抢救脱险后的患者及慢性病患者。这些患者与回避患者相反,时时处处离不开人,把自己放在弱者的位置,希望一直得到别人的怜悯。

3. 敌对与攻击 这两者共同的心理基础是愤怒。敌对是内心有攻击的欲望,表现出来的是不友好、漫骂憎恨或羞辱别人。攻击是在应激下个体以攻击方式作出反应,攻击对象可以是人或物,可以针对别人也可以针对自己。例如,临床上某些患者表现为不肯服药或拒绝接受治疗及自损自伤行为。

4. 无助与自怜 无助是一种无能为力、无所适从、听天由命、被动挨打的行为状态,通常是在经过反复应对不能奏效,对应激情境无法控制时产生,其心理基础包含了一定的抑郁成分。无助使人不能主动摆脱不利的情境,从而对个体造成伤害性影响,故必须加以引导和矫正。自怜即自己可怜自己,对自己怜悯惋惜,其心理基础包含对自身的焦虑和愤怒等成分。

5. 物质滥用 某些康复患者会以习惯性的饮酒、吸烟或服用某些药物的行为方式来转换自己对疾病的心理冲突。尽管这些物质滥用对身体没有益处,但这些不良行为能使自己暂时麻痹,从而短时摆脱自我烦恼和困境。

拓展阅读

一个只懂患者生理而不懂患者心理的医生不是好医生。临床医生既要治疗患者的躯体疾病,也要了解患者心理状况,作为一名称职的好医生要学好康复心理学,这样才能让患者接受并更好地配合治疗。愿广大医务工作者再多些耐心、爱心,与广大患者再多些交流,使医患关系更加融洽,真正做到让患者满意。

二、常用的心理康复干预理论

康复心理学是医学心理学的分支,也是康复医学的组成部分,是在康复医学和心理学相互交叉、相互渗透的基础上发展起来的一门新兴学科。医学心理学的心理干预理论和技术,几乎都可以应用于康复医学中,尤其以认知行为疗法应用最为普遍。

选择何种心理学派理论,采用何种心理干预技术进行康复,取决于康复对象的个体特点和疾病类型,还要考虑到其年龄、文化水平、职业、民族性格、与社会环境的关系等。心理治疗理论流派颇多,常用的心理康复方法更是多种多样,这里简要介绍常用的心理康复干预理论。

(一)精神分析或心理动力学理论

精神分析学是奥地利精神科医师弗洛伊德于19世纪末20世纪初创立的。精神分析理论是现代心理学的奠基石,包括精神层次理论、人格结构理论、人格动力理论、防御机制理论等。

(二)心理生理学理论

心理生理学是以心理活动为因、生理改变为果来进行研究的一门介于心理学和生理学之间的交叉学科。

(三)行为学理论

行为学观点认为人类的各种行为,包括适应性行为和非适应性行为,都是学习得来的。适应不良行为来源于错误学习不适当的联系或学习能力缺乏,可以通过重新学习或训练进行矫正。该观点还认为学习是刺激与反应的联结,有机体接受外界的刺激,然后作出与此对应的反应,这种刺激与反应之间的联结即是所谓的学习。

(四)认知学理论

包括班杜拉的社会学习理论和贝克的认知治疗模式。

1. 班杜拉的社会学习理论　艾伯特·班杜拉提出的社会学习理论引起了人们对认知因素越来越多的关注,这样就形成了一个新的理论模式——认知模式。社会学习理论认为,人类的许多行为都是依靠观察习得的,都是依靠替代强化形成的。因此他的社会学习理论提出了交互作用论,认为行为、个体、环境是一个相互影响的系统,三者共同作用决定了个体的行为表现。

2. 贝克的认知治疗模式　贝克的认知治疗模式的基本理论是:认知过程是行为和情感的中介,情感和行为障碍与适应不良的认知有关,找出这些认知曲解,提供"学习"和训练方法以矫正其认知方式,就能使心理障碍消除。

(五)人本主义理论

人本主义心理学起源于西欧的存在主义哲学,是由存在主义心理学与美国传统的人道主义汇合而成。人本主义强调人的成长和发展,而不是仅仅注意缺陷,它重视人的独特性、寻找价值和意义的重要性,反对将人的心理低俗化、动物化的倾向,主张心理学应采用现象学的方法来研究心理现象,并着重对健康人或自我实现者进行研究。

人本主义理论以马斯洛和罗杰斯为主要代表,这里着重介绍马斯洛的需要层次理论。他把人的需要按强度,从最低的生理需要到最高的自我实现需要分成五个层次:①生理需要;②安全需要;③爱与归属需要;④尊重需要;⑤自我实现需要。

第三节 老年康复者的心理康复

一、老年人的临床表现和特征

一般将 60 岁以上的个体称为老年人,世界卫生组织近来又把 60~74 岁的人群称为年轻的老年人,75 岁以上的人群称为老年人,90 岁以上的老年人群称为长寿老人,100 岁以上为长寿期,称为百岁老人。2020 年第七次全国人口普查结果显示,我国 60 岁及以上人口为 26 402 万人,占总人口的 18.70%,而且这一数据还在快速增长。一个国家平均寿命的增长,是这个国家政治稳定、经济繁荣、医疗水平提高的重要标志。但同时也不能否认老年人口比例的不断增加,给社会、家庭带来了许多问题。

人的老化是一个贯穿生命的过程。老化是心身变化过程的一个典型模式,在这个过程中,生理、心理、社会等各方面交互作用,相互影响,不可分离。从生理、心理及社会三方面去关注与认识老年期的生理心理特点,是老年疾病康复的基础。

(一)老年期的生理特点

老年期的基本生理特点是各器官组织的衰老。老人的头发由黑变白或脱落、颜面部皱纹增多、皮肤松弛及色素沉着、上眼睑下垂、耳聋眼花、牙齿脱落、脊柱弯曲、步态缓慢、反应迟钝等,表现为整体水平的衰老。器官的衰老则表现为组织的萎缩、实质细胞数量减少、许多重要的酶的活力减弱、代谢缓慢、储备能力下降及某些微量元素的缺乏或过高等,导致其生理功能的改变。

(二)老年期的心理特点

关于老年的心理发展,传统的观点认为,老年期是心理衰退的加速期,且这种心理衰退是难以控制的、不可逆转的。

1. 认知能力的变化　老年人的感知觉功能随着年龄的增长而发生退行性变化,表现为视力下降、听力衰退、味觉减退,记忆力、判断力、注意力减弱,感觉变得迟钝。由于感知觉功能的衰退,加之周围人对他们的老年角色的定位,对他们勤于照顾,使老年人主观体验老化,很容易产生丧失感、衰老感。研究发现老年人的记忆并非全面衰退,他们的初级记忆保持较好,次级记忆减退明显。

2. 情绪改变　老年人的情绪体验往往有增强和不稳定的特点,易兴奋、激动和与人争吵,常表现为:

(1)情绪体验强烈而持久。

(2)易产生消极情绪,如失落感、孤独、抑郁、悲伤等,有时老年人的孤独、抑郁、兴趣索然会被误诊为痴呆。

(3)"丧失感"是老年人消极情绪体验的最重要原因,如地位、经济、健康、容貌、配偶等的丧失。

(4)研究证实,老年人的积极情绪体验仍是主流,多数老年人具有良好的情绪体验。

(三)人格改变

所谓人格,是以性格为核心,包括先天素质和后天的家庭、教育、社会环境等综合因素影响逐步形成的气质、能力、兴趣、爱好、习惯的心理特征的总和。老年人的性格基本上是稳定不变的,即有较强的对传统习惯、作风的保持性。老年人的人格变化多为主观、敏感、多疑和保守、固执、顽强,在生活中,常表现为容易怀旧、做事周到、有条理、处事沉稳、谨慎。老年人虽反应欠灵活、思维较缓慢,但经事丰富,对事物的判断准确,因此老年人经常表现为沉默或多言。部分老年人以自我中心,可影响人际关系甚至夫妻感情。

（四）睡眠障碍

大多数老年人睡眠时间减少,经常有失眠、多梦和早醒等主诉。同时,睡眠障碍还常常与其他躯体疾病相伴,如心脑血管疾病、呼吸系统疾病等。

（五）反应与动作迟缓

伴随着感知综合判断能力的减退,老年人对刺激的反应常常迟钝、动作缓慢、应变能力较差,容易发生意外事故。

（六）性活动

随着年龄的增长,性功能会减退,但是性的欲望不会消失。对于老年人来说,性活动是广义的,并非仅仅限于性器官的接触。

（七）生死观的变化

生死观是指一个人对生与死的态度。可以讲,人的一生是生老病死的四部曲,老与病通常是连在一起的,绝大部分老年人害怕患病、恐惧死亡。有资料显示,老年人对不治之症的态度是:81.1% 的老年人认为应不惜一切代价治疗,12.6% 的老年人认为应进行一般性治疗,只有6.3% 的老年人认为应放弃治疗。另有研究显示,73.1% 的老年人认为应活到 70~80 岁。可见,老年人的求生欲望极强。一般来说,老年人会更多地考虑到死亡,他们常常采用改变生活方式、讲笑话、用工作或其他方式来取代孤独时所产生的怕死和紧张感。

（八）老年人患病的临床特点

1. 多病共存 老年人患病可表现为一病多症,但更多的是一症多期和多病共存。此外,老年人多脏器均存在退变,因此常常出现多系统疾病同时存在,大多难以用单一疾病解释,即使一个系统疾病也常有多种病变,临床表现复杂。

2. 起病不典型 老年人的症状或感觉常被夸大或被忽略,而较多的是后者。老年人常常对疼痛感觉不敏感,例如急性心肌梗死时往往没有胸前区痛等。

3. 病程迁延 不少疾病起病常较为缓慢,症状不显著,往往要经过一段时间才能表现出来。老年疾病普遍呈慢性病化,一般病程比较长,病程中出现的功能减退往往给老年人带来很大的心理压力。

4. 易发生并发症或多脏器衰竭 老年人患病常长期卧床休息,易发生静脉血管栓塞及坠积性肺炎;又如轻度腹泻、发热、电解质紊乱即可出现意识障碍;不少老年人还易于发生直立性低血压,表现为收缩压由卧位至站立位时下降 20mmHg 以上。再则,由于老年人各脏器功能减退和储备能力下降,例如心力衰竭易于诱发肾衰竭等。

5. 容易致残 除疾病本身致残外,老年患者还可因精神因素、长期卧床等因素致残,如由于心理障碍对康复治疗缺乏信心和兴趣等,因此较常人更易形成较重残疾。有人将精神错乱、易跌倒、大小便失禁、长期卧床或少活动称为老年人患病最常见的四大表现。

6. 用药易产生不良反应 因老年患者血（贫血）、肝、肾功能不全,使药代动力学产生异常改变,用药极易出现毒副作用,因此老年人用药必须谨慎,并应定期检查血常规及肝、肾功能等。

7. 心理行为反应

（1）对病情的估计多较悲观,对康复的信心不大,往往易产生或加重老朽感和末日感。

（2）老年人残疾后会加重孤独感和疏远感,家属或子女不来探望时就会产生被抛弃感。

（3）多年形成的习惯常常易导致固定的生活方式和刻板的行为,一旦因残疾打乱原来的生活秩序常可引起情绪波动、烦躁、焦虑和抑郁。

二、老年人的心理危机及影响因素

在人类老化的过程中,人的身体能力和心理能力会出现明显的下降,视力、听力和运动能力逐渐减退。开始变老的人会发现,自己在上楼梯或快速走路时呼吸会变得急促,男人的性能力开始出现变化或发生障碍,女人则会出现更年期不适,对外界的依赖越来越强,记忆力、辨别方向的能力和控制功能开始下降。如果年轻的时候尚能通过加大工作量和活动量来对付挫折或失败感的话,那么到了老年期,这种平衡补偿能力则大大受到限制。因此,老年人,特别是老年患者,更易发生各种心理危机,而老年人的心理状态也更易受到各种因素的影响。

（一）生活事件的影响

老年人有着强烈的安度晚年的愿望和较强的长寿愿望,但同时由于生理衰老和心理脆弱,实际生活中意外刺激难以避免。常见的生活应激事件有:

1. 疾病 疾病本身会使老年人处于紧张焦虑状态,老年肿瘤患者常表现得消沉、抑郁、绝望,老年心肌梗死患者常有悲观、抑郁、恐怖的情绪。老年人大多对各种辅助检查产生恐惧、痛苦、不安的反应。疾病给老年人带来的心理挫折比心理障碍更严重,老年人的老朽感和无价值感会因此油然而生。

2. 丧偶 老伴死亡,自己形影孤单、寂寞难熬,对未来丧失信心,而陷于孤独、抑郁、空虚之中。丧偶后,健在一方的健康状况会出现暂时或持续的恶化,特别是老年丧偶的男性,这部分人的死亡率远远高于配偶健在的男性。

3. 家庭的不和睦 除了经济原因以外,长、晚辈由于社会价值观点、伦理道德观点及生活方式等多方面的不一致,彼此之间又缺乏了解和理解,导致各种家庭矛盾出现,可为老年人的晚年生活投下阴影,危害老年人的身心健康。

（二）家庭因素的影响

老年夫妻虽经历了人生的风风雨雨,经受了许多生与死的考验,但也存在着一些问题。有很多因素影响老年夫妻关系,其中有生理上更年期的干扰和性生活的不和谐等,有心理上诸如兴趣、爱好及性格的变化等,也有生活中的各种分歧。

（三）社会因素的影响

1. 告别过去 随着年龄的老化,人际交往逐渐减少,亲戚、朋友、生活伙伴的死亡会导致各种关系的消亡。退休意味着人的社会角色发生了重大的变化,人们在这个时候不得不同以往生活经历中的许多工作和任务告别。

丧失工作能力和各种社会关系,告别和永别可给老人的心理造成极大的心理压力。如果老人在这个时候不能够做到通过自己的内心来消化并最终接受这些事件,那么随之而来的就是隔绝、孤独、寂寞,并最终丧失希望。种种因素为心身障碍和疾病的发生提供了合适的"土壤"。

2. "职业死亡" 职业生活的中止也可构成危害健康乃至生命的因素。国外有学者曾提出"退休崩溃"和"退休死亡"的概念,指出在退休的第一年,一些轻微的疾病,如支气管炎甚至有可能导致死亡。如果退休人员把人生的希望投放在职业生活上,那么"职业死亡"后出现的就是"心理死亡",那些过去恪尽职守和义务的人尤其容易出现这种情况。如果老年人对工作以外的事情始终缺乏兴趣,那么角色和智能的丧失就会导致人生意义的丧失。

3. 社会角色的转换 老年人离退休以后,生活、学习一下子从紧张有序转向自由松散状态,子女离家、亲友来往减少、门庭冷落、信息不灵,均易使老年人出现与世隔绝的感觉,感到孤独无助,甚至由于地位变了,原有的权力没有了,心理上产生失落感,感到"人走茶凉"。有的放不下架子,不愿与一般群众交往,自我封闭,导致情绪障碍。

离退休的心理反应与人格有关,在情绪特征上易怒和激愤的人常不适应退休,他们或者认为社会已将他们抛弃,或者认为自己无能。另外,离退休的心理反应与本人的看法、态度有关,如果把离退休看成退出社会舞台,那么必然会有消极的心理行为反应。

4. 回避现实 随着年龄的增长,有必要对过去的一生进行一番回顾,但是要做到这一点并不容易。年龄和岁月毕竟是无情的,老人们已经成为他们该成为的样子,回首过去,掂量未来,要处理那么多的生死离别,要面对那么多的变化,都对一个人自我的稳定提出了很高的要求。回避现实这种处理方式是人生中常见的防御机制,它表明老年人为了保护和稳定自己的人格个性不受自己已经驾驭不了的压力的侵扰,开始转而采用人们非常熟悉的保守方式。

5. 经济与社会保障 一些研究表明,缺乏独立的经济来源或可靠的经济保障是老年人心理困扰的重要原因。一般来说,缺乏独立经济收入和丧失原有社会地位常使老年人产生自卑感和抑郁情绪,部分老年人甚至会产生"一死了之"的念头。

三、老年疾病患者的心理康复

老年人有必要进行彻底的身体检查,对不适作出明确的解释,这是毫无疑问的,和心身医学的观点并不存在任何冲突。但是,在症状和功能障碍方面,应该更为重视后者的意义,因为是功能障碍造成了不能应对日常生活的状态,而且功能障碍和原本的心理压力存在着直接的联系,这也就更加明确了全面康复对老年患者的重要意义。

目前,老年患者心理康复的基本原则已经形成。对患者来讲,融洽的医患关系本身就是一剂消除疾病的良药。故患者出现残疾时,应该通过激发其往日的长处、兴趣和能力来加强患者的积极性和信心。在老年人方面,许多潜能和家庭社会的支持还没有发挥。因此,在看待老年患者的心理康复中,治疗关系与心理、药物治疗和家庭社会的支持同样重要。

(一)治疗关系

1. 医务人员的影响力 越来越多的患者希望得到医务人员的帮助,医务人员不仅要承担诊治、训练和护理的任务,在很多情况下,人们还期望医务人员能够给毫无希望的患者带来希望,从这一方面来说,医务人员应当从患者"残疾"的表现中仔细"听"出并诊断出患者的生活出现了哪些困难,如果能有一个综合全面的了解,就等于找到了通向老年患者内心的"道路"。但是,一位医务人员要做到这点并非易事,许多老年人在自己的大半生生活中形成了自己的尊严和独立的人格,他们有的时候很难为自己身体能力的退化和种种其他问题拉下面子求助于医务人员,特别是将伴随他们走向死亡的医务人员。

在这种时候仅仅靠解释和建议是不够的,因为老年人会认为这些是医务人员在哄小孩,是对自己的轻蔑。他们希望医务人员和患者的关系带有工作关系的特点,相互合作,这就是治疗联盟。只有具备了这个前提,他们才会在和医务人员的交往中感到交流的共鸣。医务人员的温暖、体贴能力、幽默能力可以对患者产生积极的影响。

2. 医务人员的鼓励 鼓励老年患者恢复勇气是医务人员的主要职责。事实上,很多老年人不需要"安安静静地休息",从这个角度来看,镇静药、止痛药等可能恰恰起到了相反的作用,药物的镇静作用阻碍了人们去寻找还存在的能量。在多数情况下,人之所以感到劳累和疲倦,是因为他们主观感觉到了生存的无意义和无目标,没有什么比整天什么都不做更累人的了。人作为一个生命体,其生命曲线有上升的时候,也有下降的时候,而作为一个社会的精神独立体,可以通过不断学习新的知识、积累新的经验、应对新的挑战来使自己的生命曲线始终处于上升的势头。鼓励正是给予他们这种精神上的支持。

(二)心理治疗

1. 认知治疗 认知治疗是指通过改变人的认知过程和观念来纠正患者适应不良的行为或情绪的方法。

(1)改变老年人的不合理思考和自我挫败行为:由于情绪来自思考,所以改变情绪或行为要从改变思考方式开始。老年人有着深刻而丰富的人生体验,形成了许多对人生、社会的看法,且有稳定、固执的特点。而社会、环境甚至文化的变化日新月异,对老年人长期以来形成的观念产生了冲击而使老年人经常处于矛盾之中,因此应从老年人的思维模式入手,帮助他们学会更新观念。

（2）帮助老年人保持年轻的心态:随着年龄的增长,机体功能逐渐衰退,这是不可抗拒的规律。因此,应从老年人的心态入手,帮助他们保持开朗乐观的情绪、饱满的精神状态和规律有序的生活,从而使其保持心理年龄年轻。

（3）帮助老年人学会调控情绪:老年人并非生活在真空中,他们会有生病的困扰、经济的压力,也会遭遇到各种生活事件,由此产生各种负面情绪。因此,应从老年人的情绪入手,帮助他们学会调控情绪,使之正确面对得失,做到"得之淡然,失之泰然",做到"知足常乐"。

（4）帮助老年人学点幽默:幽默是有知识、有修养的表现,是一种高雅的风度。因此,应从老年人的生活乐趣入手,帮助他们学点幽默、解脱困境、排除烦恼、愉快生活,使其打开紧锁的眉头,找到生活的乐趣。

2. 行为治疗

（1）身体变化（残疾）的适应:适应是个体对自己的行为进行自我调节和自我控制,以保证与所处环境一致的过程。美国心理学家埃里克逊认为,人的一生就是一个适应的过程,是学习新的社会角色、掌握新的行为模式以适应新的生活的过程。随着年龄的增长,生理、心理的衰老是不可难免的。老年人应自觉接受这一不可抗拒的客观规律,合理安排起居,适当进行体育锻炼,正确对待疾病,学会自我复健,建立积极的死亡观,主动排解自己的不良情绪和孤独感,面对现实、热爱生活,以乐观的态度活好每一天。

（2）纠正不良行为是防治心身疾病的根本:世界卫生组织曾指出,个人的生活方式,包括饮食、烟草、酒精和药物的消费及运动,是决定个人健康的重要因素。许多老年疾病,包括心脑血管病、恶性肿瘤、糖尿病等常见病、多发病都与社会因素,特别是不良的生活方式和行为有关。不良的生活方式和行为主要是指那些不懂养生、不讲卫生、性格不健全、不会合理消费的生活方式和行为。如高糖饮食、高盐饮食、暴饮暴食、偏食、爱吃零食等不良饮食行为;不爱运动;性格过于内向、急躁、忧郁、焦虑等;夜生活过度,生活不规律;滥用药物等。因此老年人应注意纠正不良的行为方式,培养良好的生活习惯。

（3）系统脱敏疗法:系统脱敏又称交互抑制,系统脱敏技术认为,放松状态与焦虑是两个对抗的过程,二者相互抑制,即交互抑制。对有焦虑和恐怖行为的患者可利用放松技术（如深呼吸转移注意力、闭目静坐等）训练其学会放松,久而久之患者便会对引起焦虑的刺激不再敏感。

系统脱敏的三个基本步骤:

1）进行放松训练,学会放松,一般需要6~10次练习,达到能很快进入放松状态的水平。

2）针对问题建立焦虑恐怖（刺激）事件升级,如对于恐高症,可以从低层到高层建立不同的强度等级,通常分出十个等级。

3）脱敏疗法,一般分想象脱敏和现实脱敏两阶段。①想象脱敏:先想象低强度的刺激,产生焦虑,然后放松直至不再焦虑。之后进入下一强度等级的刺激想象,又产生焦虑,再用放松对抗焦虑。如此反复进行,每次治疗跨越的刺激强度不超过四个等级。一般经过数次想象脱敏后,对刺激事件不再敏感焦虑,即可转入现实脱敏或模拟现实脱敏。②现实脱敏:现实脱敏即想象的刺激情境改为现实情境,其余做法与想象脱敏相同,多数患者通过十次左右治疗即可获得良好效果。

（4）暴露疗法

1）满灌疗法:是让患者面临能产生强烈焦虑的环境或想象,并保持相当时间,不允许他违避,直到他的心情平静和感到自制为止,从而消除焦虑和预防条件性回避行为发生。每次治疗1~2 小时,一般共约 5 次,很少超过 20 次。

2)逐级暴露:由轻到重,逐级进入引起焦虑反应的实际生活情境。

3)参与示范:参与示范是让患者通过模仿,即观察他人的行为和行为后果来学习。

(5)厌恶疗法:根据操作条件反射理论,如果在一种行为之后得到奖赏,那么这种行为在同样的环境下就会持续和反复出现。如果行为之后得到的是惩罚或者是根本就没有反应,那么这种行为就会在同样的环境条件下减弱或不再出现。

3. 音乐疗法 音乐疗法在众多的老年患者治疗中有效,如听放松性音乐能降低高血压患者的血压、皮肤电阻、心率,改善头痛、头晕、头胀、胸闷、心悸、失眠、焦虑等临床症状。同时,将音乐疗法广泛运用于精神病的治疗及康复医学中发现,其可改善患者的身心状态,最终起到感情发泄、松弛交感神经紧张状态的作用,达到非语言交流的效果。

(1)改善疾病的症状:临床对照研究发现,音乐疗法能增强老年患者交感神经的兴奋性和提高副交感神经的张力,进而调节神经内分泌和免疫系统功能。

(2)缓解应激反应:音乐能促进人和自然界、宇宙的和谐,使人放松,而这时人体自然蕴藏的免疫力就被激发出来了。

(3)缓解冠心病心绞痛的症状:良好的音乐刺激可经听觉直接作用于大脑边缘系统、网状系统、下丘脑和大脑皮质,产生调节患者精神状态的作用,缓解患者的抑郁和焦虑情绪,加之音乐对人的情绪有调整和平衡等作用,能减慢心率,扩张血管而加强心肌的血液循环,由此达到降低心脏负荷,清除心肌缺氧所产生的代谢产物,从而缓解心绞痛的效果。

(4)增进临终关怀:即将走向生命终点的患者,情绪是复杂的,常有焦虑、抑郁和恐惧,而医务人员的职责之一就是帮助患者平静、安详地离去,对临终患者的心理关怀非常重要。患者静听安详的音乐后收缩压明显下降,焦虑和抑郁情绪明显改善。音乐疗法在临床辅助治疗中具有推广价值。

4. 心理护理

(1)尊重老年患者的人格:老年患者住院后的突出要求是被尊重、受尊敬,医务人员须理解老年患者的心理特点,尊重老年患者的地位和人格。在交往中,护士态度要和蔼亲切,称呼须讲究、尊敬、礼貌;做事要主动征求他们的意见,对非原则的问题不与老人争辩和计较,尽量满足他们的各种需要;要专心倾听老年患者的诉说,尤其是老人多次重复往事时,不可随意打断患者的谈话或表现出厌烦的情绪。老年患者一般都有不同程度的健忘、耳聋和眼花,医务人员要给予谅解。回答老年患者的询问要耐心,说话速度要慢、声音稍大一些。

(2)提供舒适、安全的环境:老年患者住院后,应为他们设置一个安静、整洁、舒适的环境,使他们较快地适应医院生活,消除因住院引起的烦恼。老年患者多行动不便,特别是对生活不能自理、丧偶或无子女的老人,医务人员应倍加关心和照顾。

(3)调节好患者的生活:医务人员应善于调节患者的生活,在饮食上给予指导,力求美味可口、富有营养、易于消化,使老年患者在进餐中获得幸福感。在精神上应善于排解老人的忧虑,尤其对丧偶或无子女者,要多与他们交谈,关心他们的冷暖及生活上的需要,并设法帮助解决。为活跃精神生活,可允许患者做一些安全、有趣味和力所能及的活动,如下棋、散步、听音乐、看电视等,转移对疾病的注意力。老年患者一般都盼望亲人来访,医务人员要鼓励家属看望,减少老人的孤独感和被遗弃感。

(4)指导老年人克服不良心理:鼓励老人回忆美好的往事,使老人获得心理上的愉悦感和满足感,这有助于老人情绪稳定。对于那些情绪低落、悲观失望的老人,医务人员要从他们的回忆中肯定过去的成就,给予赞扬,改善他们的不良心境。对于猜疑心理较重的老人,要多做耐心细致的说明,对所提的问题给予解释和引导,并提供有关科普医疗书籍供其阅读,使其彻底消除疑虑。

（三）药物治疗

1. 基础疾病的治疗　在老年患者的康复中，不能忽视对基础疾病的药物治疗，缓解症状、防止并发症也是老年疾病患者康复的主要任务之一。如应用降压药控制血压、应用胰岛素控制血糖、应用扩血管药防治心脑梗死等。

2. 精神障碍的治疗　对于合并有情绪障碍或其他精神症状的老年疾病患者，应当建议请精神专科医师会诊，适当使用抗抑郁药物及抗精神病药物治疗，稳定患者的情绪，控制患者的精神症状，改善其在康复过程中的依从性，提高生活质量。

（四）家庭支持

家庭人际关系是一种特殊的社会关系，具有自然和社会两种属性。家庭是老年人活动的主要场所，因此和睦的家庭气氛、良好的家庭关系是老年人拥有良好情绪的保证。

1. 老年夫妻关系问题　要注意老年夫妻关系的调适，其调适原则为：①相互尊重和理解；②相互照顾和关心；③相互协商和公开；④遇到矛盾学会"冷处理"。

2. 老年人的再婚问题　老年人的再婚也存在着许多误区和压力。这些误区和压力有来自老年人自身心理、观念上的，也有来自社会舆论上的，还有来自子女的阻力等。为减少老年再婚产生的心理问题，应注意：①老年人要解除传统观念的束缚；子女们应尊重老年人再婚的权利，并予以理解和支持。②老年夫妇彼此应承认接纳性格上的差异，逐步适应和慢慢学会欣赏这种差异，这是再婚后生活稳定的基础。③要注意生活习惯的相互适应，再婚老年人在一起生活时不应总用过去的经验来看待现在的生活，也应注意尽量少想对方描述的过去生活上的细节，应把再婚真正地看成新生活的开始。

3. 老年人的代际关系问题　代际关系主要是指家庭中两代人或隔代人之间的关系，主要包括有血缘关系的父子、母女、祖孙关系和无血缘关系的婆媳、翁媳关系等。作为一个社会现象，两代人之间的矛盾问题已经影响到了老年人的心理健康。矛盾总是双方面的，因此两代人之间必须相互理解、相互尊重、平等相处、加强沟通，这是融洽两代人关系的原则。

（五）社会支持

1. 帮助适应社会角色　老年人大多数都离开了工作岗位，丧失了一定的社会角色，生活空间也明显缩小。同时，在家庭内部也需要重新调整和建立新的角色，以适应新的离退休生活。因此，离退休前的心理准备，离退休后的兴趣、爱好培养及社会活动的参与非常重要。

2. 加强人际交流　老年人要有知心朋友。老年人要避免孤独、保持心身不老，必须广交朋友，尤其要有几个知心朋友。通过交友，促膝谈心、交流思想、排忧解难，得到真正的友谊和真诚的关心，从而保持愉快的心境，享受莫大的快乐。

3. 健全社会支持和保障　提供社区性的支持系统可以激发老年人参与社会活动，从而对老年人起到积极的作用。健全的社会保障系统可以为老年人（特别是老年残疾者）提供经济和医疗康复机构的保证，这是帮助他们实现全面康复的基本条件。

四、老年痴呆患者的心理康复

老年期痴呆主要指由脑退行性病变和脑血管病变所致的脑病，是由于脑功能障碍而产生的获得性和持续性智能障碍综合征，其中以阿尔茨海默病（Alzheimer's disease）和血管性痴呆（vascular dementia）最为常见。国内外资料显示，老年期痴呆患病率随年龄增长呈指数增长趋势，随着全球人口的老龄化，痴呆的患病率还将继续上升。由于本病的患病率和致残率高、病程长及治疗开支大，给患者的家庭和社会都带来了巨大的负担和影响。

痴呆所致的障碍涉及知觉、注意和集中、判断、学习和记忆、言语、问题解决能力、社会能力等方面，因此综合康复强调身体、心理、社会多方面的康复，不仅要考虑痴呆的记忆障碍，也要重视伴随的精神症状、日常生活能力（ADL）的低下及社会适应障碍，痴呆患者往往合并有多种身体疾患和功能障碍，所以痴呆患者的心理问题也是值得关注的。为此，痴呆患者的康复，需要一个身体的、心理的、家庭关系的、社区支持和社会保障多方面的综合措施。

（一）发病原因

老年期痴呆的病因迄今尚未清楚，一般认为与以下因素有关。

1. 退行性病变　如阿尔茨海默病、皮克病、亨廷顿舞蹈症、帕金森病、多发性硬化等。

2. 脑血管病变　脑血流障碍可致脑组织缺血、缺氧。常见的原因有颈-颅血管的改变，特别是动脉粥样硬化。目前认为，血管性痴呆的主要原因是皮质下动脉硬化性脑病，以缺血性多见。

3. 遗传因素　约10%的患者有明确的家族史，在发病机制方面考虑与神经递质障碍有关。

4. 其他　脑外伤、颅内占位性病变、感染、中毒、长期维生素的缺乏及代谢性疾病等。

（二）临床表现

老年期痴呆患者通常有记忆障碍、认知障碍、智能减退、人格改变、情感障碍及幻觉、妄想等临床症状，病程发展缓慢，伴有躯体疾病或社会环境改变时，其症状加重，大部分痴呆患者临床疗效差，病程不可逆。

1. 记忆障碍　多为隐匿起病，早期易被本人及家属忽略。表现为逐渐发生的记忆障碍，如不能记住当天发生的事、记不起刚刚做过的事或说过的话、忘记物品放置在何处、词汇减少，并逐渐出现远记忆力受损，影响日常生活。

2. 认知障碍　社交能力、运用新知识的能力下降，并随着时间的推移而加重，逐渐出现言语功能障碍，不能讲完整的句子，口语量减少，阅读理解能力受损，交谈能力减退，最后完全失语。计算能力障碍表现为算错账、算错钱，到后来不能进行简单的计算。严重时可出现定向力障碍，不会穿衣、不认家门或迷路，不会使用常用的生活物品，但仍可保留运动的肌力和协调性。

3. 思维障碍　多表现为：思维迟缓，内容贫乏，持续、重复言语，命名性言语障碍和概念、语法错误；判断力受损，易产生被害观念；晚期则出现思维破裂，自言自语或大声说话，甚至失语。

4. 精神障碍　多见行为和情感障碍，这往往也是患者就诊的原因。患者的表现包括抑郁、情感淡漠或失控、焦虑不安、兴奋和欣快等，患者注意力涣散，主动性减少。部分患者出现片段妄想幻觉和攻击倾向，有的患者怀疑配偶有外遇、子女要加害自己等。多数患者有失眠或夜间谵妄。

5. 其他　坐立不安，易激动，不修边幅，个人卫生不佳；行走时步态死板，步伐小，速度慢；严重者生活自理能力减弱，社会适应困难，甚至大小便失禁，生活完全不能自理。

（三）康复中的医患心理问题及处理

1. 治疗场面　在康复过程中，医务人员往往受治疗场面的影响而产生负面情绪，负面情绪表现为"患者和我没关系""不喜欢患者""不想看到患者面孔"等，并感到疲劳和无力，这些情绪反过来又可伤害功能障碍者的感情和自尊心。功能障碍者对治疗师的各种努力都不能理解，不仅不能够协作进行康复治疗，反而埋怨或辱骂医务人员，不听医务人员讲话，有意弄脏衣物，甚至出现暴力行为。因此，治疗场面的氛围很重要，过分的压制可能加重患者的回避及抵触。对于情绪激动或有暴力倾向的患者可以适当给予镇静药。

2. 治疗关系　为了训练和护理的顺利实施，医务人员和患者之间必须有人与人之间的感情交流。这种治疗关系中的交流手段应该是非语言的（表情、身体的动作等）和共感的（微笑、点头、善意的目光等），通过给予适当的刺激，激发功能障碍者残存的记忆和对以往工作、家事的回忆，激发其活力和康复的动力。

3. 理解患者 痴呆患者可能出现心理和行为的异常,如兴奋、亢进、妄想等。在这种情况下,训斥和不适当使用药物可能导致患者混乱、病情恶化,形成恶性循环。因此,治疗师应了解异常心理和行为的产生背景,冷静应对,和家属一起接受这些异常心理和行为,才能帮助患者改善。

4. 处理问题 痴呆患者由于注意力低下而很难适应环境的变化,所以环境的变化和训练内容的变更都会引起他们高度的不安和混乱。一方面,为避免认知能力和短期记忆能力低下的影响,治疗师应明确说明训练方法,并可做适当的书面提示;另一方面,痴呆患者不清楚自己的健康状况,甚至无法感受到自己的病痛,治疗师要密切观察患者的身体变化,早期发现和预防残疾。

5. 对照顾人员的援助 在家庭中,照顾痴呆患者的人员大多数有较重的心理负担,他们不得不整天面对一个思维和能力各方面都很低下,甚至伴有妄想的患者,这使得这些照顾人员变得心身疲劳、不安和焦虑,不时地训斥患者,强行禁止他们的行为,甚至对患者做出虐待和暴力行为。因此,医务人员还要给予这些照顾人员适当的援助,理解和体谅他们的各种情绪,及时交流各种信息,提供精神上的支持。

五、空巢老人的心理康复

近年来,空巢老人的数量越来越多,由此引发的问题也越来越受到社会的关注。随着越来越多的第一代独生子女结婚生子,出现了越来越多的"421家庭",即一个家庭中,夫妻俩上有四个老人,下有一个孩子。对于小的,自然要全身心栽培,因而老的就常被忽视,甚至被"晾"在一边。夫妻或在其他城市打拼成家,不在其他城市的也多喜欢小两口自己居住。《关于开展特殊困难老年人探访关爱服务的指导意见》指出,截至2021年底,我国空巢老年人占比已超过50%,部分大城市和农村地区空巢老年人比例甚至超过70%。而长时间孤独的生活状态,使得很多空巢老人出现了这样或那样的心理问题,日常生活也受到很大影响。

（一）空巢老人容易患上老年抑郁症

作为第一代独生子女,很多"80后"从小就享受着父母无尽的宠爱,甚至成人、工作后还享受着父母的照料。不少父母心甘情愿地将自己的养老积蓄"奉献"出来,为孩子买房、买车,然而,对孩子如此的关爱,换来的却是"独守空房",空巢老人的心理落差自然很大,尤其是在生病或出意外时,由于得不到子女的照顾,会因此产生被遗弃的心理等。家里静悄悄的,没有一点生气,空巢老人有心里话没处诉说,有时间没事可打发。这样的空巢老人很容易出现抑郁症状,感到孤独,觉得生活没意思,经常回想往事、悲观厌世。有的老人甚至会产生自杀行为。空巢老人最容易出现的心理问题就是老年抑郁症。

老年抑郁症的主要表现是:情绪低落、烦躁、焦虑不安、精神不振、对什么事情都不感兴趣、总觉得睡眠不够、反应迟缓、敏感多疑、老觉得身体不舒服等。由于老年抑郁症表现往往不典型,容易被忽视,从而错失了治疗时机。老年抑郁症的早期表现:

1. 性情突变、常常自责 如果一个平常性格开朗的老人突然变得回避人群、沉默少语,并且常常独自哭泣,甚至说自己犯了"大罪"对不起众人,而他所说的"大罪"其实只是一些鸡毛蒜皮的小事或者陈年旧事,那么家人就要对此引起注意,及时带老人到专科医院就诊。

2. 老觉得身体不舒服 老觉得身体有不适感,如胃肠道系统不适,腹胀腹泻、厌食恶心,心血管系统不适,心慌、憋气、胸闷、压迫、难受感等,运动系统不适,腰背痛、头颈痛、全身肌肉痛等,自主神经系统不适,全身忽冷忽热、出汗等,而经过各种检查,往往查不出有什么大问题。

3. 烦躁、焦虑不安、紧张担心 莫名其妙地烦躁、焦虑不安、紧张担心,例如担心自己的钱不够花、自己做不了家务、家人会出意外等。这些在旁人看来完全没有必要担心的事,患者却因此整日坐卧不安、茶饭不思,甚至出现自伤或自杀倾向。

4. 觉得自己脑力减退、精力下降　患者会觉得记忆力减退、智能下降,感觉脑子变慢了,什么都记不住。与痴呆不同的是,抑郁症患者能够认识到自己存在记忆力、智能方面的问题,而且随着抑郁症状的缓解,抑郁症患者的记忆力、智能能够逐渐恢复。除了感觉脑力减退外,患者常常还会觉得精力不足、疲乏无力,严重者终日卧床不起,事事都要人服侍。他们不仅将自身的情况想象得严重化,还会出现旁人无法理解的荒谬想法,例如认为自己已经病入膏肓了,或者自己变成了穷光蛋等。

（二）空巢老人的心理康复

1. 帮助家属和照顾人员了解与空巢老人病症有关的知识,指导空巢老人端正心态,接受现实,不论遇到什么困难,一定要对生活持积极态度,自己关心自己,宽慰自己,设法保持心理平衡。人老了空闲时间多了,老人可借此多学一些东西,培养多种兴趣和爱好,还可多参加公益事业和活动,让自己变得忙碌而充实。人一忙,孤独寂寞就没了。同时老人自己要有意识多与人交往,不要把自己禁锢在房间里,应多走访亲属或朋友、邻居,防病于未然。

2. 指导空巢老人的子女,要多关心老人,多与老人交流。不少子女认为孝敬老人就是多给钱,让他吃得好、穿得好。事实上,空巢老人最重视的还是家庭和亲情,作为子女和晚辈,更应重视对空巢老人的精神赡养,让老人感受到天伦之乐,消除寂寞烦恼。因此无论工作多忙,子女都应常回家看看,陪伴老人,有事多与老人沟通,让老人有被需要和重视感,即便是没空常回家,也要记得经常打电话回家问候,有时一声问候可以减少老人许多的寂寞与伤感。

第四节　病残儿童的心理康复

儿童期个体的生理和心理正处于快速发育阶段,其大脑结构和神经功能正在不断完善之中,大脑缺乏对自主神经和情绪活动的有效调节,极易受到自身及其生活环境的影响而导致身心疾病。尤其是本身已患有严重疾病并出现各种残疾而需要长期康复的儿童,身体的伤痛、经验的成败及机体的功能障碍,使他们长期处于惶恐、焦虑和无助的负面情绪中,不可避免地会出现各种心理问题;过多的应激和挫折又会造成胆怯、退缩、偏执、冲动等不良行为倾向,造成人格发展的偏差。这些心理问题和人格偏差反过来又直接影响其身体的发育、智力的发展和适应能力的学习。因此,及早对病残儿童进行心理治疗,逆转其不良的行为习惯,帮助他们正确面对自身的疾病和残疾,不仅关系到康复治疗的成败,还对患儿能否健康成长并融入社会起着至关重要的作用。

一、正常儿童的心理表现与特征

正常儿童心理发展与身体的生长发育一样,是循序渐进的,有一定的阶段性和规律性。正常儿童的心理特点表现如下:

1. 智力迅速发展　儿童的好奇心强,求知欲旺盛,对周围的一切事物特别是新鲜事物感兴趣。从初生到4岁是儿童视觉发展的关键期,他们的形象视觉发展最迅速;学龄期则是儿童学习科学文化知识的奠基时期。

2. 情感纯真直率　幼儿期儿童渴望别人对自己的爱和关心,是情感发展和进行情感教育的重要时期。学龄前儿童情绪直接指导、调控着儿童的行为,决定着儿童的所作所为。学龄期儿童情感的稳定性、深刻性增强,开始懂得控制自己的情绪,知道维护集体荣誉、珍惜友谊、遵守道德等。

3. 人际关系单纯融洽　父母、老师和朋友是儿童生活中最主要的接触者。父母是孩子的启蒙老师,向儿童传授多方面的社会知识、道德准则,为孩子提供大量的练习社交行为和技能的场所,并给予相应的指导或强化。老师则为儿童能够与同伴友好相处、互相关心和帮助创造交往的环境,提供语言交往的机会,丰富交往的内容,并帮助儿童树立交往的信心。与同伴交往中,一方面儿童发展了社交行为如微笑、请求等,从而尝试、练习已学会的社交技能,不断熟练、巩固,使之积极、恰当;另一方面通过观察同伴的社交行为而学习、尝试新的手段和方法,从而丰富自己的交往能力。

4. 个性逐渐形成　儿童好模仿、可塑性强,儿童期正是性格形成、发展的时期。老师、父母及其他经常与儿童生活在一起的家庭成员的言行、性格及教育方式对儿童性格的形成有着重要的影响,不良习惯也容易在此阶段养成。

二、病残儿童心理特征及影响因素

(一)病残儿童的一般心理特征

临床上病残儿童涉及的疾病多种多样,多具有不同程度的功能障碍,许多伴有不同程度的残疾。疾病本身及其导致的残疾作为一种不良的应激源,伴随着病残儿童的生长发育过程,不仅使其正常的心理发展发生变化,还可能引发各种类型的心理问题。病残儿童的一般心理特征表现为自卑、孤僻、多疑、依赖、易激惹。

1. 自卑　生理上的缺陷及功能上的受限使得病残儿童在日常生活、学习、社会活动及康复治疗中都会遇到困难。与正常儿童相比,他们始终觉得自己与众不同、低人一等,病残儿童自己瞧不起自己,缺乏生活的信心与勇气。社会的偏见、不公平的待遇及世人异样的眼光,极易使他们产生自卑情绪,严重者更是自暴自弃、不思奋发。

2. 孤僻　由于生理缺陷及行动受限,病残儿童活动的范围非常局限,且在许多场合常常受到歧视,他们不得不经常待在家里,游离于普通儿童之外,无法通过交流使自己的情绪得到及时的宣泄,久而久之便产生了孤独感,甚至行为孤僻,喜欢独处,只爱与同类残疾儿童交往。

3. 多疑　常常表现为对人际活动产生偏见和误解,仅依据感性认识和事物表象作出推断。当周围事物出现时,不管与自己有无联系都会表现出疑虑、反感等情绪,并通过面部表情、言语充分流露出来。

4. 依赖　病残儿童在成长的过程中不可避免地要接受身边亲人或看护者的照顾,有些病残儿童在家庭受到过多的照顾,养成依赖的习性,其中盲童依赖性最强,即使是一些力所能及的事也不愿做,一味地依靠、依附于他人,自主、自立能力很差。

5. 易激惹　病残儿童长期受疾病的困扰,生活中又常常遭受失败的经验,情绪不稳定,性情暴躁,在受到不公正的对待或曲解其原意时,极易激动,举止冲动,待人态度生硬,乱发脾气,不听劝告。

(二)影响病残儿童心理适应的因素

1. 自身因素

(1)年龄因素:儿童心理发展所处阶段的不同与疾病的易感性有关。幼儿的心理问题往往由受惊引起,而年长儿童则常常因疾病及残疾本身或与家庭、学校环境发生矛盾所致。

(2)生理因素:残疾和慢性躯体疾病使病残儿童产生不适、疼痛、功能障碍,影响患儿的日常生活和社会交往,有些使病残儿童焦虑、恐惧,有些使患儿感到羞辱、孤立、窘迫、自卑,从而产生抑郁、攻击、社会退缩等不良的情绪。

(3)人格因素:研究发现,神经质得分高的病残儿童情绪可能不稳定,表现为多愁善感、易激惹、好胜心强,多处于紧张状态,一旦愿望未能实现则容易产生愤怒、敌对、抑郁、羞愧等负性情绪。

(4)治疗因素:病残儿童往往需要长期住院康复治疗,离开了家人照顾,患儿的活动减少,反应性低下,可造成人际关系障碍和社会适应不良。入院早期的不适应使病残儿童感到焦虑、恐惧,随着住院时间的延长,与家庭、社会隔离的时间就长,患儿开始担心自己的前途及与家人关系的疏远,不免产生抑郁。

2. 家庭因素 家长心理准备不足,对病残儿童的教育不知所措,要么百般宠爱,要么放任不管,有些则过分严厉,缺乏塑造培养意识。家庭经济状况不好,主要家庭成员不全、父母离异、父母关系不和等,使患儿缺少关心,没有良好的成长环境,不能接受全面的治疗。这些因素都会影响病残儿童的心理健康。

3. 社会因素 虽然目前社会对残疾人的状况越来越重视,但是针对残疾人的服务及设施还远远不能满足残疾人的需要,很多病残儿童不能得到应有的教育,他们对自己今后的生活和前途有强烈的不安感。加之人与人之间的交往日益广泛,各种社会传媒的作用越来越大,生活紧张事件增多,矛盾、冲突、竞争加剧。这些现象都会加重病残儿童的内心矛盾和心理负担,影响其身心健康。

4. 学校因素 儿童时期是学习知识的最佳时期,每个适龄儿童包括病残儿童都要上学。无论在特殊学校还是普通学校,学习负担过重、教育方法不当、师生情感对立、同学关系紧张等,均不利于病残儿童心理的健康发展。

三、临床常见病残儿童的心理问题

儿童残疾涉及视力残疾、听力语言残疾、肢体残疾、智力残疾、精神残疾及多重残疾,导致这些残疾的疾病种类很多,既包括先天性的疾病及发育障碍,又包括各种慢性病及外伤所致的功能障碍。

(一)智力障碍儿童的心理问题

智力障碍一般指的是由于大脑受到器质性的损害或是由于脑发育不全从而造成认识活动的持续障碍及整个心理活动的障碍。因智力障碍而接受康复治疗的儿童,按照疾病来分,主要有精神发育迟滞、唐氏综合征(先天愚型)、先天性颅脑畸形、先天性脑积水、小头畸形、多重残疾、脑瘫及颅内感染和颅脑外伤后遗智力障碍患儿。这些儿童可伴有头颅、四肢或内脏的疾病或畸形,其临床共同的表现主要为智力发展水平低下,同时伴有适应行为缺陷。智力障碍儿童由于大脑功能发育障碍,心理发展不成熟,常常会面临着许多心理问题。

1. 不良适应行为 美国智力障碍协会适应性行为量表的第二部分主要罗列的智力障碍儿童不良适应行为包括攻击性、非社会性、反社会性、反抗、背信、退缩、刻板、应对失态、口语反常、怪异习癖、自伤、活动过度、性异常、心理困扰、滥用药物。其中最主要的不良适应行为类型有以下四种:

(1)自伤行为:主要指个体的举动足以伤害自己躯体。

(2)刻板行为:是指反复的,没有变化的,发生频率相当高的,而且不具有任何适应功能的反应。

(3)攻击行为:指个体面临压力、挫折和痛苦的事件,或处于不愉快事件等相似的情景时,借助语言或肢体动作来攻击他人或破坏物品。

(4)过度活动:即伴有注意障碍的多动行为。

2. 人格偏差 智力障碍儿童人格发展与正常儿童遵循同样的规律,但由于身心障碍的影响,在发展过程中又常有所偏差。这种偏差往往是个人不利因素与缺乏支持的环境交互作用的结果,其失败的经验是形成其人格偏差的关键。智力障碍者与普通人的人格特征比较而言,只是程度的差异,没有种类的区别。其人格障碍的特点有:

(1)缺乏随机应变的能力,为人处世比较固执。

(2)在解决问题时倾向于依赖他人指导,或仿效他人,容易受暗示。

(3)性格内向,往往过于缄默、消极、退缩、不合群、孤独、害羞、胆怯、忧郁、意志薄弱、欠果断,自卑心理较重。

（4）不能与他人友好相处,冲动、扰乱别人、注意力不集中、破坏性行为、违纪等行为亦较正常儿童的发生率高。

（5）任性行为,智力障碍儿童因智力落后,从小家长就给予过分的保护与照料,一切顺从他,迁就他,导致其缺少自律及社会行为的训练,因而使他们形成依赖、任性的性格倾向。

3. 情绪及情感问题　由于大脑发育不完善,智力障碍儿童情感表达幼稚,表现在内心体验不深刻,掩饰性、隐忍性、自我克制性、情感的调节能力都比较低,情感的表达更直接、更简单和表面化,往往内心有什么就马上表现出来。由于各方面能力低下,特别是语言交流沟通障碍,以及在生活与学习上长期失败经验的挫折,他们易于缺乏信心,缺乏主动性和积极性,当发生不如意的事情时,常常责备自己,好胜的动机要比常人低。同健全儿童相比,智力障碍儿童情绪易波动、冲动,表现出更多的焦虑、孤独感、退缩、恐惧及爱发脾气等情绪问题。

4. 人际与社会适应不良　智力障碍儿童在人际与社会特征方面,常存在着特殊的问题,例如:不能有效地与人交流;常受到同伴的排斥;时时想逃避人群;任何事都受人摆布;没有团队精神,不关心周围事物,不能维持稳定的人际关系;喜欢与较年幼的儿童玩;常模仿别人或尾随别人玩耍;不能很好地与他人合作共同完成一项任务;不合时宜的表现等。

（二）肢体障碍儿童的心理问题

运动障碍是指各种原因引起的运动功能受限。任何影响肢体肌力、肌张力、关节活动、运动协调性及运动姿势或运动耐力的疾病都可能影响患者的运动功能。导致运动障碍的原因很多,主要为神经系统、骨骼肌肉系统和心肺系统的疾病。肢体障碍儿童行动受到限制,多需要长期康复训练,有的还需要使用辅助器具或佩戴支具,日常生活、学习求知及社会活动等都受到一定的限制。因运动障碍而需要长期康复的病残儿童主要为患神经系统疾病者,如脑瘫、脑瘤、脑炎、脑外伤、脑积水、脊髓灰质炎、外周神经损伤等,其次为患肌肉骨骼系统疾病者,如关节炎、脊柱畸形、截肢等。除因中枢神经系统损伤而引起的肢体障碍儿童会并发智力和感官缺陷外,肢体障碍儿童一般心理特征与普通儿童并无明显的区别,但因为行动上的不便和外观的异常,常常会引起他人的好奇、注视和不适当的同情,这些自身和外在的因素会使肢体障碍儿童处于紧张状态,常专注于伪装、防御,有较强烈的不安全感,也不容易接纳自己,在个性特征方面存在着不同于正常儿童的突出特点。肢体障碍儿童的心理问题主要表现在以下方面:

1. 自卑　有些肢体障碍儿童由于长期处于依赖状态,依靠他人料理日常生活,难免会自感无能而自惭形秽。加上他人因好奇而注视、取笑、不适当的同情,会时时触及其伤痛,打击其自信心。此外,在团体活动中,这些肢体障碍儿童由于生理缺陷行为受到限制,不能参加游戏和运动,或在竞争活动中处于劣势,也会引发其自卑、自怜和自我价值感的失落。他们对外界刺激敏感,遭受挫折时,易产生自卑感。

2. 以自我为中心　肢体障碍儿童由于身体条件限制常常无法充分自由地操作物体及与人交流,从而忽视别人,难以摆脱我向思维的基础,缺乏社会交往。

3. 孤独感　由于无法行动自如、活动范围受限,所接触的生活领域及经验也随之受限,因而产生物理空间的孤立感。而少数运动障碍者由于对自身的残障产生高度的自卑,避免与人接触,影响了自己与他人的情感交流,因而产生心理空间上的孤独感。他人的排斥和歧视,也是此类儿童孤独感的来源。

4. 焦虑　担心前途是每个肢体障碍儿童必然产生的心理。尤其是残疾程度较重者,由于长期依赖他人的帮助,内心会时时因缺乏安全感而焦虑,深恐被人嫌恶和遗弃。这种焦虑随年纪增大而加深。

5. 自我调控能力较差　有些儿童倾向于以外向的方式处理问题,情绪反应强烈而不稳定,而有一些儿童则有很强的压抑感,倾向于自我克制。这些都是肢体障碍儿童在应对心理压力的过程中形成的不良适应模式。

（三）孤独症儿童的心理问题

儿童广泛性发育障碍是一组以孤独样症候群为共同表现的儿童发育行为障碍疾病,他们共同的特点是人际交往与沟通模式异常,言语和非言语交流障碍,兴趣和活动内容局限、刻板、重复。起病于三岁前,通常在五岁以内已经比较明显,以后可有缓慢的改善。此类疾病包括孤独症、阿斯伯格综合征、未分类的广泛性发育障碍、雷特综合征和儿童瓦解性精神障碍。其中,孤独症（又称自闭症）是儿童广泛性发育障碍的代表性疾病,以社会交往障碍、语言发育障碍、兴趣范围狭窄和重复刻板行为为主要特征。孤独症儿童的心理行为问题主要有情绪情感问题、不良行为问题和社会适应问题。

1. 情绪情感问题 孤独症儿童存在的心理缺陷导致他们无法正确表达情绪情感,稍有不慎,就会产生各种各样的情绪情感问题,如焦虑、孤独、忧郁等。

（1）焦虑:孤独症儿童由于无法应对日常生活中的困难,多半都有不同程度的焦虑情绪,并以回避或不断重复某种偏执行为和坚持固有习惯来降低焦虑,从而增强安全感,这也是他们自我防御的一个途径。如果强行改变他们的生活常规,一般会引起他们极度的焦虑不安。

（2）以自我为中心:当孤独症儿童感受到压力时,可能出现哭闹、摔东西等行为,他们不会用言语或恰当的肢体语言来表达"需要"或"不需要",而用一些常人无法理解的特殊的行为来表达,如抓伤妈妈表示"我要喝水";当情绪亢奋时,孤独症儿童会到处乱跑打扰他人的正常生活,完全不会顾及别人的看法。

（3）恐惧:孤独症儿童常会有异常的恐惧,周围环境的变化、光亮或巨响等感官刺激或陌生人的出现,都会使他们产生恐惧。

（4）孤独:孤独症儿童的特征就是生活在自己的小世界里,家人的投入不够和同伴的不理睬会加剧他们的孤独感。

（5）忧郁:随着年龄的增长,孤独症儿童对自己面对的问题开始有所了解,但又找不到排解的办法,无法集中注意力,对任何事物都提不起兴趣,逐渐变得自卑、无助、消沉,甚至忧郁。

2. 不良行为问题

（1）自伤行为:有些孤独症儿童有自伤行为,反复地自虐身体,如咬、抓或戳自己、撞头等。这些行为通常持续到成人期,并且需要来自家庭和看护者的持续照料。

（2）攻击性行为:这种行为的指向是攻击他人,在任何场合都可能出现。

（3）自我刺激行为:是一种重复性的、刻板性的行为,这些行为通常无目的,只是提供感官刺激,如旋转物体、拍打脸颊、摆手、凝视等。

（4）同一性行为:也叫刻板行为,表现为坚持生活中的某些习惯或行为,极度讨厌改变。如特殊固定的衣、食、住、行习惯;游戏玩法单调缺乏变化,如果稍有变化,就抗拒、哭闹。

（5）多动行为:包括不停地旋转身体、在房间里来回走动、爬上爬下、反复地按压电话键等,类似多动症儿童的行为表现。

3. 社会适应问题 孤独症儿童没有独立交往的能力,对环境变化的适应能力差,不会根据环境要求改变自己的行为方式,这种障碍随着年龄增大显得更为突出。伴有严重智力低下者,言语功能的空白和自伤等行为的持续,会直接威胁他们的社会生存。一部分儿童进入青春期以后症状会有所改善,社会交往和适应社会的能力会有一定程度的提高,但仍表现出与人交往困难,喜欢独来独往。即使有些孤独症儿童稍具社交意识,有与他人交往的需要,但他们亲近他人的方式却往往容易被误解为对他人的敌意。

（四）脑瘫儿童的心理问题

脑瘫是脑性瘫痪的简称,是指出生前到出生后一个月,由各种原因引起的非进行性脑损伤综合征,主要表现为中枢性运动障碍及姿势异常。脑瘫儿童是儿童康复者中最主要的群体,尽管其临床主要表现为运动障碍,但由于大脑的损伤,常合并多种机体功能障碍,如智力障碍、癫痫、感知觉障碍、交流障碍、行为异常及其他异常,其心理问题也较一般肢体障碍儿童复杂。

1. 情绪障碍 临床最为常见。由于运动不便,活动范围受限,脑瘫患儿和其他肢体障碍儿童一样,出现孤独、自卑、恐惧、焦虑、依赖等问题,情绪不稳定,如爱打人、发脾气、打自己的头、拔头发、抓东西放嘴里啃咬、喊叫、破坏东西等。年长儿可见恐慌症,以四肢和躯体运动障碍、痉挛型患儿多见,表现为发抖、下颌颤动、心悸、出汗、呼吸短促、害怕、失去控制力、害怕拥挤人群及声音,喜欢自己玩。

2. 认知障碍 认知异常是影响患儿生活质量的重要原因之一。脑瘫患儿在记忆、学习、集中精力方面多存在困难,困难的程度主要取决于其脑损伤的程度,而且与遗传及环境因素也有一定的关系。

3. 行为异常 表现为性格改变,如固执、反抗、多动、强迫行为、攻击行为,甚至自我伤害。强迫行为常在病残儿童两岁时表现出来,主要表现为反复固有动作,如重复背单词、反复检查、重复整理和排列等机械重复动作,同时还兼有害怕情绪。

4. 社交障碍 脑瘫患儿由于社交活动较少,多有退缩、孤独,不敢、也不善于主动与人交往。

四、病残儿童心理康复需要

如前所述,儿童期既是智力迅速发展和个性逐渐形成的时期,又是多种心理、行为障碍的好发阶段,儿童期各种生理的、病理的因素及社会环境、教养方式等方面的不良影响都可干扰和阻碍病残儿童心理的正常发育。病残儿童有着较健康儿童更敏感、更脆弱的心理世界,其生活经历也更坎坷、挫折,甚至不能像健康儿童那样正常地生活学习,因此更容易出现各种不同的心理问题。而这些心理问题反过来又直接影响其身体的发育、智力的发展和适应能力的学习。

2006年第二次全国残疾人抽样调查数据显示:0~14岁的残疾人口为387万人,占全国残疾人口的4.66%,6~14岁的学龄残疾儿童为246万人,占全部残疾人口的2.96%,其中只有63.19%的学龄残疾儿童正在普通教育或特殊教育学校接受义务教育。残疾儿童的心理康复:一方面可以帮助他们正确地认识自己的疾病及其所致的残疾,使其更好地配合康复治疗,使其机体的功能达到最好的状态;另一方面可促进残疾儿童更好地适应环境,塑造良好的人格特征,帮助他们及时调整自身,以得到最大限度的发展。残疾儿童的心理健康不仅关系到残疾儿童的自身发展,还关系到残疾儿童家庭的和睦相处,更关系到整个社会的稳定和谐。

病残儿童的心理康复措施主要包括心理问题的早期干预、心理问题的治疗及心理康复支持体系的建立。

(一)病残儿童心理问题的早期干预

儿童的残疾很多是由于先天性疾病及发育障碍所致,其最大的特点是与生俱来。即使是后天获得,也可能由于儿童的认知功能还不健全,所以不能正确地理解自身的疾病及残疾。病痛的折磨、身体外观的异常、活动的受限加之家庭、社会等不良因素的影响,往往给他们的心理造成很大的压力。而儿童期又是人格形成的关键时期,因此在对病残儿童进行康复的过程中要注意观察患儿有无心理问题的危险因素,有无情绪和行为的异常变化,及早发现并进行干预,这种早期干预对病残儿童的心理健康意义重大,而且应贯穿于患儿的整个长期康复过程。

早期干预手段主要为心理咨询、心理辅导及健康教育,包括向病残儿童家长及较大的病残儿童介绍疾病的相关知识及残疾可能带来的不良影响,帮助病残儿童家庭及病残儿童树立正确的"残障观",积极寻求可能的矫治方法,包括医学治疗措施,尽可能把残疾控制在最低水平上;树立正确的"教育观",对病残儿童的教育既不过严也不过宽或放纵;尽早让病残儿童参与社会生活,病残儿童越早接触社会、适应社会,就越可能形成健康的心理、健全的人格;及时发现并纠正病残儿童自卑、焦虑、孤僻、易激惹等不良情绪及行为,避免发生更为严重的心理问题等。

（二）病残儿童心理问题的治疗

当病残儿童出现情绪情感障碍、不良行为习惯及社会适应不良等心理问题时,应根据其不同的心理问题选择合适的心理治疗技术和方法进行治疗。病残儿童的心理治疗方法包括一般治疗方法和特殊治疗方法,前者与成人心理治疗相似,适用于年龄较大、智力较好的儿童,后者以游戏、绘画、音乐等非言语手段为主,适用于幼儿及年龄较小的儿童。

1. 一般治疗方法

（1）心理咨询及心理辅导:对于年龄较大、智力与认知能力较好的病残儿童,如非中枢神经系统损伤的肢体功能障碍儿童、高功能孤独症儿童、没有合并症的脑瘫患儿等,心理咨询及心理辅导可以帮助病残儿童正确认识自身障碍,以克服自卑感,树立信心,调整不良情绪,积极配合治疗,促进身心的健康发展。

（2）认知及行为治疗

1）认知治疗:是一类以改变不良认知方式为基本手段的心理治疗方法。认知治疗的目的在于矫正不正确的认知,使病残儿童情感和行为得到相应改变,这正是病残儿童康复者及家属急需帮助的问题。认知疗法被广泛应用于治疗各类心理障碍,如脑瘫儿童与智力残疾儿童的抑郁症、人格障碍、焦虑障碍等。

2）行为治疗:是指利用学习心理学和行为科学的理论使人的行为发生改变,解决人的不适应问题的方法。其不同的治疗技术可解决儿童的不同行为问题。如系统脱敏法、冲击疗法和暴露疗法可治疗儿童恐惧、焦虑及强迫行为;正强化法适用于病残儿童的多种行为问题,如多动、自闭等,可以帮助病残儿童塑造新的良好行为;负强化法、消退法和惩罚法适用于病残儿童多种行为障碍和情绪障碍,其中负强化法的结果是愉快的,而惩罚法的结果是不愉快的、痛苦的,因此除了比较严重的行为障碍,如攻击性行为、脾气暴躁、伤人和自伤行为,应谨慎运用。

3）认识行为治疗:是一组治疗方法的总称。这组方法强调认知活动在心理或行为问题的发生和转归中起着非常重要的作用,并且在治疗过程中既采用各种认知矫正技术,又采用行为治疗技术,故称之为认知行为治疗,也是行为治疗与认知治疗的理论及技术整合。该技术认为个体对事件的理解是解释特殊情境及其感情与行为的关键。研究证明,认知行为治疗对提高智力残疾及脑瘫儿童的社会适应性具有积极的意义。

（3）家庭治疗:如前所述,儿童的人际关系单纯,家长及家庭其他成员是儿童生活中最主要的接触者。而家庭的结构、家庭成员之间的关系、家庭气氛、家庭成员对疾病的认识、家庭对病残儿童的教养方式及父母的个体因素等都会影响病残儿童的心理适应,尤其对那些本身就患有心身疾病的病残儿童来说,家庭对其发展具有更为重要的影响。家庭疗法是把家长、孩子及其他家庭成员当作一个自然单位,旨在重建家庭结构系统,消除家庭中不良互动机制,引入良好的应对方式,改善家庭各个子系统的动力关系,提升家庭功能。尽管人的行为与心理问题并不完全来自家庭,但是家庭互动与家庭结构的改善,将有助于改善病残儿童的心理困扰,促进病残儿童的身心发展。家庭治疗尤其适用于因家庭因素导致的儿童心理和行为问题,如强迫行为、攻击行为、社会退缩,可用于注意缺陷与多动症及孤独症等儿童的治疗。

（4）集体治疗:大多病残儿童因其自身缺陷而存在或轻或重的社会适应问题,障碍或残疾可造成许多适应困难和心理压力。集体治疗可以帮助儿童在群体互动关系的动态形成和改组过程中探究和分享生活经验,学习处理心理压力和人格成长的问题,培养信任感和归属感。本节所述心理康复手段都可采取集体治疗的方式。该方式对病残儿童来说具有成本低、效率高等优点,不仅可为病残儿童康复者提供缓解压力的有效应对策略,还可为智力障碍、脑外伤及心理障碍儿童提供有效的社会技能训练,使其学会应对变化多端的现实挑战。

2. 特殊治疗方法

（1）游戏治疗:是儿童心理治疗中最常用的技术,不仅适用于有心理、行为障碍的儿童,而且可用于正常儿童的预防性干预。游戏治疗是利用游戏的手段对病残儿童的心理和行为障碍进行矫正和治疗,是一种利用非言语媒介手段进行心理健康教育的心理学治疗技术。其基本理论认为,游戏是儿童天然而重要的活动,是他们认识世界和自己的重要途径。由于孩子们不能准确地用语言表达自己,游戏因此成为他们表达内心感受,疏导内心困惑、悲愤、抑郁等心理问题的手段。正如成人的心理治疗主要以语言为媒介那样,儿童心理治疗是通过游戏来实现的。游戏中玩具是孩子们的词汇,游戏是孩子们的语言。孩子们在游戏中学习语言、学会运动、产生联想和幻想,他们的心理问题也随之在游戏中被发现并得到解决。按指导思想和治疗方案不同,游戏治疗的模式有以下三种:

1）集中性游戏:也称结构式游戏治疗,具有指导性,其针对不同心理问题主动地、有目的地设计游戏方案。

2）非指导性游戏治疗:也称以儿童为中心游戏治疗,是以儿童来访者为中心,无须事先设计游戏方案,而是儿童自己安排治疗过程的游戏活动,游戏治疗师给予来访者无条件尊重、积极关注和反馈。

（2）沙盘游戏:又称箱庭疗法,主要是使用沙、沙盘及有关人或物的缩微模型来进行心理治疗的一种方法,是一种非语言的心理治疗方法。具体做法:让来访者从摆放各种沙具（玩具）的架子上,自由挑选沙具,摆放在盛有细沙的特制容器（沙盘）里,创造出一幅场景,表达自己的内心世界。病残儿童制作沙盘时,治疗师陪伴在一旁,保持静默,仅在病残儿童提出需要帮助时给予帮助。记录员按顺序记录沙盘制作过程及患儿的表情动作等。每次沙盘制作完成后,治疗师与病残儿童围绕沙盘作品进行交流,了解病残儿童通过作品所表达的潜意识的世界,并鼓励病残儿童对自己的作品进行体验和探索。研究已证实,沙盘游戏治疗技术在治疗病残儿童脑瘫、病残儿童孤独症、病残儿童行为问题、边缘型人格障碍、残疾儿童等领域有积极作用。

（3）艺术治疗:是将艺术作为一种方法和手段,以此来治疗一些患者的躯体和心理疾病。狭义上讲,艺术治疗是在某些专业人员指导下,在与患者的艺术互动中进行某些病痛的诊断、治疗或康复的方法和过程。艺术治疗师应具备良好的艺术修养、一定的医学知识,同时也应具有心理学、精神病学和社会学等方面的知识。美国艺术治疗协会研究报告指出,艺术治疗有两大主要取向:其一,艺术创作即是治疗,在创作的过程中需要集中注意力,从而避免了一些胡思乱想所导致的情绪波动,有助于自我认识和自我成长;其二,若把艺术应用在心理治疗方面,那么所产生的作品和作品内容的一些联想有助于维持内心世界与外部世界的平衡。艺术治疗有音乐、绘画、雕塑、陶艺、戏剧等多种形式,适用于发展迟缓（如认知发展迟缓）、儿童语言障碍、智力缺陷、情绪障碍、孤独症、多动症及有生理创伤经历的儿童（如患有严重疾病、遭受天灾或巨大心理压力等）。由于每个儿童所遭受的问题不同,因此艺术治疗没有固定的治疗方式。康复心理治疗师必须根据每个儿童的问题、情绪、兴趣等诸多方面因素,用包容、开放的态度,鼓励其自发性地接触不同的艺术材料和活动,并从其创作过程中投射内心世界,最终达到治疗的效果。

（4）感觉统合训练:感觉统合是人类将自己身体与周围环境接触之后产生的一些感觉通过感觉系统（视觉、听觉、触觉、嗅觉、味觉、前庭平衡觉、运动觉）传输到脑部进行分析,产生领悟、学习或是命令运动系统作出反应的过程。其中任何一种感觉或几种感觉失调都可能使大脑对感觉器官传来的信息不能顺利地进行正确有效的分析和处理,从而导致大脑对运动、心理或行为的控制异常。感觉统合训练的目的在于运用游戏式的运动控制感觉的输入,特别是从前庭系统、肌肉关节及皮肤等刺激的感觉输入，使儿童能统合这些感觉，并同时作出适应性反应，从而改善病残儿童动作不协调、多动、情绪不稳定等问题，同时还可改善病残儿童的注意力、记忆力及推理能力等认知能力。儿童期大脑的发展迅速、可塑性较强，这个时期如果能通过感觉统合训练增强神经系统之间的联系，就可能促进脑功能的改变，从而促进神经心理的发展。该技术适合大脑尚未发育成熟的婴幼儿，多用于孤独症、脑瘫儿童和儿童多动症等的治疗。

病残儿童的个体差异很大，在选择各种心理治疗技术时应注意根据他们的具体情况选择相应的技术方法。在对病残儿童进行心理康复时，应首先对患儿的心理问题进行评估，根据病残儿童的年龄阶段、疾病特点、能力水平及不同的心理问题选择不同的康复方法。此外，心理治疗必须和临床治疗与康复训练相结合。由于病残儿童的心理问题可由疾病本身及其所致的功能障碍引起，因此首先要对疾病进行医治，其次就是功能康复训练。疾病的有效医治和功能状态的改善都可改善患儿的心理压力，减少心理问题的产生。

（三）病残儿童心理康复支持体系的建立

1. **家长支持-亲子关系** 儿童的成长离不开家庭，家长是儿童生活中的主要接触者，亲子关系是病残儿童康复过程中存在的一种特殊关系。亲子关系是人们最早体验到的、无法自己选择的人际关系，也是一种长期的、带有强烈感情色彩的持久的关系。亲子关系直接影响着儿童的生理健康、态度行为、价值观念及未来成就，良好的亲子关系是病残儿童心理健康的主要保证，父母作为养育者有义务和责任培养儿童成长。面对一个患有严重疾病或者残疾的孩子，家长也需要一个心理接受和适应的过程，这个过程包括休克、否认、悲伤和愤怒、适应、认知重建五个阶段。此外，作为一个病残儿童的家长，看到自己的孩子在心智、学习、社会活动等方面都不如其他正常儿童，常常会出现羡慕、嫉妒，甚至悔恨、敌对等不平衡心理。因此在康复治疗过程中要掌控好儿童家长的心理反应及情绪变化，实时地给予他们心理援助，使他们正确看待家中有病残儿童的事实，调整好心态，积极配合病残儿童的心理康复治疗。病残儿童家庭正确的亲子关系应该是家人接受儿童的病残，给予患儿关注和爱心，稳定患儿的情绪，而不是过分溺爱患儿，也不是过分干涉或放纵患儿。

2. **社会支持** 社会因素是病残儿童心理问题的影响因素之一。要想使病残儿童心理健康发展，社会的支持必不可少。社会对病残儿童的支持措施包括：消除歧视，建立并完善残疾人保护法，建造有利于残疾儿童的无障碍设施，为残疾儿童提供相应的受教育的机会，提供相应职业技能的培训，提供相应的就业机会，提供相应的经济保障，提供相应的医疗康复手段等。

3. **教育支持** 儿童的心理特点之一就是智力迅速发展，这个阶段的孩子必须接受相应教育，病残儿童也不例外。相应教育不仅能使病残儿童的智力得到相应发展，认知能力得到相应提高，还可以使他们有机会、有条件和其他儿童相处，学习如何与同学、老师沟通，学习如何面对矛盾、解决矛盾，从而减轻心理压力，提高社会适应能力。

加强病残儿童获得教育的途径有两条：一是加强特殊教育；二是结合病残儿童的实际情况，尽可能把病残儿童安置于正常的教学条件下接受教育，这有助于病残儿童克服专业培训学校封闭式教育的缺陷，让病残儿童更好地接触社会，有利于患儿的全面成长。在病残儿童的教育中，除了文化、道德等知识的教育外，还要特别注意健康教育和适当的心理咨询及心理辅导，帮助他们克服自卑、孤独、情绪不稳等不良的情绪，建立良好的关系，和老师同学融洽相处，这也是病残儿童心理健康的有力保证。

（张益荪）

复习思考题

1. 进行康复心理评估的目的是什么？
2. 心理评估的一般过程包括哪些？
3. 康复心理工作者工作的主要内容包括哪些？
4. 简述心身疾病心理康复原则？
5. 病残儿童的心理康复措施包括哪些？

附录1 艾森克人格问卷（成人）

项目	是	否
1. 你是否有许多不同的业余爱好		
2. 你是否在做任何事情以前都要停下来仔细思考		
3. 你的心境是否常有起伏		
4. 你曾有过明知是别人的功劳而去接受奖励的情况吗		
5. 你是否健谈		
6. 欠债会使你不安吗		
7. 你曾无缘无故觉得"真是难受"吗		
8. 你曾贪图过分外之物吗		
9. 你是否在晚上小心翼翼地关好门窗		
10. 你是否比较活跃		
11. 你在见到小孩或动物受折磨时是否会感到非常难过		
12. 你是否常常为自己不该做而做了的事、不该说而说了的话紧张		
13. 你喜欢跳降落伞吗		
14. 通常你能在热闹联欢会中尽情地玩吗		
15. 你容易激动吗		
16. 你曾经将自己的过错推给别人吗		
17. 你喜欢会见陌生人吗		
18. 你是否相信保险制度是一种好办法		
19. 你是一个容易伤感情的人吗		
20. 你所有的习惯都是好的吗		
21. 在社交场合你是否总不愿露头角		
22. 你会服用有奇异或危险作用的药物吗		
23. 你常有"厌倦"之感吗		
24. 你曾拿过别人的东西吗（哪怕一针一线）		
25. 你是否常爱外出		

项目	是	否
26. 你是否从伤害你所爱的人中感受到乐趣		
27. 你常为有罪恶之感所苦恼吗		
28. 你在谈论中是否有时不懂装懂		
29. 你是否宁愿去看书也不愿去多见人		
30. 你有要伤害你的仇人吗		
31. 你觉得自己是一个神经过敏的人吗		
32. 对人有所失礼时你是否经常要表示歉意		
33. 你有许多朋友吗		
34. 你是否喜爱讲些有时确能伤害人的笑话		
35. 你是一个多忧多虑的人吗		
36. 你在童年是否按照吩咐要做什么便做什么,毫无怨言		
37. 你认为你是一个乐天派吗		
38. 你很讲究礼貌和整洁吗		
39. 你是否总在担心会发生可怕的事情		
40. 你曾损坏或遗失过别人的东西吗		
41. 交新朋友时一般是你采取主动吗		
42. 当别人向你诉苦时,你是否容易理解他们的苦衷		
43. 你认为自己很紧张,如同 "拉紧的弦" 一样吗		
44. 在没有废纸篓时,你是否将废纸扔在地板上		
45. 当你与别人在一起时,你是否言语很少		
46. 你是否认为结婚制度过时了,应该废止		
47. 你是否有时感到自己可怜		
48. 你是否有时有点自夸		
49. 你是否很容易将一个沉寂的集会搞得活跃起来		
50. 你是否讨厌那种小心翼翼开车的人		
51. 你为你的健康担忧吗		
52. 你曾讲过什么人的坏话吗		
53. 你是否喜欢对朋友讲笑话和有趣的故事		
54. 你小时候曾对父母粗暴无礼吗		
55. 你是否喜欢与人混在一起		
56. 你若知道自己工作有错误,这会使你感到难过吗		
57. 你患失眠吗		

项目	是	否
58. 你吃饭前必定洗手吗		
59. 你常无缘无故感到无精打采和倦怠吗		
60. 和别人玩游戏时,你有过欺骗行为吗		
61. 你是否喜欢从事一些动作迅速的工作		
62. 你的母亲是一位善良的人吗		
63. 你是否常常觉得人生非常无味		
64. 你曾利用过某人为自己取得好处吗		
65. 你是否常常参加许多活动,超过你的时间所允许		
66. 是否有几个人总在躲避你		
67. 你是否为你的容貌而非常烦恼		
68. 你是否觉得人们为了未来有保障而办理储蓄和保险所花的时间太多		
69. 你曾有过不如死了为好的愿望吗		
70. 如果有把握永远不会被别人发现,你会逃税吗		
71. 你能使一个集会顺利进行吗		
72. 你能克制自己不对人无礼吗		
73. 遇到一次难堪的经历后,你是否在一段很长的时间内还感到难受		
74. 你患有"神经过敏"吗		
75. 你曾经故意说些什么来伤害别人的感情吗		
76. 你与别人的友谊是否容易破裂,虽然不是你的过错		
77. 你常感到孤单吗		
78. 当人家寻你的差错,找你工作中的缺点时,你是否容易在精神上受挫伤		
79. 你赴约会或上班曾迟到过吗		
80. 你喜欢忙忙碌碌地过日子吗		
81. 你愿意别人怕你吗		
82. 你是否觉得有时浑身是劲,而有时又是懒洋洋的		
83. 你有时把今天应做的事拖到明天去做吗		
84. 别人认为你是生机勃勃的吗		
85. 别人是否对你说了许多谎话		
86. 你是否容易对某些事物感到愤怒		
87. 当你犯了错误时,你是否常常愿意承认它		
88. 你会为动物落入圈套被捉拿而感到很难过吗		

附录2　90项症状自评量表

项目	没有（1）	很轻（2）	中等（3）	偏重（4）	很重（5）
1. 头痛					
2. 神经过敏，心中不踏实					
3. 头脑中有不必要的想法或字句盘旋					
4. 头昏或昏倒					
5. 对异性的兴趣减退					
6. 对旁人责备求全					
7. 感到别人能控制您的思想					
8. 责怪别人制造麻烦					
9. 忘性大					
10. 担心自己的衣饰整齐及仪态的端正					
11. 容易烦恼和激动					
12. 胸痛					
13. 害怕空旷的场所或街道					
14. 感到自己的精力下降，活动减慢					
15. 想结束自己的生命					
16. 听到旁人听不到的声音					
17. 发抖					
18. 感到大多数人都不可信任					
19. 胃口不好					
20. 容易哭泣					
21. 同异性相处时感觉害羞不自在					
22. 感到受骗、中了圈套或有人想抓住您					
23. 无缘无故地突然感到害怕					
24. 自己不能控制地大发脾气					
25. 怕单独出门					

项目	没有（1）	很轻（2）	中等（3）	偏重（4）	很重（5）
26. 经常责怪自己					
27. 腰痛					
28. 感到难以完成任务					
29. 感到孤独					
30. 感到苦闷					
31. 过分担忧					
32. 对事物不感兴趣					
33. 感到害怕					
34. 感情容易受到伤害					
35. 旁人能知道您的私下想法					
36. 感到别人不理解您,不同情您					
37. 感到人们对您不友好,不喜欢您					
38. 做事必须做得很慢以保证做得正确					
39. 心跳得很厉害					
40. 恶心或胃部不舒服					
41. 感到比不上他人					
42. 肌肉酸痛					
43. 感到有人在监视您,谈论您					
44. 难以入睡					
45. 做事必须反复检查					
46. 难以作出决定					
47. 怕乘电车、公共汽车、地铁或火车					
48. 呼吸有困难					
49. 一阵阵发冷或发热					
50. 因为感到害怕而避开某些东西、场合或活动					
51. 脑子变空了					
52. 身体发麻或刺痛					
53. 喉咙有梗塞感					
54. 感到前途没有希望					
55. 不能集中注意					
56. 感到身体的某一部分软弱无力					
57. 感到紧张或容易紧张					
58. 感到手或脚发重					

项目	没有（1）	很轻（2）	中等（3）	偏重（4）	很重（5）
59. 想到死亡的事					
60. 吃得太多					
61. 当别人看着您或谈论您时感到不自在					
62. 有一些不属于您自己的想法					
63. 有想打人或伤害他人的冲动					
64. 醒得太早					
65. 必须反复洗手、点数目或触摸某些东西					
66. 睡得不稳不深					
67. 有想摔坏或破坏东西的冲动					
68. 有一些别人没有的想法或念头					
69. 感到对别人神经过敏					
70. 在商店或电影院等人多的地方感到不自在					
71. 感到任何事情都很困难					
72. 一阵阵恐惧或惊恐					
73. 感到在公众场合吃东西很不舒服					
74. 经常与人争论					
75. 单独一人时神经很紧张					
76. 别人对您的成绩没有作出恰当的评价					
77. 即便和别人在一起也感到孤单					
78. 感到坐立不安、心神不定					
79. 感到自己没有什么价值					
80. 感到熟悉的东西变得陌生或不像是真的					
81. 大叫或摔东西					
82. 害怕会在共公场合昏倒					
83. 感到别人想占您的便宜					
84. 为一些有关"性"的想法而很苦恼					
85. 认为应该因为自己的过错而受到惩罚					
86. 感到要赶快把事情做完					
87. 感到自己的身体有严重问题					
88. 从未感到和其他人很亲近					
89. 感到自己有罪					
90. 感到自己的脑子有毛病					

附录3 抑郁自评量表

项目	没有或很少时间（1分）	小部分时间（2分）	相当多时间（3分）	绝大部分或全部时间（4分）
1. 我觉得闷闷不乐,情绪低沉				
2. 我觉得一天之中早晨最好				
3. 我一阵阵哭出来或觉得想哭				
4. 我晚上睡眠不好				
5. 我吃得跟平常一样多				
6. 我与异性密切接触时和以往一样感到愉快				
7. 我发觉我的体重在下降				
8. 我有便秘的苦恼				
9. 我心跳比平时快				
10. 我无缘无故地感到疲乏				
11. 我的头脑跟平常一样清楚				
12. 我觉得经常做的事情并没有困难				
13. 我觉得不安而平静不下来				
14. 我对将来抱有希望				
15. 我比平常容易生气激动				
16. 我觉得作出决定是容易的				
17. 我觉得自己是个有用的人,有人需要我				
18. 我的生活过得很有意思				
19. 我认为我死了别人会生活得好些				
20. 平常感兴趣的事我仍然感兴趣				

附录4 焦虑自评量表

项目	没有或很少时间	小部分时间	相当多时间	全部时间
1. 我感到比往常更加敏感和焦虑				
2. 我无缘无故感到担心				
3. 我容易心烦意乱或感到恐慌				
4. 我觉得我可能要发疯				
5. 我感到事事顺利,不会有倒霉的事情发生				
6. 我的四肢抖动和震颤				
7. 我因头痛、颈痛和背痛而烦恼				
8. 我感到无力且容易疲劳				
9. 我感到很平和,能安静坐下来				
10. 我感到我的心跳较快				
11. 我因阵阵的眩晕而不舒服				
12. 我有阵阵要昏倒的感觉				
13. 我呼吸时进气和出气都不费力				
14. 我的手指和脚趾感到麻木和刺痛				
15. 我因胃痛和消化不良而苦恼				
16. 我必须时常排尿				
17. 我的手总是温暖而干燥				
18. 我觉得脸发烧发红				
19. 我容易入睡,晚上休息很好				
20. 我做噩梦				

附录5 社会支持评定量表

1. 您有多少关系密切,可以得到支持和帮助的朋友(只选一项)
（1）一个也没有
（2）1~2个
（3）3~5个
（4）6个或6个以上

2. 近一年来您:(只选一项)
（1）远离家人,且独居一室
（2）住处经常变动,多数时间和陌生人住在一起
（3）和同学、同事或朋友住在一起
（4）和家人住在一起

3. 您和邻居:(只选一项)
（1）相互之间从不关心,只是点头之交
（2）遇到困难可能稍微关心
（3）有些邻居很关心您
（4）大多数邻居都很关心您

4. 您和同事:(只选一项)
（1）相互之间从不关心,只是点头之交
（2）遇到困难可能稍微关心
（3）有些同事很关心您
（4）大多数同事都很关心您

5. 从家庭成员得到的支持和照顾(在合适的位置标出"√")

	无	极少	一般	全力支持
A. 夫妻(恋人)				
B. 父母				
C. 儿女				
D. 兄弟姐妹				
E. 其他成员(如嫂子)				

6. 过去,在您遇到急难情况时,曾经得到的经济支持和解决实际问题的帮助的来源有:
（1）无任何来源
（2）下列来源(可选多项)
A. 配偶；B. 其他家人；C. 亲戚；D. 同事；E. 工作单位；

F. 党团工会等官方或半官方组织;G. 宗教、社会团体等非官方组织;

H. 其他(请列出)

7. 过去,在您遇到急难情况时,曾经得到的安慰和关心的来源有:

(1)无任何来源

(2)下列来源(可选多项)

A. 配偶;B. 其他家人;C. 亲戚;D. 同事;E. 工作单位;

F. 党团工会等官方或半官方组织;G. 宗教、社会团体等非官方组织;

H. 其他(请列出)

8. 您遇到烦恼时的倾诉方式:(只选一项)

(1)从不向任何人倾诉

(2)只向关系极为密切的 1~2 个人倾诉

(3)如果朋友主动询问,会说出来

(4)主动倾诉自己的烦恼,以获得支持和理解

9. 您遇到烦恼时的求助方式:(只选一项)

(1)只靠自己,不接受别人帮助

(2)很少请求别人帮助

(3)有时请求别人帮助

(4)有困难时经常向家人、亲友、组织求援

10. 对于团体(如党组织、宗教组织、工会、学生会等)组织活动,您:(只选一项)

(1)从不参加

(2)偶尔参加

(3)经常参加

(4)主动参加并积极活动

附录6 简易痴呆筛查量表

姓名： 性别： 年龄： 职业： 住院号： 评定日期：

指导语：老年人常有记忆和注意等方面的问题,下面有一些问题检查您的记忆和注意能力,都很简单,请听清楚再回答,现在开始吧!（1. 正确；2. 错误）

1. 现在是哪一年	1	2
2. 现在是几月份	1	2
3. 现在是几日	1	2
4. 现在是星期几	1	2
5. 这里是什么市(省)	1	2
6. 这里是什么区(县)	1	2
7. 这里是什么街道(乡、镇)	1	2
8. 这里是什么路(村)	1	2
9. 取出五分硬币,请说出其名称	1	2
10. 取出钢笔套,请说出其名称	1	2
11. 取出钥匙圈,请说出其名称	1	2
12. 移去物品,问"刚才您看过哪些东西"（五分硬币）	1	2
13. 移去物品,问"刚才您看过哪些东西"（钢笔套）	1	2
14. 移去物品,问"刚才您看过哪些东西"（钥匙圈）	1	2
15. 一元钱用去7分,还剩多少	1	2
16. 再加7分,等于多少	1	2
17. 再加7分,等于多少	1	2
18. 请您用右手拿纸(取)	1	2
19. 请将纸对折(折)	1	2
20. 请把纸放在桌子上(放)	1	2
21. 请再想一下,让您看过什么东西（五分硬币）	1	2
22. 请再想一下,让您看过什么东西（钢笔套）	1	2
23. 请再想一下,让您看过什么东西（钥匙圈）	1	2
24. 取出图片(孙中山或其他名人),问"请看这是谁的相片"	1	2
25. 取出图片(毛泽东或其他名人),问"请看这是谁的相片"	1	2
26. 取出图片,让被试者说出图的主题（送伞）	1	2
27. 取出图片,让被试者说出图的主题（买油）	1	2
28. 我国的总理是谁	1	2
29. 一年有多少天	1	2
30. 新中国是哪一年成立的	1	2

附录7　精神状态简易评价量表

姓名：　　性别：　　年龄：　　职业：　　住院号：　　评定日期：

项目	积分					
定向力 （10分）	1. 今年是哪一年					1	0
	现在是什么季节					1	0
	现在是几月份					1	0
	今天是几号					1	0
	今天是星期几					1	0
	2. 你住在哪个省					1	0
	你住在哪个县（区）					1	0
	你住在哪个乡（街道）					1	0
	咱们现在在哪家医院					1	0
	咱们现在在第几层楼					1	0
记忆力 （3分）	3. 告诉你三种东西，我说完后，请你重复一遍并记住，待会还会问你（各1分，共3分）			3	2	1	0
注意力 和计算力 （5分）	4. 100-7=？连续减5次（93、86、79、72、65。各1分，共5分。若错了，但下一个答案正确，只记一次错误）	5	4	3	2	1	0
回忆能力 （3分）	5. 现在请你说出我刚才告诉你让你记住的那些东西			3	2	1	0
语言能力 （9分）	6. 命名能力						
	出示手表，问这个是什么东西					1	0
	出示钢笔，问这个是什么东西					1	0
	7. 复述能力 我现在说一句话，请跟我清楚地重复一遍 （四十四只石狮子）					1	0
	8. 阅读能力 （闭上你的眼睛）请你念念这句话，并按上面意思去做					1	0
	9. 三步命令 我给您一张纸请您按我说的去做，现在开始： "用右手拿着这张纸，用两只手将它对折起来，放在您的左腿上。"（每个动作1分，共3分）			3	2	1	0
	10. 书写能力 要求受试者自己写一句完整的句子					1	0
	11. 结构能力 （出示图案）请你照上面图案画下来					1	0

附录 8 心理弹性问卷表

指导语：请您根据您的实际情况回答下面所有问题，在相应的答案上画圈。

项目	很不符合	不符合	不清楚	符合	非常符合
1. 当事情发生变化时，我能够适应					
2. 面对压力时，我身边至少有一个亲近且安全的人可以帮助我					
3. 当问题无法彻底解决时，有时命运或上帝能够帮助我					
4. 无论人生路途中发生什么事情，我都能处理它					
5. 过去的成功让我有信心去应对新的挑战和困难					
6. 面临难题时，我试着去看到事物积极的一面					
7. 历经磨炼会让我更有力量					
8. 我很容易从疾病、受伤或苦难中恢复过来					
9. 不管好与坏，我都相信事出有因					
10. 不管结果如何，我都会尽最大的努力去做					
11. 我相信即使遇到障碍我也能够实现我的目标					
12. 即使看起来没有希望，我仍然不放弃					
13. 当压力或危机来临时，我知道从哪里获得帮助					
14. 压力之下，我仍然能够集中精神地思考问题					
15. 在解决问题时，我宁愿自己决定，也不愿意让别人替我决定					
16. 我不会轻易地被失败打倒					
17. 在处理生活中的挑战和困难时，我觉得我是个坚强的人					
18. 我能做出不寻常的或艰难的决定					
19. 我能够处理一些不愉快或痛苦的感觉，例如悲伤、害怕和生气					
20. 在处理生活难题时，有时您不得不按直觉办事，而不考虑为什么					
21. 我有强烈的目的感					
22. 我感觉能掌控自己的生活					
23. 我喜欢挑战					
24. 我努力工作以达到目标					
25. 我对自己的成绩感到骄傲					

附录9 心理资本问卷表

指导语：下面有一些句子，它们描述了你目前可能是如何看待自己的。请采用下面的量表判断你同意或者不同意这些描述的程度。

1= 非常不同意   2= 不同意   3= 有点不同意   4= 有点同意   5= 同意   6= 非常同意

项目	1	2	3	4	5	6
自我效能						
1. 我相信自己能分析长远的问题，并找到解决方案						
2. 与管理层开会时，在陈述自己工作范围之内的事情方面我很自信						
3. 我相信自己对公司战略的讨论有贡献						
4. 在我的工作范围内，我相信自己能够帮助设定目标 / 目的						
5. 我相信自己能够与公司外部的人（例如，供应商、客户）联系，并讨论问题						
6. 我相信自己能够向一群同事陈述信息						
希望						
7. 如果我发现自己在工作中陷入了困境，我能想出很多办法来摆脱困境						
8. 目前，我在精力饱满地完成自己的工作目标						
9. 任何问题都有很多解决方法						
10. 眼前，我认为自己在工作上相当成功						
11. 我能想出很多办法来实现我目前的工作目标						
12. 目前，我正在实现我为自己设定的工作目标						
韧性						
13. 在工作中遇到挫折时，我总是很快从中恢复过来，并继续前进						
14. 在工作中，我无论如何都会去解决遇到的难题						
15. 在工作中如果不得不去做，可以说，我也能独立应战						
16. 我通常对工作中的压力能泰然处之						
17. 因为以前经历过很多磨难，所以我现在能挺过工作上的困难时期						
18. 在我目前的工作中，我感觉自己能同时处理很多事情						
乐观						
19. 在工作中，当遇到不确定的事情时，我通常期盼最好的结果						
20. 对于工作中发生的不利的事情，我认为是暂时的和有办法解决的						
21. 对自己的工作，我总是看到事情光明的一面						
22. 对我的工作未来会发生什么，我是乐观的						
23. 在我目前的工作中，事情就是像我希望的那样发展						
24. 工作时，我总相信"黑暗的背后就是光明，不用悲观"						

（张贺亮　闫 岩）

参考文献

［1］李心天. 医学心理学［M］. 北京：人民卫生出版社，1991.

［2］姚树桥，杨艳杰. 医学心理学［M］. 7版. 北京：人民卫生出版社，2018.

［3］钟志兵. 医学心理学［M］. 新世纪第2版. 北京：中国中医药出版社，2017.

［4］杨艳杰，曹枫林. 护理心理学［M］. 4版. 北京：人民卫生出版社，2017.

［5］杨艳杰. 护理心理学［M］. 3版. 北京：人民卫生出版社，2012.

［6］周郁秋，张渝成. 康复心理学［M］. 2版. 北京：人民卫生出版社，2014.

［7］孙丽华，孙玉秋. 医护心理学概要［M］. 吉林：吉林科学技术出版社，2016.

［8］车博文. 西方心理学史［M］. 浙江：浙江教育出版社，1998.

［9］郭本禹. 西方心理学史［M］. 3版. 北京：人民卫生出版社，2019.

［10］叶浩生，杨莉萍. 心理学史［M］. 2版. 上海：华东师范大学出版社，2021.

［11］姜乾金. 医学心理学：理论、方法与临床［M］. 北京：人民卫生出版社，2012.

［12］李心天，岳文浩. 医学心理学［M］. 2版. 北京：人民军医出版社，2009.

［13］朱翠明. 中国现代化进程中的人口老龄化问题与应对研究［D］. 吉林：吉林大学，2021.

［14］崔巧玲，孙立波，刘端海. 护理心理学［M］. 武汉：华中科技大学出版社，2012.

［15］杨凤池，崔光成. 医学心理学［M］. 4版. 北京：北京大学医学出版社，2018.

［16］马文元. 社区医学心理学［M］. 北京：科学出版社，2003.

［17］戴晓阳. 常用心理评估量表手册［M］. 北京：人民军医出版社，2010.

［18］周建南. 实用医学心理学［M］. 北京：人民军医出版社，2003.

［19］李静. 康复心理学［M］. 北京：人民卫生出版社，2013.

［20］贺丹军. 康复心理学［M］. 2版. 北京：华夏出版社，2012.

［21］朱宝荣. 应用心理学［M］. 2版. 北京：清华大学出版社，2009.

［22］卓大宏. 中国康复医学［M］. 2版. 北京：华夏出版社，2003.

［23］周桂桐. 医患沟通技能［M］. 新世纪第2版. 北京：中国中医药出版社，2017.

［24］郭爱鸽. 国际视域下的康复心理学研究——评《康复心理学手册》［J］. 开封教育学院学报，2016，36（12）：163-164.

［25］于恩彦. 心理康复在康复医学中的意义与作用［C］// 浙江省医学会行为医学分会. 2016年浙江省行为医学分会第三届学术年会论文汇编.［出版者不详］，2016：15-22.

［26］敖庆茹. 在康复治疗中应用康复心理学的体会［J］. 中国临床医生，2013，41（4）：72.

［27］黄刚. 康复心理学在我的现状与未来方向探析［J］. 大家健康，2012，6（6）：78-82.

［28］刘在治，于锡香. 我国康复心理学的现状与展望［J］. 中国康复医学杂志，2001，16（5）：313-314.

［29］施红梅，祝捷，邱卓英，等. 自然灾害引发的儿童心理障碍及其心理康复［J］. 中国康复理论与实践，2008，14（7）：683-686.